블루존

질병 없이 오래 사는 사람들의 비밀

Originally published in the United States and Canada by National Geographic Partners, LLC as The Blue Zones Secrets for Living Longer by Dan Buettner [Copyright©2023 by Dan Buettener]

Cover design: Elisa Gibson. Reprinted by permission of National Geographic Partners, LLC.
All rights reserved.

This Korean edition was published by Brainleo in [2024] by arrangement with National Geographic Partners, LLC c/o Kaplan/DeFiore Rights Inc. through KCC(Korea Copyright Center Inc.), Seoul.

이 책은 (주)한국저작권센터(KCC)를 통한 저작권자와의 독점계약으로 브레인레오에서 출간되었습니다. 저작권법에 의해 한국 내에서 보호를 받는 저작물이므로 무단전재와 복제를 금합니다.

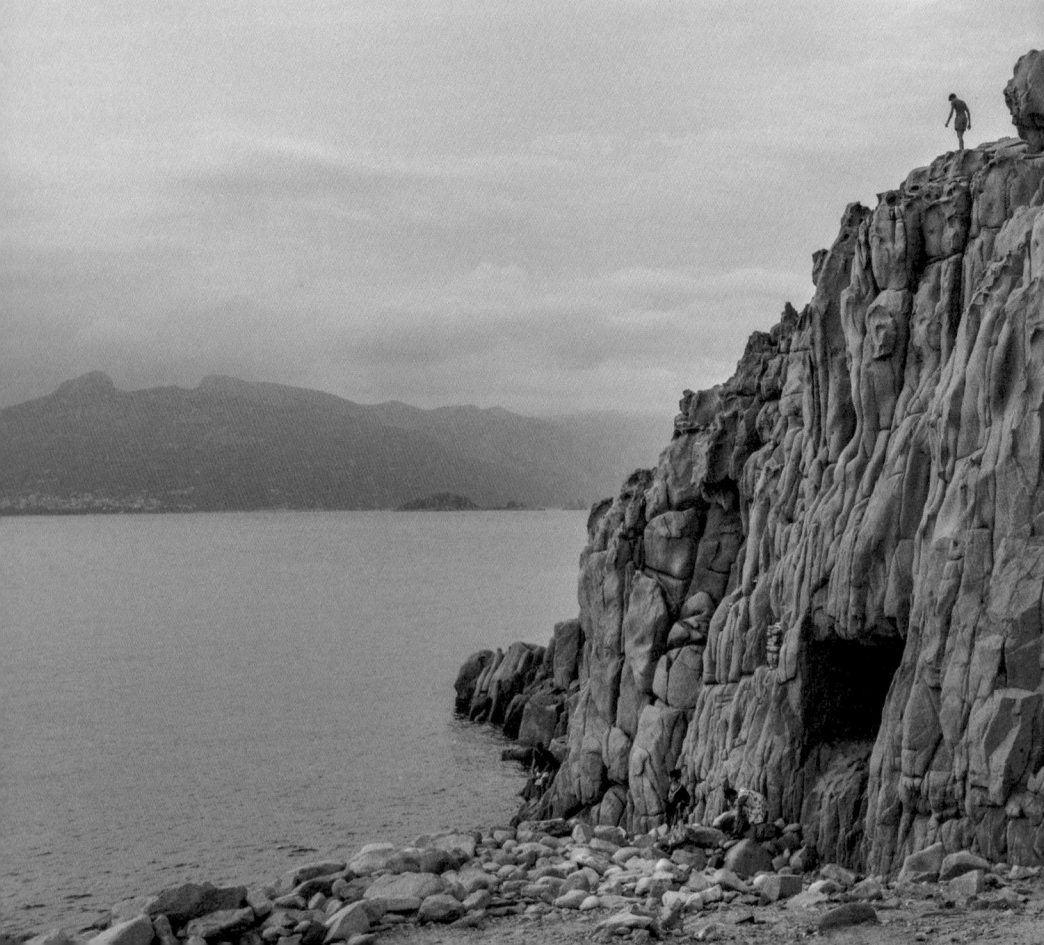

모험심이 넘치는 해변 여행객이 오르고 있는 이 바위는 이탈리아 사르데냐의 한 마을에 있는 것으로, 이 곳의 주민들은 유난히 장수하는 것으로 널리 알려져 있다.

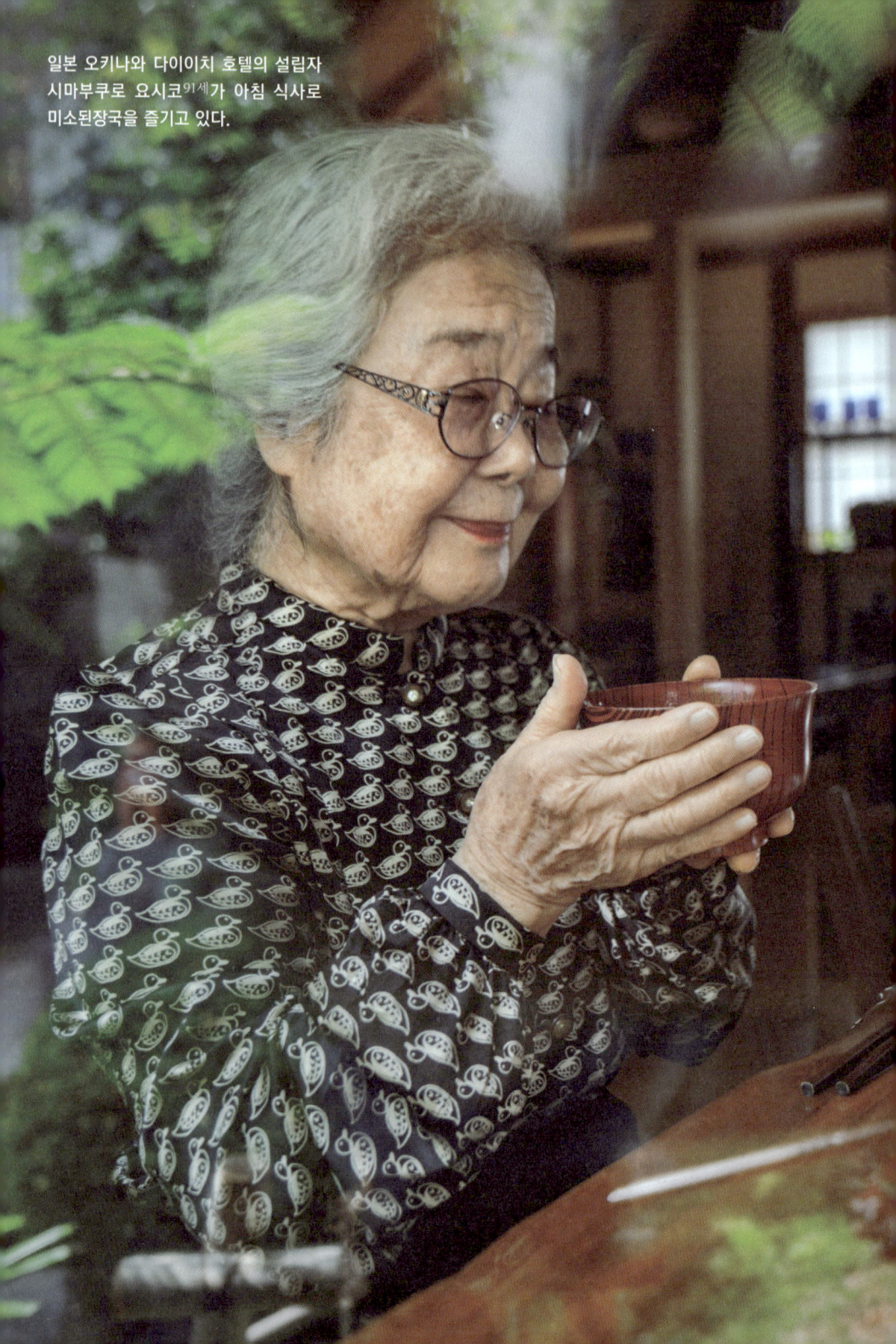

일본 오키나와 다이이치 호텔의 설립자 시마부쿠로 요시코(91세)가 아침 식사로 미소된장국을 즐기고 있다.

목차

옮긴이, 펴낸이 서문 | 6

서론 | 15

1부
블루존

1장 **사르데냐** | 37

2장 **니코야** | 69

3장 **로마 린다** | 111

4장 **이카리아** | 151

5장 **오키나와** | 187

6장 **싱가포르** | 219

2부
블루존 만들기

7장 **파워 나인** | 261

8장 **블루존 음식 가이드라인** | 293

9장 **나만의 블루존 만들기** | 319

에필로그 | 352

감사의 말 | 356

블루존에 대하여 | 359

출처 | 360

삽화 | 362

옮긴이 서문

질병 없이 건강하게 오래 사는 사람들

사람이 100세 이상 건강하게 사는 것이 가능할까? 특별한 장수 유전자를 물려받아야만 가능할까? 그렇지 않다. 장수 유전자가 없어도 100세 이상 건강하게 사는 것은 가능하다. 이것을 증명하는 곳이 블루존이다. 블루존의 저자 댄 뷰트너는 장수를 위한 특별한 무언가를 찾기 위해 장수 지역과 비법을 찾았다. 그러나 블루존에서는 특별한 유전자도 그 어떤 비법도 발견되지 않았다. 오직 건강한 생활방식만이 있을 뿐이다.

블루존은 100세 이상의 건강한 사람들이 가장 많이 살고 있는 지역을 일컫는 말이다. 내셔널 지오그래픽과 미국 국립노화연구소National Institute on Aging, NIA의 연구 과제를 맡은 저자가 블루존 개념을 정립했고 지금은 많은 곳에 알려져 있다. 내셔널 지오그래픽과 오지 탐험가이기도 한 저자가 전 세계에서 선정한 블루존은 다섯 지역이다. 그곳은 그리스의 이카리아, 코스타리카의 니코야 반도, 이탈리아의 사르데냐, 일본의 오키나와, 미국 캘리포니아의 로마 린다이다.

이들 지역 중 네 곳은 섬이거나 바다와 접해있는 곳이어서 뛰어난 자연 환경, 그리고 해산물과 같은 음식이 블루존의 필수적인 요건이라고 생각하기 쉽다. 하지만 로마 린다는 로스앤젤레스에서 동쪽으로 약 100킬로미터 떨어진 내륙지역으로 바다와는 관련이 없다. 또한 이곳은 의료시설과 교육기관들이 많아서 도시적인 환경을 갖추고 있는 곳이기도 하다.

저자는 원래의 블루존 개념을 도시와 현대적인 환경에 맞게 확장하면서 블루존 2.0이라는 개념을 도입했다. 블루존에서 발견된 장수와 건강 원칙을 인구가 밀집된 도시지역에서도 적용해보려는 시도로 싱가포르가 그 모델로 자주 언급되어왔다. 싱가포르는 의료체계의 발전, 생활수준 향상, 적극적인 공공 보건 정책 등으로 인해 지난 60여년 동안 평균수명이 20년 이상 늘어나 전 세계적으로 가장 높은 수준의 건강 수명을 자랑하는 곳 중 하나로 부상했다. 저자는 지난 책에 이어 이번 책을 내면서 싱가포르를 '제6의 블루존'으로 추가했다. 블루존 리스트가 15년 만에 변화한 것이다.

이에 앞서 저자는 블루존 프로젝트를 미국 72개 지역에 도입해 놀라운 성과를 거둬들이고 있다. 미국의 첫 번째 블루존 프로젝트는 도입 후 18개월 만에 기대수명이 3년 증가하고, 의료비는 약 30% 감소하는 성과를 보였다. 비만율, 흡연율, 체질량지수가 두 자릿수로 감소하면서 주민들의 건강 상태가 눈에 띄게 개선됐다. 하버드 대학교의 월터 윌렛 박사Dr. Walter Willett는 뉴스위크지와의 인터뷰에서 '매우 놀라운 결과'

라고 평가할 정도였다. 건강이 개선되자 주민들의 행복지수도 상승했다. 2014년 미국 텍사스주 포트워스Fort Worth에서는 블루존 프로젝트를 도입한지 4년 만에 행복지수 순위가 미국 190개 지역 중 최하위권인 185위에서 58위로 급상승했다. 또한 남부 캘리포니아의 허모사 비치Hermosa Beach, 레돈도 비치Redondo Beach, 맨해튼 비치Manhattan Beach에서는 청소년 비만 대책으로 블루존 프로젝트를 도입한 결과, 비만율이 13.9%에서 6.4%로 줄어들었다. 블루존에서 배운 건강한 생활 방식과 규칙들을 적용한 데 따른 성과다.

이 책에서는 세계 6대 블루존에 사는 사람들이 어떤 음식을 먹고 어떻게 생활하는지 자세하게 소개한다. 음식과 운동뿐만 아니라 가치관과 가족 및 사회적 유대감이 장수에 어떤 영향을 끼치는지도 강조한다. 건강에 좋은 영향을 미치는 블루존의 공통점을 아홉 가지 삶의 법칙으로 정리했다. 이 법칙 중 몇 개만 적용해도 삶의 질이 크게 달라진다는 것을 미국 블루존 프로젝트를 통해 보여주고 있다. 이 책을 읽음으로 건강과 장수는 내가 현재 살고 있는 곳에서도 얼마든지 가능하다는 희망을 갖게 될 것이다.

블루존 프로젝트는 사람의 몸은 병들지 않도록 설계되어 있고 언제든지 회복이 될 수 있음을 증명해준다. 이는 2010년 1월 18일 타임지의 "당신의 DNA는 당신의 운명이 아니다. Why Your DNA Isn't Your Destiny"라는 기사에서 다룬 후성유전학epigenetics의 긍정적인 결과라고 볼 수 있다. 새로운 의학인 후성유전학은 유전자 자체의 DNA 염기서열이 아닌 유전자 발현을 조절하는 학문이다. DNA 메틸화와 같은 유전자 발현에 변화를 주는 식습관과 신체활동, 스트레스, 환경오염 등과 같은 환경적 요인을 DNA보다 더욱 중요한 것으로 본다. 후성유전학은 이미 하버드, MIT, 스탠포드, 옥스퍼드 대학교 등 주요 의과대학에서 필수과목으로 채택하고 있다. 더 이상 가족력이나 유전자라는 허상에 매여서 암, 당뇨병, 알츠하이머와 같은 만성질환에 두려워하지 않아도 된다.

장소와 상관없이 누구나 실천하기 쉽고 간단한 생활규칙들을 지키면 만성질환에 시달리지 않고 건강한 삶을 살아갈 수 있다. 무병장수는 이제 꿈이 아니다. 개인의 노력에 더해 정책과 문화를 비롯한 건강한 환경이 조성된다면 세상은 지금보다 훨씬 더 좋은 곳으로 빠르게 변화할 수 있다. 미국의 블루존 프로젝트와 싱가포르가 빠르게 좋은 결과를 만들어낼 수 있었던 데는 정책적인 지원이 있었기 때문이다.

이 책이 널리 알려져서 건강한 삶을 만드는 데 도움이 되길 기대한다. '아프지 말고', '약 챙겨 먹고'와 같은 말이 안부처럼 오가지 않는 세상이 어서 빨리 도래하기를 꿈꾼다.

옮긴이 류은경

펴낸이 서문

블루존의 삶을 위한 결정

처음에는 건강에 대해서 가볍게 정리를 한 책 정도로 생각을 했다. 하지만 책을 읽어갈수록 그렇지 않다는 것을 확인할 수 있었다. 어느 순간 블루존이 말하는 내용에 집중하지 않을 수 없었다. 저자가 말하는 '블루존'이라고 하는 지역에서 발견한 장수의 요인을 그저 이미 많은 사람들이 예상하는 자연식을 먹는 것과 꾸준한 운동을 하는 것이라고 생각했다. 물론 그 말이 전적으로 틀린 것은 아니지만 단지 그것만이 전부라고 말할 수 없다. 이 책에는 그 이상의 깊은 메시지가 있었기 때문이다.

이 책에 관심을 가질 수밖에 없었던 이유는, 나 또한 책『블루존』이 말하는 삶을 살고 싶다는 생각을 최근 지속적으로 해왔기 때문이다. 현재와 같은 삶에서는 블루존이 말하는 그 어떤 것도 실천할 수 없으며, 그저 버티고 있는 것에 불과했다는 것을 알았다. 막연하게 서울에서 벗어나 로컬의 삶을 살아볼까 생각을 해보기도 했지만 그것을 뒷받침할 수 있는 결정적인 동기가 필요했다. 그런데 신기하게도 블루존이 그것을 매우 확실하게 말하고 있었다. '사르데냐 블루존이 주는 교훈'의 내용을 살펴보면 다음과 같은 내용이 나온다. 식물성 시골 식단 섭취하기, 가족을 최우선으로 생각하기, 웃어른 공경하기, 산책하기, 매일 한두 잔의 레드 와인 마시기, 친구들과 함께 웃기. 이런 방법들은 나의 삶에 대해서 진지하게 변화를 결정하도록 만들기에 충분했다. 지금 살고 있는 곳에서 다른 곳, 즉 로컬로 이사를 가야 한다는 생각을 하게 했으며, 지금도 어디로 가는 게 좋을지, 가서 어떤 삶을 살아야 할지 알아보고 있는 중이다.

100세까지 오래 사는 것에 대해서 오해를 하는 사람들이 많다. 몸이 아픈데 그렇게 길게 사는 게 의미 있냐고 하는 것이다. 블루존의 사람들은 그런 식으로 장수를 하는 것이 아니다. 건강하지 않은 상태로 백세인이 되는 것은 자신과 가족들 모두에게 고통만 남길 뿐이다. 이런 점에서 블루존의 백세인들은 장수에 대해서 다른 생각을 하도록 만들어준다. 그들은 지역 사회를 위해서 일을 하기도 하며, 가족들과 함께 시간을 보낼 수 있는 '건강한 노인'이다. 절대로 폐를 끼치는 노인이 아니다. 이런 이유로 '웃어른 공경하기'가 가능한데, 이는 대한민국 사회에서도 지켜져야 할 미덕이라고 생각한다. 이런 미덕이 점점 사라지고 있어 안타까웠는데 블루존은 무너진 가족의 모습도 다시 회복시켜 줄 수 있을 것으로 기대된다.

블루존은 외부의 영향을 받아 변질되고 있다. 특히 미국의 영향을 받아 블루존에 감자칩, 탄산음료, 설탕이 든 요거트·피자·아이스크림·햄버거가 넘쳐나게 되어 결과적으로 비만·당뇨병·심장질환 발병률이 증가했다는 소식은 안타까움을 금치 못하게 한다. 신선한 과일과 채소를 먹는 블루존의 모습으로 다시 돌아가야 한다. 이것은 대한민국에도 해당된다고 생각한다. 채소를 많이 사용하는 한식에서 이제는 시리얼을 먹고 빵에 잼을 발라 먹는 식단을 생각해 보면 알 수 있다. 영양가는 부족하지만 칼로리만 높은 음식을 먹는 습관을 중단해야 한다. 변질된 식단을 다시 회복해야 한다. 그렇게 되면 우리도 블루존으로 선정될 수 있지 않을까.

이 책은 건강을 위해서 매일 건강기능식품을 먹고, 퇴근 후에는 피트니스센터에 가서 운동을 하는 것이 좋은 방법이라고 말하지 않는다. 블루존에 사는 사람들의 생활을 살펴보면 그렇게 살고 있지 않다는 것을 알 수 있다. 그것은 도시에 사는 사람들이 건강을 챙기지 못해 마지못해 하는 행동일 뿐이다. 난 이 책이 이런 내용을 다루고 있다는 것이 너무 좋았다. 제품과 운동 관련 광고가 넘쳐나는 시대에 그것으로부터 벗어나 본질을 건드리는 것에 통쾌함을 느꼈다.

로마 린다 블루존이 주는 교훈에서는 여러 가지가 있지만 그중에서도 '제때 휴식하기'와 '마음이 맞는 친구와 시간 보내기'가 기억에 남았다. 요즘 들어 휴식에 대해서 매우 중요하게 생각하고 있다. 누구나 지난 20대 때의 자신을 생각하며 '예전에는 이러지 않았는데!'라는 말을 하게 된다. 계속적인 착각을 하고 있다는 것을 표현한 말이다. 우리의 몸은 점점 노화를 하기 때문에 적절한 시점에 휴식을 취하는 것이 매우 중요하다. 그래서 40대에 야근을 하는 것은 매우 위험하다. 난 그 어느 때보다도 제때 휴식하는 것에 대해서 진지하게 고민하고 있다. 운동을 하기 위해서도 시간을 내야 하지만 휴식을 위해서도 반드시 시간을 만들어야 한다는 점을 명심해야 한다. 또한 마음이 맞는 친구와 시간을 보내는 것이 중요하다. 혹자는 이렇게 시간을 보내는 것에 대해서 비현실적이라고 말하기도 한다. 하지만 그렇지 못한 현실이 된 것에 대해서 심각하게 생각해야 한다. 백세인은 지금의 모습으로 쉽게 될 수 있는 것이 아니다. 당장은 어려워 보일 수 있지만 장기적으로 본다면 블루존이 말하는 방법들이 정답이라는 것을 알 수 있다. 쫓기는 하루를 보내는 것이 아니라 제때 휴식도 하고 마음이 맞는 사람과 만나서 시간을 보내는 것, 너무나 매력적이지 않은가. 난 생각만 해도 설렌다.

요즘 해외에서 한식은 고급 음식일 뿐만 아니라 건강에 좋은 음식으로 인정받고 있다. 전통적인 한식은 블루존에서 말하는 음식으로 손색이 없다. 그런데 왜 대한민국의 어느 도시도 블루존으로 선정되지 않았을까? 그것은 다른 요인이 충족되지 않았기 때문이다. 몇 가지의 생활 태도만 회복하게 된다면 그 어떤 나라보다도 블루존에 더 쉽게 더 빨리 다가갈 수 있다고 확신한다. 이것은 나만의 생각이 아닌, 이 책을 읽는 많은 독자들도 동일하게 느낄 것이다. 블루존의 삶을 함께 살 독자들이 늘어나기를 고대해 본다.

펴낸이 레오

워싱턴 주 질라에 사는 프랭크 시어러
Frank Shearer, 99세는 70세까지 폴로 선수로 활동했다.

서론

블루존의 탄생

우리가 더 오래, 더 건강하게 사는 데 도움이 된다고 생각하는 것들은 대부분 잘못된 정보이거나 완전히 틀린 것일 수 있다. 식이요법을 하고, 헬스클럽에 등록하고, 비타민을 섭취하는 것이 당연하다고 생각하겠지만 조금 더 자세히 살펴볼 필요가 있다.

2021년에 미국인들은 비타민과 보충제(비타민 C, 오메가-3, 종합 비타민 등)에 1,510억 달러 이상을 지출했다. 그러나 가장 신뢰할 수 있는 연구에 따르면 보충제를 복용한 사람들은 그렇지 않은 사람들보다 실제로 수명이 더 짧은 것으로 나타났다. 미국인들은 단백질 보충제에 210억 달러를 지출했는데, 미국 질병통제예방센터the Center for Disease Control and Prevention에 따르면 미국인들은 평균적으로 필요한 단백질의 약 2배를 섭취하고 있다. 실제로 사람의 기대 수명을 연장한다는 사실이 증명된 보충제나 알약, 호르몬, 비타민은 명확하지 않다.

건강을 유지하고 체력을 향상시키기 위한 신체적 노력, 즉 운동의 개념은 적어도 1820년부터 미국에서 사용되었다. 건강을 유지하기 위해 운동을 하는 것은 좋은 생각이다. 실제로 신체 활동을 꾸준히 하는 사람은 그렇지 않은 사람보다 연간 사망율이 30% 정도 낮다. 그러나 미국인들이 운동을 위해 연간 1,600억 달러를 지출하고 있음에도 불구하고, 전체 성인의 1/5만이 최소 권장량(하루 약 11분)의 시간을 운동하는 데 사용하고 있다. 이것은 2억 명 이상의 미국인들에게는 운동이 효과가 없다는 것을 의미한다.

마찬가지로 다이어트는 건강을 유지하고 더 오래 살기 위한 좋은 의도로 시작되었지만 매우 비효율적인 접근 방식인 이유는 대부분의 사람들이 항상 실패하기 때문이다. 새해에 다이어트를 결심한 사람 100명 중 대부분은 19일 전에 다이어트를 포기한다. 8월이 되면 10%의 사람들만이 노력하고 있으며, 2년 안에 성공률은 5% 미만이 된다. 재무 설계사가 이러한 수익률을 제시했다면 해고당했을 것이다. 그런데도 새해가 되면 매번 자신의 다이어트가 성공할 것이라고 생각하며 연간 2,000억 달러를 지출한다.

건강과 장수를 위한 일반적인 접근법이 효과가 없다면 과연 효과가 있는 것은 어떤 방법인가?

나는 2000년대 초반부터 장수에 대해 역으로 연구하기 시작했다. 미네소타 대학교 공중보건대학의 안셀 키스 박사Dr. Ancel Keys와 로버트 케인 박사Dr. Robert Kane의 멘토링을 받으며 나는 두 가지 가정을 세웠다. 첫째, 유전자는 인간의 수명에 비교적 적은 영향을 미친다는 것이다. 1996년 덴마크의 한 쌍둥이 연구에 따르면 장수에 미치는 유전적 영향은 약 25% 정도라고 한다. 나머지는 대부분 환경에 의해 좌우된다. 둘째, 더 오래 사는 곳에는 뭔가 그들만의 방식이 있다는 것이다. 가장 오래 사는 지역의 사람들과 그들의 공통적인 생활 습관을 파악한다면 장수를 결정짓는 몇 가지 단서를 발견할 수 있을 것이다.

나는 실험실에서 답을 찾기보다는 우리가 원하는 것을 이미 얻은 사람들 사이에서 답을 찾으려 했다. 이 아이디어는 내셔널 지오그래픽

National Geographic의 과제로, 국립노화연구소the National Institutes on Aging 로부터 보조금을 받아 진행하게 되었다.

나는 전 세계적으로 장수하는 지역을 체계적으로 찾기 시작했으며, 스즈키 마카토Suzuki Makato, 브래들리 윌콕스Bradley Willcox와 크레이그 윌콕스Craig Willcox 박사가 일본 오키나와에서 이미 세계 역사상 최장수인을 찾아냈다는 사실을 알고 있었다. 사사리 대학University of Sassari의 의학통계학자인 지아니 페스 박사Dr. Gianni Pes도 이탈리아 사르데냐 섬Sardinia에서 백세인을 연구하고 있었다. 그는 '블루존'이라고 부르는 섬에서 인구당 백세인의 수가 미국보다 약 10배 더 많은 마을을 발견했다. (나는 '블루존'이라는 용어가 마음에 들어 전 세계에서 장수 지역으로 확인된 곳을 가리키는 용어로 발전시켰다.) 나중에 미셸 풀랑 박사Dr. Michel Poulain는 페스Pes의 연구 결과를 뒷받침해 주었고, 두 사람은 함께 실험노년학 저널journal Experimental Gerontology에 연구 결과를 발표했다.

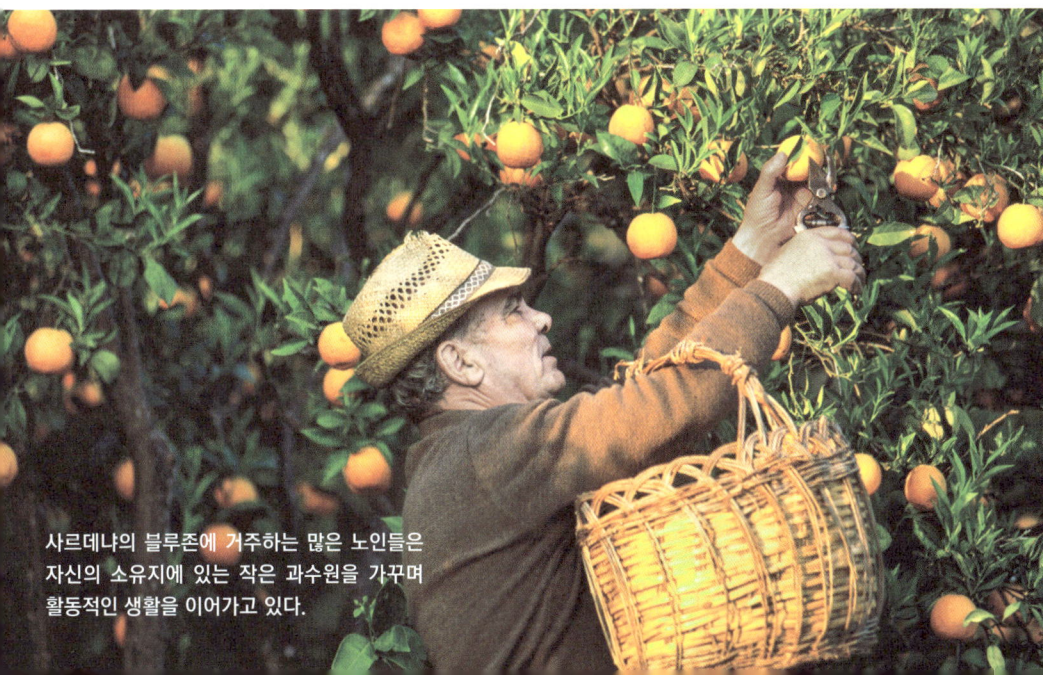

사르데냐의 블루존에 거주하는 많은 노인들은 자신의 소유지에 있는 작은 과수원을 가꾸며 활동적인 생활을 이어가고 있다.

미국 로마 린다 대학교Loma Linda University의 게리 프레이저 박사Dr. Gary Fraser는 캘리포니아주 로마 린다Loma Linda, California에 거주하는 3만 명 이상의 재림교인Seventh-day Adventists을 약 20년 동안 추적 조사한 '재림교인 건강 연구'의 연구 결과를 발표했다. 그는 재림교회 신도들이 일반인보다 약 7년 더 오래 산다는 사실을 발견했다.

그 후 난 내셔널 지오그래픽 협회의 보조금을 받아 그리스 이카리아 섬Ikaria과 코스타리카 니코야 반도Nicoya Peninsula에서 장수 명소를 발견하는 프로젝트를 이끌었다. 2005년 내셔널 지오그래픽의 커버스토리와 2008년 저서 『블루존-가장 오래 산 사람들로부터 배우는 장수 비결』에서 나는 각 블루존을 분석하고 공통점을 모았다. 이 지역의 주민들은 대부분 식물성 식품을 중심으로 한 채식 위주의 식단을 섭취하고 있었다. 그리고 체육관으로 달려가는 대신 일상 생활을 통해 끊임없이 움직였는데, 평균적으로 20분마다 새로운 활동을 하는 것으로 관찰되었다. 기도, 어른 공경, 낮잠과 같은 일상적인 의식도 스트레스로 인한 염증을 완화하고 낮추는 데 도움이 되었다. 또한 사람들이 건강에 대한 사회적 결정 요인에 대해 이야기하기 훨씬 전부터 사르데냐Sardinia 사람들의 장수는 노부모를 가까이하려는 성향과 연관이 있다고 생각했는데, 이러한 성향이 조부모와 손자 모두 기대 수명을 연장시킨다. 오키나와 사람들의 경우는 모아이Moais라고 부르는 사회적 지지 그룹과 이키가이ikigai라고 부르는 목적의식이 영향을 미친다.(장수의 결정 요인에 대한 자세한 내용은 7장 참조.)

블루존이라는 장수 전략이 인간의 생물학적 한계를 뛰어넘어 오래 살 수 있도록 해주는 것은 아니다. 사실 현재 선진국(즉, 말라리아, 이질,

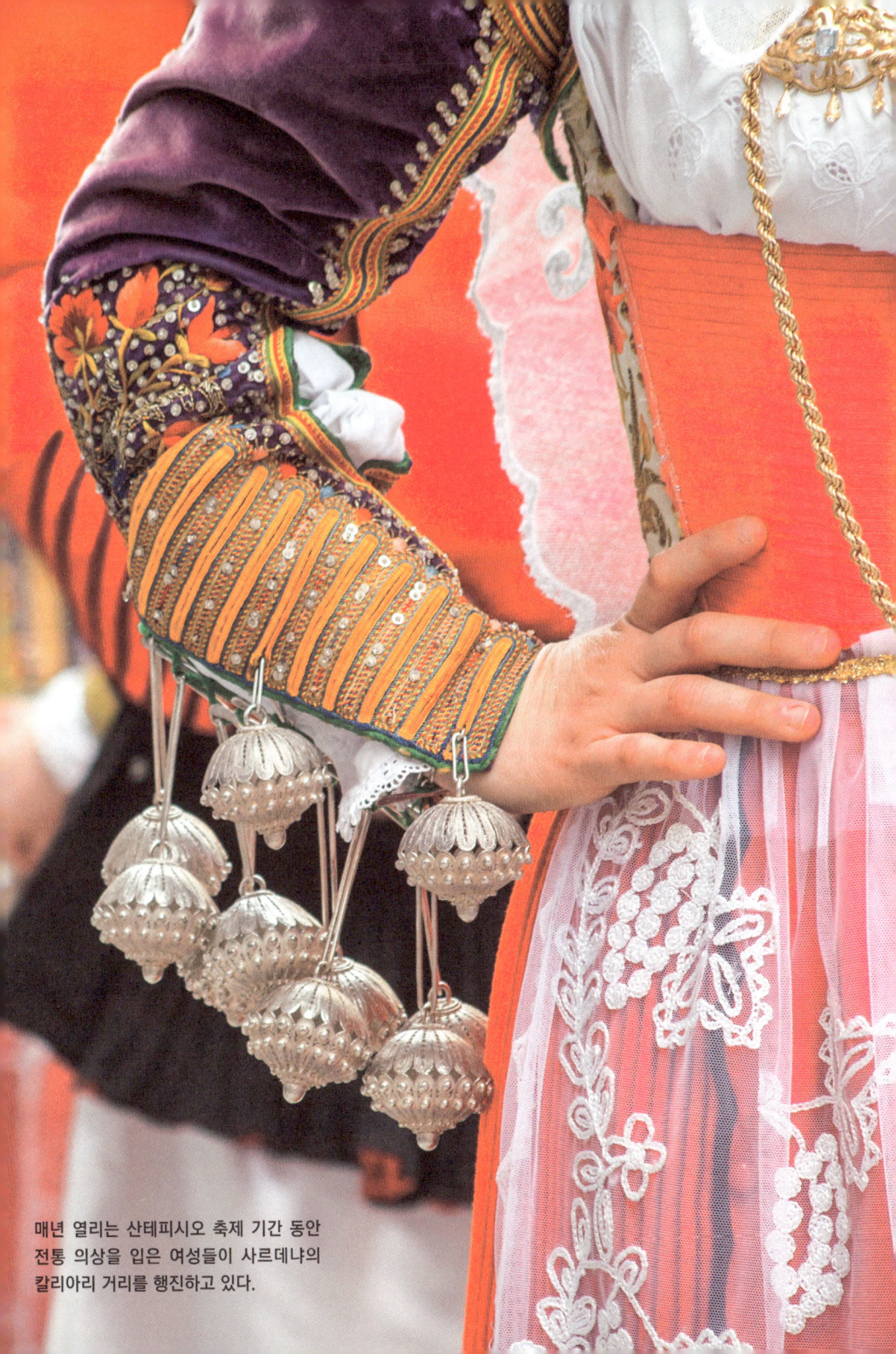

매년 열리는 산테피시오 축제 기간 동안 전통 의상을 입은 여성들이 사르데냐의 칼리아리 거리를 행진하고 있다.

콜레라와 같은 전염병에 걸리지 않은 국가) 사람들의 최대 기대 수명은 약 93세로, 남성은 이보다 짧고 여성은 조금 더 길다. 하지만 미국의 기대 수명은 77세에 불과해 16년의 간극이 있다. 어째서일까?

블루존에 사는 사람들이 더 나은 유전자나 우월한 신체를 가지고 있는 것은 아니다. 그들은 당뇨병에서 심혈관 질환, 치매, 특정 유형의 암에 이르기까지 미국인의 수명을 단축시키는 만성 질환을 피해갔다. 그 이유는 절제력이 더 뛰어나거나 책임감이 더 강해서가 아니라, 오히려 그러한 질병을 피하기 쉬운 환경에서 살았기 때문이다. 다시 말해, 그들은 건강과 장수를 억지로 추구한 것이 아니라 주변 환경의 덕을 본 것이다.

이 생각은 모든 것을 변화시켰다. 미국인의 건강과 수명을 개선하려면 사람들의 행동을 바꾸려고 노력하기보다는 그들이 사는 환경(지역사회, 직장, 가정) 그리고 그들이 즐겨 하는 일들에 집중해야 한다는 것을 의미했다.

나는 블루존에서 배운 것을 미국에 적용하여 우리만의 블루존을 만드는 것에 대해 고민하기 시작했다. 수십 년 전, 미국 국립보건원은 미국 전역의 도시에서 식단, 운동 프로그램, 건강 교육을 실시하는 '심장 건강' 프로젝트를 진행하는 6곳의 조직에 자금을 지원했다. 연구자들은 단기적으로는 심장 건강 지표가 약간 개선되는 것을 확인하였으나, 이러한 노력도 장기적인 개선을 보이는 데에는 실패했다.

나는 다른 접근 방식을 시도하기로 결정했다. 목표는 사람들의 행동을 바꾸기 보다 건강한 선택을 쉽게 할 수 있도록 환경을 조성하는 것이었다. 2008년에 AARPAmerican Association of Retired Persons, 미국 노인복지단체(비영리기관)의 보조금을 받아 팀을 구성하여 이를 시도해보기로 했다. 우리는 18,000명이 거주하는 미네소타주 알버트 리Albert Lea를 선택했다. 시장, 시 관리자, 학교 교육감, 지역 병원, 비즈니스 리더들이 모두 이 프로젝트에 대한 지원을 약속했다.

우리는 미국에서 가장 재능 있는 전문가들과 함께 알버트 리Albert Lea의 보행 및 자전거 이용 환경을 개선하고, 도시의 거리 디자인을 자동차 친화적인 것에서 사람 친화적인 것으로 서서히 변화시키기 위한 정책들을 개발했다. 정크푸드 대신 건강한 음식을 장려하는 학교 프로그램을 마련하였으며, 레스토랑과 식료품점을 대상으로 건강한 음식을 보다 쉽게 찾을 수 있게 하고, 보다 매력적인 음식으로 만들도록 설득했다. 또한 개인을 위한 블루존 다짐 프로그램을 도입하여 성인 인구의 25%가 자원봉사에 참여하고 목적의식을 찾는 워크숍을 수강하도록 만들었다. 마지막으로, 같은 생각을 가진 사람들이 걷기 그룹에 모여 운동하며 새로운 우정을 쌓을 수 있도록 돕는 프로세스를 개발했다. 건강한 활동을 중심으로 친구들을 만날 수 있다면 그 활동이 보다 오래 지속될 가능성이 더 높다는 것을 알았기 때문이다.

첫 번째 블루존 프로젝트는 약 18개월 동안 진행되었다. 하버드의 월터 윌렛 박사Dr. Walter Willett는 뉴스위크지와의 인터뷰에서 "결과는 놀라웠습니다."라고 말했다. 갤럽이 수집한 데이터에 따르면 우리는 기대 수명을 3년이나 늘렸고 의료비는 전년 대비 약 30%를 절감시켰다. 우리가 18,000명의 생각을 바꾸려 했다면 이 프로젝트는 성공하지 못했을 것이다. 우리가 바꾼 것은 그들이 사는 환경이었다.

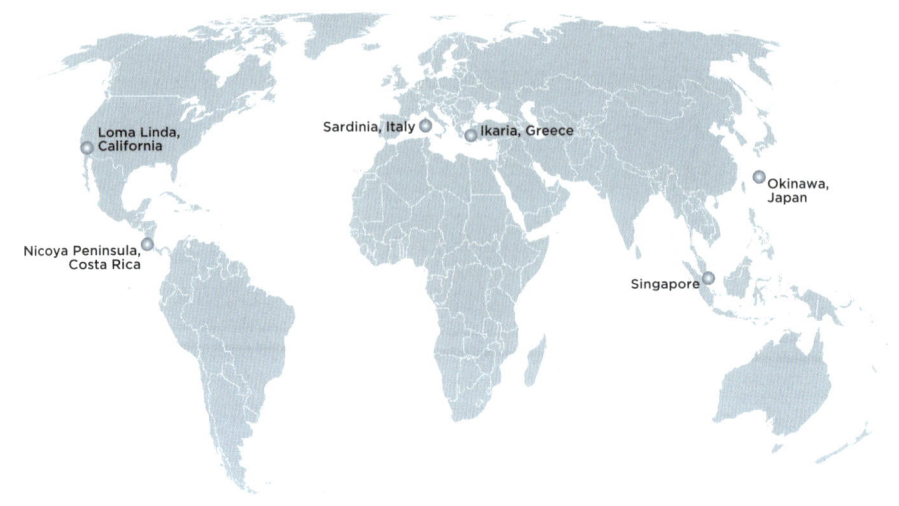

그 이후, 우리는 텍사스 포트워스Fort Worth, Texas에서 플로리다 네이플스Naples, Florida, 아이오와Iowa와 하와이Hawaii 주 전체에 이르기까지 미국 전역의 72개 도시에 블루존 프로젝트 모델을 도입했다. 순차적으로 우리는 세상을 더 나은 방향으로 변화시켜가고 있었다.

내셔널 지오그래픽 과제로 사르데냐Sardinia에 처음 방문한 지 약 20년이 지난 지금, 넷플릭스 4부작 시리즈 제작을 위해 모든 블루존을 다시 방문하게 되었다. 전 세계 다른 곳과 마찬가지로 블루존도 현대화와 미국 식문화의 파괴적인 영향으로 인해 많은 변화를 겪었다. 하지만 많은 과학자들이 블루존에 대한 연구를 계속 진행하고 있었다. 루이스 로세로-빅스비 박사Dr. Luis Rosero-Bixby는 니코야 반도 주민들의 건강을 추적하고 있었으며, 프레이저는 새로운 식단 지침을 위해 수십 년에 걸친 재림교 건강 연구를 계속하고 있었다. 스즈키Suzuki와 윌콕스Willcoxes 형제는 오키나와에 있는 백세인들을 계속 모니터링하고 있었으며, 세계 최고의 장수 전문가로 꼽히는 페스Pes는 사르데냐Sardinia의 산간 마을에서 여전히 연구하고 있었다. 이곳은 전통을 고수하며 외딴

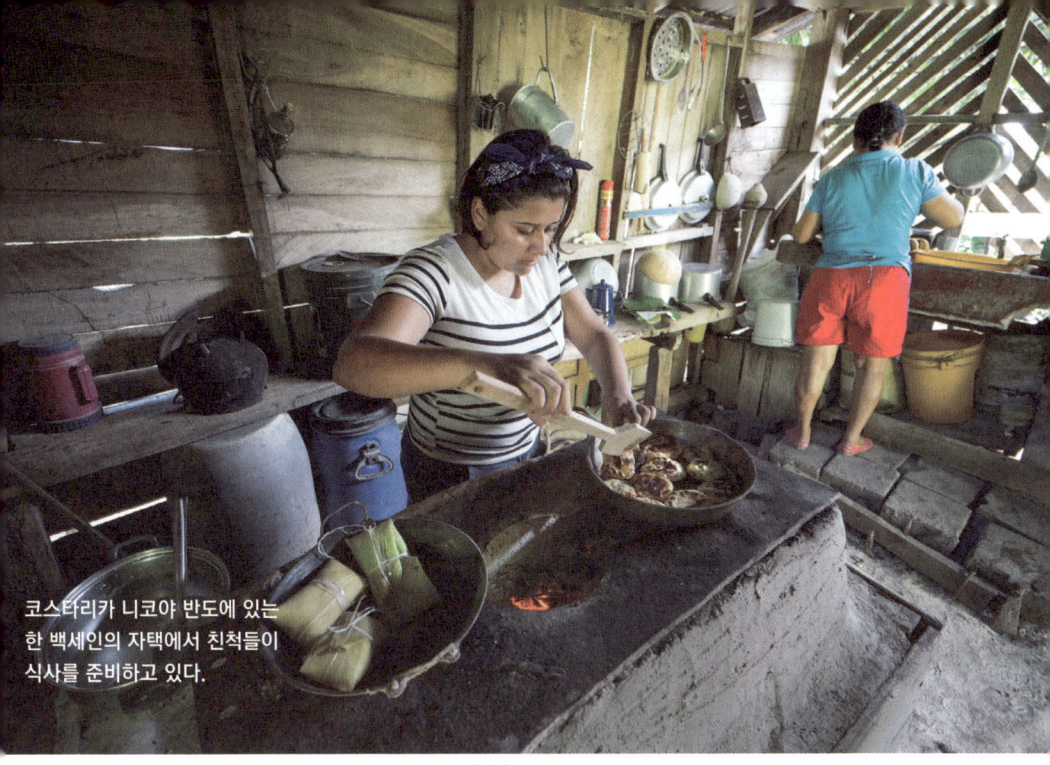

코스타리카 니코야 반도에 있는
한 백세인의 자택에서 친척들이
식사를 준비하고 있다.

곳에 위치해 있어 그 지역을 특별하게 만드는 요인들을 여전히 간직하고 있었다. 그리고 이카리아Ikaria에서는 디종 대학 병원Dijon University Hospital의 연구원 로맹 르그랑Romain Legrand이 85세 이상의 사람들을 대상으로 한 설문조사를 통해 사교 활동, 낮잠, 수영, 정원 가꾸기 등의 중요성에 대해 발표했다.

우리는 새로운 블루존을 찾아내기도 했다. 내셔널 지오그래픽 팀이 행복에 관한 취재를 위해 싱가포르를 방문했을 때, 이 작은 나라가 국민의 삶의 질을 적극적으로 개선하는 데 성공한 것에 감탄하지 않을 수 없었다. 실제로 싱가포르의 건강 통계를 살펴본 결과, 1965년 이후 기대수명이 무려 35년이나 늘어났다는 사실을 알게 되었다. 싱가포르 국민은 세계에서 가장 긴 장수를 누리고 있었다.

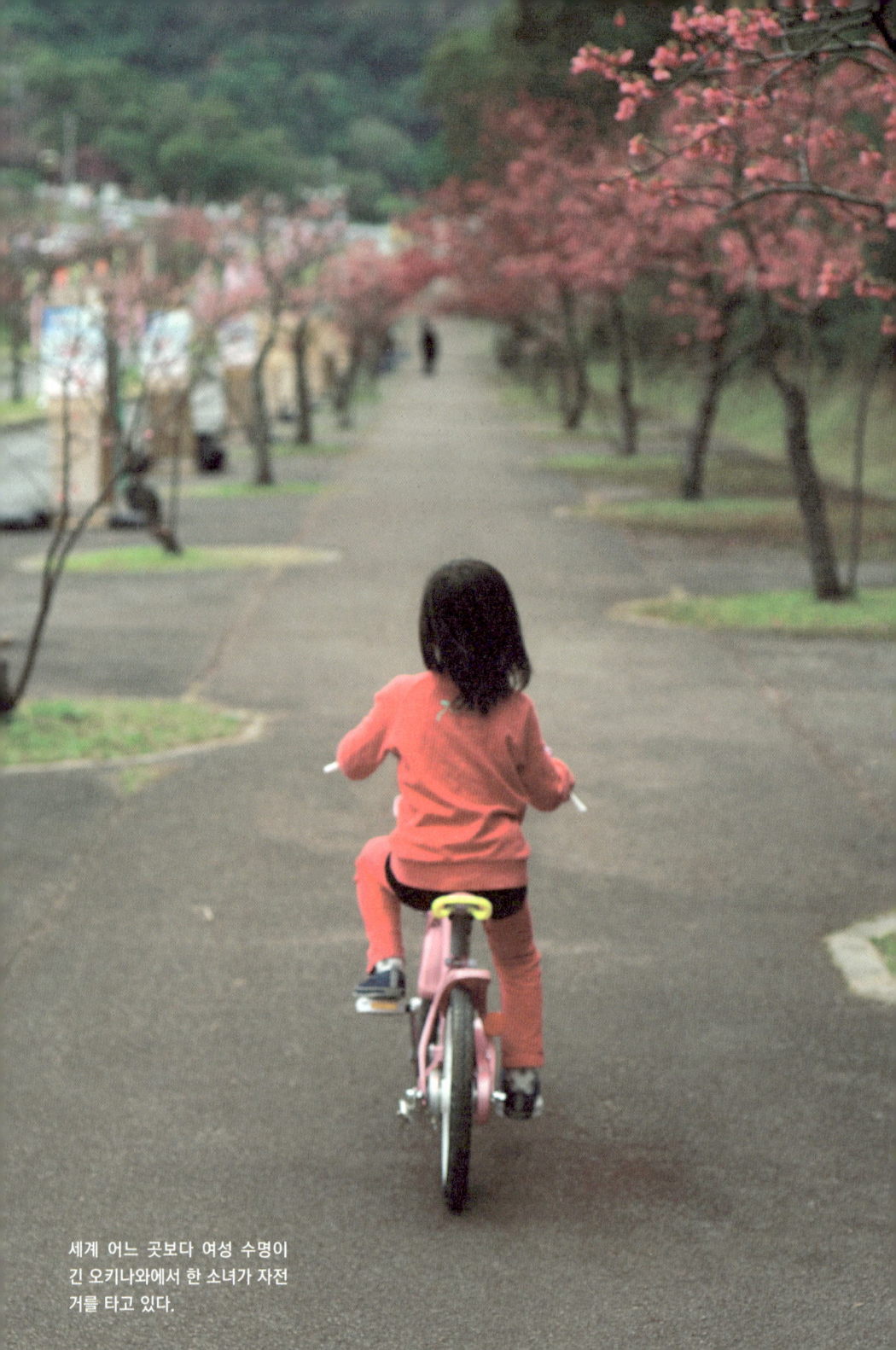

세계 어느 곳보다 여성 수명이 긴 오키나와에서 한 소녀가 자전거를 타고 있다.

넷플릭스 시리즈 촬영을 위해 약 20명의 제작진과 함께 여행하며 블루존에서의 다양한 경험을 되돌아보는 시간을 가졌다. 지난 몇 년 동안 다녀온 30여 차례의 여행과 그 과정에서 도움을 준 전문가들, 그리고 지금은 거의 모두 세상을 떠났지만 그간 만났던 많은 백세인들을 그리워하며 회상했다. 촬영을 하는 4개월 간 거의 100페이지에 달하는 메모를 작성했고, 그 과정에서 블루존에 관한 더 많은 통찰을 얻을 수 있었다. 그 메모들이 이 책을 쓰는 데 영감을 주었다.

싱가포르에서의 어느 늦은 밤, 시차적응과 피곤에 지친 채 일기장에 다음과 같이 썼다. 미국인들은 세계 역사상 가장 풍요로운 나라에 살고 있지만, 그 어느 때보다 과체중이 많고, 사람들은 분열되어 있으며, 건강하지도 않다. 기대 수명은 지난 4년 동안 매년 감소했으며, 전반적인 행복도 역시 감소했다. 풍요로운 삶이 효과적이지 않다면, 무엇이 효과가 있는 것일까?

그렇게 블루존에 대해 다시 생각하게 되었다. 그곳에서 느리게, 이웃과 긴 대화를 나누며, 가족들과 느긋하게 저녁 식사를 하고, 먹이사슬의 낮은 단계에 있는 음식을 먹고, 집에서 요리하는 것이 얼마나 귀중하고 가치 있는 것인지를 배웠다. 운전대에서 내려 발을 땅에 내디뎠을 때 느꼈던 기쁨을 다시 떠올렸다. 목적지까지 차 대신 걸어서 가는 기쁨, 웨이트 트레이닝 대신 정원을 가꾸는 것의 기쁨, 가족과 아름다움, 자연, 그리고 지난 25,000세대에 걸쳐 인류의 박자를 만들어 온 삶의 리듬에 더 가까워지는 기쁨을 느낄 수 있었다.

이 책이 여러분 자신의 삶에 이와 같이 보람된 일을 찾을 수 있는 영감을 주기를 바란다.

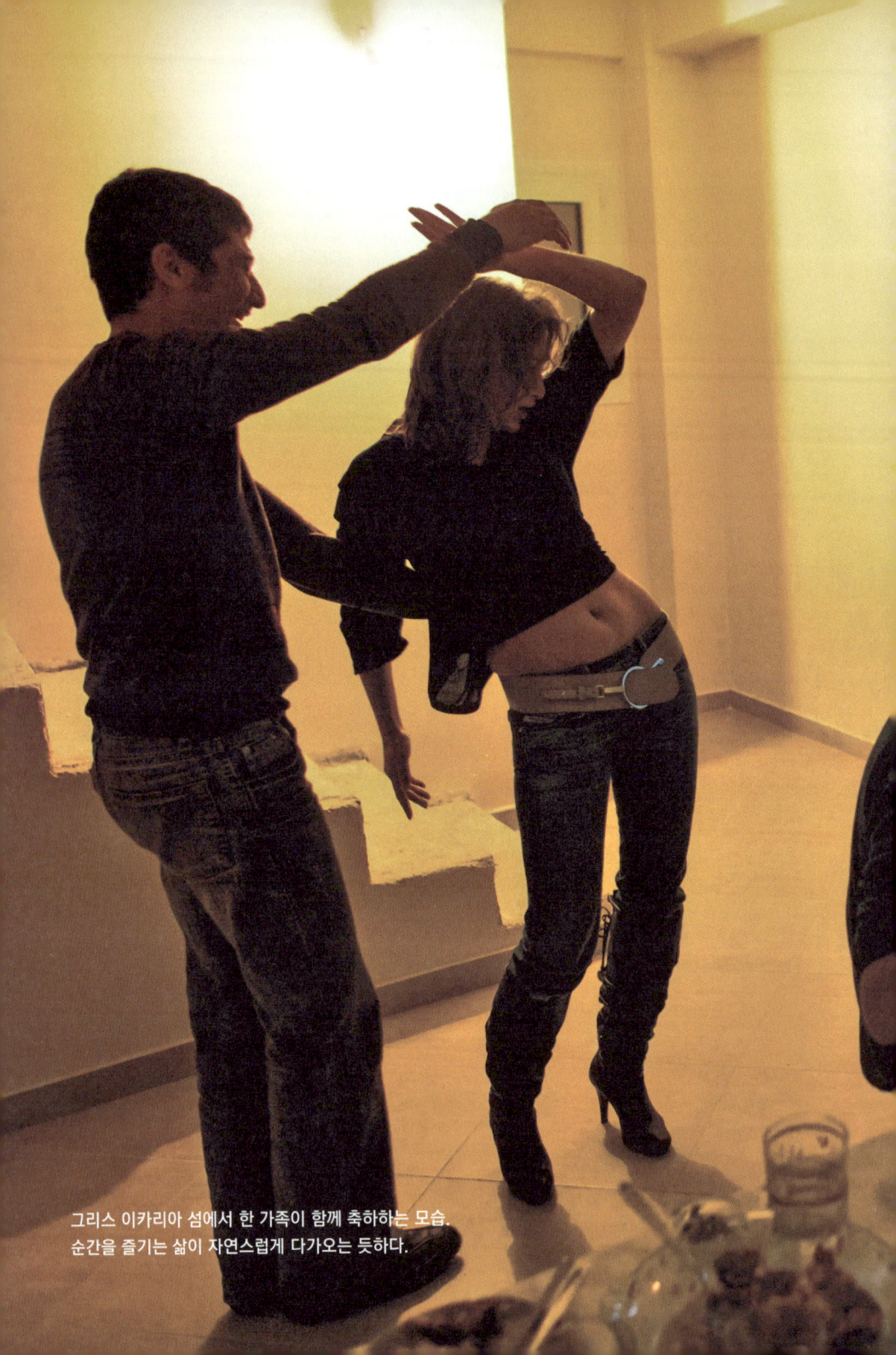

그리스 이카리아 섬에서 한 가족이 함께 축하하는 모습.
순간을 즐기는 삶이 자연스럽게 다가오는 듯하다.

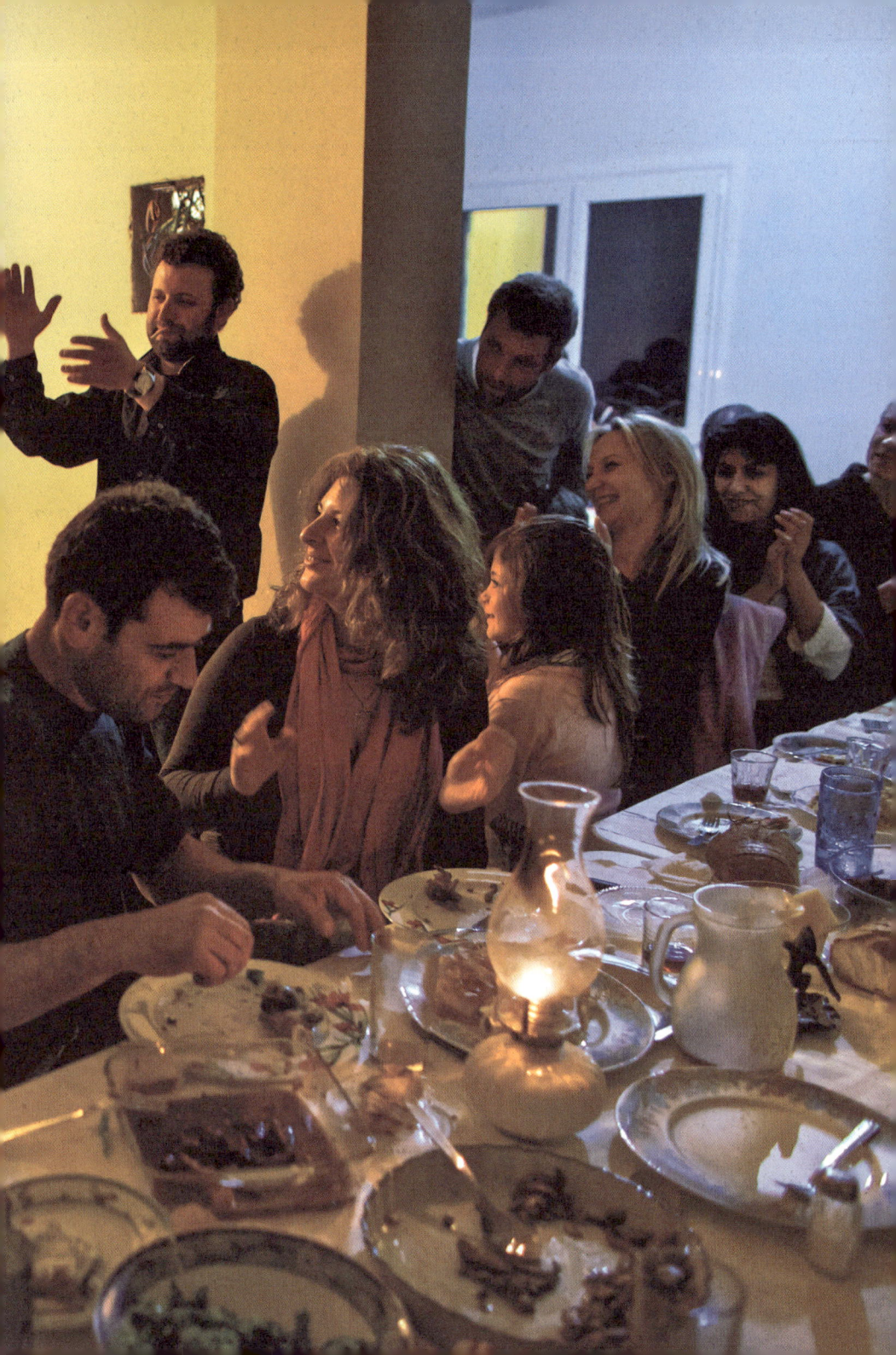

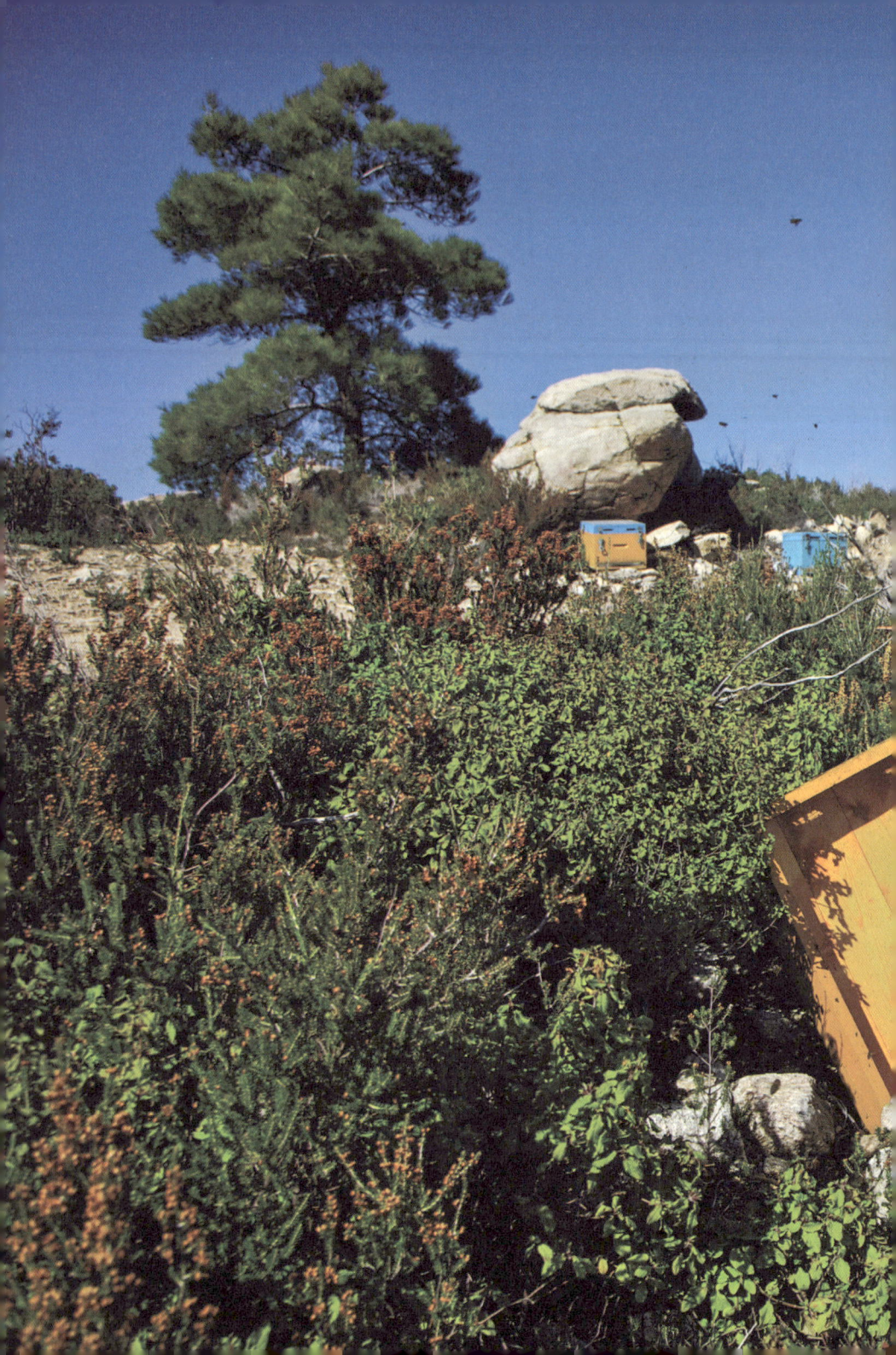

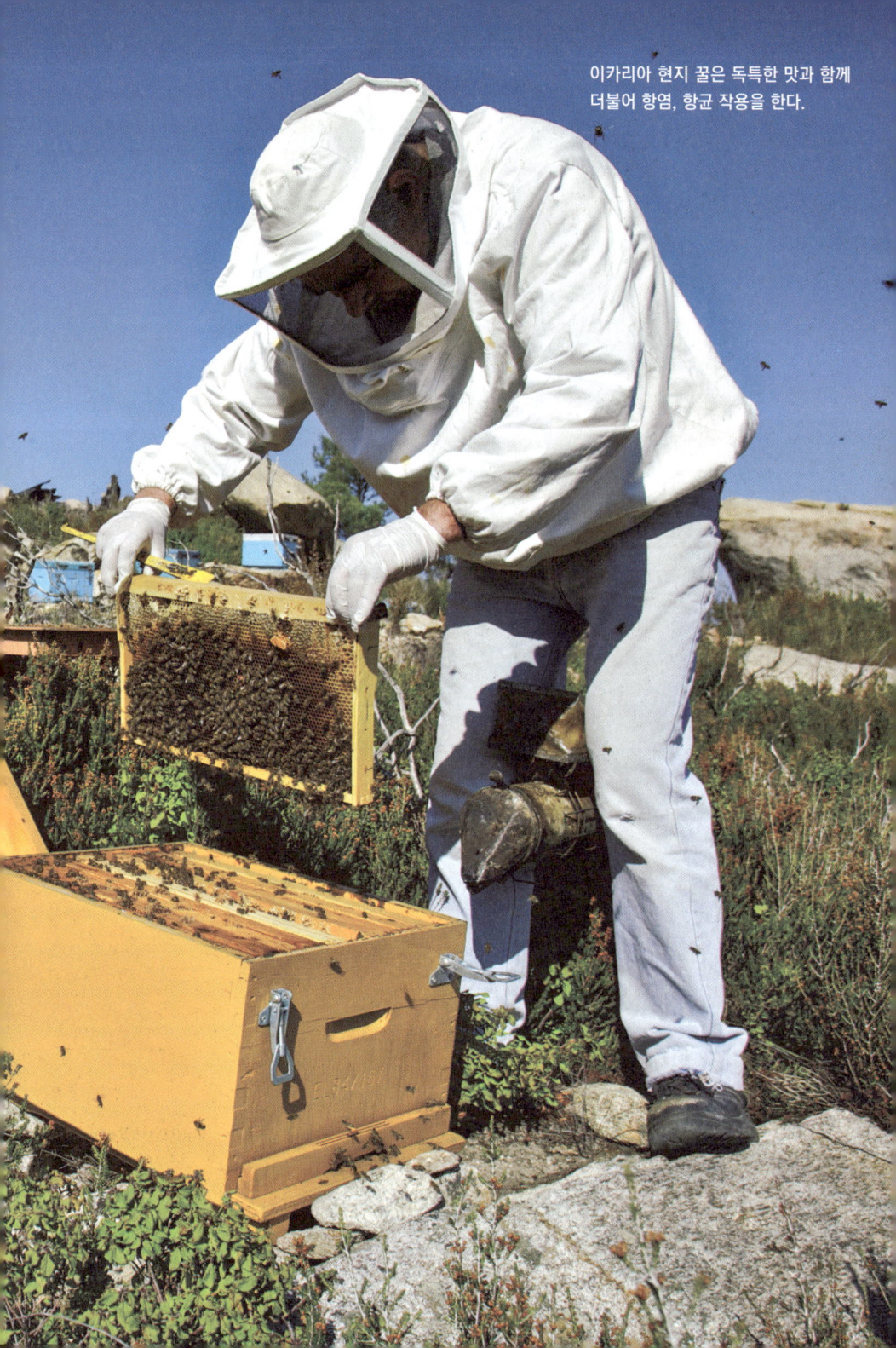

이카리아 현지 꿀은 독특한 맛과 함께 더불어 항염, 항균 작용을 한다.

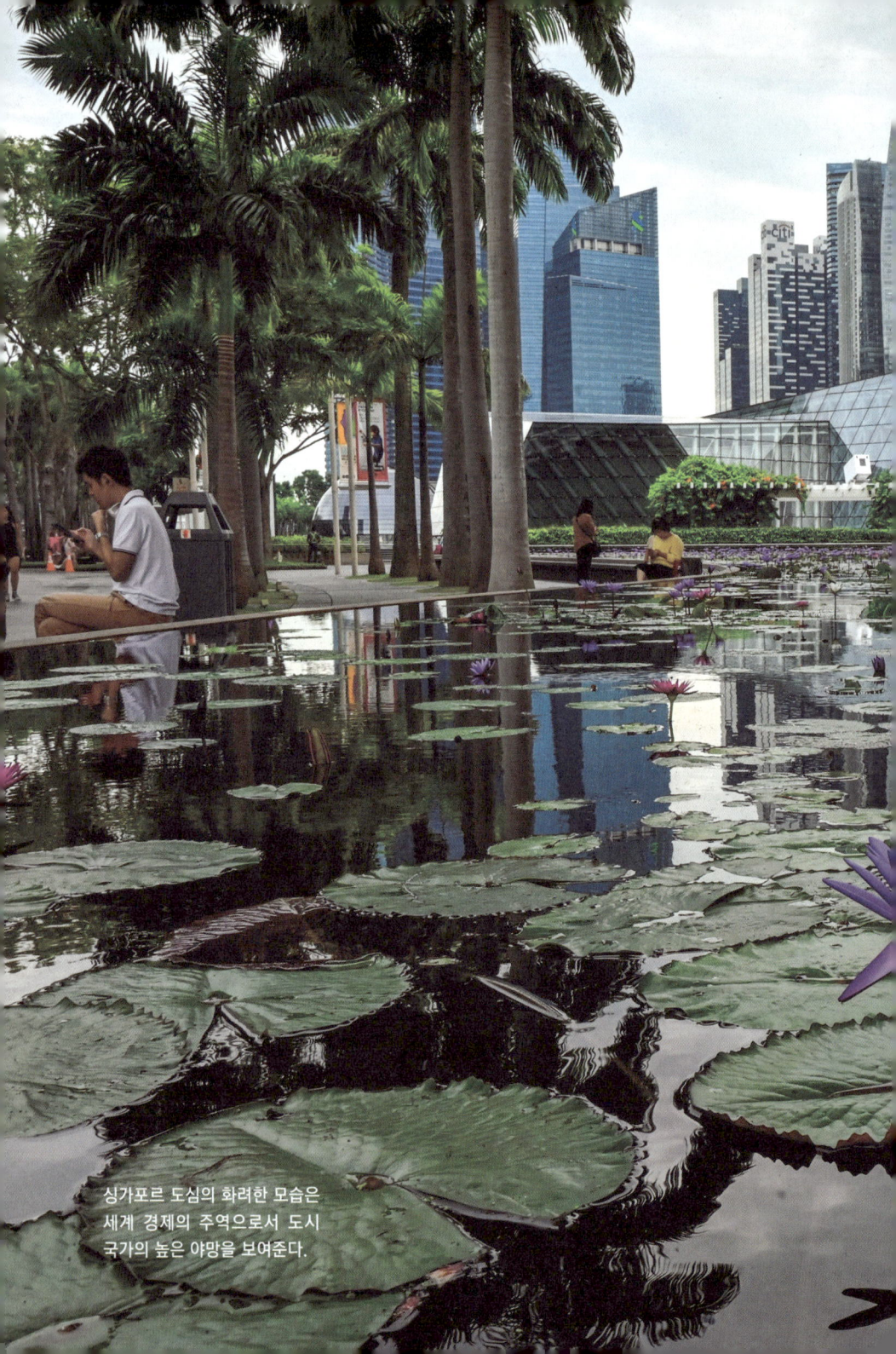

싱가포르 도심의 화려한 모습은 세계 경제의 주역으로서 도시 국가의 높은 야망을 보여준다.

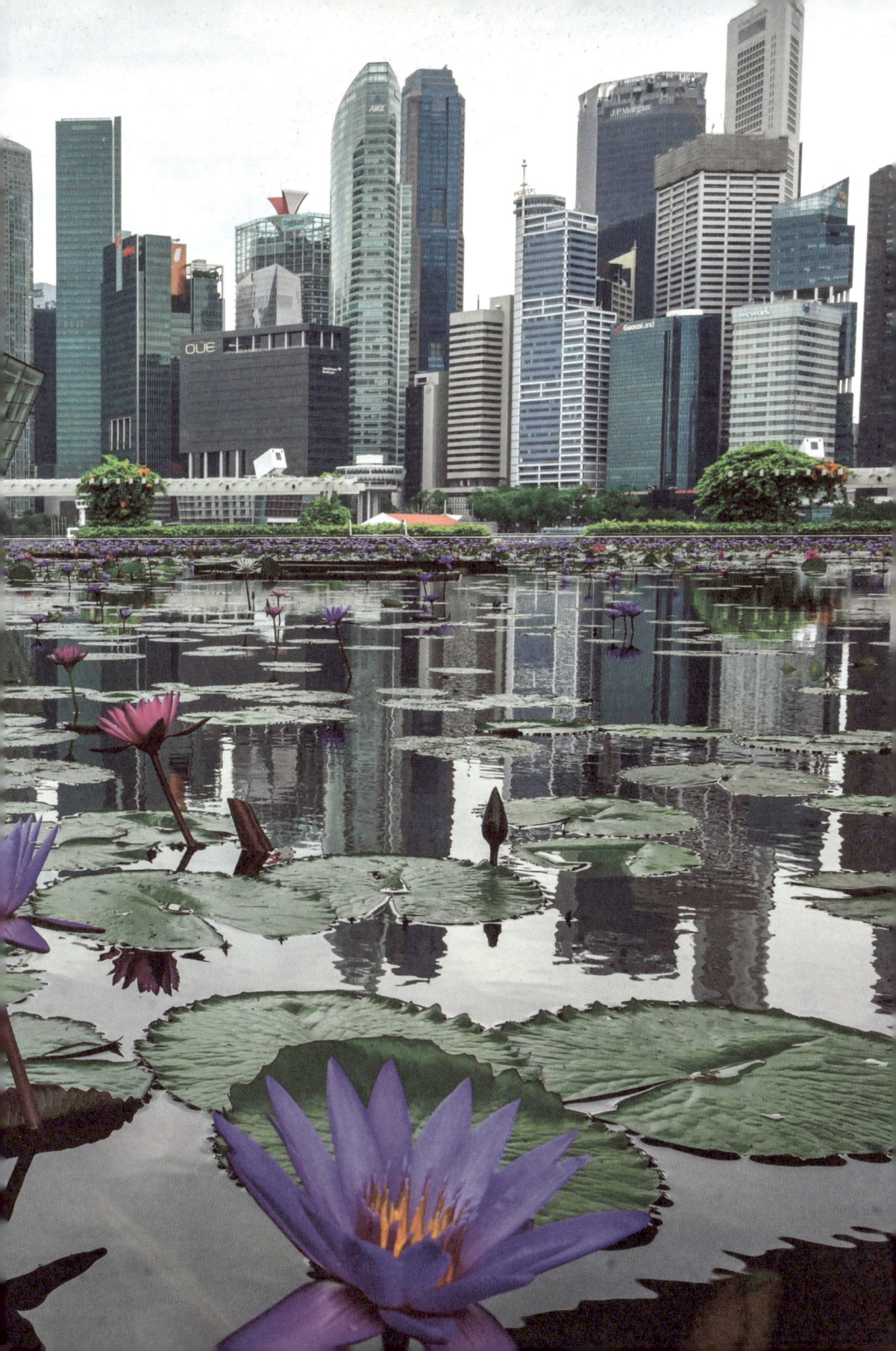

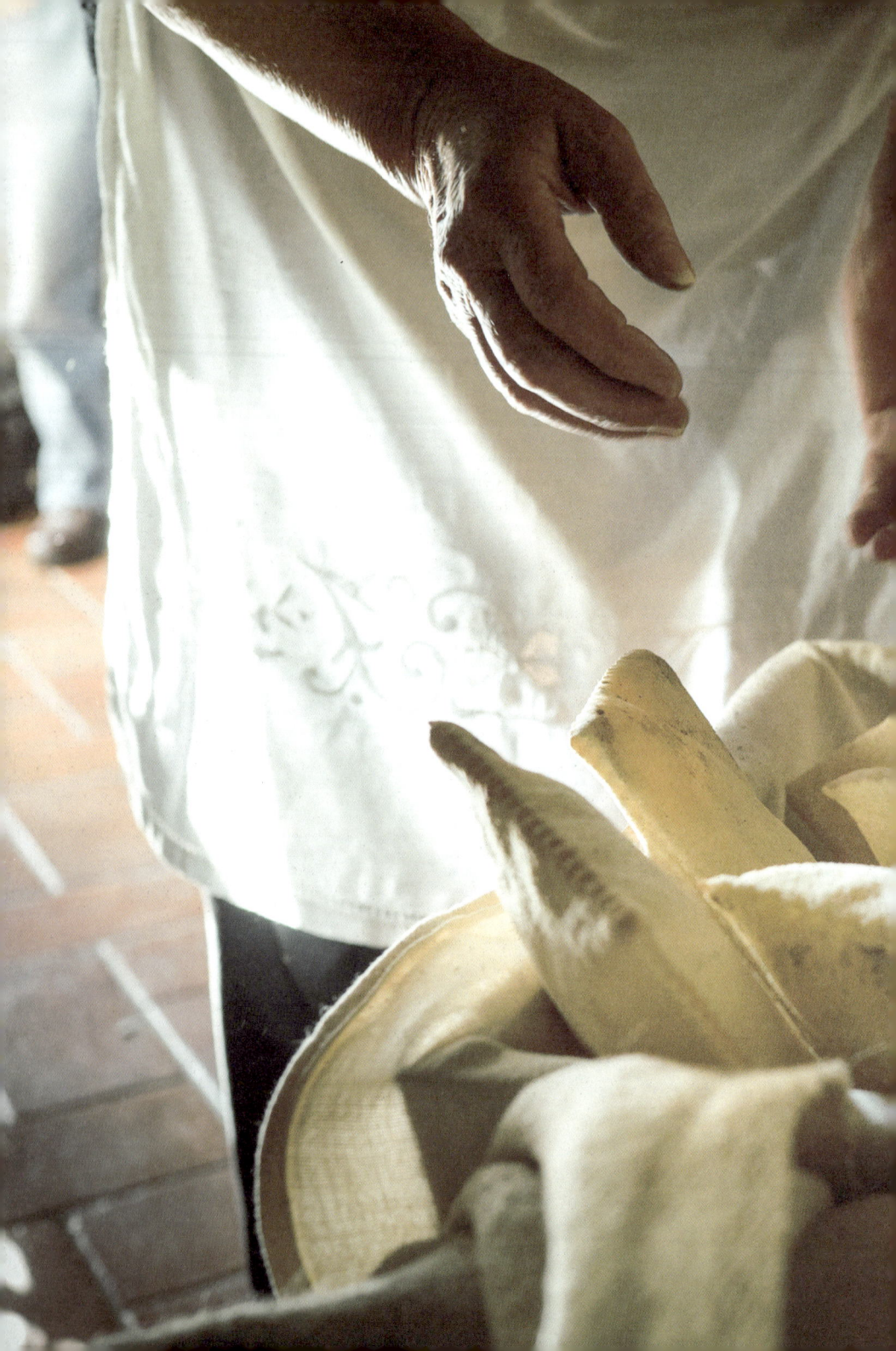

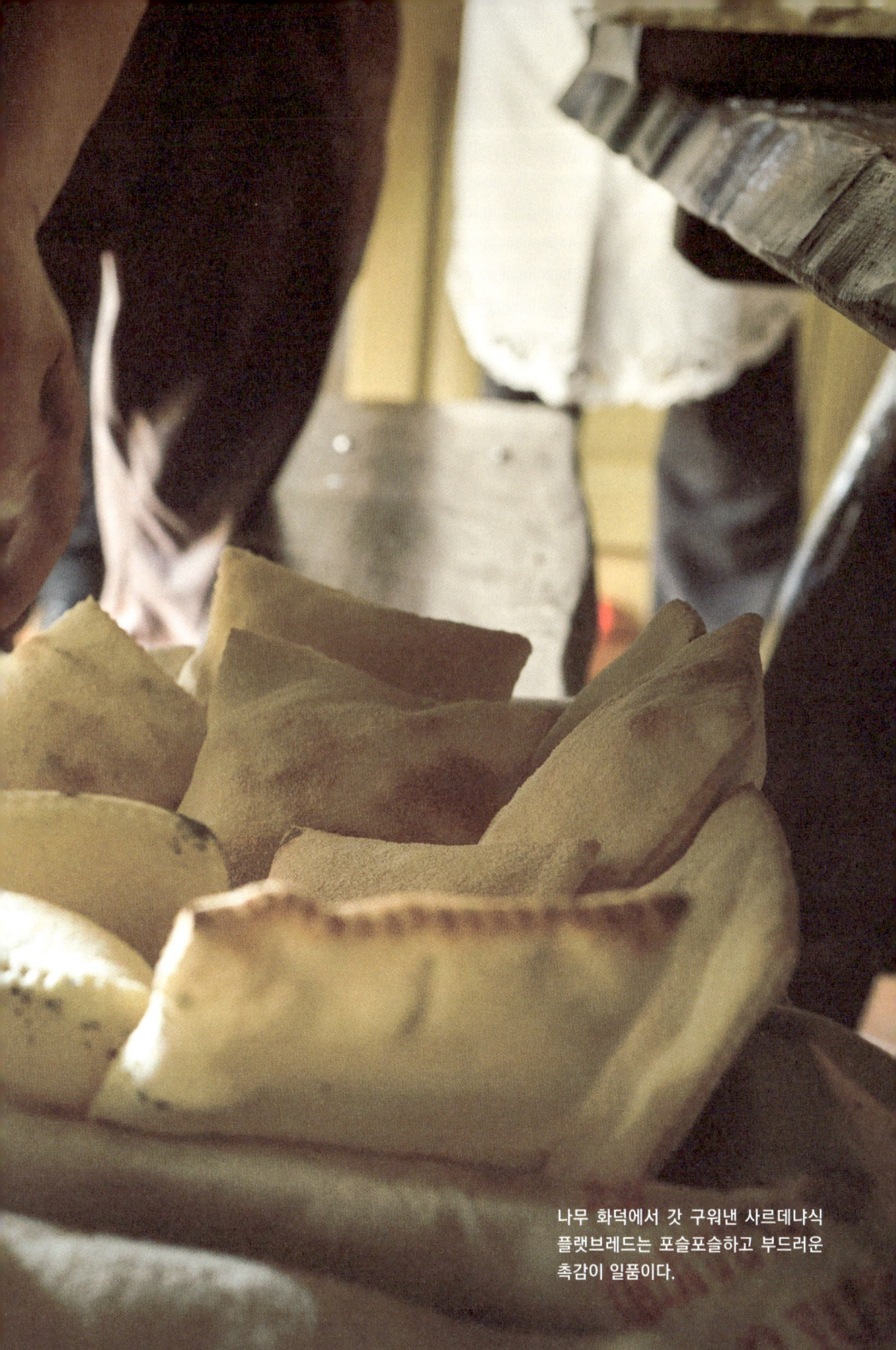

나무 화덕에서 갓 구워낸 사르데냐식 플랫브레드는 포슬포슬하고 부드러운 촉감이 일품이다.

1부

블루존

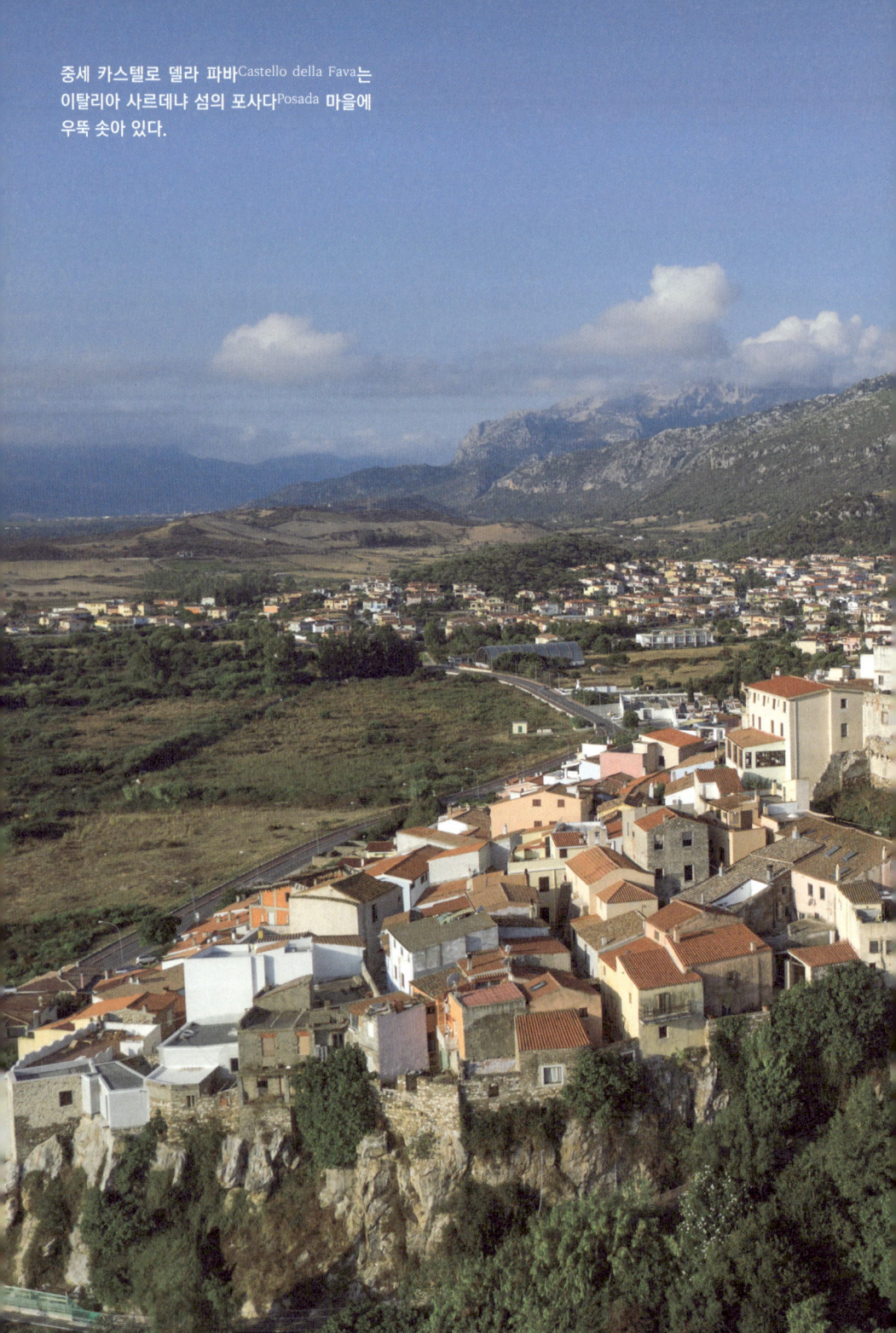

중세 카스텔로 델라 파바Castello della Fava는 이탈리아 사르데냐 섬의 포사다Posada 마을에 우뚝 솟아 있다.

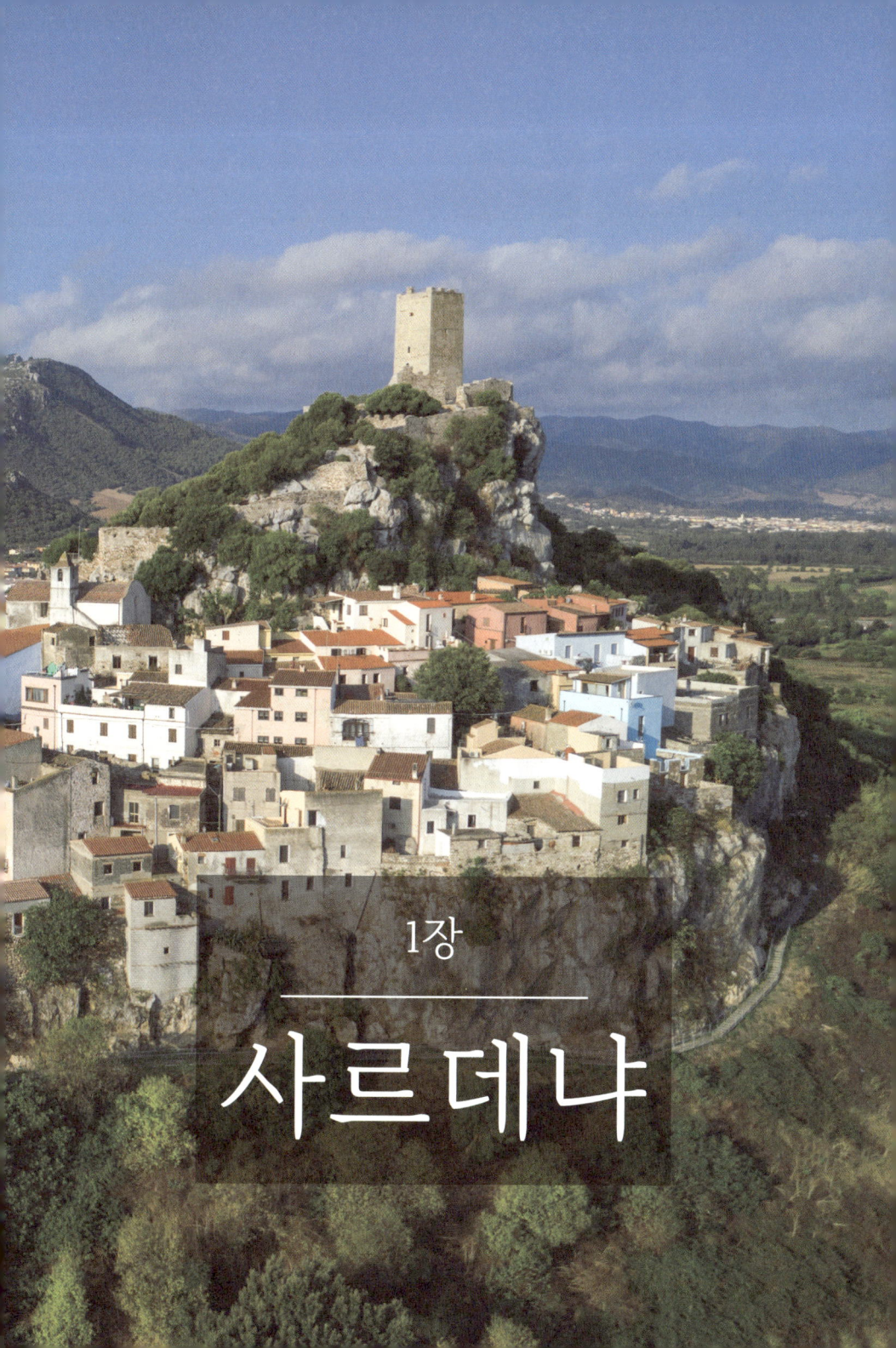

1장

사르데냐

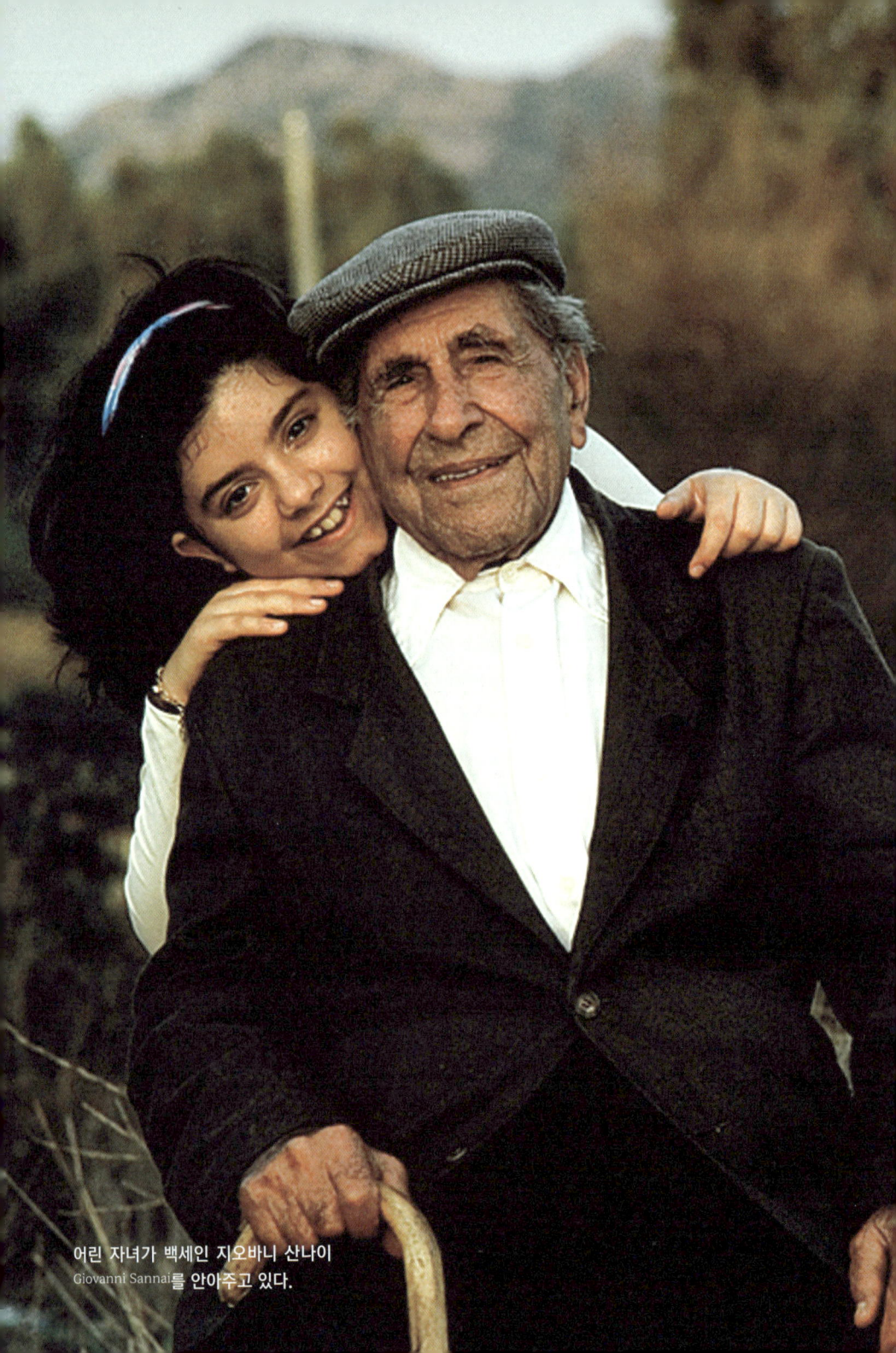

어린 자녀가 백세인 지오바니 산나이
Giovanni Sannai를 안아주고 있다.

장수의 섬

빌라그란데 스트리사일리Villagrande Strisaili 마을은 하늘에서 보면 거대한 초록빛 카펫 위에 약간 그을린 오렌지빛 물감을 뿌려 놓은 것처럼 보인다. 가까이서 보면 마을의 흰색 집들과 바, 빵집들이 가파른 자갈길을 따라 줄지어 늘어서 있다. 주민이 3,200명밖에 되지 않는 이곳 빌라그란데Villagrande 마을은 사르데냐Sardinian 블루존의 6개 마을 중 가장 큰 마을로, 섬 중앙에 위치한 콩팥 모양의 지역이다. 이곳은 오래 전부터 세계적인 장수 마을로 알려져 있다. 1880년부터 1900년 사이에 이 6개 마을, 즉 아르자나Arzana, 바우네이Baunei, 슬로Seulo, 탈라나Talana, 우줄레이Urzulei와 빌라그란데에서 17,865명이 태어났고 그 중 최소 91명이 100세까지 살았다. 이는 미국에 비하여 10배 가량 높은 비율이다.

이곳 블루존에서 백세인들은 지역의 영웅처럼 대접을 받으며, 거리에는 그들의 초상화가 벽화로 그려져 있다. 누가 100세까지 살았는지 모두가 알고 있으며, 모두가 그들을 응원한다. 최근 나의 친구이자 사사리 대학University of Sassari의 의학 통계학자인 지아니 페스Gianni Pes와 함께 이 마을을 다시 찾았다. 그곳에서 방문했던 집의 현관에 현수막이 걸려 있었는데, "부온 101° 컴플레안노 지아 줄리아Buon 101° Compleanno

Zia Giulia - 줄리아 고모의 101번째 생일을 축하합니다"라고 적혀 있었다. 줄리아 피사누Giulia Pixanu는 사랑스러운 5명의 조카들과 함께 동그란 테이블에 앉아 있었다. 그녀는 꽃무늬 블라우스 위에 파란색 스웨터를 입고 환한 미소를 짓고 있었다.

"전혀 외롭지 않아요." 줄리아는 가족들을 가리키며 말했다.

"줄리아 고모는 어머니 같은 분이세요." 60~70대인 조카들 중 가장 나이가 많은 테레사 피사누Teresa Pisanu가 말했다.

몇 년 간, 줄리아의 조카들은 이 나이 많은 고모의 곁을 지켰다. 매일 적어도 한 명은 집안일을 돕거나 말동무가 되어주기 위해 방문했다. 거실을 둘러보다가 벽에 붙어 있는 싱글 침대가 눈에 띄었다. 줄리아 이모와 함께 지낼 차례가 되는 조카는 그곳에서 잠을 잔다고 했다.

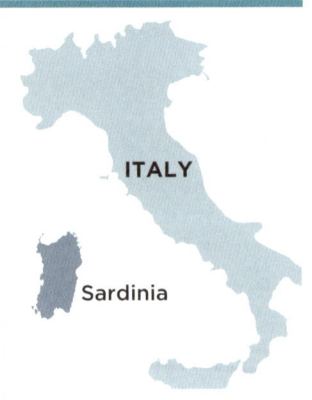

- 사르데냐 섬의 블루존은 산간 마을에 집중되어 있다.

- 사르데냐에서 백세인 비율은 미국의 10배에 달한다.

- 사르데냐 목동들의 전통 식단은 대부분 빵과 치즈였다.

- 사르데냐인의 유전적 특성이 장수에 유리하게 작용할 수 있다.

"저희가 어떤 특별한 일을 하고 있는 건 아니에요." 테레사가 말했다. "식사는 잘 하시는지 확인하고, 목욕을 시켜 드리고, 친구들이나 가족들과 함께 시간을 보낼 수 있도록 모시고 나가죠."

"아마 이 일을 통해 무언가를 얻는 것도 있으시겠죠." 나는 조심스러우면서도 과감히 물었다.

"저희는 그렇게 생각하지 않아요. 우리가 그렇게 하는 이유는 가족

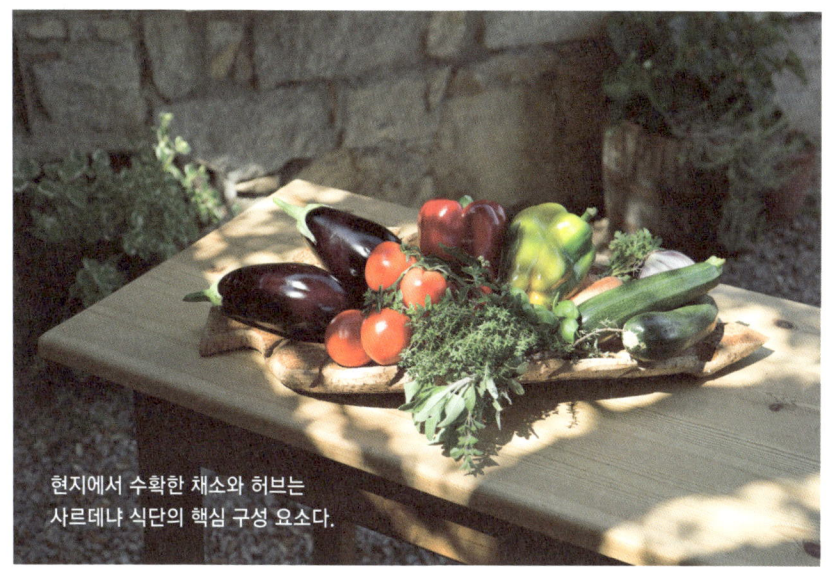

현지에서 수확한 채소와 허브는 사르데냐 식단의 핵심 구성 요소다.

이니까 하는 거예요."

나는 고개를 끄덕였다. 20년 전 이곳을 처음 방문했을 때부터 나는 사르데냐 사람들이 가족, 특히 어른들에 대해 보여주는 강한 충성심에 감명을 받았다. 2008년 출간한 책 『블루존』에서도 언급했듯이 이 지역에는 장기 요양 시설을 찾아볼 수 없었다. 사르데냐 사람들은 미국인들처럼 노인이 된 가족을 요양 시설에 맡기지 않는다. 이곳에서는 나이가 많을수록 존경을 받는다. 젊은 세대는 부모와 조부모에게 애정 어린 빚을 느낀다. 실제로 내가 수십 년 전에 만난 50여 명의 백세인들 중 한 명을 제외하고는 모두가 딸이나 손녀가 적극적으로 돌보고 있었다.

빌라그란데와 같은 곳에서는 가족과 함께 사는 노인들 역시 육아, 요리, 정원 가꾸기 등의 집안일에 도움을 줄 만한 활동에 참여하는 것을 당연하게 여긴다. 이를 통해 노인들은 강한 목적의식과 자존감을 갖게 된다. 가족에게 버려지는 것이 아니라 사랑을 주고 받는 것이다.

　전 세계에서 500명 이상의 백세인들을 인터뷰한 페스는 "이 부분이 굉장히 중요합니다."라고 말했다. "줄리아의 가족들 덕분에 줄리아가 정신적으로나 사회적으로 바쁘게 지낼 수 있죠."

　페스는 벨기에 인구학자 미셸 풀랑Michel Poulain, 칼리아리 대학 University of Cagliari의 루이사 살라리스Luisa Salaris와 함께 빌라그란데의 남성 백세인이 세계 최장수 남성이라는 사실을 최초로 증명한 연구자였다. 전 세계적으로 여성 백세인의 수가 남성 백세인보다 4배 이상 많다. 빌라그란데에서는 그 비율이 거의 1:1에 가깝다.

　그 뿐 아니라 빌라그란데의 노인들은 마지막까지 정신적으로 예리한 상태를 유지하는 경향이 있다고 페스는 강조했다. 이곳의 90세 이상 노인들 중 19%만이 치매를 앓는 반면, 미국은 33%에 달했다. 그는 "블

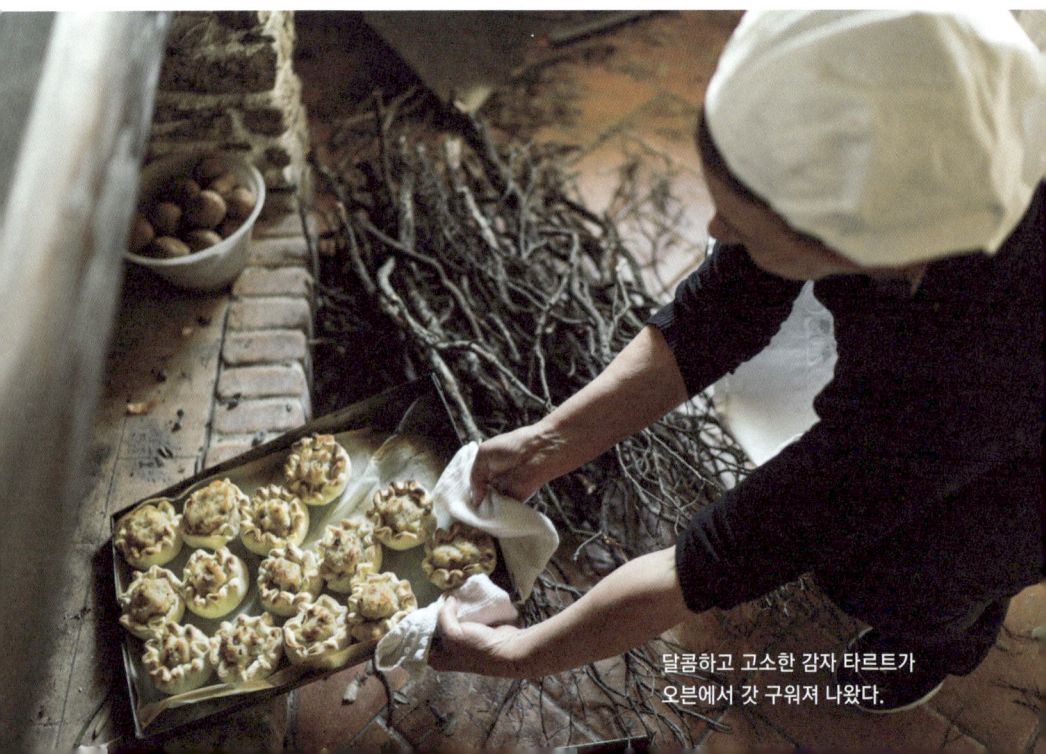

달콤하고 고소한 감자 타르트가 오븐에서 갓 구워져 나왔다.

루존을 통해 치매는 노인이 되었다고 해서 필연적으로 겪어야만 하는 일이 아니라는 사실을 알 수 있습니다."라고 말했다.

그렇다면 그 비결은 무엇일까?

페스는 사르데냐의 놀라운 장수의 요인을 파악하기 위해 1990년대부터 섬 전역의 백세인들의 가족들을 대상으로 광범위한 생활 습관 설문조사를 실시했다. 그는 대상자들의 의료 기록·식습관·신체 활동·가족 혈통에 관한 방대한 데이터로부터 몇 가지 가능성 높은 요인들을 추려냈다.

그 중 하나는 행운의 유전자였다. 그의 조사에 따르면, 백세인들에게는 오래 산 형제, 자매, 부모가 있었다. 이는 유전적 영향이 있을 수 있음을 시사한다. 선행 연구들을 통해 사르데냐 사람들은 유전적으로 다른 유럽 지역 사람들과 다르다는 사실이 밝혀진 바 있다. 사르데냐의 자발적 고립이 어떤 특성을 분류하여 일부는 증폭시키고 일부는 억제하는, 일종의 유전적 인큐베이터 역할을 한 것일까? 그로 인해 사람들로 하여금 장수할 수 있게 만드는 어떤 공식을 만든 것은 아닐까?

사사리 대학의 진화 인류학자인 파올로 프란칼라치Paolo Franca-lacci는 사르데냐 섬 주민들의 DNA를 연구한 결과, 사르데냐인들은 본래 이베리아Iberia에서 왔다는 것을 밝혔다. 약 14,000년 전 Y염색체의 M26 혈통이라는 독특한 유전적 인자를 가진, 유전적으로 연관된 소수의 사람들이 사르데냐로 이주한 것이다. 파올로는 "오늘날 사르데냐인의 35%가 이 유전 인자를 가지고 있습니다. 이 유전 인자는 사르데냐 외의 지역에서는 매우 희귀하게 발견됩니다."라고 말했다.

사르데냐 사람들이 조상으로부터 물려받은 특성 중에는 제1형 당뇨 및 다발성 경화증에 대한 높은 발병율처럼 부정적인 요소도 존재한

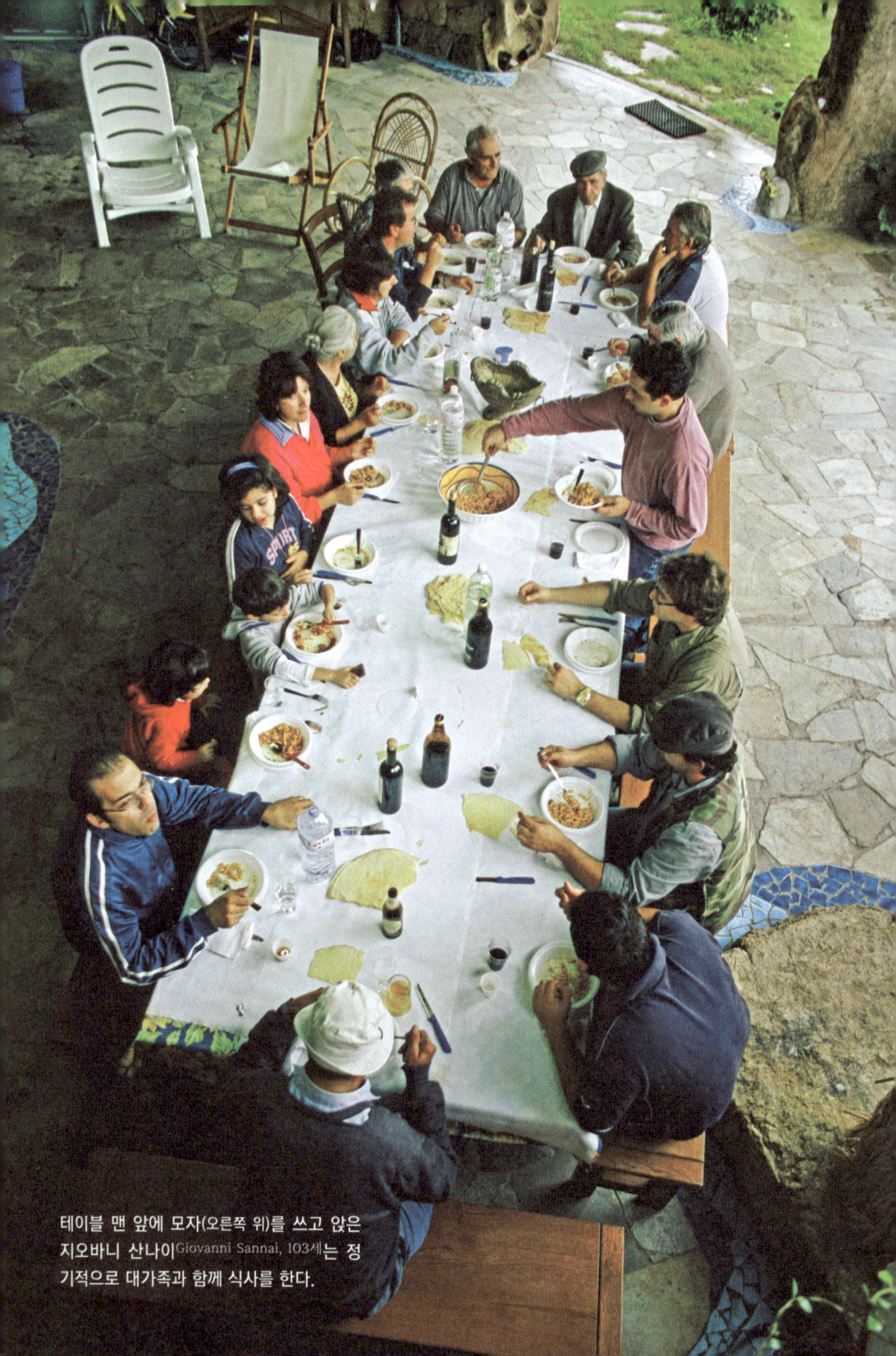

테이블 맨 앞에 모자(오른쪽 위)를 쓰고 앉은 지오바니 산나이 Giovanni Sannai, 103세는 정기적으로 대가족과 함께 식사를 한다.

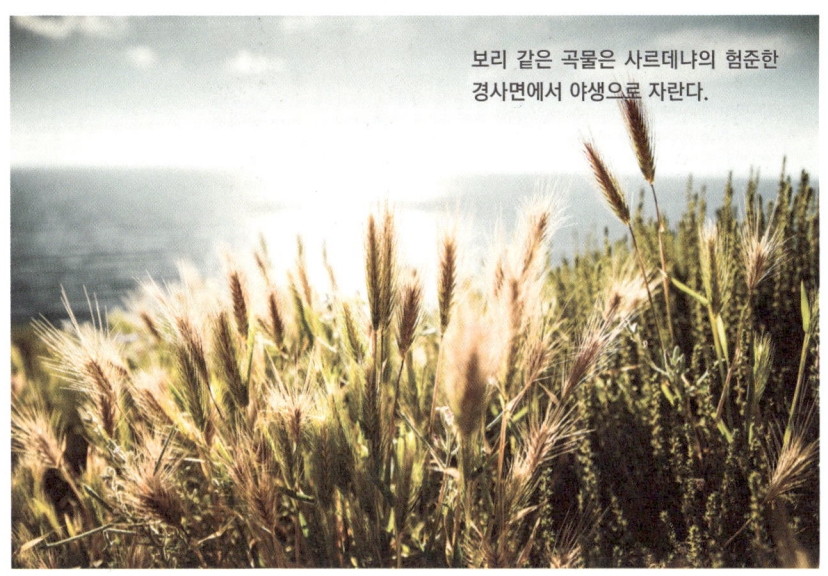

보리 같은 곡물은 사르데냐의 험준한 경사면에서 야생으로 자란다.

다. 하지만 대부분은 말라리아 저항성이나 긴 수명과 같은 긍정적인 것들이다. 프란칼라치Francalacci는 문화적 고립에 유전적 고립이 더해지면 매우 흥미로운 결과를 얻을 수 있다고 말했다. "사르데냐인들은 유전적 특징만 잘 보존하고 있는 것이 아닙니다. 경제적 고립상태와 전통적인 사회적 가치도 함께 유지해 왔죠. 자신의 경험을 후대에 전하는 웃어른에 대한 존경, 가족의 중요성, 불문법의 존재 같은 것들 말입니다. 이것들은 모두 몇 세기에 걸쳐 타국의 지배를 피하기 위한 효과적인 수단임이 증명된 것들이죠.

이 특이한 환경이 사르데냐인들의 독특한 유전자와 상호작용하여 장수하는 사람들이 생겨나게 된 것일까?

그럴지도 모른다. 하지만 페스는 이에 대해 의구심을 품었다. 유전적 요인으로 설명할 수 없는 다른 연구 결과들이 너무 많았기 때문이다.

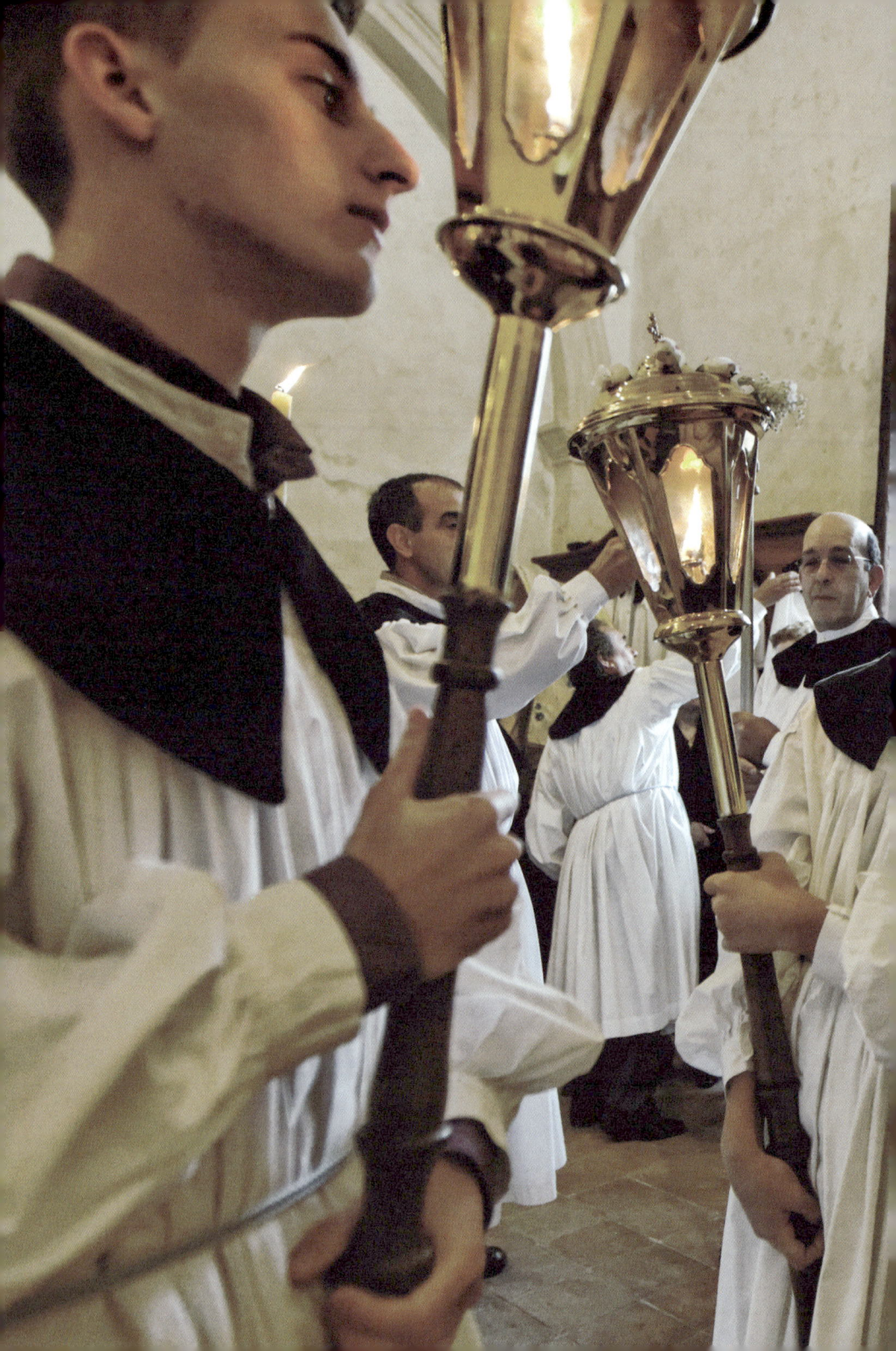

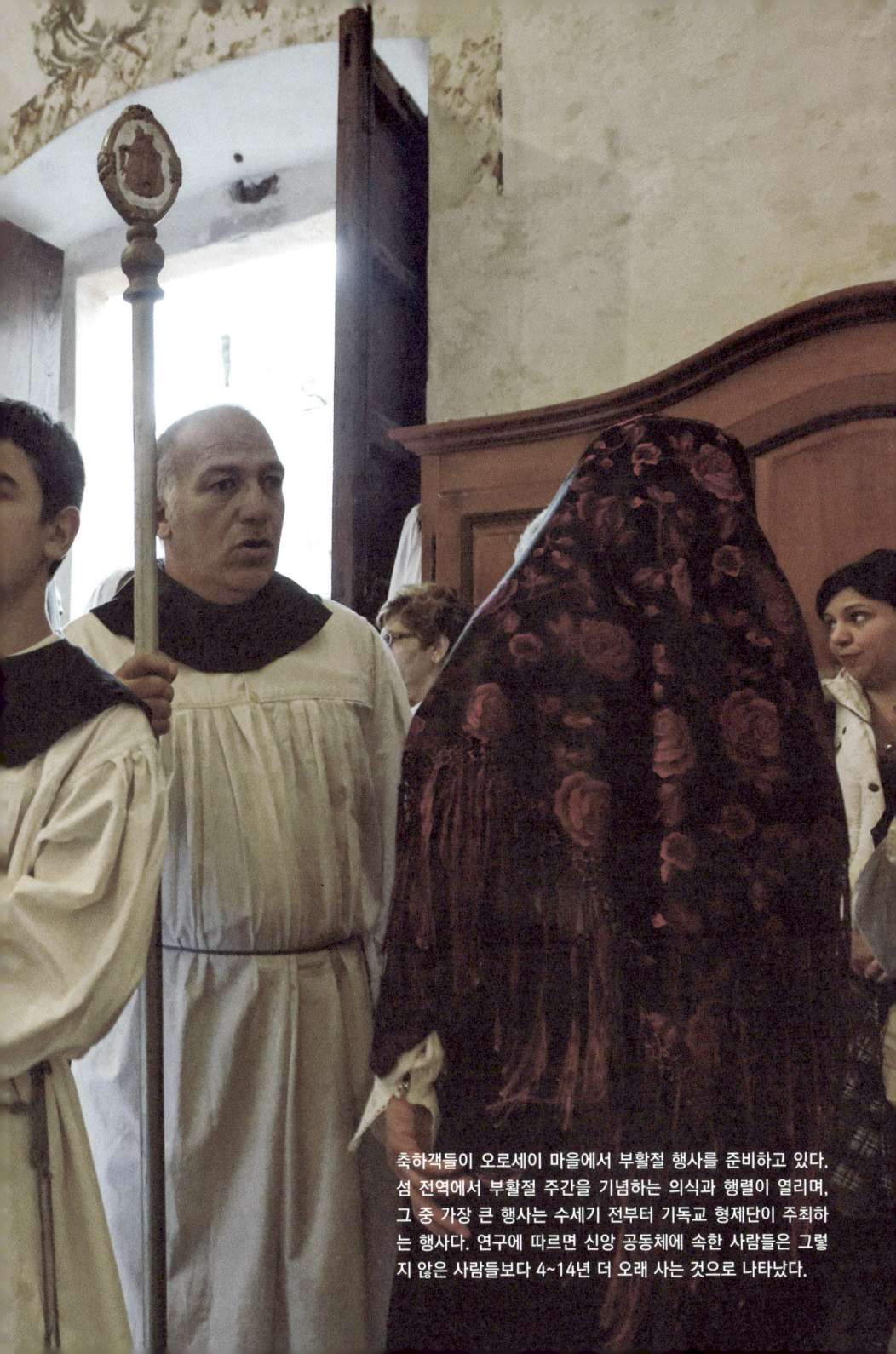

축하객들이 오로세이 마을에서 부활절 행사를 준비하고 있다. 섬 전역에서 부활절 주간을 기념하는 의식과 행렬이 열리며, 그 중 가장 큰 행사는 수세기 전부터 기독교 형제단이 주최하는 행사다. 연구에 따르면 신앙 공동체에 속한 사람들은 그렇지 않은 사람들보다 4~14년 더 오래 사는 것으로 나타났다.

"예를 들어 염증 유전자에 대해서 생각해 보죠." 페스가 말했다. "우리는 사르데냐인의 DNA에서 흥미로운 것들을 발견할 수 있을 것으로 기대했습니다. 우리는 염증과 관련된 수십 개의 유전자 변이를 연구했지만 사르데냐인의 건강과 장수를 설명해 줄 어떠한 증거도 찾아내지 못했습니다. 암이나 심혈관 질환과 관련된 유전자도 마찬가지였습니다."

뿐만 아니라 페스는 사르데냐 백세인들의 배우자들도 백세인들의 형제자매들보다 더 오래 살았다는 것을 발견했다. 이는 부부가 공유하는 식단과 생활 방식이 유전적 요인보다 건강과 장수에 더 큰 영향을 미칠 수 있음을 시사하는 것이다.

페스는 백세인들의 식단에 초점을 두고, 20세기 초반에 진행된 영양에 관한 다수의 설문조사들을 살펴보았다. 공중 보건 공무원들이 실시한 이 조사는 과거 사르데냐인들이 매우 단순한 식사를 했다는 사실을 보여주었다. 1941년에 진행된 한 설문조사에 따르면, 당시 사르데냐인들의 주식은 빵이었다. "소작농들은 아침 일찍 가방에 빵 1kg을 넣고 경작지로 향했다. 정오가 되면 빵을 먹었는데, 일부 형편이 좋은 사람들은 치즈를 곁들이기도 했으나 대부분의 노동자들은 양파·회향·라바넬리(무) 정도로도 만족했다. 저녁에는 가족들이 채소 수프로 한 끼를 해결했다. 부유한 사람들은 파스타를 더하기도 했다."

이러한 식습관은 제2차 세계대전 이후 병사들이 이탈리아 본토에서 지중해식 식단을 가지고 돌아오면서 바뀌게 되었다. 이 지중해식 식단

오른쪽 :
1 고풍스러운 마을
2 바다의 바위 풍경
3 신선한 농산물은 사르데냐의 다양한 매력 중 하나로 꼽힌다.

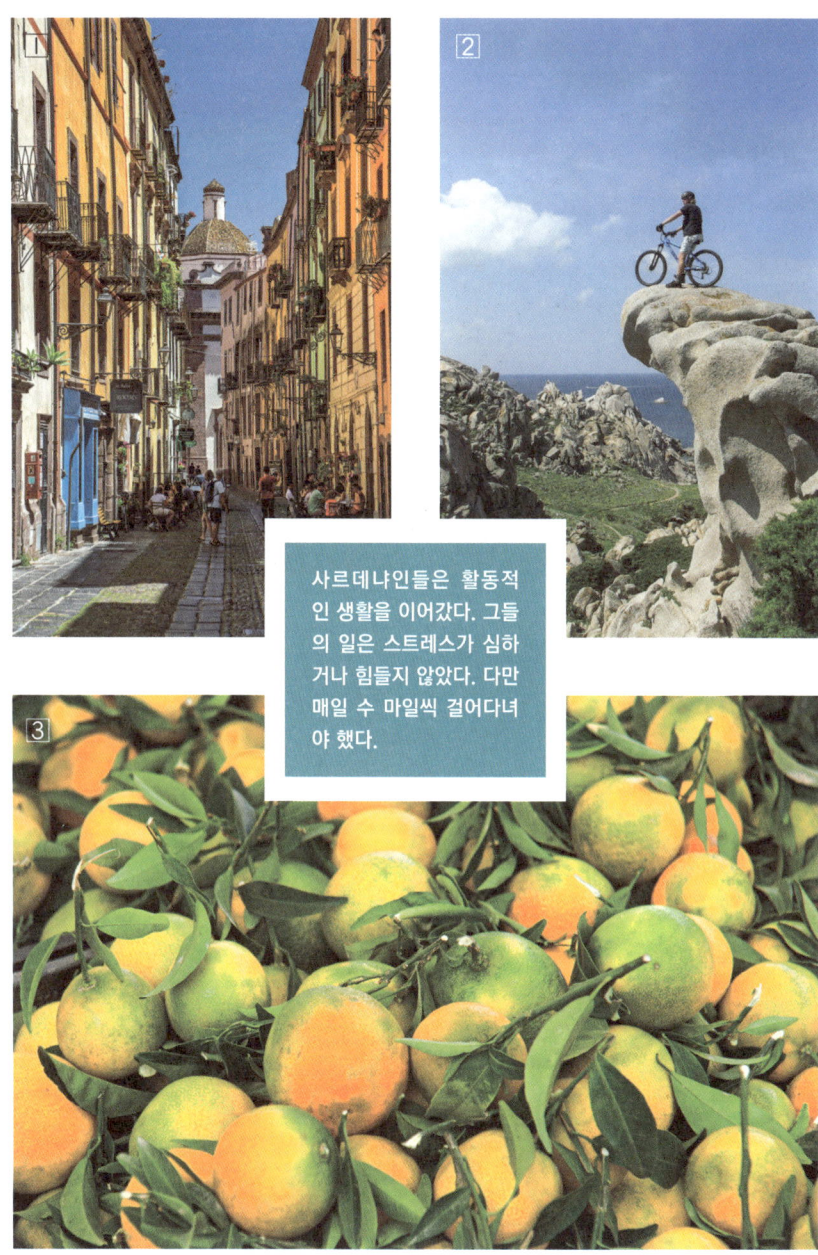

> 사르데냐인들은 활동적인 생활을 이어갔다. 그들의 일은 스트레스가 심하거나 힘들지 않았다. 다만 매일 수 마일씩 걸어다녀야 했다.

1장 사르데냐

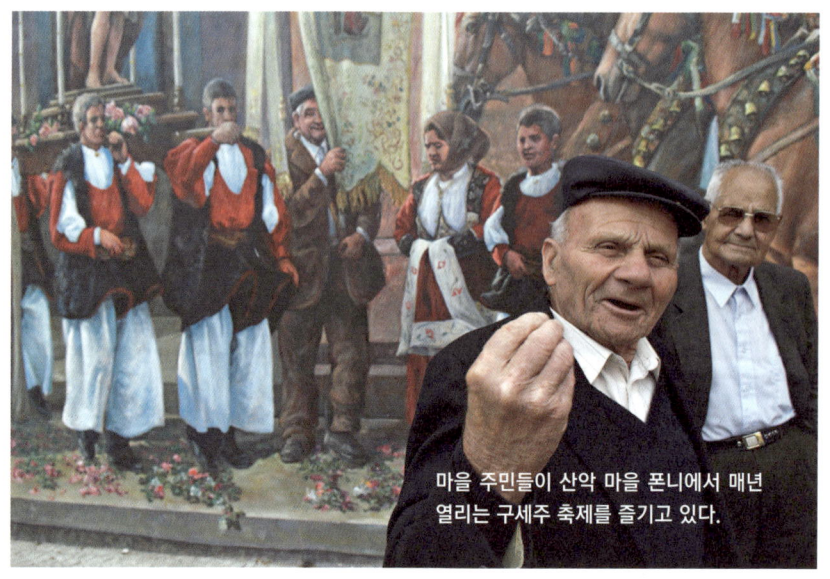

마을 주민들이 산악 마을 폰니에서 매년 열리는 구세주 축제를 즐기고 있다.

은 파스타, 풍부한 과일과 채소, 돼지고기와 양고기를 메인으로 하는 적당한 양의 고기로 구성되어 있었다. 페스는 이러한 식단의 변화가 생애의 딱 적당한 시기에 매우 필수적인 영양의 변곡점을 만들었으며, 그로 인해 블루존 주민들은 놀라운 수명을 갖게 되었을 것이라고 추측했다.

하지만 안타깝게도 그 후 미국의 영향을 받아 블루존에 감자칩, 탄산음료, 설탕이 든 요거트·피자·햄버거가 넘쳐나게 되었고, 신선한 과일과 채소는 사라지게 되었다. 이제 빌라그란데에도 피자 가게와 아이스크림 가게가 들어서고 있다. 그 결과 비만·당뇨병·심장질환 발병률이 증가했다.

페스는 여전히 전통적인 식단을 고수하는 사르데냐인들의 혈액 샘플을 분석하면서 건강한 노화에 대한 몇 가지 잠재적인 새로운 단서를 발견했다. "노인들의 장에서 흥미로운 일이 일어나고 있습니다." 페스는 말했다.

 사르데냐 블루존에 사는 90세 이상 노인들은 다른 이탈리아인들에 비해 특정 지방산의 혈중 농도가 2배 가량 높았다. 단쇄 지방산이라고 불리는 이 물질은 심혈관 질환·당뇨병·만성 염증 등의 발병율을 낮추는 데에 관련이 있다.

 이 물질은 치즈, 우유 같은 전통적인 사르데냐 식단의 주요 식재료에서 생성된 것이 아니다. 그들의 장내 미생물이 섬유질을 발효하는 과정에서 합성된 것일 가능성이 높다고 페스는 추측했다. 이는 주로 채식을

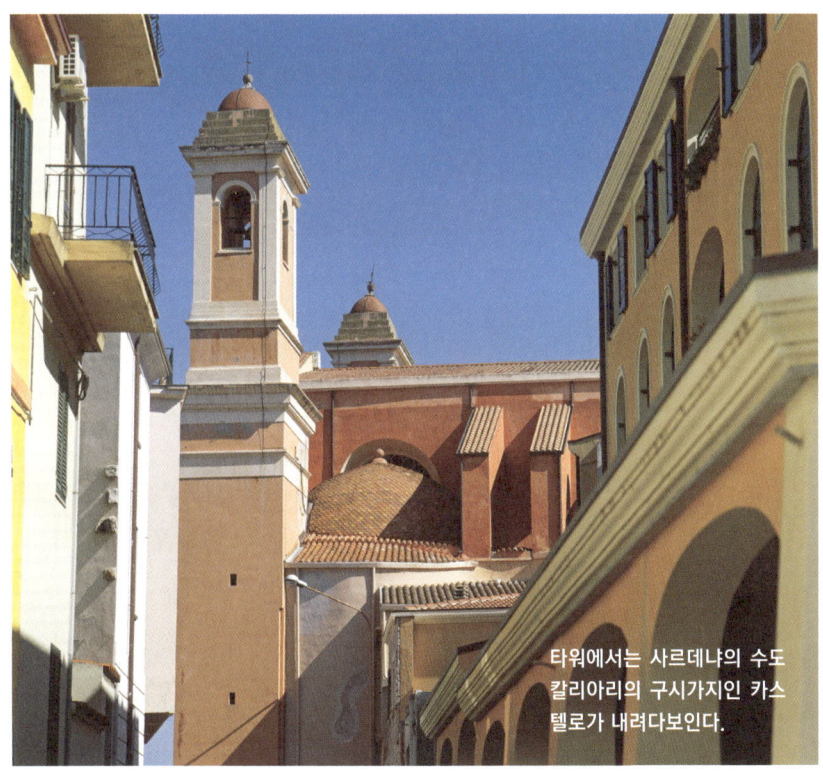

타워에서는 사르데냐의 수도 칼리아리의 구시가지인 카스텔로가 내려다보인다.

위주로 하는 식단이 유익하다는 점을 알려주는 것이다.

연구자들은 또한 백세인들의 장에서 예상보다 훨씬 더 다양한 장내 미생물을 발견했다고 페스는 덧붙였다. 일반적으로 나이가 들어감에 따라 식단, 생활 방식, 항생제 사용으로 인해 장내 세균의 수가 감소하는 것이 일반적이다. 하지만 사르데냐에서 노인들의 장내 미생물군을 분석한 결과, 일반적인 60세 노인의 장에서 볼 수 있는 것보다 훨씬 더 다양한 미생물이 있는 것으로 나타났다. 이것은 블루존의 사람들에게 노화가 느리게 진행되고 있다는 증거로 볼 수 있다.

반면 사르데냐 백세인들의 혈중 갑상선 호르몬 수치는 비정상적으로 낮았다고 페스는 말했다. 갑상선 호르몬은 성장과 신진대사에 필수적이지만, 갑상선 기능이 줄어드는 것 역시 장수와 연관되어 있다. 요오드가 부족해서 이러한 결핍이 발생한다는 이론이 있다. 페스가 지적했듯이, 한 세기 전 사르데냐 여성들의 사진을 보면 갑상선종갑상선 비대증이 발병한 것을 확인할 수 있는데, 이는 요오드 결핍으로 인한 것이다. 그러나 또 다른 설명으로는 사르데냐의 식단에서 그 원인을 찾을 수 있는데, 콜리플라워·브로콜리·양배추·케일 등 십자화과 채소가 많이 포함되어

사르데냐 플랫브레드

사르데냐의 가장 독특한 음식 중 하나인 파네 카라소pane carasau는 바삭하고 얇은 동그란 빵이다. 딱딱한 소리가 나서 이탈리아의 다른 지역에서는 '악보빵'(카르타 데 뮤지카)이라고도 불린다. 이 빵은 고대 목동들이 가축들을 돌보면서 오랫동안 집을 비울 때 상하지 않을 음식이 필요해 만든 것에서 유래되었다. 사르데냐에서 파네 카라소는 거의 매 끼니마다 식탁에 올라오며, 다른 요리들의 기본 재료로 쓰인다. 전통적으로 마을 여성들은 한 달에 한 번씩 다 같이 모여 이 빵을 만든다.

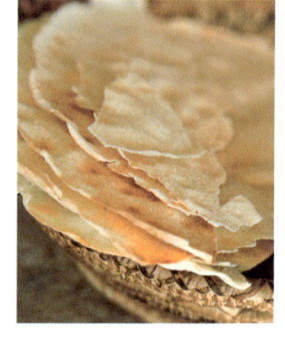

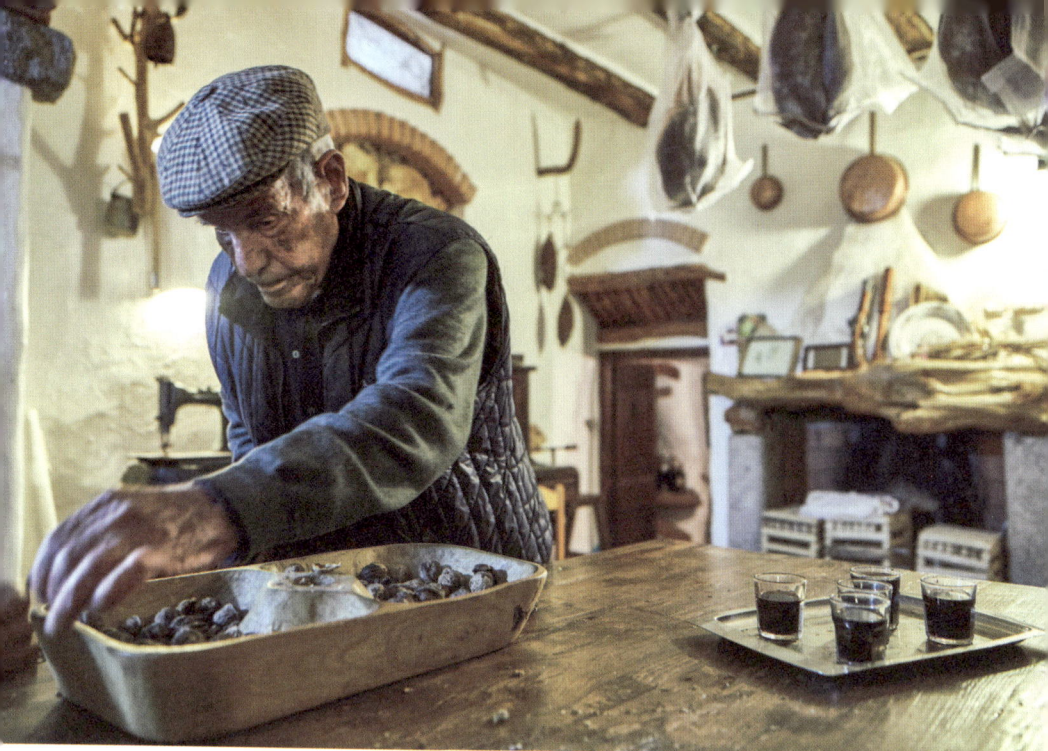

섬의 오글리아스트라 지역에서 한 남자가 친구들을 기다리며 음식과 와인을 준비하고 있다.

있다는 것이다. 아직 연관성에 대한 입증이 필요하지만 십자화과 채소는 갑상선 기능에 영향을 미치는 요소를 함유하고 있는 것이다.

하지만 사르데냐인들의 식습관이 장수 비결의 전부는 아니다. 페스가 지적했듯이 최장수 남성의 직업을 비롯한 생활습관도 중요한 역할을 한다. 설문지 분석을 통해 장수와 관련성이 높은 두 가지 요인이 밝혀졌다.

첫 번째는 사르데냐인들이 신체적으로 활동적이라는 점이다. 50년 전, 블루존에 사는 대부분의 남자들은 목동이나 농부로서 하루 종일 끊임없이 움직이며 하루를 보냈다. 그들의 일은 스트레스가 심하거나 힘든 것은 아니었다. 다만 매일 수 마일을 걸어다녀야 했다. 이러한 저강도 운동은 목동들이 이탈리아의 다른 지역의 남성들보다 100세까지 살 확률이 10배나 높은 이유를 설명하는 데 도움이 될지도 모른다.

두 번째는 블루존 섬의 가파른 경사도다. 목동들은 가축을 높은 지대에서 낮은 곳으로 이동시키기 위해 바위가 많은 게나르겐투 산맥을 오르내려야 했다. 마을에 있는 집으로 돌아온 뒤에도, 가게에 가거나 술집을 갈 때도, 친구를 만나러 갈 때마다 가파른 길을 오르내려야 했다.

여기에서 한 가지 교훈을 얻을 수 있다고 페스는 말했다. 건강을 위해서는 아드레날린이 솟구치는 강도 높은 운동이 필요하다고 생각하는 경향이 있다. 하지만 근육을 과도하게 사용하면 세포에 활성산소가 넘쳐나면서 노화가 빠르게 진행된다. 반면 사르데냐인들은 오랫동안 근육

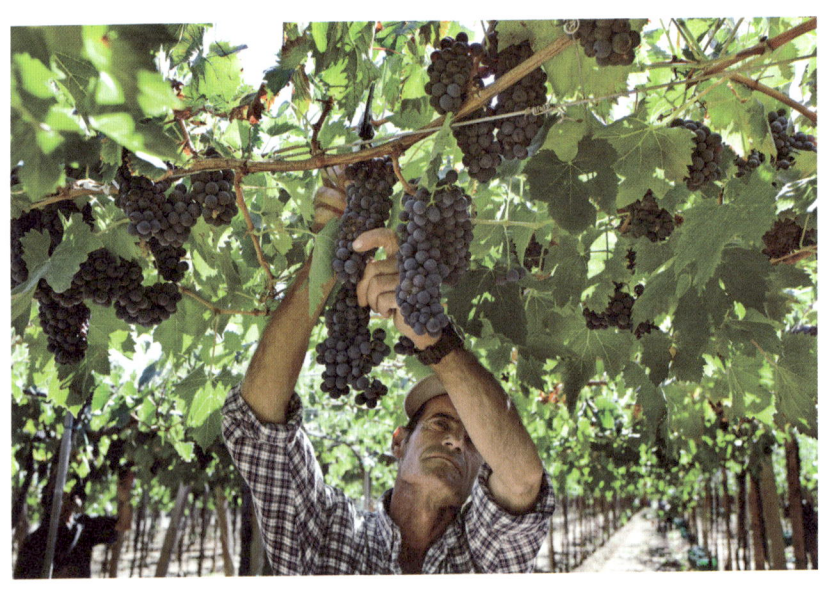

셀라 & 모스카Sella & Mosca 양조장에서 수확한 포도 중 일부는 사르데냐만의 독특한 칸노나우Cannonau 와인을 만드는 데 사용된다.

을 움직이되 정원에서 동물들과 함께 산책을 하고, 교회를 오가며 운동을 했다. 그들의 생활 방식과 환경이 건강 비결이 된 것이다.

페스는 독특한 유전적 내력, 전통 문화를 고집하는 것, 지중해식 식단과 지속적으로 움직이는 생활 방식이 건강하게 오래 사는 데 필요한 대부분의 요소라고 말했다.

하지만 고려해야 할 요소가 한 가지 더 있었는데, 어쩌면 이것이 가장 중요한 요소일지도 모른다.

"바로 사람들의 태도입니다." 페스는 말했다. "사르데냐인들은 낙관적이고, 호기심이 많으며, 성실한데 그 점이 지나칠 정도입니다. 슬픈 백세인은 찾아보기 힘들 정도죠."

최근 칼리아리 대학University of Cagliari의 연구에 따르면 사르데냐의 백세인들은 잦은 사회적 교류와 끈끈한 가족 관계를 통해 정신을 맑게 유지하며 삶의 의미도 부여하며 사는 것으로 확인되었다. "이탈리아 북부와 비교하면 사르데냐의 산간 내부에 사는 노인들은 신체적으로 더 활동적이고, 지역 사회 생활에 더 많이 참여하며, 외로움이 적고 인지력에 대해 자신감이 높아요. 게다가 개인 만족도와 감정적 기능도 더 높은 것으로 나타났어요."

사르데냐의 노인들은 은퇴 후에도 다양한 일들을 지속하고 있었다. 남성들은 양을 돌보는 일은 그만두더라도 마을에서 일하면서 자신의 노력과 재능을 발휘했다. 90세 노인들이 도보로 순찰을 돌거나 시 정부에 조언을 해주는 모습을 심심치 않게 볼 수 있었다. 사회에 무언가 기여할 수 있다는 기대감이 노인들을 계속 활동하게 했으며, 이것은 두뇌를 계속 사용하게 하는 것이다.

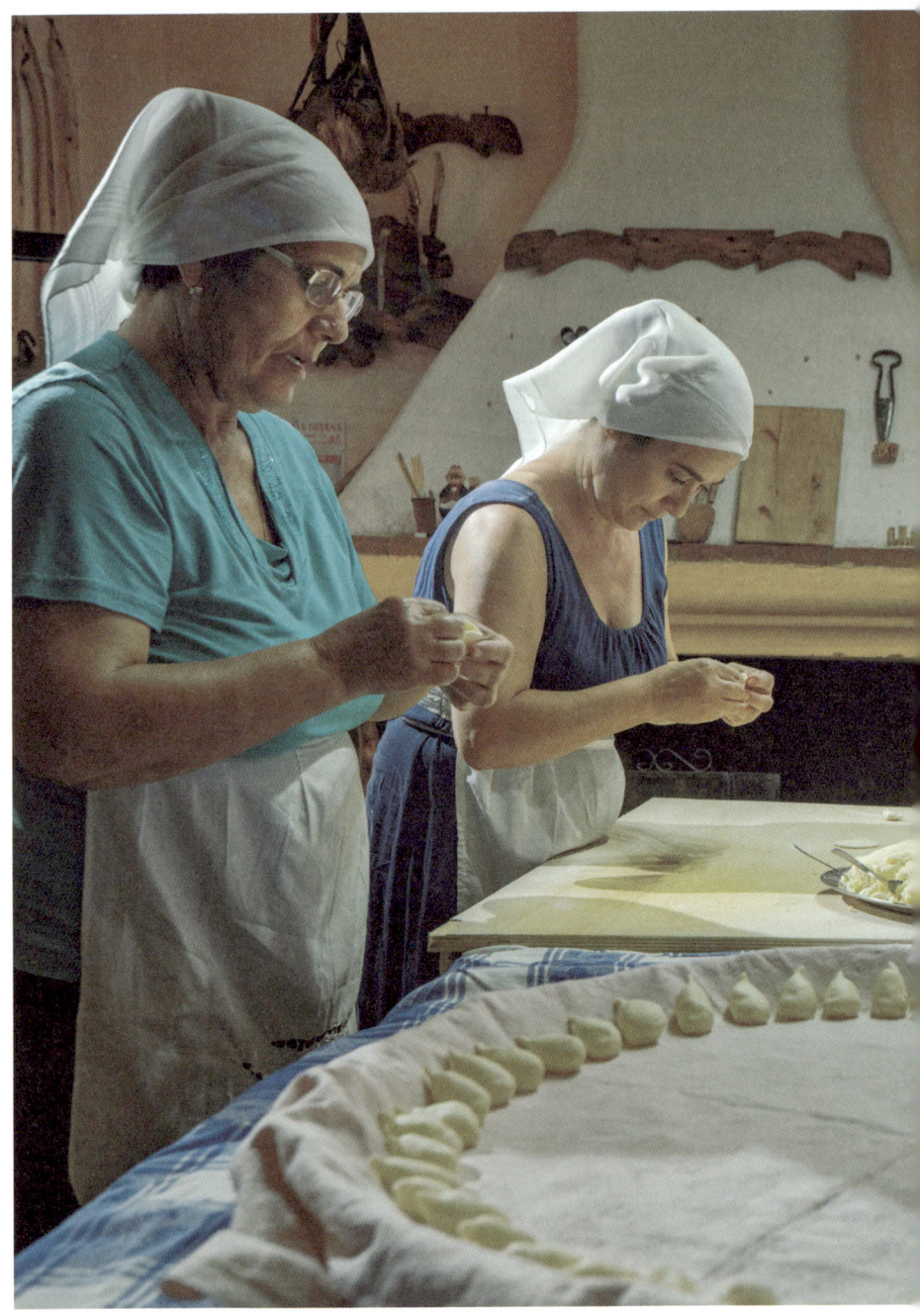

젊은 세대가 라비올리ravioli[1]와 비슷한 사르데냐 요리인 쿨루르조네Culurgiones[2]를 만드는 법을 배운다. 할머니 프랑카 피라스오른쪽와 이웃인 안젤라 로이, 마리사 스토치노가 파스타 반죽에 감자, 페코리노 치즈, 민트를 채워 넣는 방법을 딸 니나에게 보여주고 있다. 쿨루르조네는 섬 동쪽에 있는 오글리아스트라 지방에서 처음 만들어졌다.

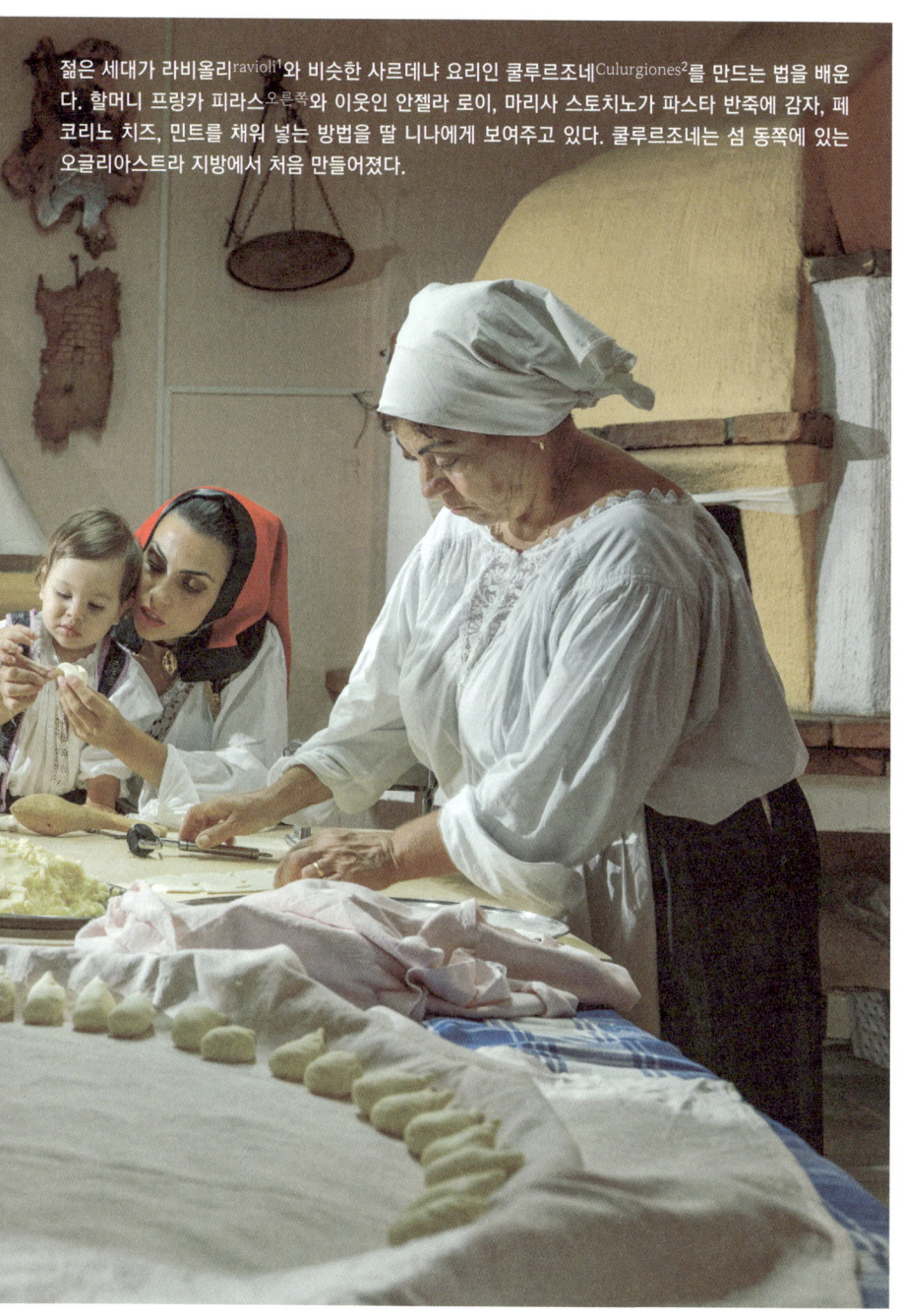

1 이탈리아 대표 음식 중 하나. 고기, 치즈, 해산물, 나물을 밀가루 반죽 사이에 넣어 만든 만두 스타일 파스타
2 사르데냐 지방의 전통요리 중 하나로 주로 옥수수로 만든다.

멜리스 패밀리 미네스트로네

총 조리 시간 : 말린 콩을 사용하는 경우 8시간, 통조림 콩을 사용하는 경우 30분 • 4인분 기준

사르데냐의 블루존에 있는 여섯 마을은 각각 여름과 겨울용 미네스트로네[1] 레시피에 자부심을 가지고 있다. 이 향긋한 수프는 여러 가지 채소를 섭취할 수 있을 뿐만 아니라 장수에 도움이 되는 콩을 매일 충분히 섭취하게 해준다. 이 영양 가득한 요리는 세계 최장수 가족인 멜리스 가문the Melises이 매일 점심 식사로 먹는 음식이다.

미국에서는 회향의 구근만 먹는 경향이 있지만, 사르데냐인들은 항산화 성분이 풍부한 향기로운 잎을 최대한 활용한다. 장수 과학자 지아니 페스Gianni Pes가 말한 것처럼 조리 시간이 길수록 토마토의 리코펜과 카로티노이드 및 기타 항산화제와 같은 더 많은 영양소를 체내에서 이용할 수 있다.

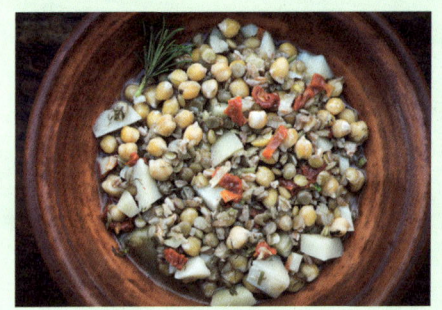

엑스트라 버진 올리브오일 7큰술, 나눠서 사용
다진 양파 1컵
다진 당근 ⅔컵
다진 셀러리 ½컵
다진 마늘 2쪽
으깬 토마토 790g 캔 1개
다진 감자 3개
다진 회향 1½컵
다진 파슬리 ¼컵
다진 바질 잎 2큰술
불린 파바 콩 ½컵
불린 크랜베리 콩 ½컵
불린 병아리콩 ½컵
사르데냐 프레굴라, 이스라엘 쿠스쿠스 또는 아치니 디 페페 파스타 ⅔컵
소금 ½작은술, 갓 갈은 후추 ½작은술

올리브오일 3큰술을 큰 수프 냄비나 더치 오븐에 넣어 중간보다 센 불로 데운다. 양파, 당근, 셀러리를 넣고 부드러워지지만 갈색이 나지 않을 때까지 약 5분간 자주 저어가며 조리한다. 마늘을 넣고 향이 날 때까지 약 20초간 조리한다. 토마토, 감자, 펜넬, 파슬리, 바질, 물기를 제거한 파바와 크랜베리 콩, 병아리콩을 넣고 저어준다. 모든 재료가 1인치 정도 잠길 정도로 충분한 물(약 6~8컵)을 추가한다. 센불로 냄비를 완전히 끓인다. 불을 약하게 줄이고 뚜껑을 덮지 않은 상태에서 콩이 부드러워질 때까지 약 1시간 30분 동안 천천히 끓이면서 필요에 따라 물을 더 추가한다. 통조림 콩을 사용하는 경우 10분만 끓인다. 파스타나 쿠스쿠스[2], 소금, 후추를 넣고 저어준다. 수프가 너무 묽다면 물을 2컵까지 추가한다. 파스타가 부드러워질 때까지 뚜껑을 덮지 않고 10분 정도 계속 끓인다. 제공하기 전에 각 그릇에 올리브오일 1큰술을 붓는다.

1 채소와 파스타를 넣은 이탈리아식 수프
2 세몰리나Semolina에 수분을 가해 만든 좁쌀 모양 파스타

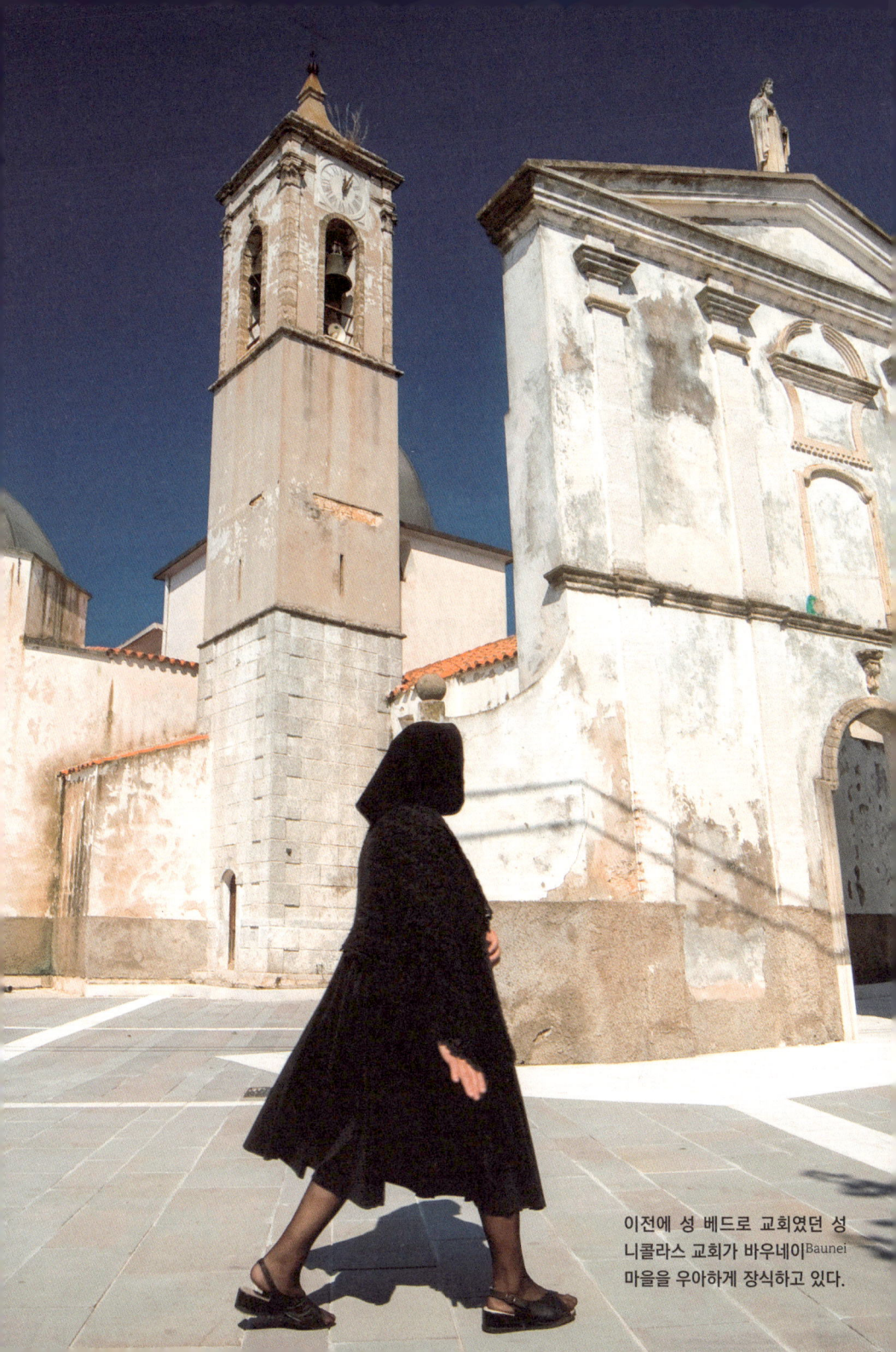

이전에 성 베드로 교회였던 성 니콜라스 교회가 바우네이Baunei 마을을 우아하게 장식하고 있다.

블루존에서 10년 이상 백세인을 연구한 루카 데이아나 박사Dr. Luca Deiana는 가족에 대해서 매우 중요한 사회적 의미를 지닌다고 말했다. 조부모는 사랑을 주고, 아이를 돌보며, 경제적 도움과 지혜, 전통을 이어가고 자녀가 자신의 삶에서 성공할 수 있도록 기대와 동기를 부여해 준다고 루카는 말했다. 실제로 내가 만난 백세인들은 '가족'이야말로 그들의 삶에서 가장 중요한 존재이며, 삶의 목표라고 했다.

　101세인 줄리아 피사누Giulia Pisanu는 최근 생일 파티에서 받은 띠를 자랑하고 있었다. 그녀의 100번째 생일을 맞아 마을 어른들이 케이크와 기념패를 선물한 것이다. 157cm 정도 되는 키에 45kg도 채 나가지 않는 줄리아는 조심스럽지만 활기차게 방으로 들어왔다. 그녀의 머리에

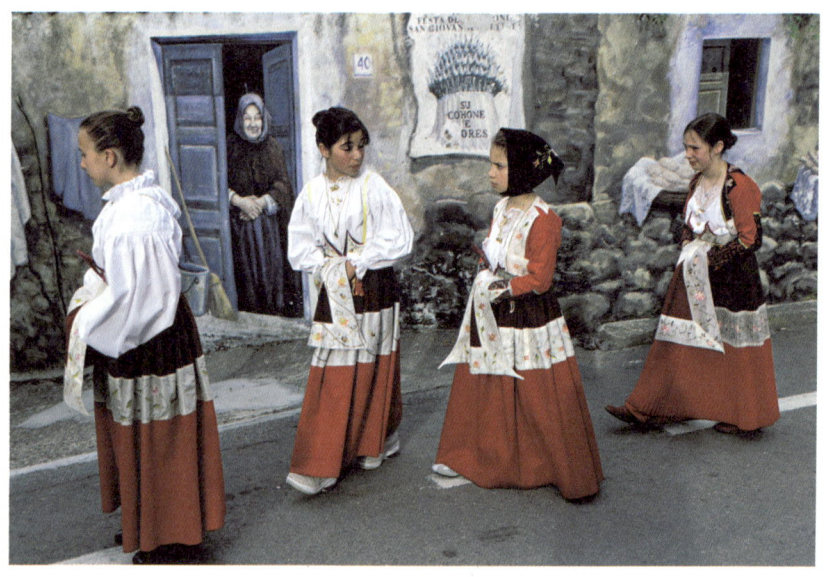

폰니Fonni 마을의 여성과 어린이들이 마돈나 데이 마르티리 Madonna Dei Martiri 축제에 전통 의상을 입고 있다.

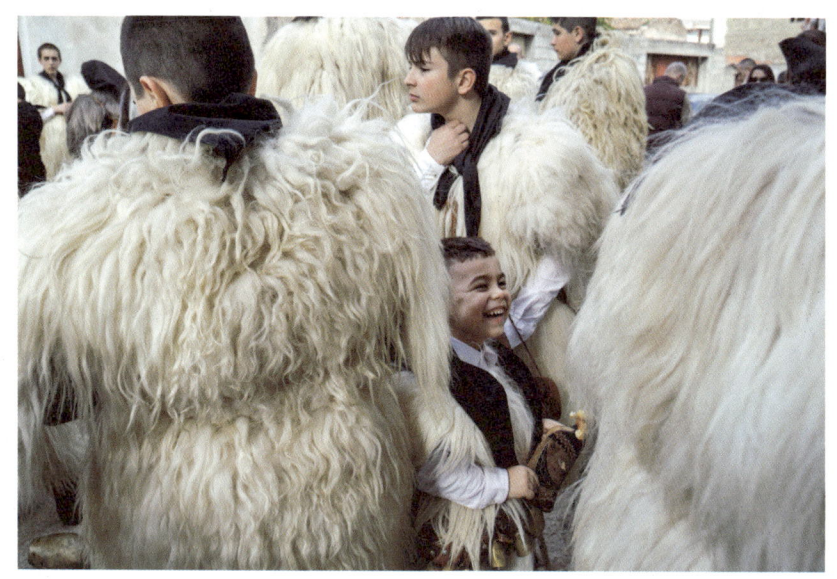

오타나Ottana 마을에서 매년 열리는 카니발에 어린이들이 참여한다. 다산과 힘을 상징하는 소와 같은 동물과 인간을 묘사한 가면이 등장하는 수백 년 된 축제의 중심에는 사르데냐 농부들의 일상이 자리하고 있다.

는 공주 왕관이 씌어 있었다.

조카 테레사는 "고모는 항상 저희를 웃게 해주려고 하세요."라고 말했다. 그러자 줄리아 자신도 웃었고, 조카들도 함께 웃었다. 조카들이 줄리아를 사랑한다는 것을 알 수 있었다.

지역 내 수퍼스타로서 줄리아는 항상 같은 질문을 하는 기자들과 대화하는 데 익숙해졌다. "장수의 비결이 무엇인가요?"

"질투하지 말고 부러워하지 않는 것이지요." 줄리아는 한 TV 기자에게 그렇게 말한 바 있다. 좋은 조언이지만 내가 보기에 진짜 비결은 줄리아와 함께 식탁에 앉아 있는 사람들의 환한 얼굴에서 찾을 수 있었다.

1장 사르데냐

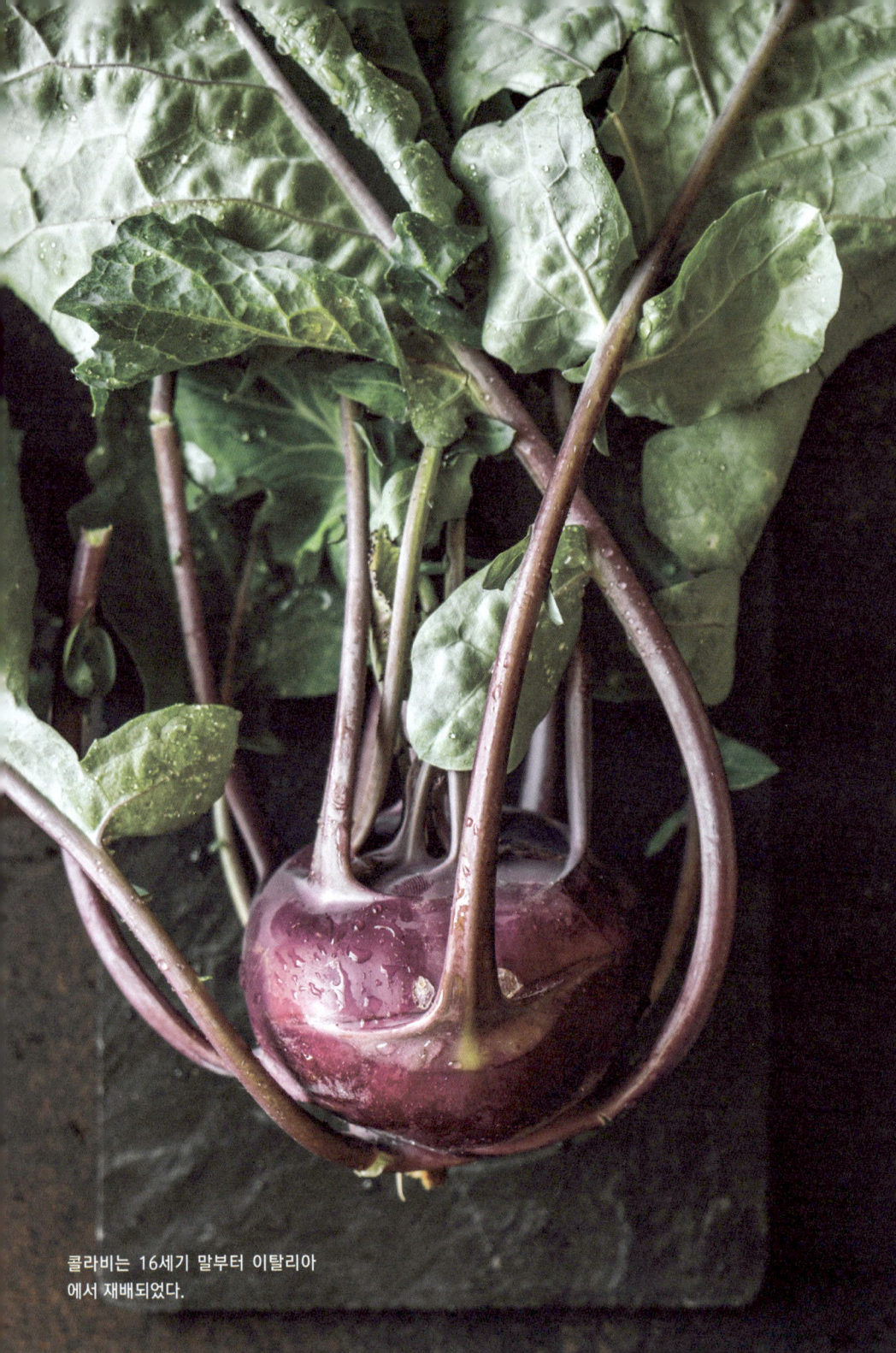

콜라비는 16세기 말부터 이탈리아에서 재배되었다.

사르데냐 최고의 장수 음식

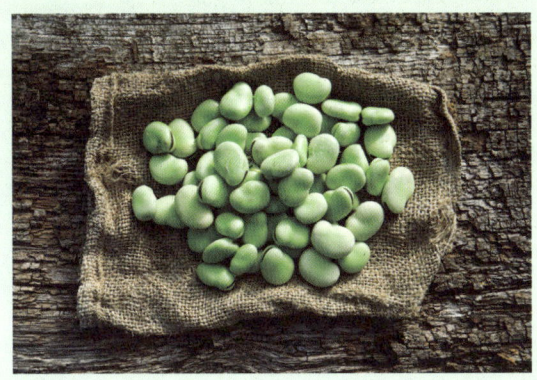

파바 콩

사르데냐 섬의 블루존 산악 마을의 삶은 역사적으로 양과 염소를 돌보는 것이 중심이었지만, 사르데냐인의 전통 식단에서 육류는 상대적으로 비중이 낮은 편이었다. 대신 빵·파스타·감자·파바 콩과 같은 탄수화물이 풍부한 음식에 염소에서 얻은 우유와 치즈·토마토·양파·호박·양배추 같은 채소와 매일 작은 레드 와인 두 잔 정도가 식단의 대부분을 구성하고 있다. 이러한 저단백 식단은 제2차 세계대전 이후, 특히 버거와 같은 미국식 음식이 도입된 1970년대 이후부터 변화하기 시작했다.

보리 | 갈아서 빵을 만들거나 수프에 넣는 보리는 사르데냐 남성이 100세까지 사는 것과 가장 연관성이 높은 식물이다.
파바 콩 | 수프와 스튜에 넣어 요리하는 파바 콩은 단백질과 섬유질을 공급한다.
콜라비 | 섬유질과 칼슘이 풍부한 콜라비는 구리, 망간, 철분, 칼륨 등 다양한 영양소를 함유하고 있다.
회향 | 섬유질과 비타민 A, B, C가 풍부한 회향은 채소(구근), 허브(잎), 향신료(씨앗)로 사용된다.
감자 | 미네스트로네에 첨가되는 감자는 콜레스테롤을 낮추고 심장 질환의 위험을 줄이는 데 도움이 된다.
사워도우 빵 | 이스트 대신 통밀과 살아있는 유산균으로 만든 사워도우 빵(모디조수)은 상대적으로 혈당 지수가 낮다.
올리브오일 | 건강한 단일 불포화 지방을 함유한 올리브오일은 항염 작용을 비롯한 다양한 장수 효능이 있다.
로즈마리 | 사르데냐 정원에서 쉽게 채취할 수 있는 로즈마리는 기억력 향상, 소화 개선, 뇌 노화 및 암 예방에 도움이 된다.
토마토 | 비타민 C와 칼륨이 풍부한 토마토는 사르데냐 빵과 파스타 요리의 소스를 만드는 데 사용된다.
칸노나우 와인 | 사르데냐의 독특한 레드 와인은 햇볕을 받은 그르나슈 포도로 만들어진다.

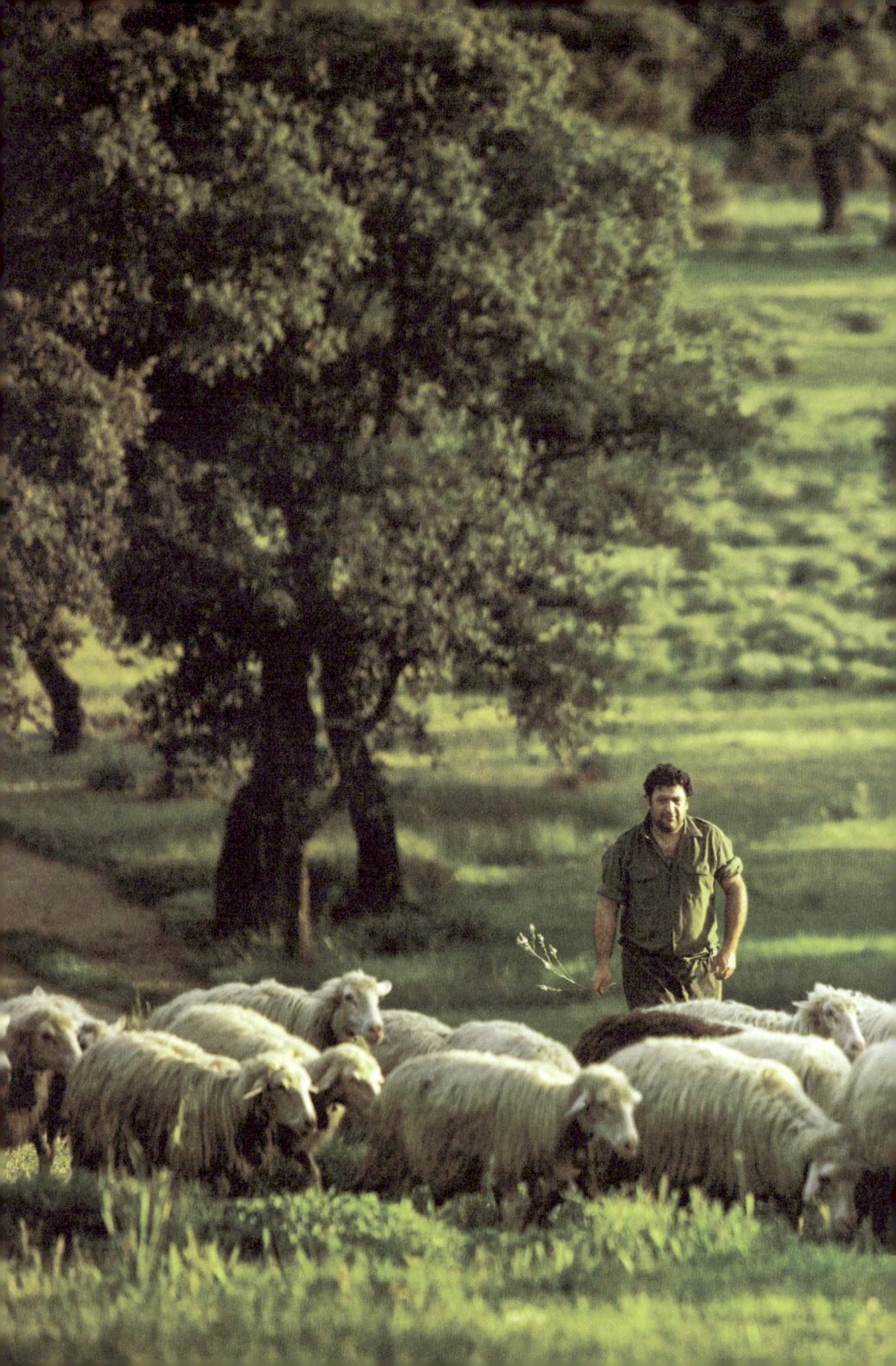

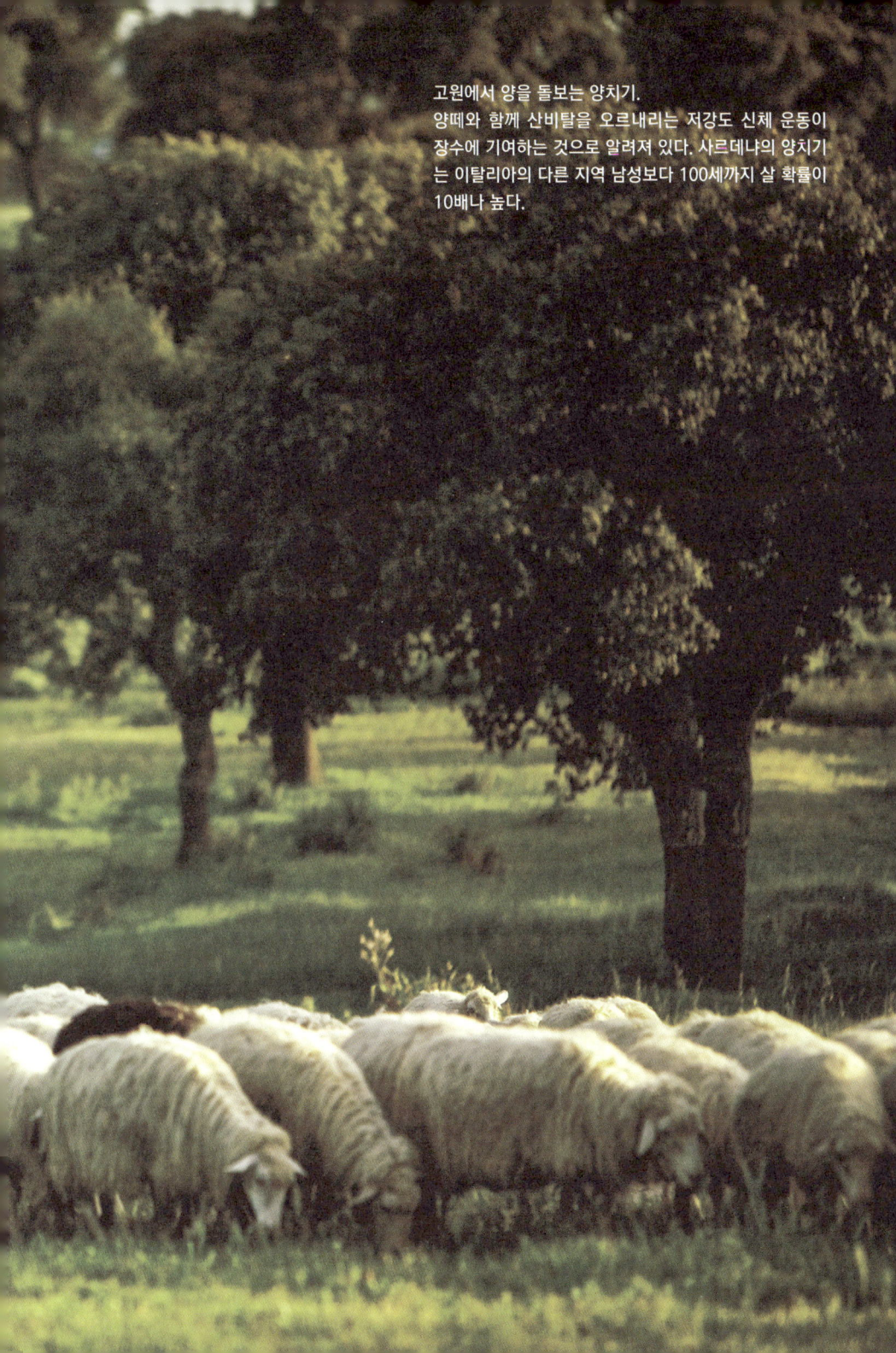

고원에서 양을 돌보는 양치기.
양떼와 함께 산비탈을 오르내리는 저강도 신체 운동이 장수에 기여하는 것으로 알려져 있다. 사르데냐의 양치기는 이탈리아의 다른 지역 남성보다 100세까지 살 확률이 10배나 높다.

사르데냐 블루존이 주는 교훈

■ 식물성 '시골' 식단 섭취하기
전통적인 사르데냐 식단은 통곡물 사워도우 빵, 콩, 텃밭 채소, 과일이며, 일부 지역에서는 올리브오일과 같은 저렴한 '시골 음식'으로 구성된다. 또한 사르데냐 사람들은 전통적으로 풀을 먹여 키운 양으로 만든 페코리노 치즈를 먹는데, 이 치즈에는 오메가-3 지방산이 풍부하다. 염소젖을 즐겨 먹으며, 고기는 주로 일요일이나 특별한 날에만 먹는다.

■ 가족을 최우선으로 생각하기
사르데냐의 강한 가족 중심 가치관은 모든 가족 구성원이 서로를 돌보도록 한다. 끈끈하고 건강한 가족과 함께 사는 사람들은 우울증, 자살, 스트레스에 시달리는 비율이 낮다.

■ 웃어른 공경하기
조부모는 사랑, 육아, 재정적 도움, 지혜, 전통을 이어가고 자녀가 자신의 삶에서 성공할 수 있도록 기대와 동기를 부여한다. 이 모든 것이 어우러져 아이들이 더 건강하고, 잘 적응하며, 오래 살 수 있도록 한다. 이는 전체 인구의 기대 수명을 증가시킨다.

■ 산책하기
사르데냐 양치기처럼 하루에 8km 이상을 걷는 것은 심혈관에 긍정적인 영향을 줄 뿐만 아니라 마라톤이나 철인 3종 경기처럼 관절에 무리가 가지 않으면서도 근육과 뼈의 신진대사에 긍정적인 영향을 미친다. 100세까지 살고 싶다면 일주일에 서너 번씩 헬스장에 가는 것보다 걷기 좋은 지역에 사는 것이 훨씬 낫다. 더 오래 살고 싶다면 경사가 가파른 곳에 사는 것이 좋다.

■ 매일 한두 잔의 레드 와인 마시기
사르데냐 사람들은 적당한 양의 와인을 즐긴다. 칸노나우 와인에는 동맥을 청소하는 플라보노이드가 다른 와인보다 2~3배 더 많이 함유되어 있다. 남성의 스트레스 수준이 낮은 것은 적당한 와인 섭취 때문일 수 있다.

■ 친구들과 함께 웃기
블루존의 남성들은 호탕한 유머 감각을 가지고 있는 것으로 유명하다. 이들은 매일 오후 길거리에 모여 서로를 향해 웃음을 터뜨린다. 웃음은 스트레스를 줄여 심혈관 질환의 위험을 낮출 수 있다.

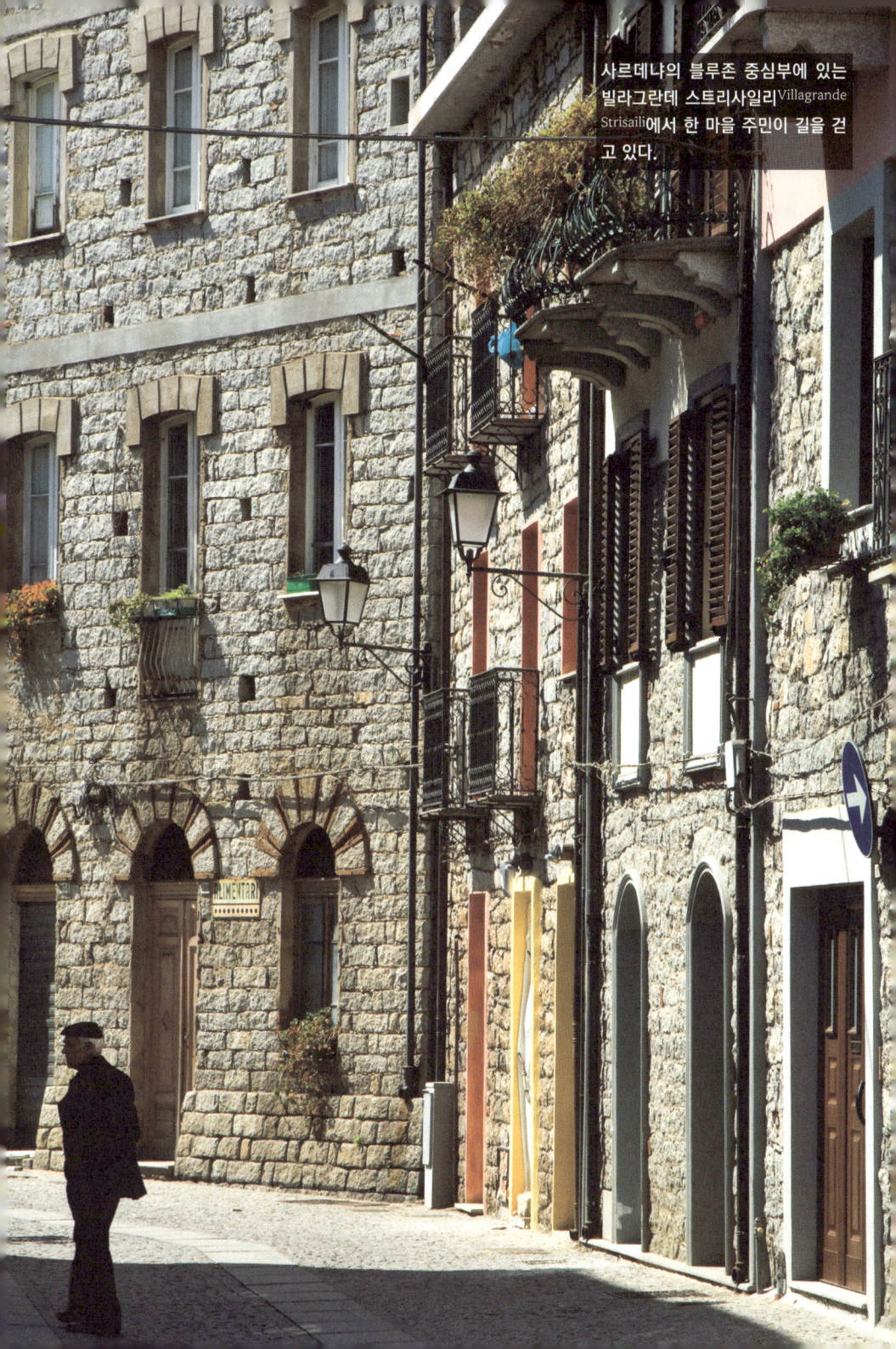

사르데냐의 블루존 중심부에 있는 빌라그란데 스트리사일리Villagrande Strisaili에서 한 마을 주민이 길을 걷고 있다.

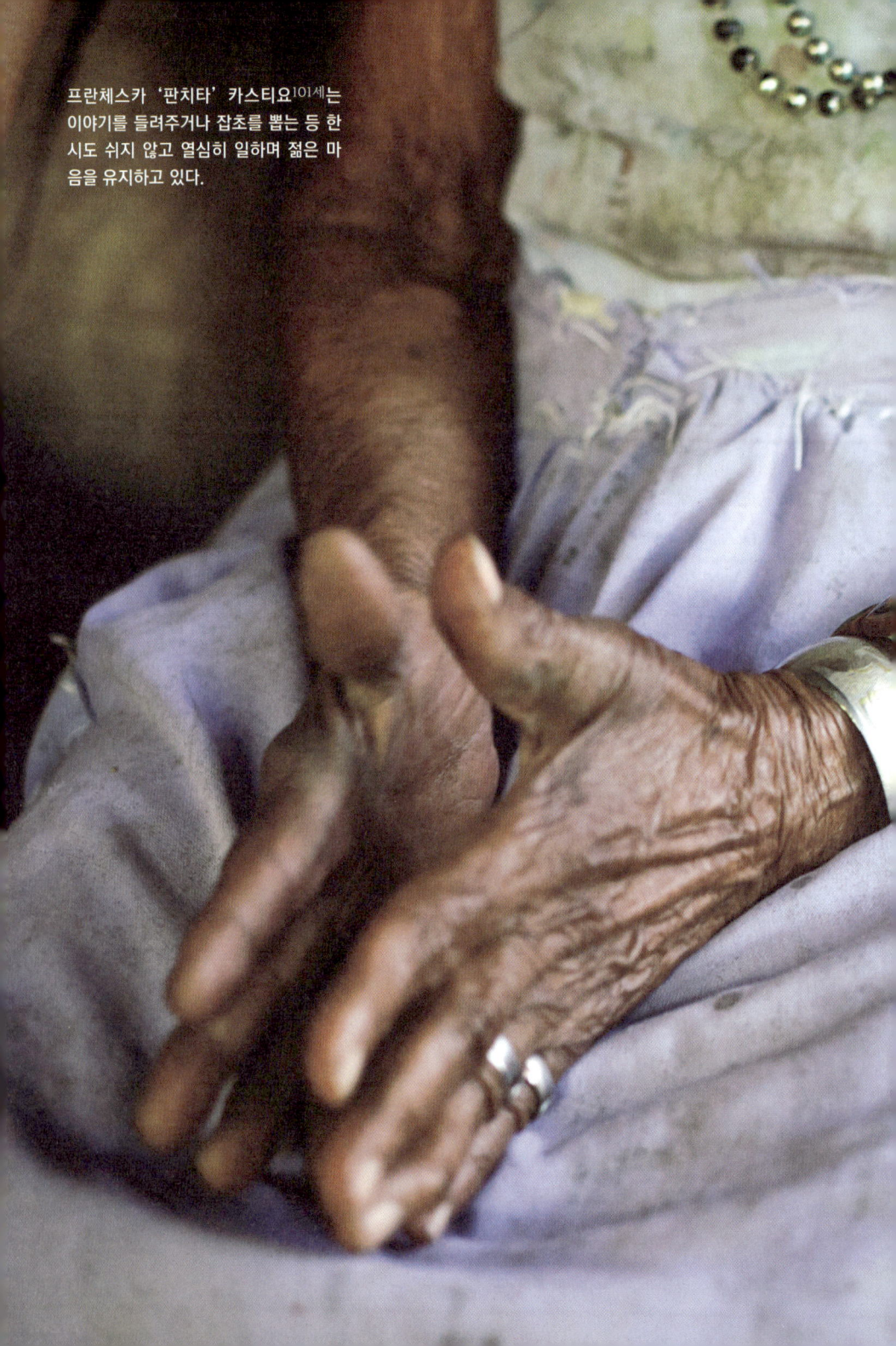

프란체스카 '판치타' 카스티요 101세는 이야기를 들려주거나 잡초를 뽑는 등 한시도 쉬지 않고 열심히 일하며 젊은 마음을 유지하고 있다.

2장

니코야

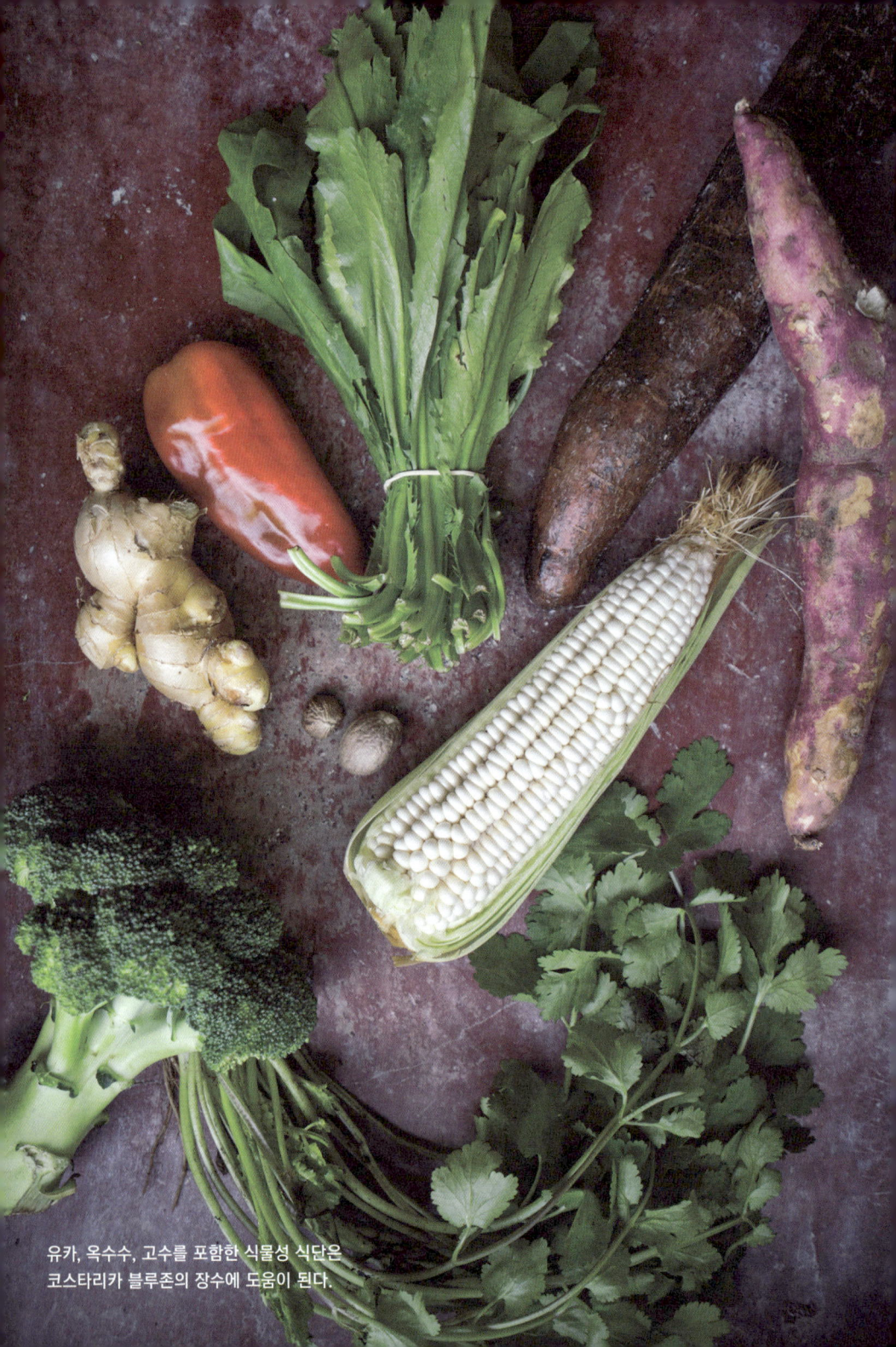

유카, 옥수수, 고수를 포함한 식물성 식단은
코스타리카 블루존의 장수에 도움이 된다.

코스타리카의 블루존

호세 라미로 과다무즈José Ramiro Guadamuz는 내가 도착했을 때 해먹에서 쉬고 있었다. 아침 9시가 조금 지난 시간이었고, 그는 이미 4시간 동안 일을 한 뒤였다. 동이 트기도 전에 일어나 블랙 커피 한 잔을 마신 후 말을 타고 강을 건너 소가 있는 농장으로 향했다. 소의 젖을 짜고 소 떼들에게 물을 준 후 콩과 쌀에 피코 데 갈로pico de gallo를 곁들인 풍성한 아침 식사를 하기 위해서 집으로 돌아왔다.

나중에 그가 이야기한 아침이 매우 바쁜 일과라고 생각했지만 2022년 8월 100세가 된 이 코스타리카 카우보이의 삶에서 그것은 그저 평범한 하루일 뿐이다.

나는 지금껏 300명 이상의 백세인들을 인터뷰했는데, 내가 만난 모든 백세인 중

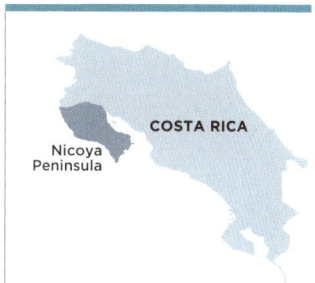

■ 니코야 반도는 코스타리카의 다른 지역으로부터 오랫동안 고립되었으며, 코스타리카에서 가장 건조하고 햇볕이 잘 드는 지역 중 하나다.

■ 코스타리카의 의료 시스템은 아메리카 대륙에서 최고 수준이다.

■ 니코야 남성은 미국 남성보다 90세까지 살 가능성이 3배 더 높다.

에서도 돈 라미로Don Ramiro는 가장 활기가 넘치는 사람이었다. 그을린 청바지와 선명한 청록색 셔츠를 입고 갈색 뿔테 안경과 챙이 넓은 사바네로 모자를 쓴 그는 해먹에서 일어나 맑고 분명한 눈빛으로 내게 인사를 건넸다.

내가 그의 젊어 보이는 외모에 대해 언급하자 그가 말했다. "신기하게도 나는 나이 든 게 느껴지지 않아요. 물론 왼팔만 빼고요. 말에서 떨어진 적이 있거든요."

그의 농장은 니코야 반도의 중심을 따라 30마일 정도 길게 늘어진 코스타리카 블루존의 중심부에 위치해 있다. 대부분 건조한 목초지와 열대 우림으로 이루어진 이 지역은 관광객들로 북적이는 태평양 해변과는 다른 느낌이다. 최근에는 주로 남성들이 장수하는 곳으로 유명해지면서 전 세계의 주목을 받고 있다. 연구자들에 따르면 60세의 니코야 남성은 미국 남성보다 90세까지 살 확률이 약 2배 높으며, 미국의 1인당 의료비 지출이 코스타리카의 약 10배임에도 불구하고 니코야의 남성이 건강을 유지할 확률이 더 높다고 한다. 다른 블루존만큼 극적이지는 않지만 이곳의 여성들 역시 장수한다.

천연자원뿐만 아니라 경제적 자원이 부족한 이 작은 나라가 어떻게 북쪽에 있는 훨씬 크고 부유한 이웃 국가를 능가하는 성과를 거둘 수 있었을까? 이 질문에 대한 답을 찾기 위해 전문가들로 구성된 팀원들과 나는 해마다 니코야를 다시 찾았다. 니코야에서 우리가 발견한 것은 유전학·전통 음식·강력한 공중 보건 시스템의 독특한 조합이 끈끈한 가족 유대감·활동적인 라이프스타일·신에 대한 믿음·맑고 건조한 환경과 어우러져 니코야 사람들로 하여금 심장병·암·당뇨병 등 생명을 단

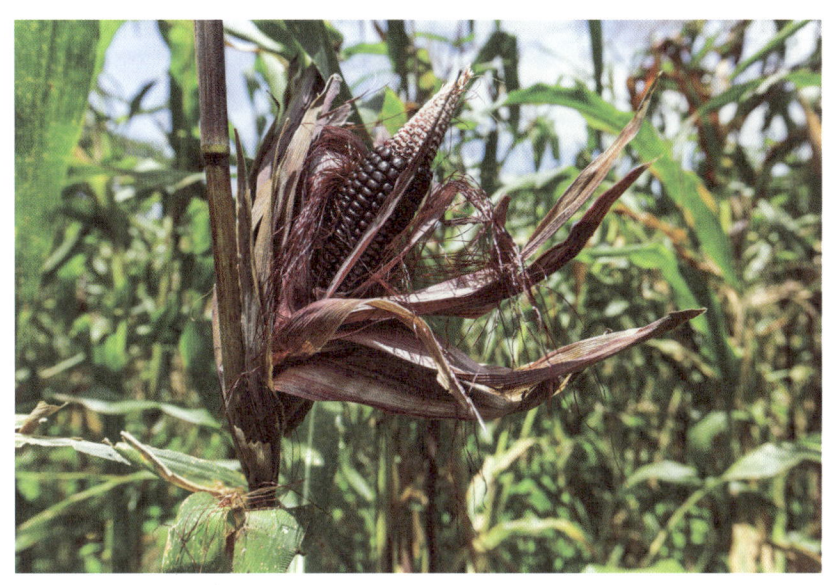

아메리카 대륙에서 가장 오래된 품종 중 하나인 청옥수수가 니코야의 한 가족이 운영하는 농장에서 자라고 있다.

축시키는 질병을 미국인에 비해 큰 폭으로 피할 수 있게 했다는 점이다.

니코야에 대한 호기심은 2006년 당시 산호세San José에 있는 중앙아메리카 인구센터의 루이스 로제로-빅스비Luis Rosero-Bixby 소장이 성공적으로 장수할 수 있는 비결을 조사하기 위해 미셸 풀랑Michel Poulain과 함께 이 지역을 방문하면서 시작되었다. 지난 7월, 로제로-빅스비는 프랑스에서 열린 국제 컨퍼런스에서 '코스타리카의 90대가 가장 오래 사는 남성인가?'라는 주제로 강연을 했다. 그는 연구를 위해 현지 출생 기록과 코스타리카의 유권자 사망 기록을 체계적으로 비교했다. 한편 풀랭Poulain은 사르데냐의 산악 마을을 포함해 전 세계의 다른 장수 민

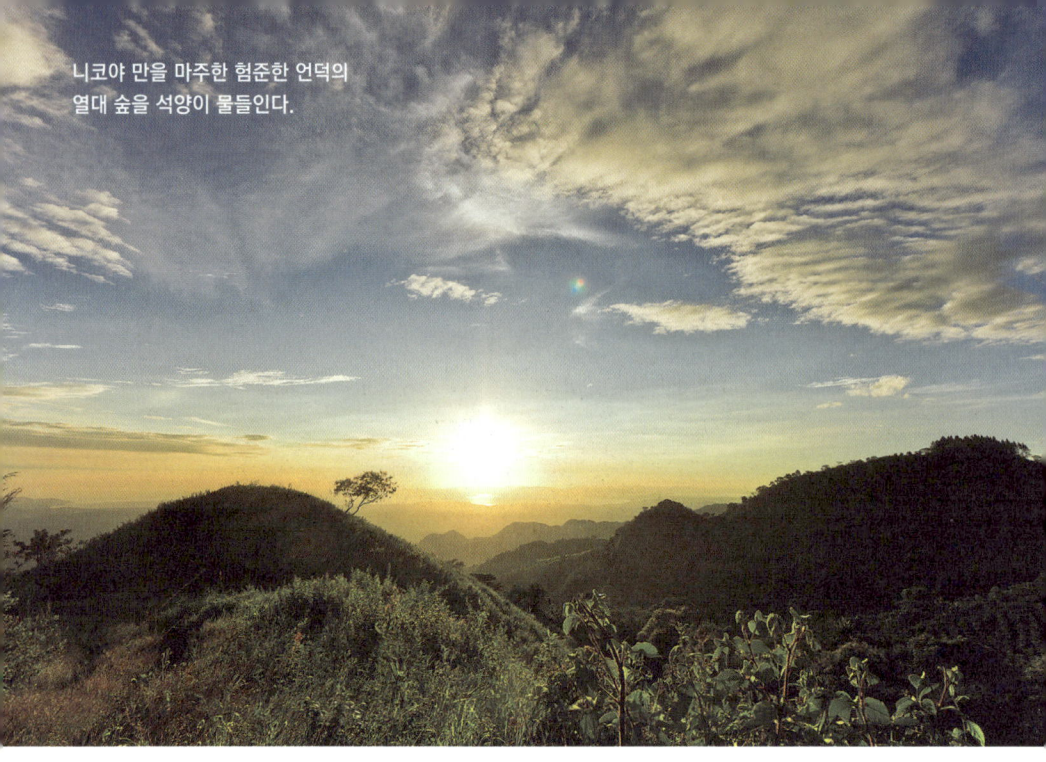

니코야 만을 마주한 험준한 언덕의
열대 숲을 석양이 물들인다.

족을 연구하고 있었다.

당시의 여정을 생생히 기억하고 있다. 우리는 로제로-빅스비가 운전하는 도요타 랜드크루저Toyota Land Cruiser를 타고 산호세에서 3시간 가량을 달려 팬아메리카 고속도로Pan-American Highway를 벗어나 점점 더 건조하고 뜨거운 풍경을 향해 가고 있었다. 숲은 등 굽은 브라만 소와 우산 모양의 과나카스테guanacaste 나무가 있는 소 목초지로 바뀌었다.

"아주 최근까지만 해도 이곳은 코스타리카에서 가장 고립된 지역 중 하나였습니다." 니코야 반도와 본토를 구분하는 넓은 템피스크 강 다리를 건너면서 로제로-빅스비가 말했다. "고속도로에서 멀리 떨어진 길이 보입니다. 이 다리가 건설되기 전에는 페리를 타야만 이곳까지 올 수 있었죠."

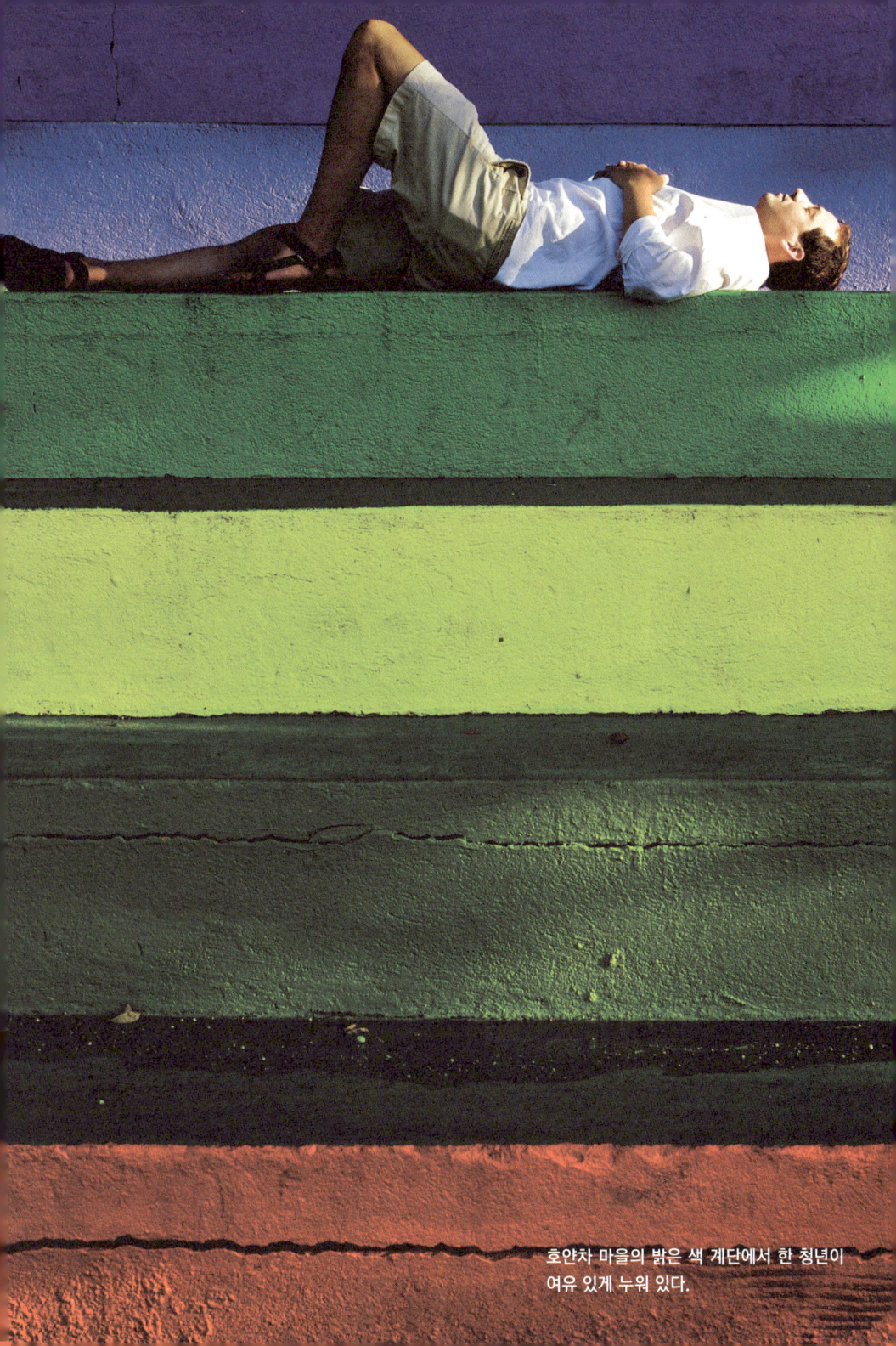

호얀차 마을의 밝은 색 계단에서 한 청년이 여유 있게 누워 있다.

사르데냐와 마찬가지로 니코야 역시 고립되어 있었기 때문에 전통적인 생활 방식을 보존할 수 있었다. 약 50년 전까지만 해도 이곳의 남성 대부분은 목장에서 일하거나 생계형 농부로 일하며 직접 농작물을 재배하고 달콤한 레몬과 오렌지Citrus sinensis, 쿠아드라도라cuadrado라는 바나나 같은 열대 과일을 재배했다. 대부분의 사람들에게 이는 전기나 현대적인 편의시설이 없는 극심한 빈곤 속에서 살아가는 것을 의미했다. 실제로 니코야는 코스타리카에서 가장 가난한 지역 중 하나로, 1인당 소득이 12,800달러로 여전히 미국의 1/4에 불과하다.

대대로 니코야인들은 직접 재배하고 기르거나 사냥한 음식을 먹었다. 이들의 저칼로리, 저지방 식물성 식단은 1522년 스페인인들이 오기 전까지 이 지역에서 번성했던 원주민 초로테가Chorotega[1]족의 식단에 큰 영향을 받았다. 초로테가족은 채소밭과 과일나무, 더 멀리 떨어진 곳에서는 옥수수와 콩밭으로 둘러싸인 소박한 초가집 마을에서 살았다. 다른 메소아메리카 문화권과 마찬가지로 이들도 종교를 믿었고 스트레스가 적은 삶을 살았다. 이들의 식단은 전통적인 메소아메리카 농업의 '삼총사'인 콩·옥수수·호박을 중심으로 이루어져 있었다. 스페인에서는 밀파milpas[2]라고 부르는 밭에서 이 작물들을 재배했는데, 호박은 수분을 머금고 있는 땅을 덮어주고 콩은 키가 큰 옥수수 줄기를 덩굴로 감싸는 역할을 했다.

니코야에서는 검은콩이 아직 주식으로 남아 있지만, 평균적인 식단에서는 흰 쌀이 스쿼시squash[3]를 대체하고 있다. 흥미롭게도 백미는 현미보다 섬유질과 영양소가 적지만 콩과 함께 먹으면 당 수치가 빨리

---

[1] 중앙아시아에 전통적으로 거주하던 인디오인
[2] 중앙아메리카와 멕시코의 전통적인 농업체계. 여러 종류의 작물을 한 곳에서 섞어서 재배
[3] 호박류 식물

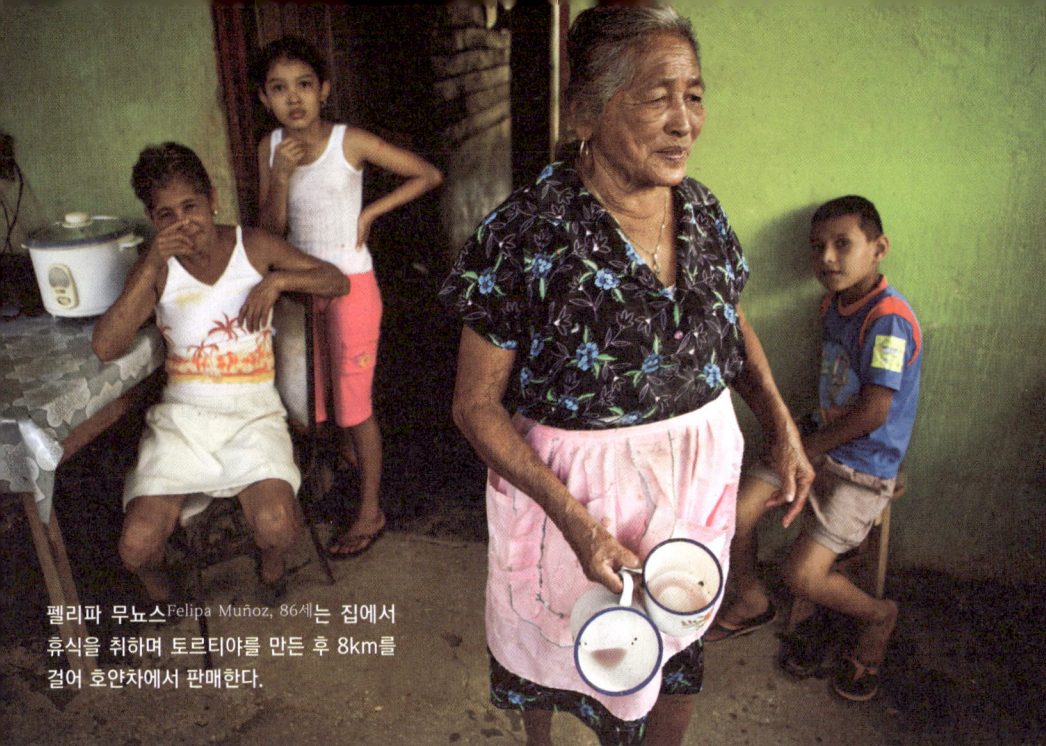

펠리파 무뇨스Felipa Muñoz, 86세는 집에서 휴식을 취하며 토르티야를 만든 후 8km를 걸어 호얀차에서 판매한다.

올라가지 않는다. 이 조합은 우리 몸에 꼭 필요한 9가지 아미노산을 모두 제공한다.

옥수수 토르티야와 니코야 핫소스인 칠레로를 곁들인 콩과 쌀은 복합 탄수화물, 단백질, 칼슘, 니아신을 풍부하게 공급해준다. 지난 50년 간의 조사에 따르면 이 지역의 전통 식단의 2/3 이상이 복합 탄수화물에서 비롯되었으며, 이는 오늘날 미국인의 평균 식단보다 훨씬 많은 양이다. 또한 지방은 1/5, 단백질은 1/10에 불과했다. 니코야인들은 하루 동안 평균적으로 약 1,800칼로리를 섭취하는데, 이는 미국인이 일반적으로 섭취하는 것보다 1/4 정도 적은 양이다.

니코야 사람들이 토르티야tortillas를 만드는 방식이 또 다른 영양학적 효과를 가져왔을 수도 있다. 마이즈 닉스케자도maise nixquezado라는 반

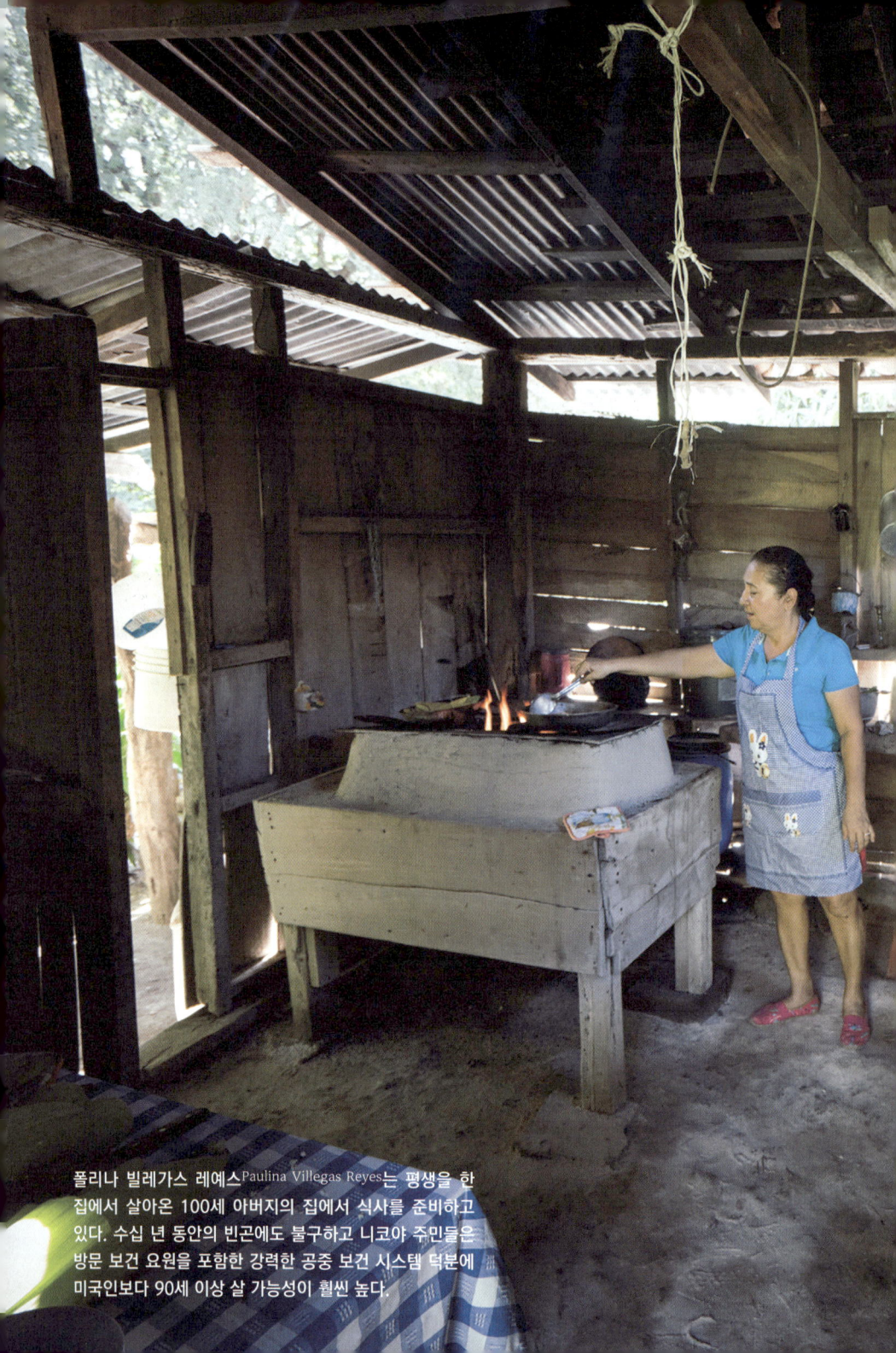

폴리나 빌레가스 레예스 Paulina Villegas Reyes는 평생을 한 집에서 살아온 100세 아버지의 집에서 식사를 준비하고 있다. 수십 년 동안의 빈곤에도 불구하고 니코야 주민들은 방문 보건 요원을 포함한 강력한 공중 보건 시스템 덕분에 미국인보다 90세 이상 살 가능성이 훨씬 높다.

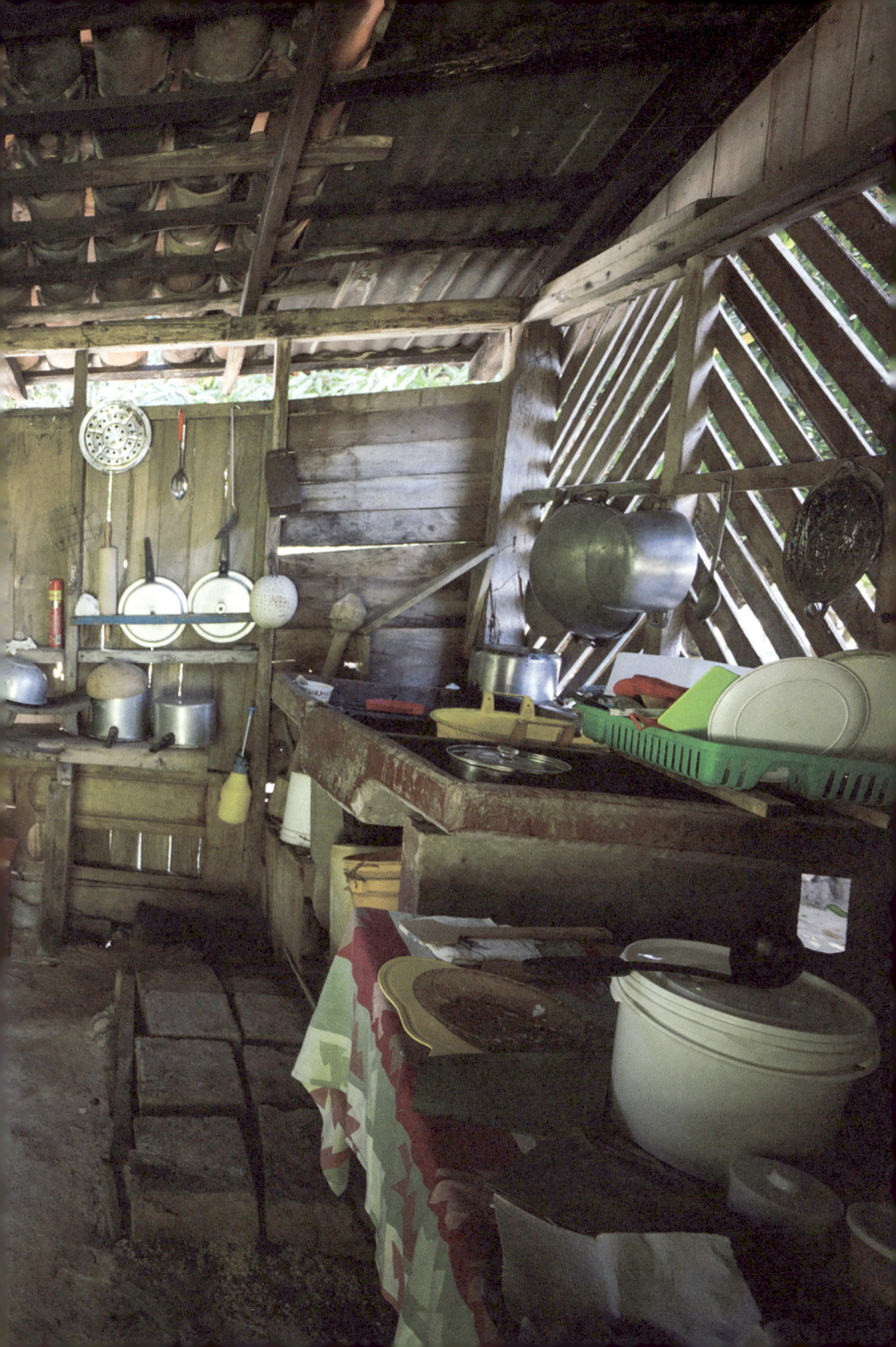

죽을 만들기 위해 옥수수 알맹이를 통째로 수산화칼슘 또는 석회와 물에 담가두면 평소보다 7.5배 많은 칼슘이 흡수되며, 옥수수에서 얻을 수 없었던 특정 아미노산이 생성된다. 코스타리카 대학의 영양학자 레오나르도 마타Leonardo Mata는 이렇게 조리된 옥수수를 섭취한 사람들은 구루병에 거의 걸리지 않았고 노인성 골절이나 고관절 부상도 거의 발생하지 않았다고 설명했다.

니코야에서 더 많은 백세인들을 만나면서 풀랑, 로제로-빅스비와 나는 그들의 놀라운 장수를 설명할 수 있는 몇 가지 다른 요인들을 확인할 수 있었다. 백세인의 두터운 사회적 네트워크, 강한 신앙 공동체, 규칙적인 저강도 신체 활동 습관도 장수에 기여했다는 사실이 분명해졌다. 또한 햇빛을 통해 비타민 D를 충분히 생성하고 물에서 칼슘을 더

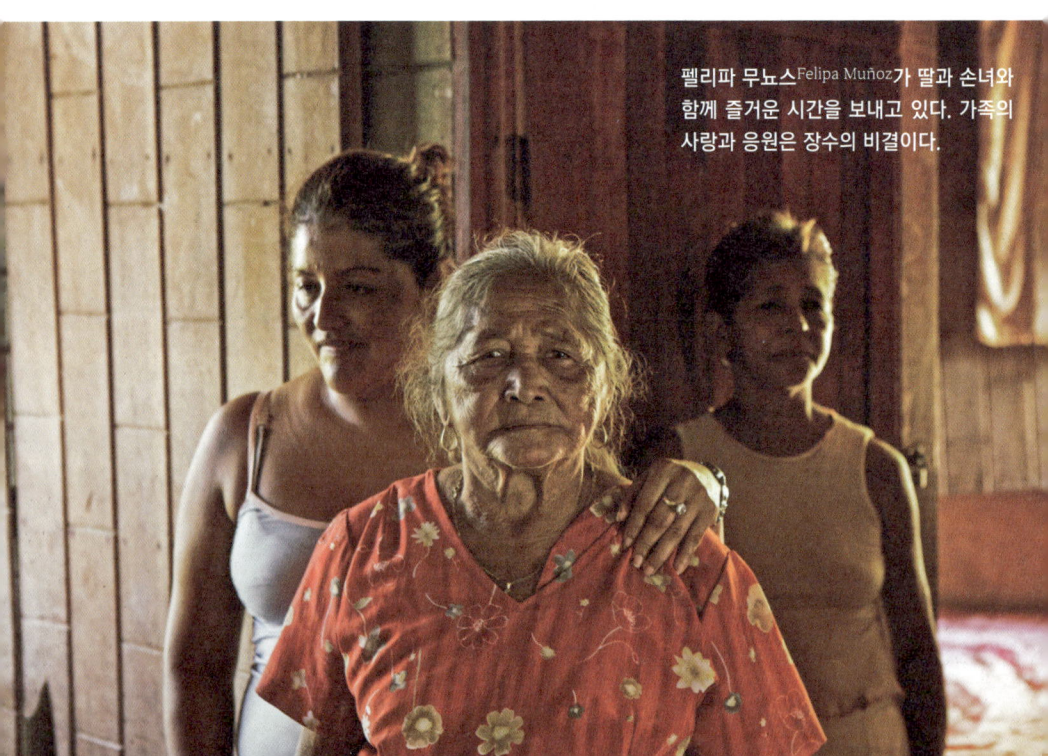

펠리파 무뇨스Felipa Muñoz가 딸과 손녀와 함께 즐거운 시간을 보내고 있다. 가족의 사랑과 응원은 장수의 비결이다.

많이 섭취한 것도 뼈를 튼튼하게 하고 낙상 사고를 줄인 것으로 보였다.

후속 연구에서 로제로-빅스비는 니코야 사람들의 식습관과 생활 방식이 세포 건강에도 어떤 영향을 미쳤을 수 있는지 조사했다. 스탠포드 대학의 사회 역학자 데이비드 레코프David Rehkopf 등과 함께 60세 이상 니코야 주민의 혈액 샘플을 조사한 후 다른 코스타리카 주민의 샘플과도 비교했다. 연구진은 니코야 사람들의 장수가 후성유전학적 특성 차이로 설명될 수 있는지 알아보고자 했다.

후성유전학은 유전자의 작동 방식에 영향을 미치는 분자적 과정을 다룬 유전학을 말한다. 흡연, 식습관, 스트레스와 같은 행동은 유전자의 작동방식을 변화시켜 건강과 노화에 영향을 미치는 것으로 알려져 있다. 이와 같은 변화는 일생 동안 축적되어, 실제 나이가 아닌 생물학적 나이를 나타내는 신뢰할 수 있는 지표가 된다.

연구진은 코스타리카 사람들이 전체적으로 후성유전학적으로 볼 때 실제 나이보다 거의 7년 더 젊다는 사실을 발견했다. 심지어 이곳 백세인들은 거의 13년 더 젊었다. 연구진은 다른 코스타리카 사람들과 비교했을 때 니코야 사람들이 세포에 독특한 후성유전학적 패턴을 가지고 있었으며, 일반인보다 변화가 더 적었다는 것을 발견했다.

관련 연구에서 레코프는 니코야 사람들의 염색체 끝에 있는 텔로미어라는 보호 캡에 주목했다. 텔로미어는 시간이 지남에 따라 마모되어 생물학적 나이의 지표로 사용된다. 레코프가 말했듯이 니코야 사람들의 텔로미어는 실제 나이보다 생물학적으로 최대 10년 더 젊은 것으로 나타났다.

그렇다면 무엇이 이처럼 노화를 지연시키는 것일까?

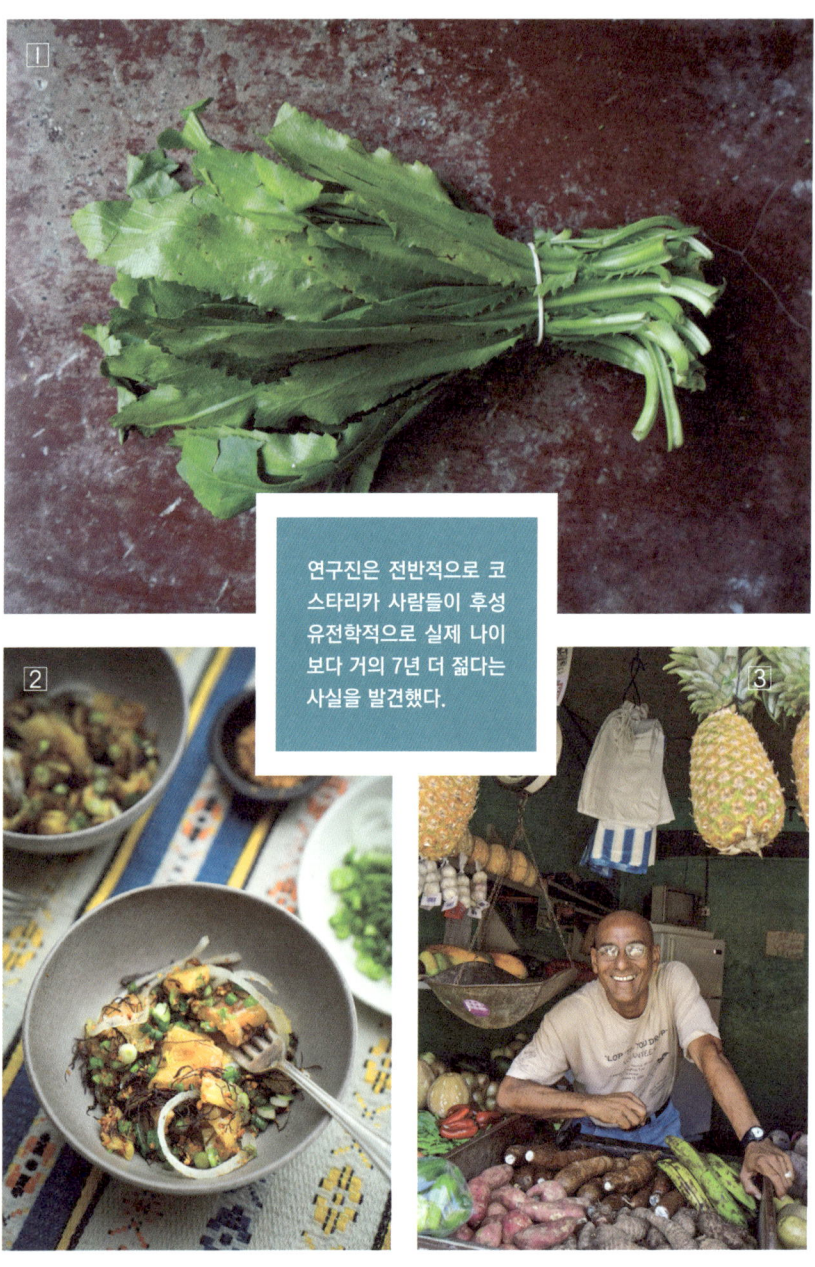

> 연구진은 전반적으로 코스타리카 사람들이 후성유전학적으로 실제 나이보다 거의 7년 더 젊다는 사실을 발견했다.

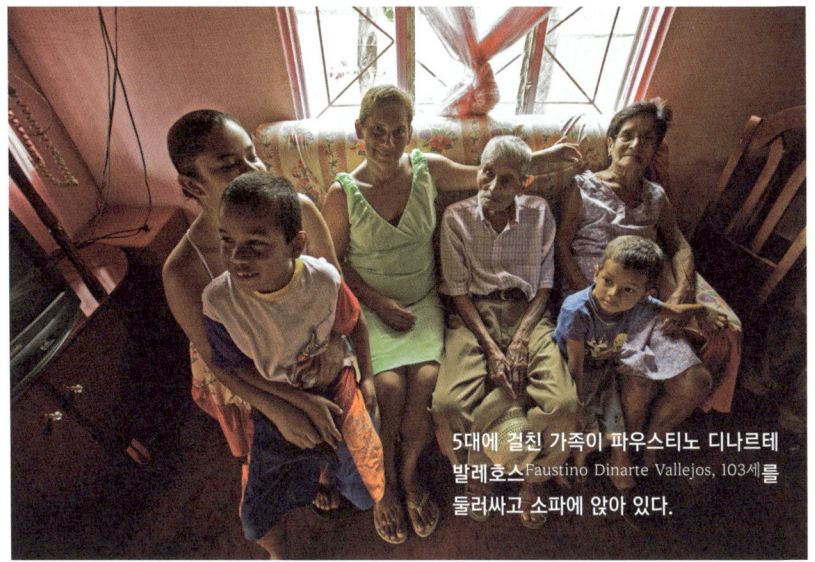

5대에 걸친 가족이 파우스티노 디나르테 발레호스Faustino Dinarte Vallejos, 103세를 둘러싸고 소파에 앉아 있다.

　최근 코스타리카에서 나와 함께한 레코프는 "한 가지가 아니라 여러 가지 요인이 노화 속도에 영향을 미칩니다."라고 말했다. "섬유질과 식물 위주의 식단이 후성유전학에 영향을 미치는 것으로 밝혀졌습니다. 스트레스와 사회적 관계도 영향을 주죠. 니코야에서 사람들과 자신이 가진 것에 만족하고 역경을 이겨내는 삶에 대해 대화를 나눈 기억이 납니다."

　최근에 로제로-빅스비와 그의 동료들은 전통적인 니코야 음식, 특히

왼쪽:
1️⃣ 고수와 비슷한 허브인 컬란트로culantro는 니코야 스튜에 강한 풍미를 더한다.
2️⃣ 빵나무 열매는 맛있는 포케 그릇에서 생선 대신 넣을 수 있는 식물성 재료다.
3️⃣ 아타 농산물 시장에서 호세 알베르토 게바라 페레즈José Alberto Guevara Pérez가 유카와 자색 고구마가 담긴 통에 기대어 있다.

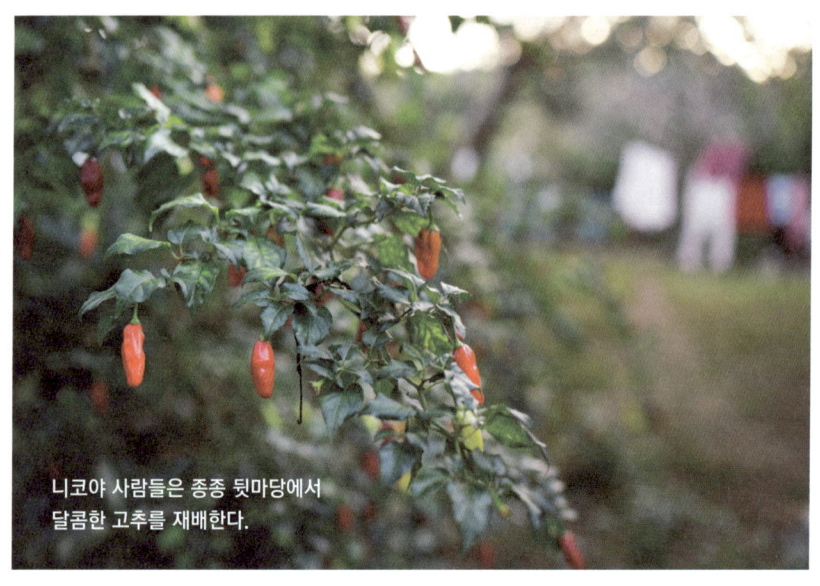

니코야 사람들은 종종 뒷마당에서 달콤한 고추를 재배한다.

삼총사 : 콩, 옥수수, 호박

칼로리가 낮고 지방이 적은 니코야의 식물성 식단은 16세기 초 스페인 사람들이 오기 전에 이 지역에 살았던 초로테가 가족의 영향을 많이 받았다. 다른 메소아메리카 문화권과 마찬가지로 초로테가 가족은 콩, 옥수수, 호박이라는 전통 농업의 '삼총사' 작물을 재배하며 번성했다. 호박은 콩의 넝쿨이 옥수수 줄기를 타고 올라갈 수 있도록 땅을 덮어주었고, 대신 콩은 토양에 질소를 저장하여 옥수수의 비료를 제공했다. 오늘날 니코야 사람들은 흰 쌀 대신 전통적인 호박으로 식사를 대체하고 있지만, 여전히 검은 콩을 매일 주식으로 즐겨 먹는다.

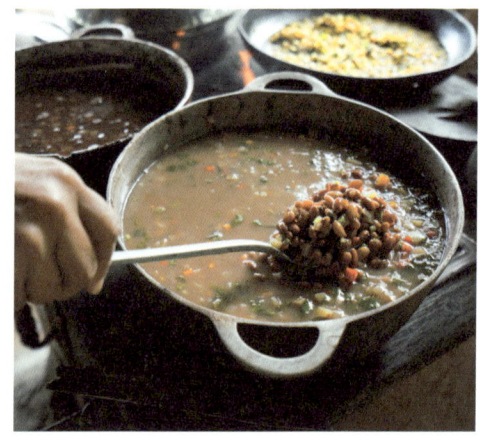

쌀과 같은 곡물의 섭취가 이 지역의 장수를 설명하는 데 도움이 될 수 있다는 새로운 증거를 발견했다. 중요한 것은 코스타리카에서 가장 긴 텔로미어를 가진 인구가 가구 소득이 가장 낮다는 점이다. 앞서 언급했듯이 니코야에서는 오랫동안 빈곤이 삶의 일부였으며, 이는 이 지역 노인들의 DNA가 나이보다 젊게 유지되는 이유를 설명하는 데 도움이 될 수 있다.

니코야 사람들이 건강하게 오래 사는 것은 강한 사회적, 가족적 유대감이 가져다준 긍정적인 결과일 수도 있다. 잘 알려진 바와 같이, 가족과 함께 있으면 스트레스가 해소되고 목적의식과 긍정적인 전망, 즉 코스타리카 사람들이 '인생 계획'이라고 부르는 삶의 목표가 생긴다. 로제로-빅스비와 그의 동료들은 일반적으로 니코야 사람들이 다른 코스타리카 사람들에 비해 혼자 사는 비율이 낮다는 사실을 발견했다. 혼자 사는 사람들의 경우 텔로미어의 우위는 없었다.

베네란도 로페즈Venerando López는 부유한 사람이었다. 그의 딸과 가족들은 니코야 마을 남쪽 산길의 언덕 아래 먼지투성이 주택에서 그와 아내 로사와 함께 살았다. 전기와 냉장시설이 없어 쥐가 먹지 못하도록 천장에 매달린 바구니에 음식을 보관하는 것이 전부였다. 일을 마친 오후에는 베네란도의 딸이나 손자 한두 명이 방문하곤 했다. 때로는 베란다에 앉아 새소리를 들으며 99세까지 살아있음에 감사하곤 했다.

"이 세상이 너무 아름다워서 조금 더 살고 싶어요." 어느 늦은 아침 손자들과 함께 있는 로사가 베란다에 있을 때 말했다. 베네란도는 옅은 버튼다운 반소매 셔츠와 회색 바지, 회색 포크파이 모자를 쓰고 있었다. 그는 자주 웃었는데, 그때마다 몇 개 남지 않은 치아를 드러냈다.

100세의 나이에 안장에 앉아 로프 실력을 뽐내는 호세 보니파코 빌레가스 폰세카José Bonifaco Villegas Fonseca, 파치토Pachito로 알려진 100세 카우보이는 2017년에 니코야의 명예 시민상을 수상했다. 이야기와 농담으로 유명한 이 코팔 주민은 자신이 가장 좋아하는 말인 코라손을 타고 친구와 이웃을 방문하는 것이 일상적인 습관이다.

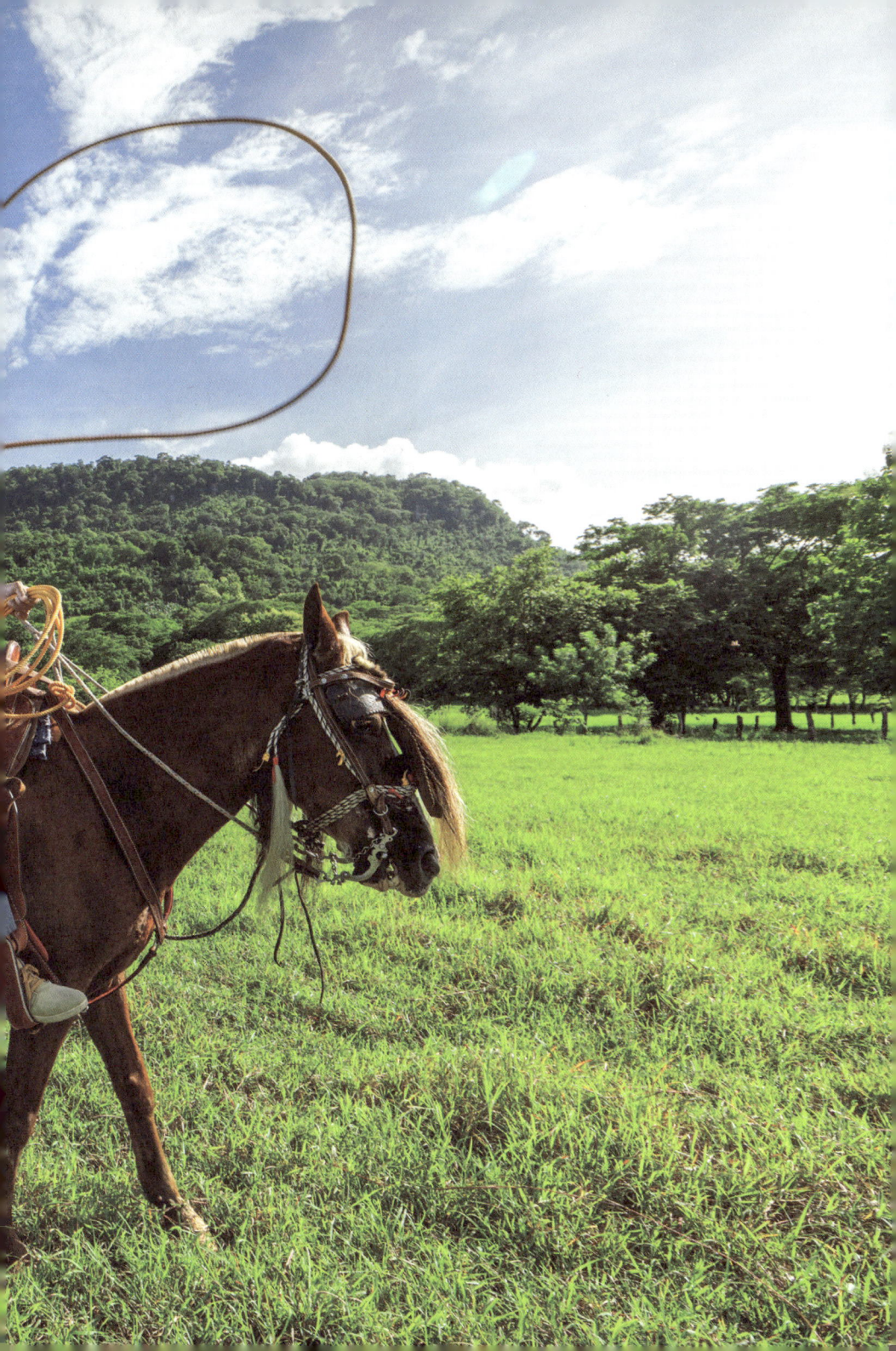

피카딜로 데 차요테 (옥수수와 양파를 곁들인 채소 해시)

총 조리 시간 : 25분 • 4인분

피카딜로Picadillo는 코스타리카의 대표 음식으로 라틴 아메리카 전역에서 인기가 있다. 모든 재료가 잘게 다져져 있어 감자 해시와 비슷하다. 피카딜로는 '자르다'라는 뜻의 스페인어 '피카르picar'에서 유래한 이름이다. 코스타리카에서는 피카딜로 데 아요테 호박, picadillo de ayote, 피카딜로 데 팔미토야자수 열매, picadillo de palmito 등 주요 채소의 이름도 포함되어 있다.

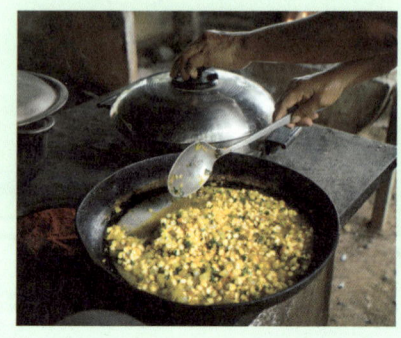

피카딜로 데 차요테Picadillo de chayote는 토르티야tortillas의 속 재료로 먹거나 수프와 밥에 곁들여 든든한 한 끼 식사를 만들 수 있는 코스타리카의 정통 가정 요리다.

껍질을 벗기고 씨를 빼서 깍둑썰기한 큰 차요테 스쿼시 1개
알맹이를 제거한 옥수수 이삭 3개 또는 냉동 스위트콘 알맹이 1컵
씨를 빼고 깍둑썰기한 달콤한 빨강 또는 노랑 고추 3개
다진 달콤한 양파(비달리아 같은 것) ½개
다진 쿨란트로 또는 고수 4작은술
다진 셀러리 줄기 1개
다진 마늘 2쪽
물 1컵
아치오테 페이스트* 1작은술
소금과 후추(선택 사항)

큰 냄비나 소테sauté 팬에 모든 재료를 넣고 섞는다. 팬 바닥에 걸쭉한 그레이비[1]가 될 때까지 중간 불에서 약 15~20분간 조리한다. 기호에 따라 소금과 후추를 넣어 간을 맞춘다.

*아치오테Achiote 페이스트는 요리에 붉은 색과 부드러운 칠리 풍미를 더하는 데 사용되는 조미료다. 멕시코나 라틴 시장, 온라인에서도 찾을 수 있다. 아치오테와 다른 여러 향신료가 섞여 있으며, 종종 향신료 케이크 형태로 판매되기도 한다. 아치오테를 구할 수 없다면 파프리카나 순한 칠리 파우더에 라임을 짜서 사용해도 된다.

---

1 gravy, 고기를 익힐 때 나온 육즙에 밀가루 등을 넣어 만든 소스

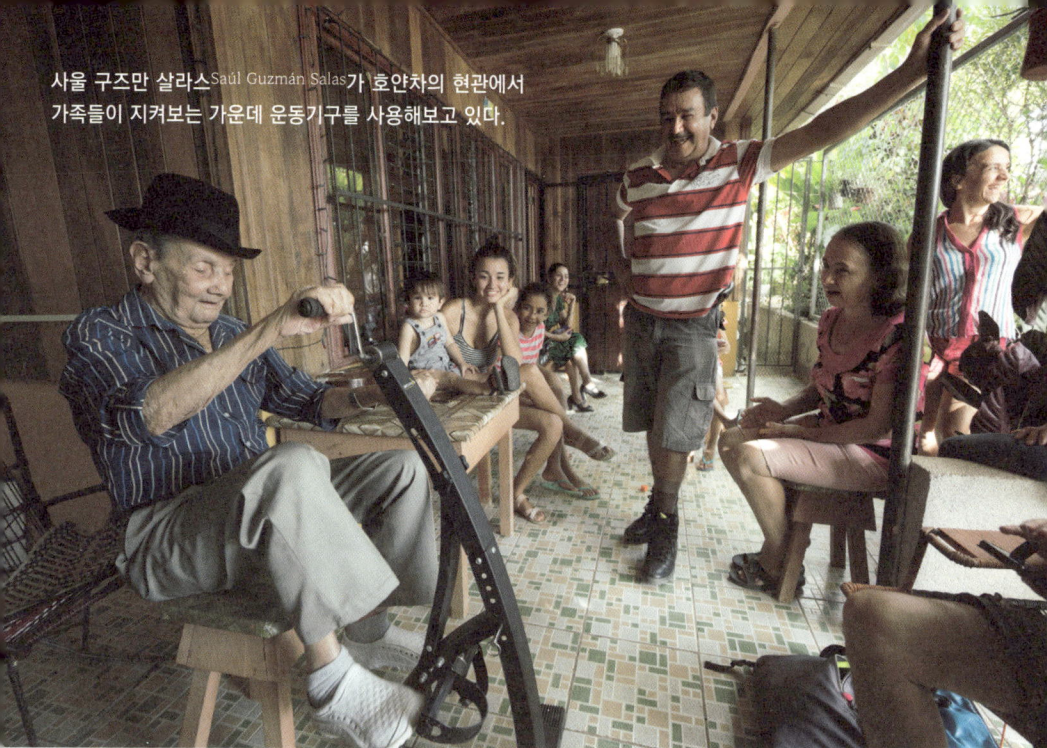

사울 구즈만 살라스Saúl Guzmán Salas가 호얀차의 현관에서 가족들이 지켜보는 가운데 운동기구를 사용해보고 있다.

나는 코스타리카의 전 국립보건국장 알바로 살라스 차베스Álvaro Salas Chaves와 동행했다. 살라스는 1970년대 후반 니코야에서 정부가 후원하는 이동 보건 프로젝트에서 1년을 보낸 적이 있었는데, 그 경험이 그에게 깊은 인상을 남겼다. 그는 "당시 니코야는 매우 고립된 곳이었어요. 사람들은 아주 가난했죠."라고 말했다.

승진을 거듭한 살라스는 1990년대에 새로운 농촌 의료 시스템을 구축하기 위한 노력을 주도했다. EBAISEquipos Básicos de Atención Integral en Salud, 기본 통합 건강 관리팀라는 프로그램에 따라 의사, 간호사, 기록 담당자, 훈련된 의료 종사자 등으로 구성된 소규모 팀이 만들어졌다. 각 팀에는 돌봐야 할 특정 인구가 배정되었으며, 1년에 최소 한 번씩 해당 가구를 방문했다. 이 팀들은 코스타리카의 새로운 예방 의학 캠페인의 최전선에서 일하게 되었다.

"니코야의 장수 비결의 30~40%는 공중 보건이 담당하고 있습니다."라고 살라스는 말했다. "이곳 사람들이 필요로 하는 것은 외과의사가 아닙니다. 교육 그리고 깨끗한 물 공급, 백신이 필요하죠. 총체적인 접근이 필요합니다."

베네란도와 현관에서 이야기를 나누고 있는데 어디선가 오토바이 굉음이 들려오기 시작했다. 모터 소리는 점점 커졌고, 고개를 돌리자 비포장 도로를 달려오는 한 사람이 보였다. 이곳 가족을 방문하러 온 현지 EBAIS 직원이었다. 오토바이를 주차한 후 배낭을 메고 다가온 그는 자신을 웨슬리 라파엘 폰세카 디나르테Wesley Rafael Fonseca Dinarte라고 소개했다. 그는 하루에 많게는 수십 가구를 방문하는 데, 자신의 순회 방문에 대해 이야기하는 동안 베네란도의 혈압을 측정하고 우울증 검사를 위해 몇 가지 질문을 던졌다.

폰세카 디나르테는 그가 방문한 모든 주민의 건강 상태를 알고 있었기 때문에 베네란도의 건강에 대해서도 잘 알고 있었다. 기관의 사전 예방적 접근의 일환으로 EBAIS는 만성 질환이나 장애가 있는 사람과 노년기에 혼자 사는 사람을 추적하고 있다. 그는 베네란도에게 로사와 함께 예방 차원에서 복용하는 기생충 예방약을 건네주었다. 그리고 부드럽지만 단호한 어조로 부엌의 요리용 불이 노부부의 폐에 좋지 않으니 불을 밖으로 옮겨야 한다고 말했다. 그는 떠나기 전에 말라리아, 뎅기열 또는 지카 바이러스를 옮기는 모기가 번식할 만한 고인 물이 있는지 집 주변을 빠르게 살폈다. 그런 다음 오토바이로 돌아왔는데, 오토바이

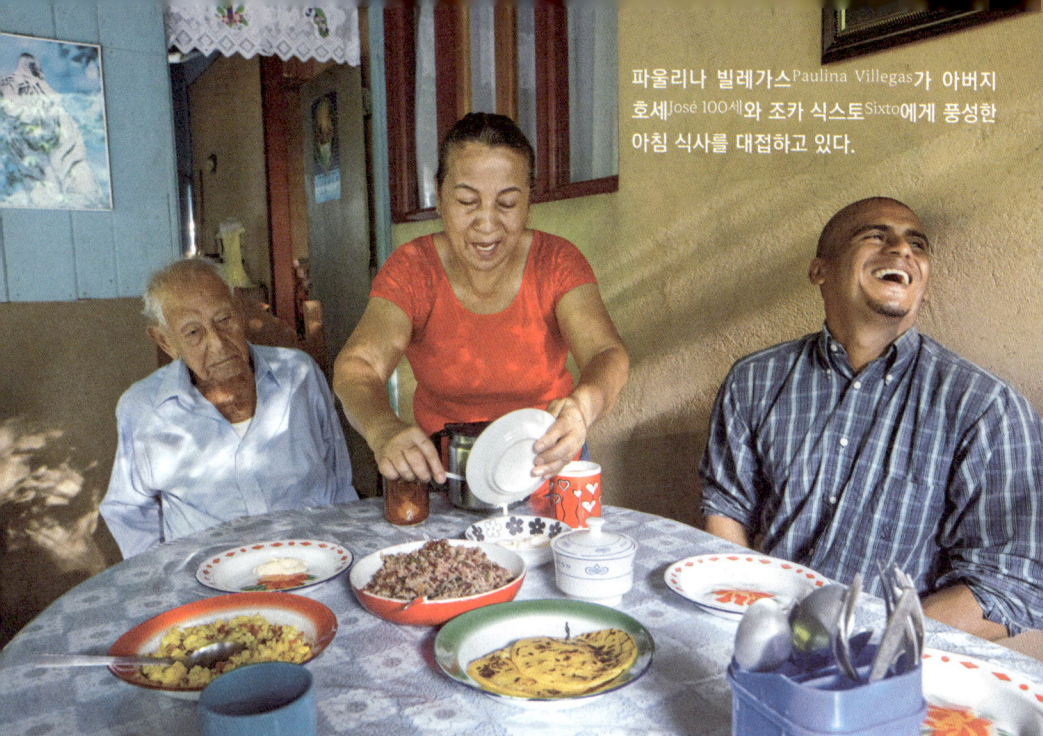

파울리나 빌레가스Paulina Villegas가 아버지 호세José 100세와 조카 식스토Sixto에게 풍성한 아침 식사를 대접하고 있다.

뒤에는 주로 어린이용 백신을 비롯한 다양한 백신이 담긴 작은 쿨러가 달려 있었다.

"이곳은 벽이 없는 병원입니다."라고 살라스는 말했다. "이 프로젝트의 목적은 사람들이 병원에 가야 하기 전에 미리 찾아가는 것입니다. 훨씬 더 저렴하고 효과적이죠."

시골 지역까지 EBAIS를 도입한 의료 서비스 운동은 코스타리카에 큰 성과를 가져왔다. EBAIS가 시작된 이후 전염병으로 인한 사망률은 94% 감소했고, 영아 사망률은 7배 감소했으며, 기대 수명은 66세에서 80세로 늘어났다. 이 운동을 추진한 정치인은 바로 살라스를 국가 보건의료 기관의 책임자로 선택한 바로 그 사람이었다. 그의 이름은 호세

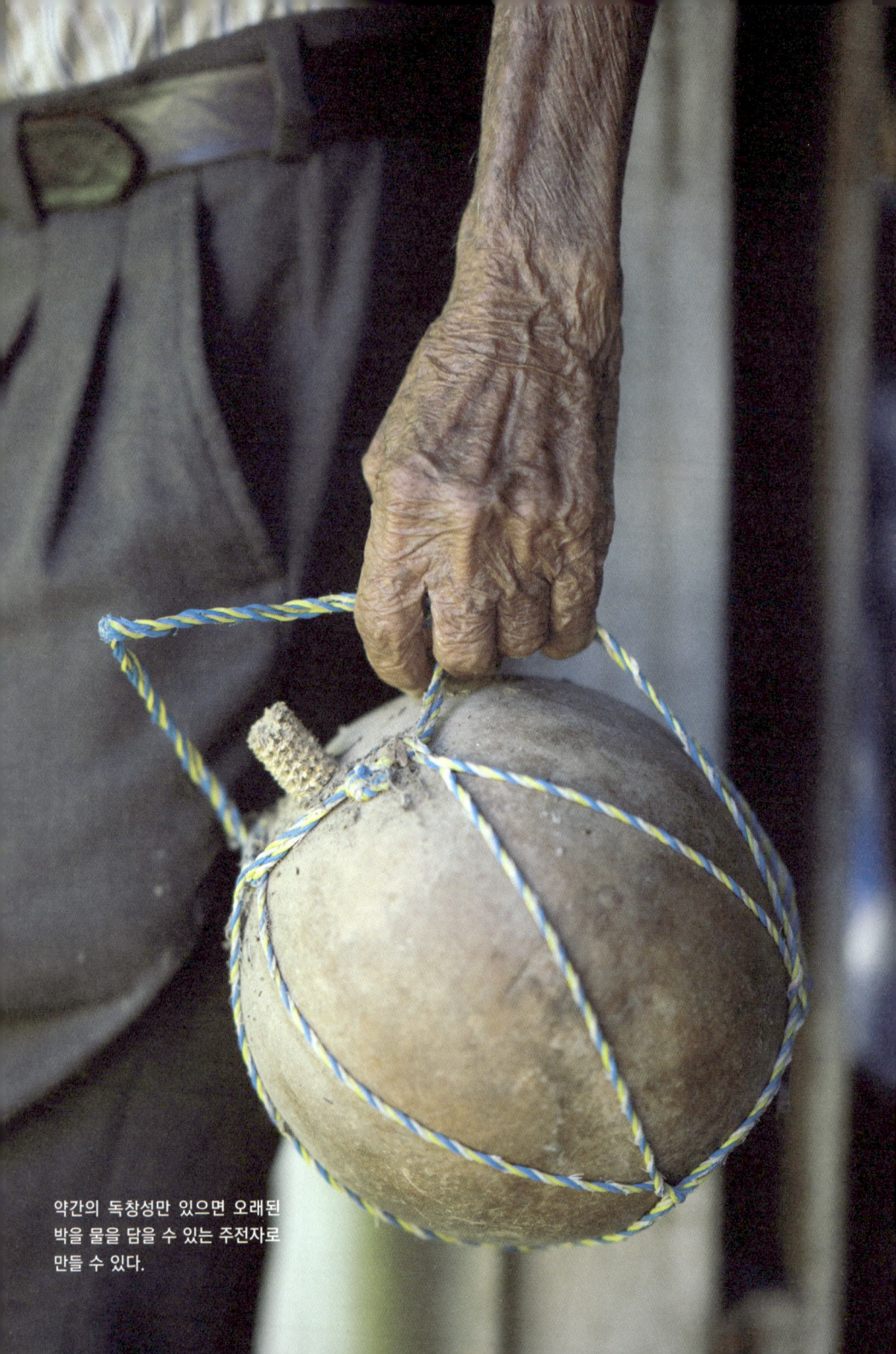

약간의 독창성만 있으면 오래된 박을 물을 담을 수 있는 주전자로 만들 수 있다.

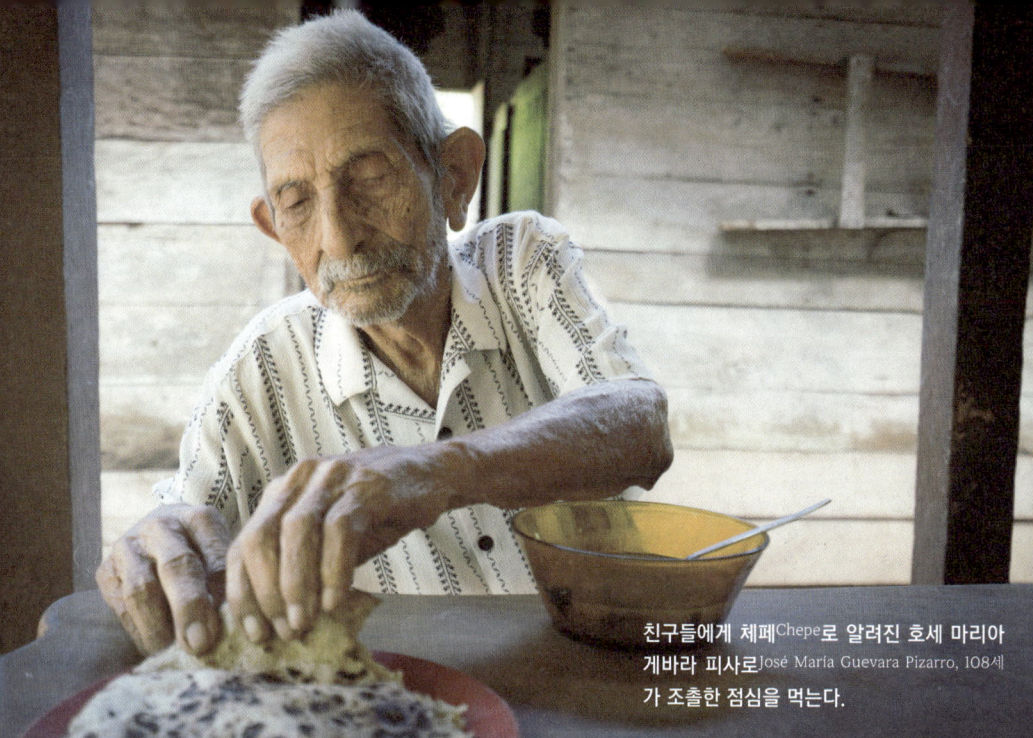

친구들에게 체페Chepe로 알려진 호세 마리아 게바라 피사로José María Guevara Pizarro, 108세가 조촐한 점심을 먹는다.

마리아 피게레스José María Figueres이며, 우리는 2016년 어느 날 오후 산호세의 데니스 레스토랑에서 그를 만날 수 있었다.

피게레스는 식당 한가운데 있는 테이블에 혼자 앉아 차 한 잔을 마시고 있었다. 키가 작고 활기차게 생긴 갈색 머리카락의 그는 흰색 과야베라guayabera[4] 셔츠에 로퍼를 신고 있었다. 테이블에 도착하자 그는 악수를 청하며 내 팔을 꽉 쥐며 코스타리카에 온 것을 환영했다.

피게레스는 1994년 겨우 39세의 나이로 중도 좌파 민족해방당 후보로 대통령에 당선되었다. 그의 아버지 호세 피게레스 페레르는 1948년 혁명을 주도하여 현대 코스타리카를 건국한 인물이다. 국민들에게 '돈 페페'로 알려진 피게레스 원로는 사회민주주의자로, 세 번의 대통령 임

[4] 통기성이 좋은 라틴아메리카의 전통 의상

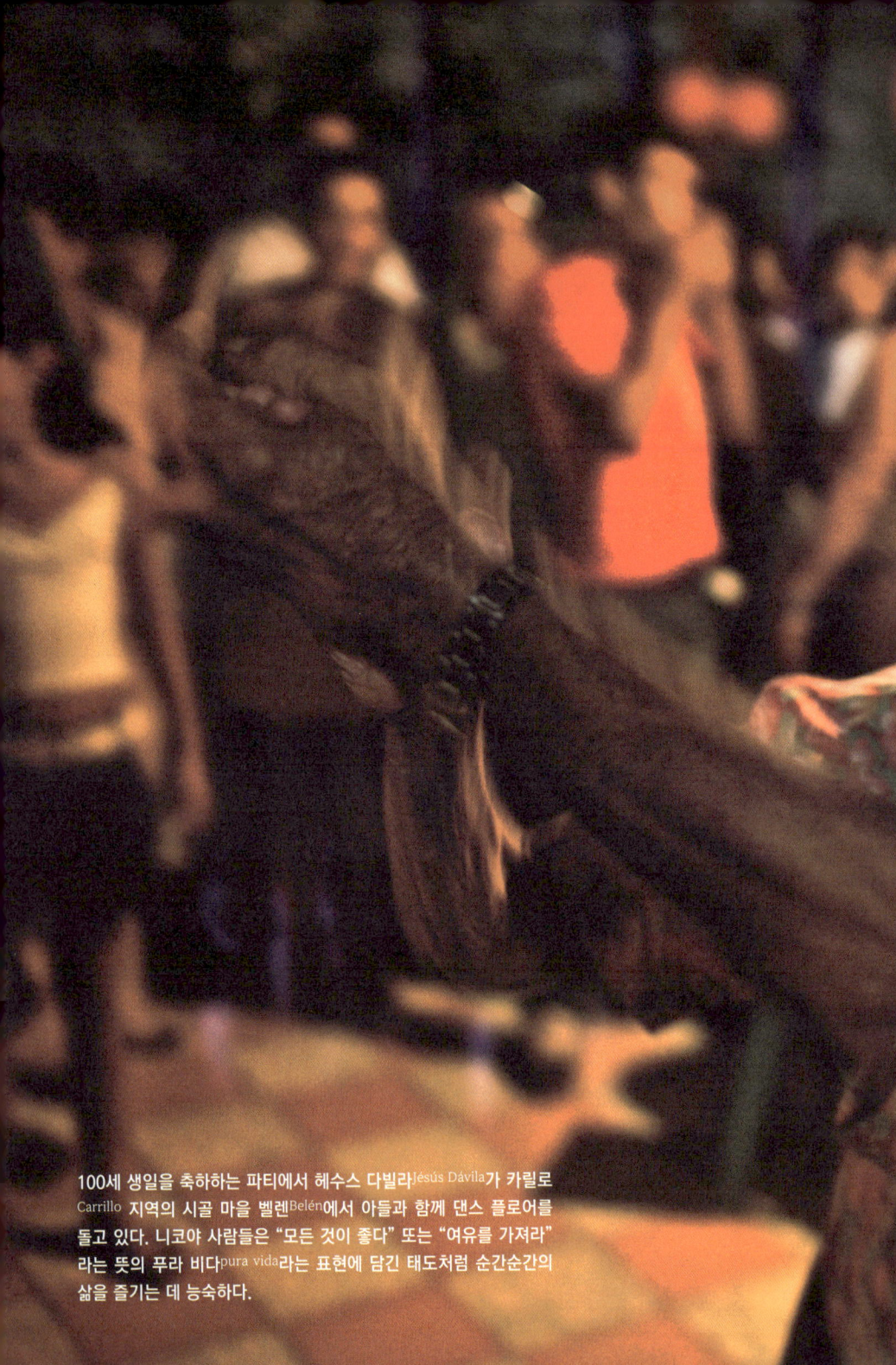

100세 생일을 축하하는 파티에서 헤수스 다빌라Jesús Dávila가 카릴로Carrillo 지역의 시골 마을 벨렌Belén에서 아들과 함께 댄스 플로어를 돌고 있다. 니코야 사람들은 "모든 것이 좋다" 또는 "여유를 가져라"라는 뜻의 푸라 비다pura vida라는 표현에 담긴 태도처럼 순간순간의 삶을 즐기는 데 능숙하다.

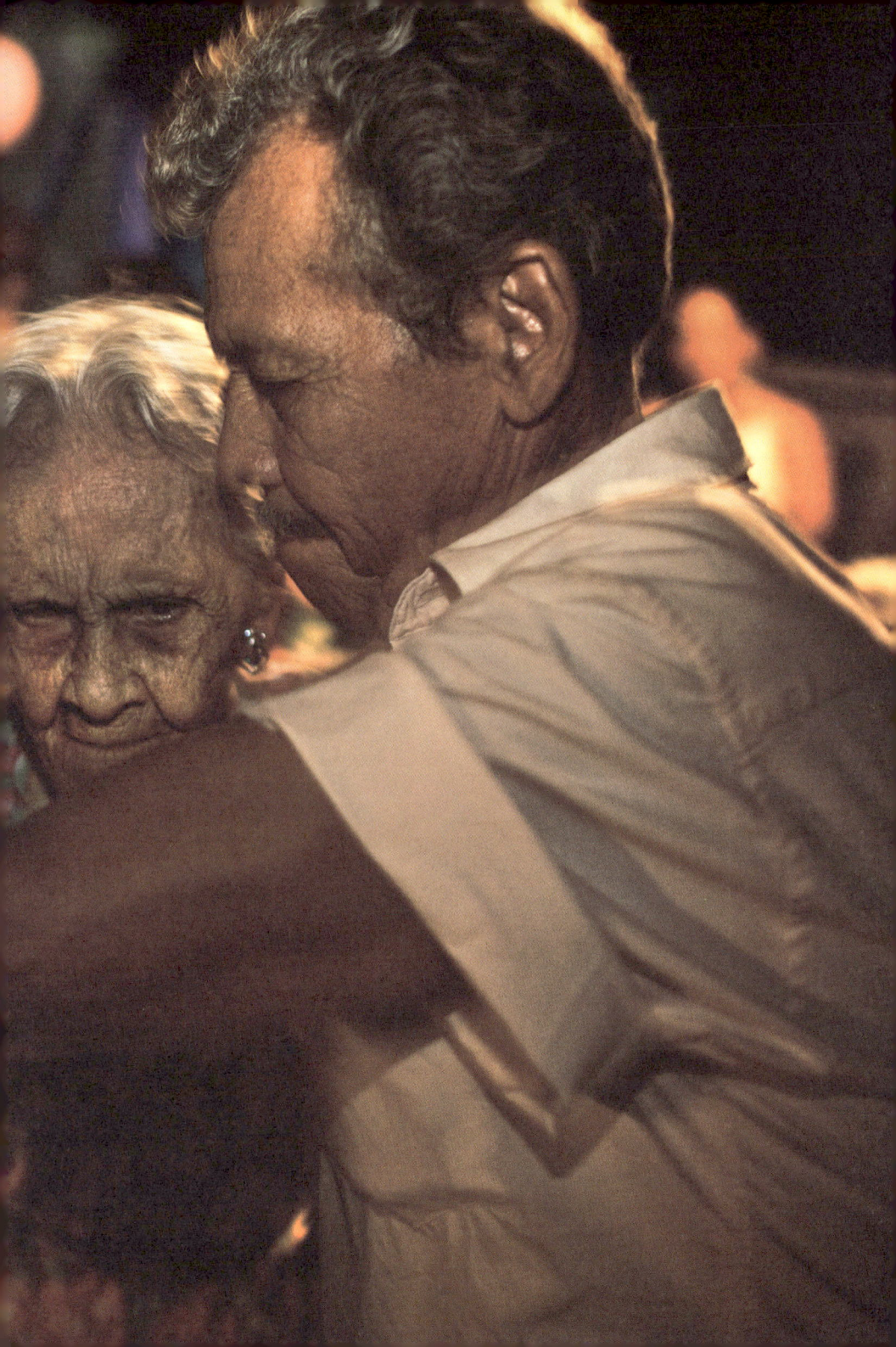

기 동안 군대를 해체하고 여성과 흑인에게 시민권을 부여했으며, 은행을 국유화하고, 부유층에 세금을 부과하기도 했다. 또한 국가의 의료 및 교육 시스템을 강화하는 데 힘썼다.

피게레스는 "아버지는 독학으로 공부하신 분이셨습니다."라고 말했다. "아버지는 어떻게 보면 공평한 경쟁의 장을 만들고 모든 사람에게 기회를 열어주는 창의적인 정부 프로그램을 만들고 싶어 했어요."

식당에서 이야기를 나누는 동안 사람들이 계속해서 테이블로 다가와 전직 대통령에게 감사 인사를 전했고, 피게레스도 기꺼이 그들의 인사를 받아주었다. "코스타리카는 사회적 행동 면에서 매우 평등한 사회입니다. 이 나라에서는 누구나 상대방과 이야기를 나누죠."라고 그는 말했다.

EBAIS 시스템도 이와 비슷한 평등주의 정신으로 만들어졌다. 도시에서 누릴 수 있는 의료 서비스를 농촌 지역으로 확대하기 위해서

닉타말(NIXTAMAL)

닉타말은 옥수수를 활용한 멕시코 요리다. 옥수수를 갈아서 토르티야로 만들기 전에 수산화칼슘 또는 라임과 물에 담가 익힌 다음 씻어서 껍질을 벗긴다. 이 과정을 통해 알맹이에 칼슘이 주입되고 아미노산이 체내에 흡수된다. 이렇게 만들어진 옥수수는 마사 하리나라고도 불리는 닉타말로 갈 준비가 된 것이다. 콩, 쌀과 함께 후추, 양파, 마늘을 얹은 옥수수 토르티야는 칼슘·단백질·니아신이 풍부한 하루의 영양을 완벽하게 갖춘 한 끼 식사로 마무리된다. 그럼에도 불구하고 니코이안의 평균 칼로리 섭취량은 미국인 평균보다 25% 적다.

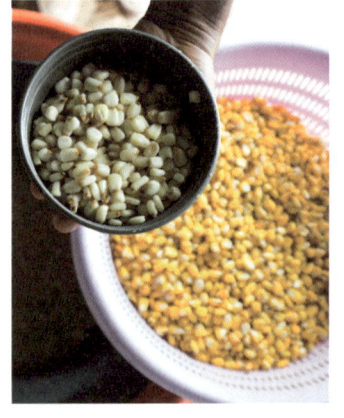

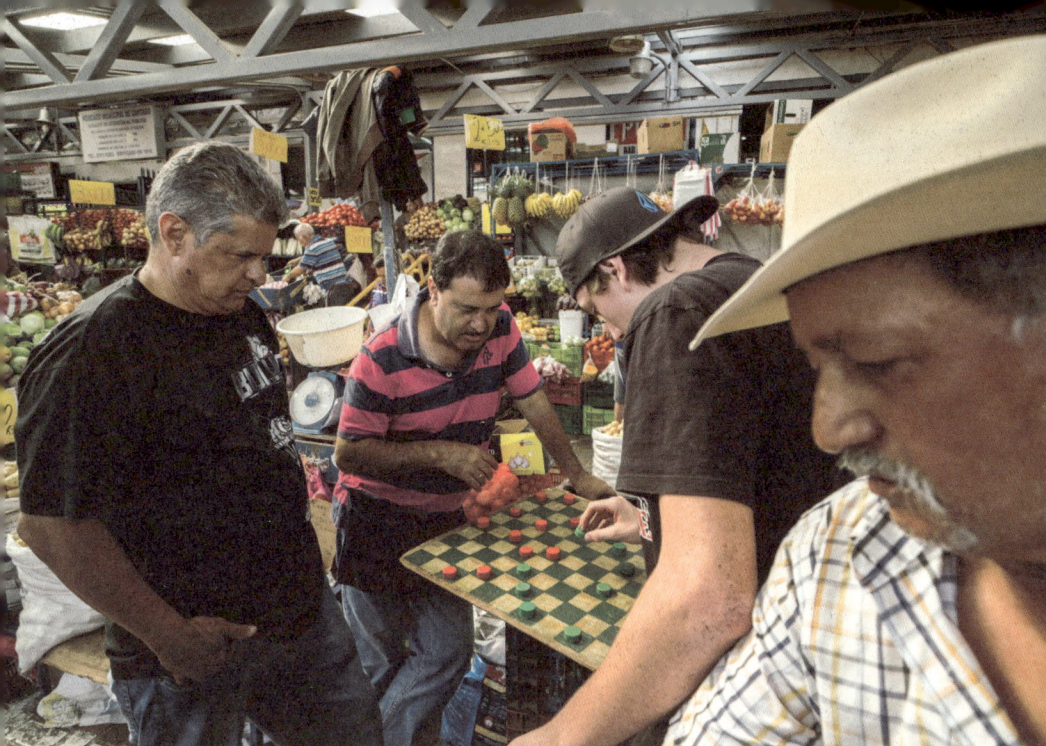

'챔버Chamber'로 알려진 알레한드로 주니가Alejandro Zuñiga, 왼쪽가 카르타고의 지자체가 운영하는 공공시장에서 동료 농산물 상인들이 체커를 두는 모습을 지켜보고 있다.

다. 피게레스는 "20년 전 EBAIS의 아이디어는 코스타리카 지도를 2,500~4,000명이 거주하는 작은 지역으로 나누는 것이었습니다."라고 말했다. "빨간색 깃발이 꽂힌 EBAIS 클리닉이 있다면 이곳에는 관상동맥 환자가 있다는 것을 의미하며, 파란색 깃발은 고혈압 환자가 있다는 의미입니다. 노란 깃발은 당뇨병 환자가 있다는 의미이고요. 전체 목표는 이 팀들이 오전에 EBAIS에 온 사람들을 돌보는 것이었습니다. 그리고 오후에는 가가호호 방문을 통해 지역사회를 돌보는 것이었습니다. 옛날의 주치의처럼 말이죠."

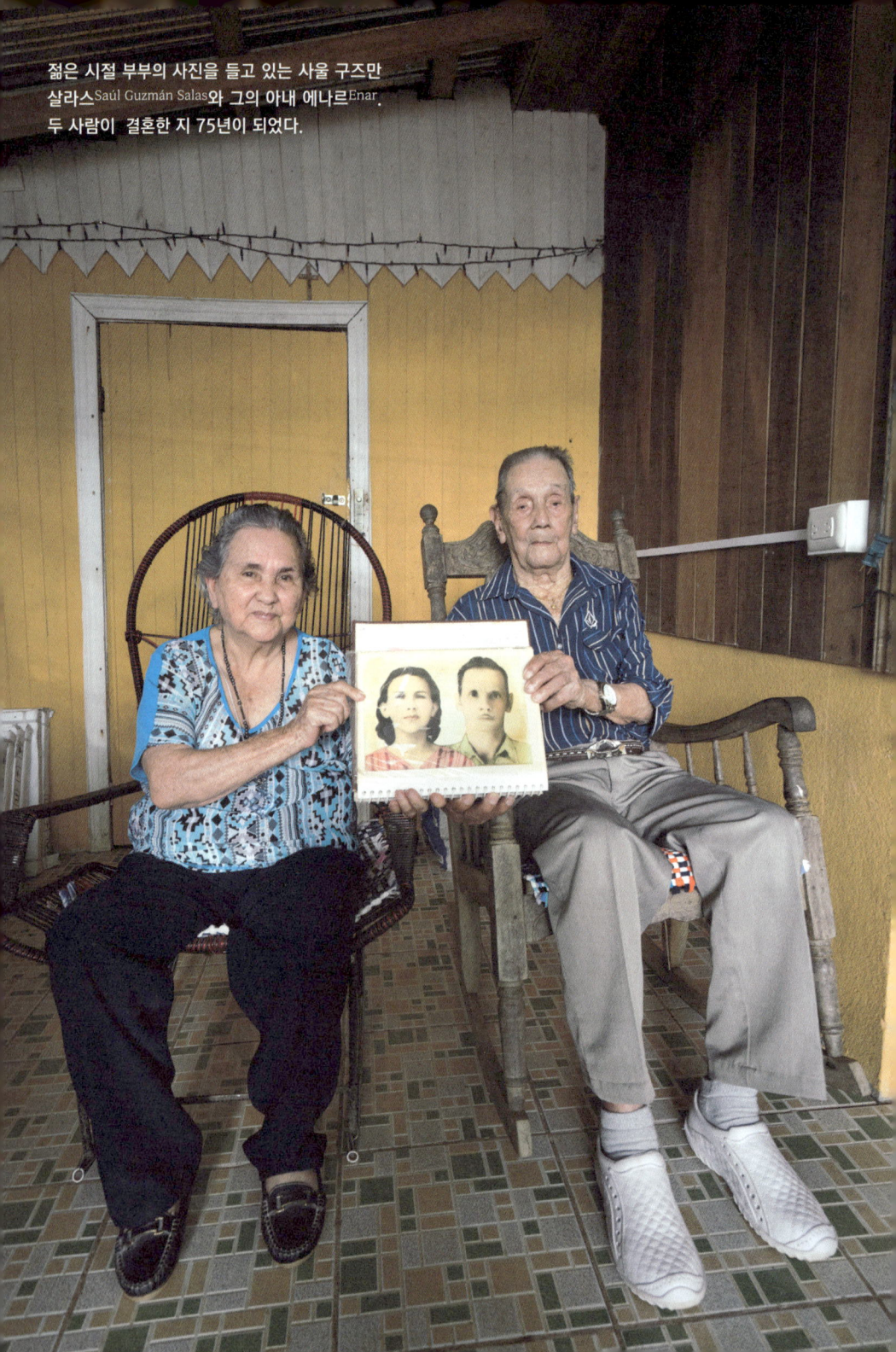

젊은 시절 부부의 사진을 들고 있는 사울 구즈만 살라스 Saúl Guzmán Salas와 그의 아내 에나르 Enar. 두 사람이 결혼한 지 75년이 되었다.

"이런 시스템이 미국에서도 효과가 있을까요?" 내가 물었다.

"아니요." 그가 대답했다. "미국에서는 인센티브가 정반대 방향으로 움직이기 때문이죠. 미국의 경우 인센티브가 비용 상승에 맞춰져 있는데, 이는 비용이 증가하면 병에 걸린 사람을 제외한 모든 사람이 이득을 보기 때문이죠. 사실 좋은 보건 정책이란 사람들이 아프지 않게 하는 데에 그 목적이 있습니다. 따라서 미국은 수년 동안 예방적 보건 시스템에 중점을 두어 왔죠. 60세 노인의 감기가 폐렴으로 발전하기 전에 예방할 수 있다면 하룻밤에 1,500달러를 들여 병원에 갈 필요가 없을 테니까요."

코스타리카의 퍼즐 조각이 하나둘 맞춰지는 듯한 기분을 느끼며 피게레스와의 인터뷰를 마쳤다. 전통적인 니코야 사람들의 소박한 식물성 식단, 평생을 성실하게 일하는 주민들의 직업 윤리, 신에 대한 믿음과

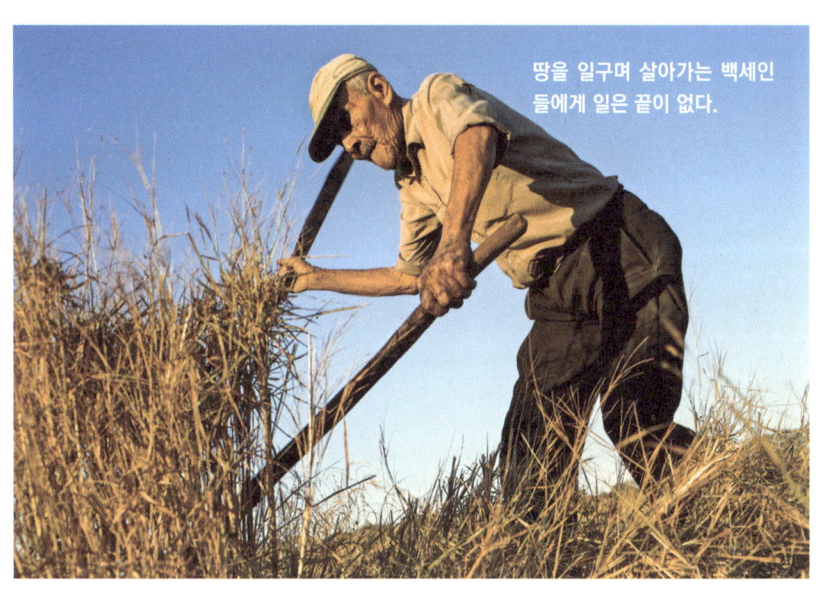

땅을 일구며 살아가는 백세인들에게 일은 끝이 없다.

2장 니코야

가족 간의 강한 유대감, 그리고 더 나아가 병원에 갈 일이 없도록 하는 사전 예방적 의료 시스템까지 말이다.

안타깝게도 최근 로제로-빅스비가 계산한 바에 따르면 니코야의 장수 현상은 빠르게 사라지고 있다. 1910년 이전에 태어난 니코야 남성은 코스타리카 남성보다 6년 5개월 더 오래 살았지만, 1940년대에 태어난 남성의 경우 그 차이가 6개월로 줄어든 것으로 나타났다. 뿐만 아니라 니코야 블루존의 지리적 영역도 예전에 비해 매우 축소되어 현재는 해안의 노사라Nosara와 사마라Samara 비치, 북쪽의 호얀차Hojancha 마을로 둘러싸인 지역으로 한정되어 있다. 반도의 더 큰 도시들은 더 이상 니코야 블루존에 속하지 않는다.

이는 놀라운 일이 아니다. 사르데냐와 오키나와 같은 곳에서 새로운 도로와 통신·관광·정크푸드의 침입·소셜 미디어 등 전통적인 라이프 스타일을 깨뜨리는 것과 같은 요인들이 니코야에서도 작용하고 있다. 발전이라는 기치 아래 고난·근면·신앙·가족애·건강한 식습관 등 이 지역만의 독특한 문화가 무너지고 있다.

하지만 니코야의 모든 곳이 그런 것은 아니다.

산타 크루즈Santa Cruz 남쪽에 있는 돈 라미로Don Ramiro의 집으로 돌아가서, 이 백세인은 손녀 멜리사Melisa, 30세, 크리시아Krisia, 22세, 증손자 아이작Isaac, 4세과 함께 시간을 보내고 있었다. 뒷마당에 있는 나무 그늘 아래 앉아 있는데 닭 두 마리가 날아갔다. 그는 가족을 향해 손짓하며 미소를 지었다.

"이래서 내가 아직 여기 있는 거야."라고 그는 말했다. "이들이 나를 행복하게 해주거든."

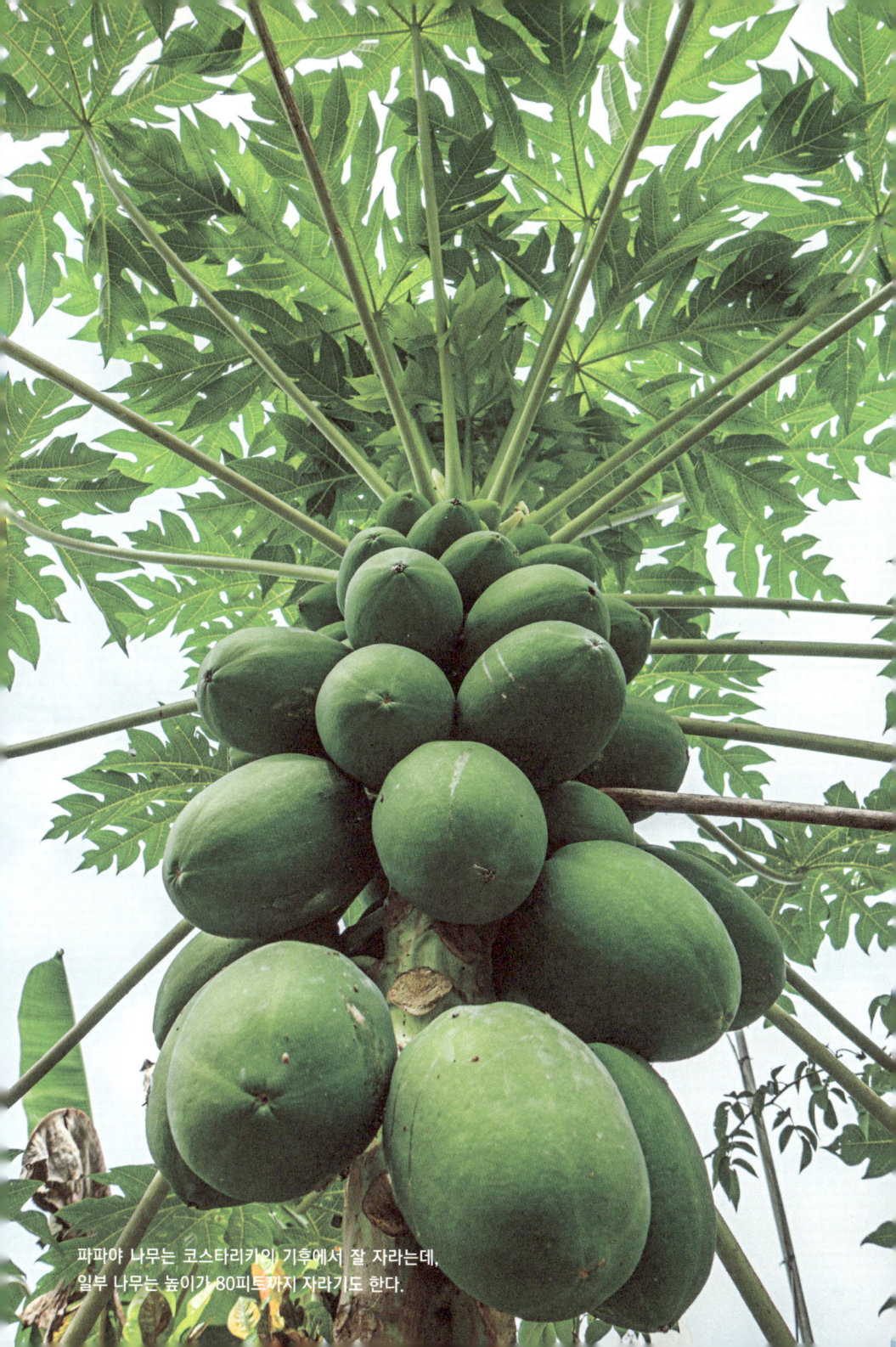

파파야 나무는 코스타리카의 기후에서 잘 자라는데, 일부 나무는 높이가 80피트까지 자라기도 한다.

니코야의 최고 장수 식품

옥수수 토르티야는 비타민·미네랄·섬유질이 풍부한 복합 탄수화물을 제공하며, 검은콩은 다른 어떤 콩보다 많은 항산화 물질을 함유하고 있어 코스타리카 식단에서 가장 인기 있는 슈퍼푸드로 꼽힌다. 이 두 가지는 우리 몸이 성장하는 데 필요한 모든 아미노산을 공급한다. 니코야의 전통 식단에서는 일일 칼로리의 약 80%가 곡물을 포함한 다양한 종류의 탄수화물에서 비롯되며, 나머지 20%는 다양한 단백질과 지방에서 거의 같은 비율로 나온다.

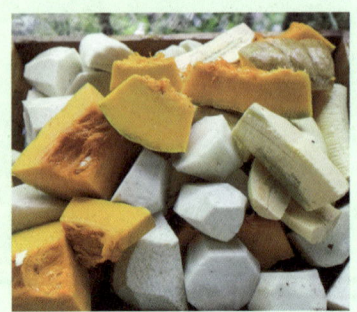

호박, 유카, 야자수 열매

달콤한 작은 고추 | 특히 비타민C가 풍부해 여러 가지 만성 질환의 위험을 감소시킨다.
검은콩 | 섬유질과 단백질이 풍부한 검은콩은 나쁜 콜레스테롤을 줄이고 소화를 돕습니다.
옥수수 | 또띠아를 만드는 데 사용되는 닉타말은 아침·점심·저녁에 먹으며, 칼슘·철분·미네랄을 흡수하는 신체의 능력을 높여준다.
고수 | 많은 니코야 요리에 사용되는 고수는 혈당 수치를 낮추고 심혈관 질환의 위험을 줄이는 데 도움이 되는 것으로 알려져 있으며 소화를 돕기도 합니다.
코코넛 | 지방 연소를 촉진하는 건강한 포화 지방의 좋은 공급원이며, 심장 질환의 위험을 낮추는 HDL 콜레스테롤을 증가시킨다.
쿨란트로 | 멕시코 고수라고도 알려진 쿨란트로는 고수와 비슷하지만 훨씬 더 강한 향을 지니고 있으며 칼슘·철분·리보플라빈이 풍부하다.
칠레로 소스 | 코스타리카에서 가장 인기 있는 조미료인 칠레로 소스는 식초의 프로바이오틱스와 고추의 항산화 및 항균 성분을 통해 요리에 활력을 불어넣어 준다.
파파야 | 니코야에서 잡초만큼 흔히 볼 수 있는 나무로, 진한 오렌지색 과육에는 비타민 A·C·E와 염증을 억제하는 파파인이 함유되어 있다.
호박 | 몸에 좋은 카로티노이드 함량이 높은 것으로 알려진 호박은 오이과에 속하는 식물로 여러 가지 품종이 있다.
유카 | 카사바라고도 알려진 유카는 비타민 C와 항산화 물질의 좋은 공급원이다. 기본적으로 면역력을 높이고 감염 및 바이러스와 싸우는 데 강력한 힘을 발휘한다.

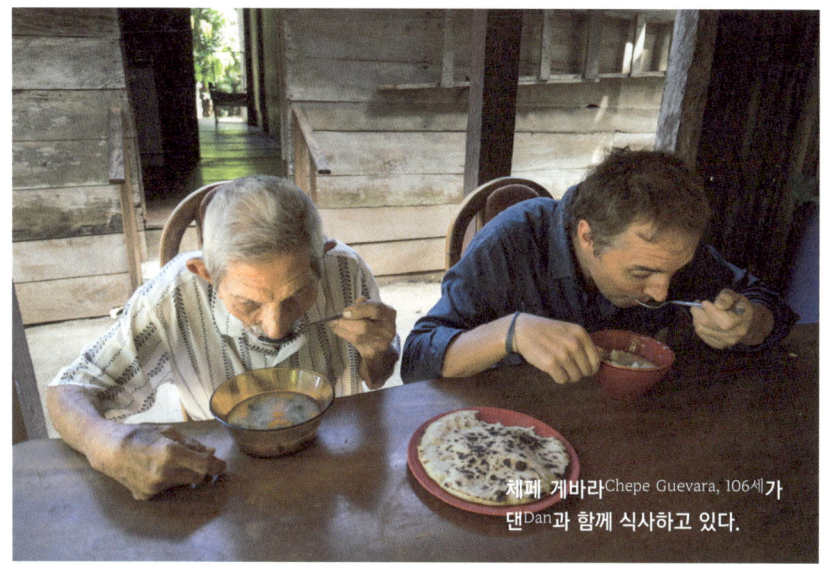

체페 게바라Chepe Guevara, 106세가 댄Dan과 함께 식사하고 있다.

날이 선선해져 가족들이 집으로 돌아가면, 그는 모닥불을 피울 나무를 자르거나 나중에 먹을 음식을 조금 준비할 계획이었다. 그런 다음 해가 저물어가는 늦은 오후가 되면 다시 말을 타고 소를 돌보러 갈 계획이었다.

농장으로 가는 길에 마을을 돌아서 오면 매력적으로 보이는 한 젊은 여인의 집을 지나갈 수도 있다고 했다. 운이 좋으면 그녀가 현관에 앉아 있을 것이고, 지나가면서 그녀에게 손을 흔들 수도 있을 것이다.

"볼 수 없으면 마음으로 느낄 수도 없죠."라고 그는 말했다. 저는 그 말을 "보지 않으면 삶 또한 멈춘다"라는 뜻으로 받아들였다.

돈 라미로Don Ramiro는 수년 전 아내가 세상을 떠난 후 7명의 노비아 novias, 여자 친구를 사귀었다고 했다. 그는 가끔 푸른 달이 뜨는 날이면 마을에 있는 바에 들려 조니워커 블랙 한 잔을 마시곤 했고, 가끔은 춤을 추기도 했다.

이것이 그가 장수하는 또 다른 비결일까?

니코야에 처음 방문했을 때 로제로-빅스비가 나에게 했던 말을 떠올렸다. 우리는 사망률과 설문조사 데이터, 그 외 다른 학문적 주제에 대해 논의하던 중 그에게 이 지역에서 남성들이 그렇게 오래 살 수 있는 이유를 설명할 수 있는 다른 요인이 있는지 물어본 적이 있었다.

당시 운전 중이던 그는 나를 힐끗 쳐다보더니 이렇게 말했다. "라틴 아메리카에서는 결혼을 매우 중요하게 생각해요. 결혼을 하면 평생 결혼 생활을 유지해야 한다는 압박감이 크죠. 하지만 여기서는…" 그는 머뭇거렸다. "여기 남자들은 섹스에 대해 매우 자유로운 태도를 가지고 있어요. 그들은 평생 동안 많은 섹스 파트너를 갖는 편이죠."

섹스와 장수? 이건 또 새로운 이야기이다.

오른쪽 :
[1] "우리는 신이 주신 것을 먹습니다."라고 마리아 노르베르타 마르케나 디아즈 María Norberta Marchena Díaz, 107세는 말했다.
[2] 니코야에서는 검은콩, 흰 고구마, 기타 채소를 주로 먹는다.
[3] 강한 신앙 전통은 장수의 비결이기도 하다.

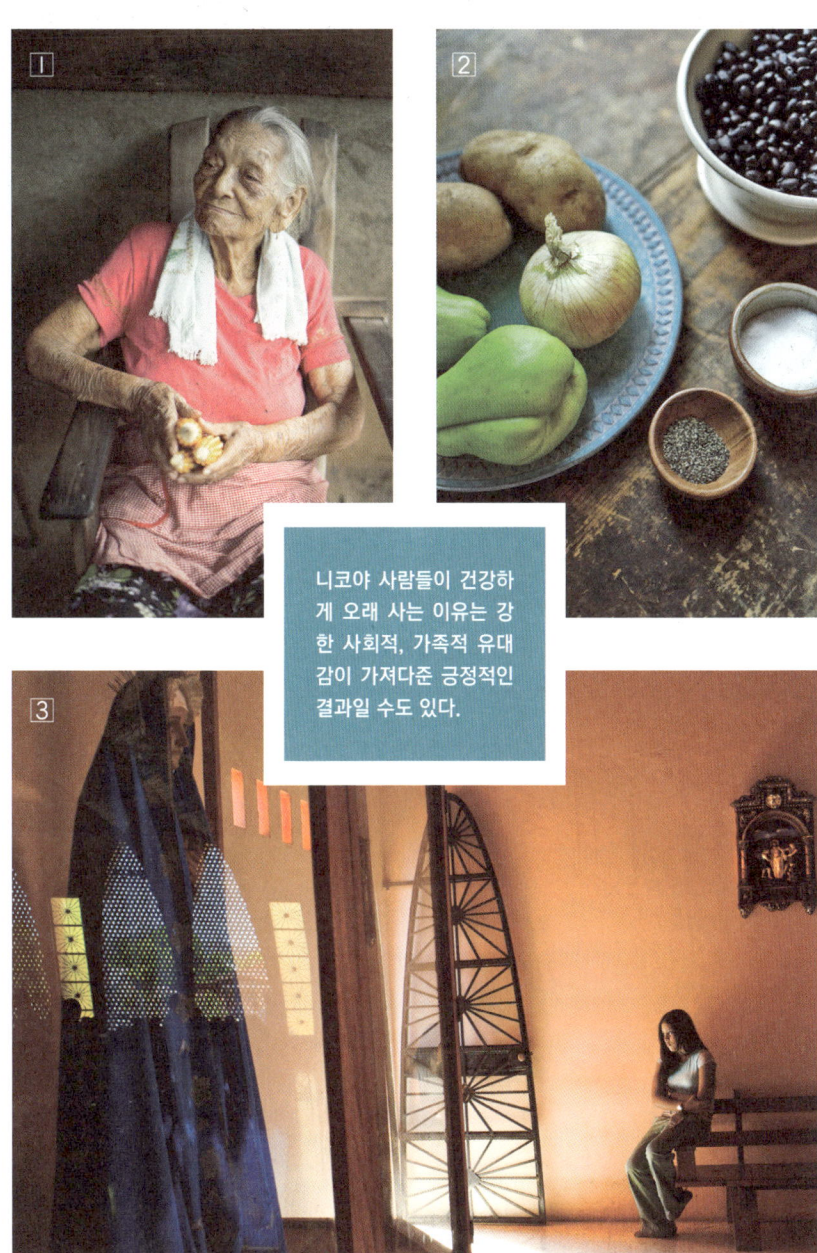

니코야 사람들이 건강하게 오래 사는 이유는 강한 사회적, 가족적 유대감이 가져다준 긍정적인 결과일 수도 있다.

2장 니코야

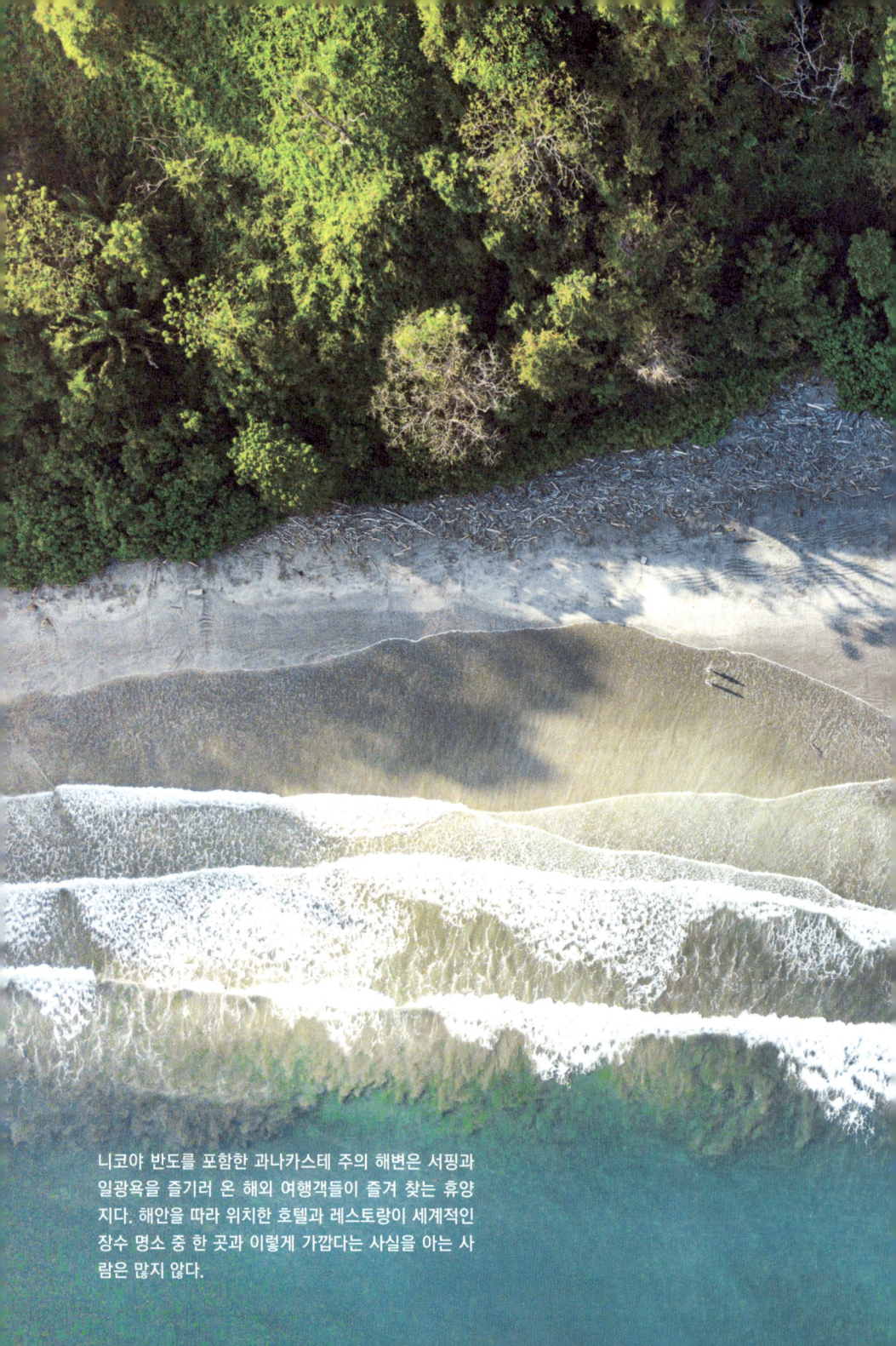

니코야 반도를 포함한 과나카스테 주의 해변은 서핑과 일광욕을 즐기러 온 해외 여행객들이 즐겨 찾는 휴양지다. 해안을 따라 위치한 호텔과 레스토랑이 세계적인 장수 명소 중 한 곳과 이렇게 가깝다는 사실을 아는 사람은 많지 않다.

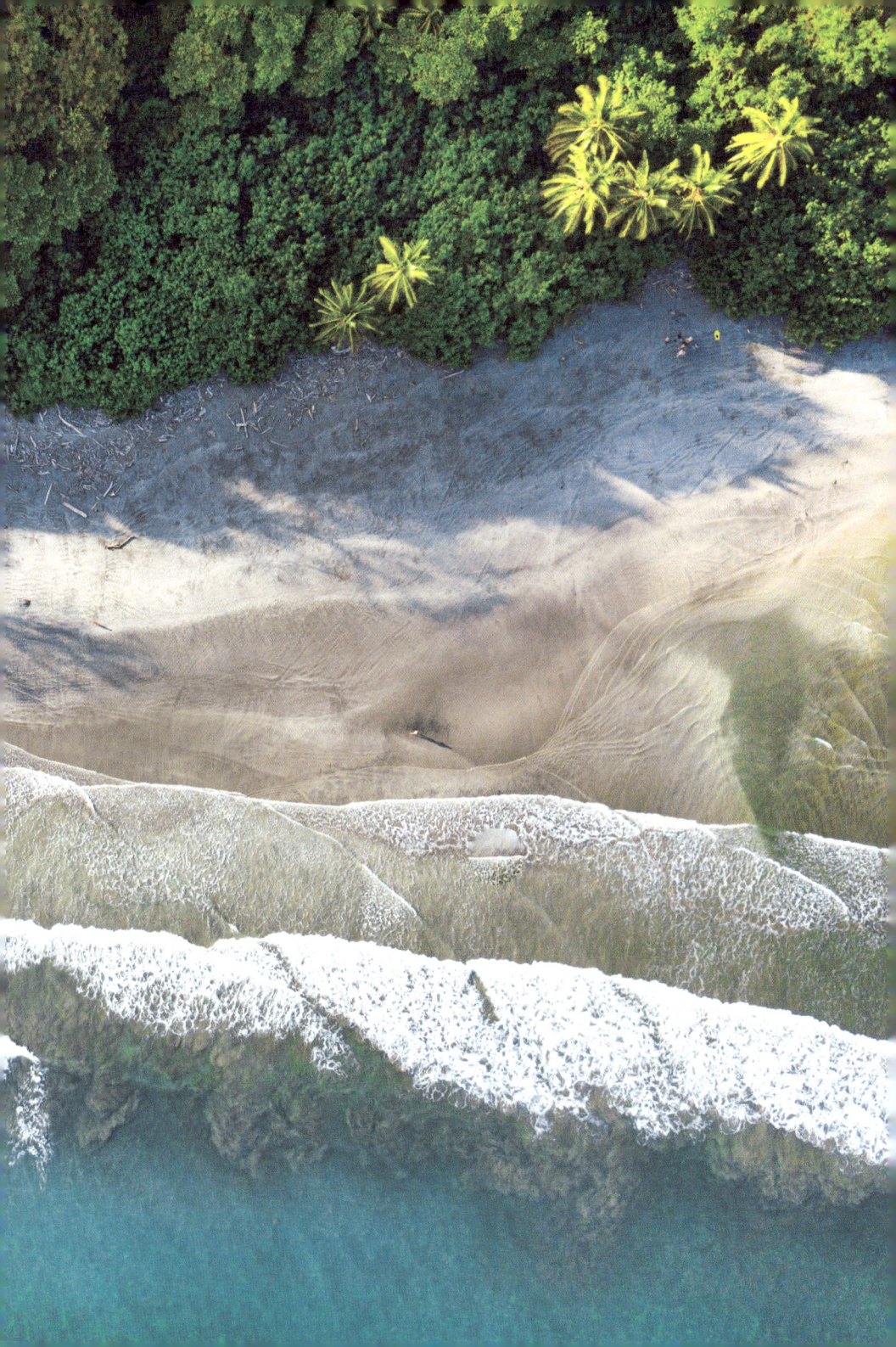

코스타리카 블루존이 주는 교훈

■ **삶의 목표 세우기**
건강한 백세인들은 삶에 대해 강한 목적의식을 가지고 있다. 그들은 자신이 다른 사람들에게 필요한 존재이며, 남에게 더 많은 기여를 하고 싶어 했다.

■ **경수 마시기**
니코야의 물은 코스타리카에서 칼슘 함량이 가장 높다. 이로 인해 이곳 사람들의 심장병 발병률은 낮고, 뼈가 튼튼하며, 고관절이 골절되는 일도 적다.

■ **가족에게 집중하기**
니코야의 백세인들은 대대로 가족과 함께 살았고, 자녀와 손주의 보살핌을 받았다. 이러한 환경에서 이들은 목적의식과 소속감을 갖게 된다.

■ **저녁 식사는 가볍게 하기**
칼로리를 적게 섭취하는 것은 오래 사는 확실한 방법 중 하나다. 니코야 사람들은 초저녁에 가볍게 저녁을 먹는다. 또한 콩·옥수수·호박 등 농업의 '삼총사'로 대표되는 전통적인 메소아메리카 식단을 먹는다.

■ **소셜 네트워크 유지하기**
니코야 백세인들은 이웃과 자주 왕래한다. 그들은 다른 사람의 말을 경청하고, 함께 웃고, 자신이 가진 것에 감사하는 방법을 알고 있다.

■ **열심히 일하기**
백세인들은 평생 육체 노동을 즐겁게 해왔다. 정원 가꾸기, 땅 관리하기, 요리, 손주 돌보기 등 일상적인 육체적 노동에서 기쁨을 찾는다.

■ **햇볕을 충분히 쬐기**
니코야 사람들은 정기적으로 햇빛을 쬐는데, 이는 뼈를 튼튼하게 하고 신체 기능을 건강하게 하는 비타민 D를 생성하는 데 도움이 된다. 비타민 D 결핍은 골다공증 및 심장병과 같은 여러 문제와 관련이 있지만, 정기적으로 다리와 팔에 15분 정도 햇빛을 쬐면 필수 영양소를 충분히 얻는데 도움이 될 수 있다.

■ **오랜 역사를 받아들이기**
현대 니코야 사람들은 원주민 초로테가 가족에 뿌리를 두고 전통을 이어온 덕분에 비교적 스트레스에서 자유로울 수 있었다. 옥수수와 콩 위주의 전통 식단은 장수를 위한 최고의 영양 조합일 것이다.

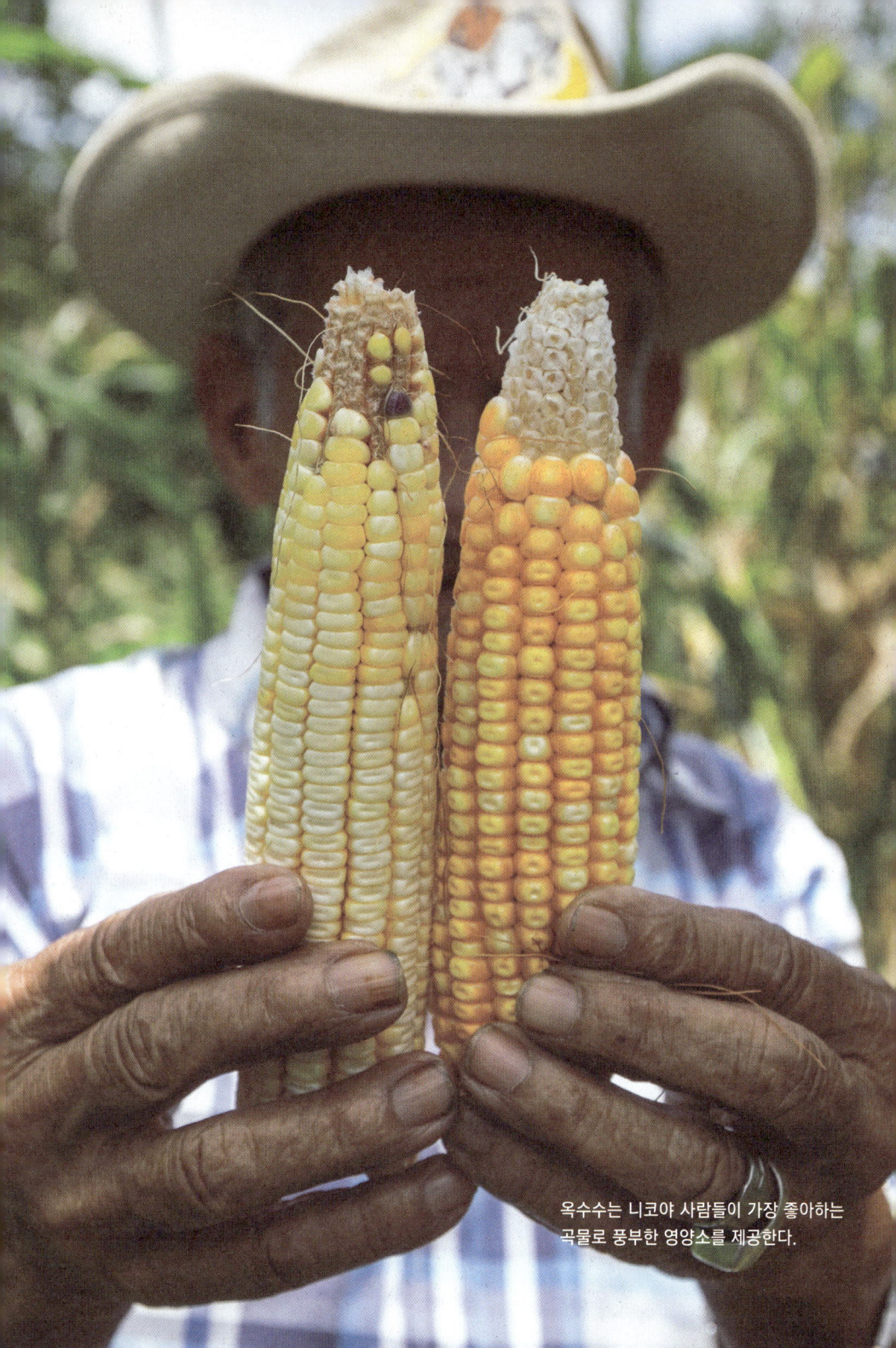

옥수수는 니코야 사람들이 가장 좋아하는 곡물로 풍부한 영양소를 제공한다.

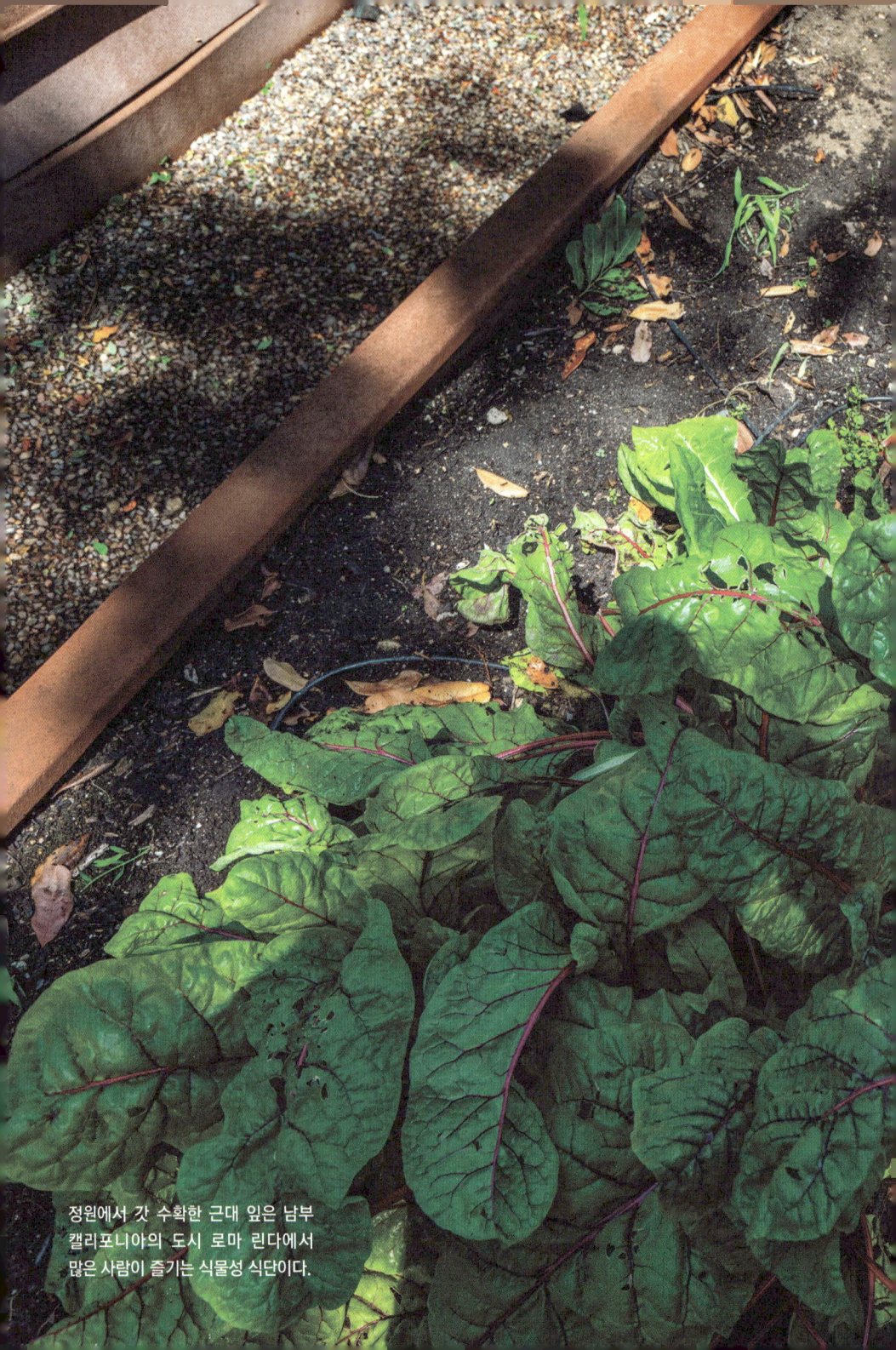

정원에서 갓 수확한 근대 잎은 남부 캘리포니아의 도시 로마 린다에서 많은 사람이 즐기는 식물성 식단이다.

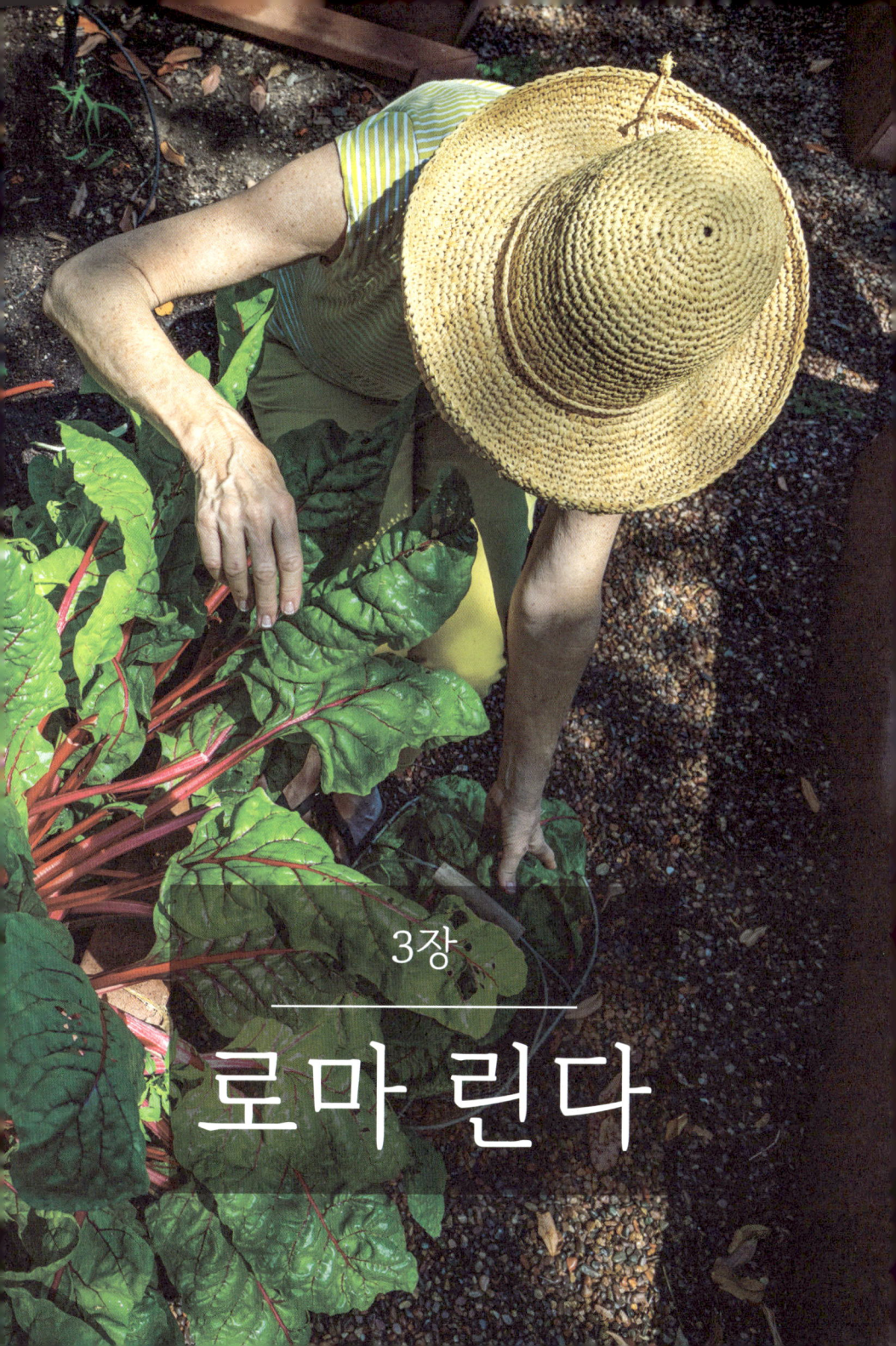

3장

로마 린다

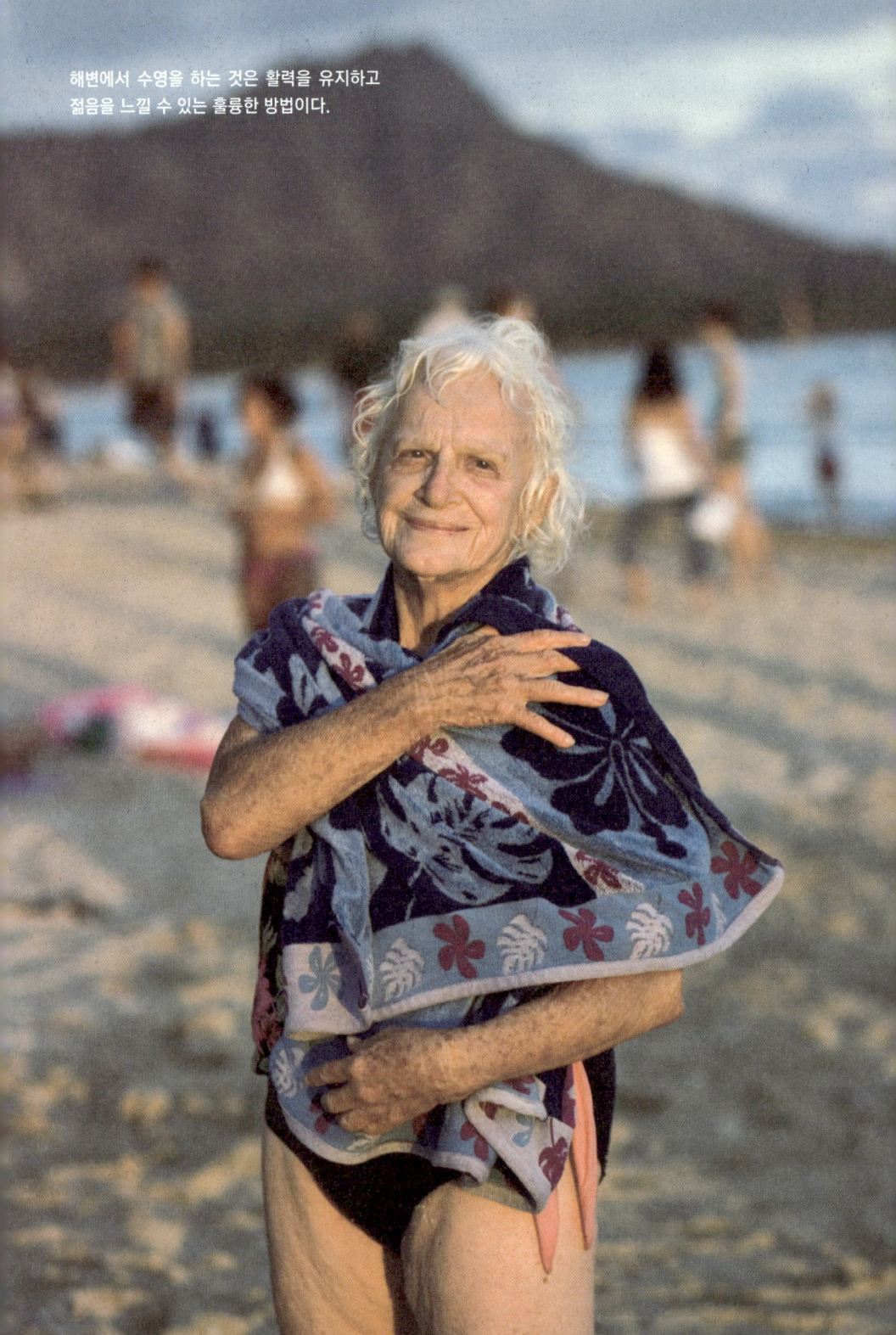

해변에서 수영을 하는 것은 활력을 유지하고 젊음을 느낄 수 있는 훌륭한 방법이다.

미국의 블루존

로스앤젤레스에서 동쪽으로 약 96km 떨어진 스모그가 자욱한 샌 버나디노 밸리San BernardinoValley 교외의 약 9,000명의 제칠일안식일예수재림교회 신도들은 수명에 대한 불변의 법칙을 거스르고 있다. 이들은 전국에 있는 약 2천만 명의 재림교인들을 대표하는데, 일반인보다 최대 10년 더 오래 사는 사람들이었다. 재림교인들은 맑은 공기·햇빛·금욕·휴식·운동·식물성 식단·식수·신성한 힘에 대한 믿음 등 8가지 '자연 요법'을 장수의 비결로 꼽는다. 그리고 이러한 주장을 데이터로 뒷받침한다. 1970년대부터 로마 린다 Loma Linda와 그 주변에 거주하는 재림교인들은 건강 및 식단 연구에 참여했으며, 그 결과 다른 캘리포니아 주민들에 비해 남성은 7년 4개월, 여성은 4년 5개월 더 오래 사는 것으로 나타났다. 채식주의 재

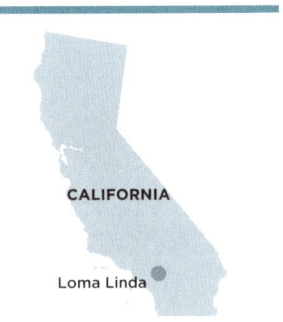

■ 캘리포니아주 로마 린다에는 제칠일안식일예수재림교인들이 모여 사는 커뮤니티가 있다.

■ 이 도시는 샌버나디노 카운티의 광활한 교외에 위치해 있다.

■ 많은 제칠일안식일예수재림교회 신자들은 식물성 식단을 고수한다.

■ 재림교인들은 다른 미국인보다 평균 10년 더 오래 산다.

림교 남성은 9년 6개월, 여성은 6년 1개월 더 오래 사는 것으로 나타났다.

어떻게 이런 일이 가능할까?

2005년 로스앤젤레스 국제공항에서 로마 린다로 처음 갔을 때 내 머릿속은 이 질문으로 가득차 있었다. 10번 고속도로를 따라 동쪽으로 달리면서 북쪽으로는 샌버나디노 산맥San Bernardino Mountains이, 남쪽으로는 스트립 몰[1]이 드리워진 겨자색 안개를 바라보았다. 로마 린다로 향하는 출구로 나오면서 프라이드 치킨·감자튀김·탄산음료·샌드위치 등을 파는 패스트푸드 프랜차이즈 매장을 지나면서 이 작은 교외 지역이 과연 사르데냐Sardinia와 니코야Nicoya에 대한 미국의 대답이 될 수 있을지 궁금해졌다.

나는 수십 년 동안 수만 명의 재림교인의 건강을 추적 연구한 '재림교인 건강 연구' 프로젝트의 책임 연구자인 게리 프레이저 박사Dr. Gary Fraser를 만나고 싶었다. 로마 린다[2] 대학 의료 센터로 가는 길을 꾸준히 오르다 보니 잘 다듬어진 잔디밭과 900여 명의 의사가 근무하는 6개의 병원으로 이루어진 넓은 캠퍼스에서 프레이저 박사의 사무실을 발견할 수 있었다.

뉴질랜드 출신인 프레이저는 깔끔하게 빗어 넘긴 갈색 머리가 인상적인 친절한 스카우트 마스터였다. 원래 그는 심장전문의였지만 수년간 자신의 몸을 방치한 환자들로 인해 좌절감을 느꼈다고 한다. "소 잃고 외양간 고치는 꼴이었죠."라고 그는 말했다. "심장병을 사전에 예방하는 데 도움을 줄 수 있다면 훨씬 더 큰 보람을 느낄 수 있을 것 같아 전

---

1 strip malls. 주로 도로에 위치한 연결된 상가 건물
2 '로마 린다'는 스페인어로 '아름다운 언덕'이라는 뜻

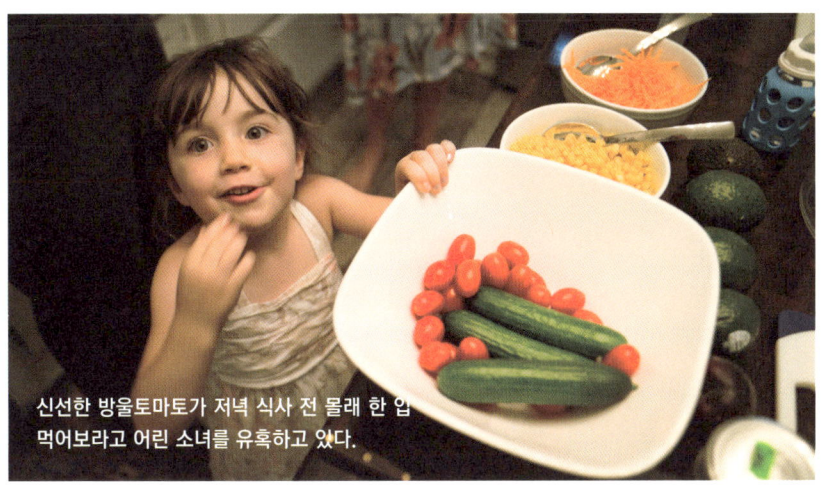

신선한 방울토마토가 저녁 식사 전 몰래 한 입 먹어보라고 어린 소녀를 유혹하고 있다.

염병학자가 되기로 결심했습니다."

　미국 최초의 대규모 건강 연구인 재림교인 건강 연구-1Adventist Health Survey-1(AHS-1)은 미국 국립보건원의 지원을 받아 1974년부터 1988년까지 진행되었다. 캘리포니아에 거주하는 34,000명의 재림교인을 관찰한 이 연구는 흥미로운 결과를 도출했다. 예상대로 연구진은 대부분 비흡연자인 재림교인이 비재림교인에 비해 폐암 발병률이 70% 낮다는 사실을 발견했다. 또한 과일, 채소, 곡물에서 섬유질을 정기적으로 섭취하는 사람들은 대장암 위험이 40% 감소한 반면, 일주일에 여러 번 육류를 섭취하는 사람들은 60% 증가했다. 뿐만 아니라 연구진은 견과류를 일주일에 여러 번 섭취하면 심장마비 위험이 최대 50%까지 감소한다는 사실도 발견했다. 프레이저는 "분명한 것은 식물성 식단이 가장 좋은 방법이라는 것입니다."라고 덧붙였다.

　2021년 봄, 그와 전화 통화를 통해 2002년부터 지금까지 진행하는 두 번째 대규모 연구인 재림교인 건강 연구-2의 결과에 대해 다시 이야기를 나눴다.

국립암연구소와 국립보건원의 지원을 받아 진행 중인 이 프로젝트에 대해 그는 '탄탄하게 설계된 연구'라고 했다. 약 96,000명의 참가자는 비건vegans, 락토 오보 채식주의자lacto-ovo vegetarians, 유제품과 계란을 섭취하는 사람, 페스코테리언pesco-vegetarians, 생선은 먹고 고기는 거의 먹지 않는 사람, 비채식주의자nonvegetarians의 네 가지 범주로 분류되었다. "사람들마다 살아가는 방식이 다르죠. 이를 시간의 흐름에 따라 추적하여 서로 다른 사람들의 건강 상태를 비교해 보기로 했습니다."

새로운 연구에서 확인된 바와 같이, 엄격한 채식주의자인 재림교인은 다른 미국인보다 만성 질환과 암에 걸리지 않고 거의 10년 더 오래 살 것으로 예상할 수 있었다. 특히 연구진의 계산에 따르면 채식을 하면 제2형 당뇨병 발병 위험이 50%, 관상동맥 심장병 발병 위험이 60% 감소하는 것으로 나타났다. 반면 육류를 정기적으로 섭취한 재림교인은 견과류·씨앗·콩류에서 단백질을 섭취하는 사람보다 조기 사망률이 46% 높았다. 또한 육식을 하는 재림교인들은 채식주의자보다 체중이 약 9kg 더 나가는 경향이 있었다.

연구진은 비건 참가자들이 다른 참가자보다 체중이 덜 나갈 가능성이 높긴 하지만, 가장 오래 사는 것은 아니라는 사실을 발견했다. 이러한 차이는 일반적인 식물성 식단 외에 하루에 생선을 1인분 섭취하는 페스코 채식주의자에게서도 마찬가지였다.

그뿐만 아니라 프레이저와 팀원들은 우유와 두 가지 유형의 암 사이의 놀라운 연관성이 있다는 사실도 발견했다. 하루에 약 1¾컵의 우유를 섭취하는 남성은 전립선암에 걸릴 확률이 25% 더 높은 반면, 우유를 ¼컵 정도 섭취하는 여성은 유방암에 걸릴 확률이 30% 더 높다는

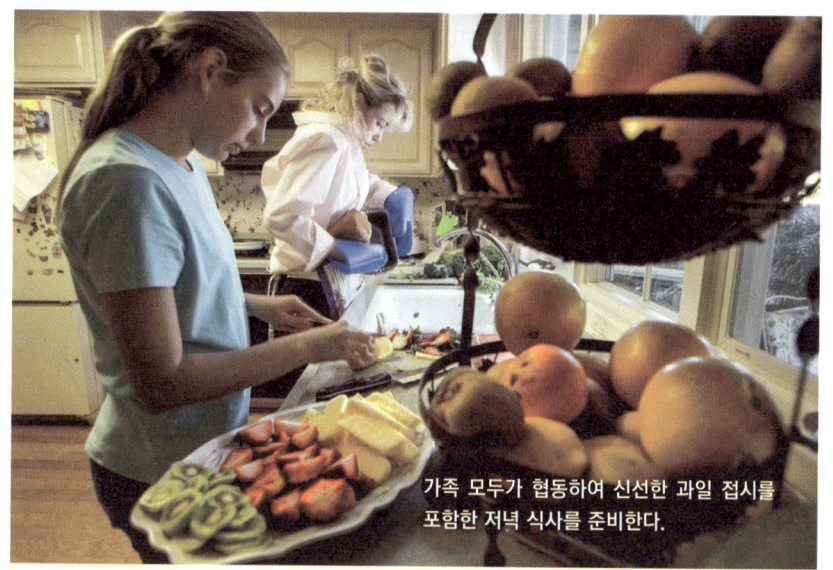
가족 모두가 협동하여 신선한 과일 접시를 포함한 저녁 식사를 준비한다.

사실을 알아냈다. 여성의 유방암은 호르몬에 반응하는 것으로 알려져 있다. 따라서 유방암 발병 가능성이 높아지는 이유 중 하나는 임신한 젖소의 우유에 들어 있는 호르몬 때문일 수 있다.

"더 오래 살고 싶어 하는 사람들에게 이 모든 내용이 어떤 의미를 지닐까요?" 내가 물었다.

프레이저는 "그렇게 복잡하지 않아요."라고 대답했다. "재림교인의 건강법에는 어떤 비밀이 있다고 생각하지 않습니다. 우리는 단지 그것을 실천할 방법을 찾았을 뿐입니다."

프레이저는 다음과 같은 사항을 가능한 한 많이 따르기만 하면 된다고 말했다.

1) 채식을 할 것. 그러면 수명이 2년 더 늘어난다.
2) 규칙적으로 운동할 것. 규칙적인 운동은 심장에 좋다.

마지 제튼 Marge Jetton, 101세은 "신이 왜 저에게 이렇게 오래 살 수 있는 특권을 주셨는지 모르겠습니다."라고 말한다. "하지만 절 좀 보세요."

3) 담배를 피우지 말 것. 담배는 폐암과 심장병의 주요 원인이다.

4) 체중에 주의할 것. 체중은 심혈관 질환, 혈압, 콜레스테롤, 염증에 큰 영향을 미친다.

5) 간식으로 견과류를 섭취할 것. 견과류는 심장을 보호하고 수명을 2년 더 늘려준다.

이 다섯 가지를 모두 실천한 재림교인 연구 참가자들은 기대 수명이 10년이나 더 늘어났다고 프레이저는 말했다. 그들은 단지 더 오래 살기만 한 것이 아니라 더 건강하게 살았다.

2021년 겨울에 로마 린다를 돌아보면서 동네가 처음 방문했을 때와 거의 변하지 않았다는 사실에 깜짝 놀랐다. 대학에 새로 지어진 몇 개의

로마 린다 재림교인들은 현지 숲에서 풍부하게 자라는 오렌지를 비롯한 신선한 농산물을 소중히 여긴다.

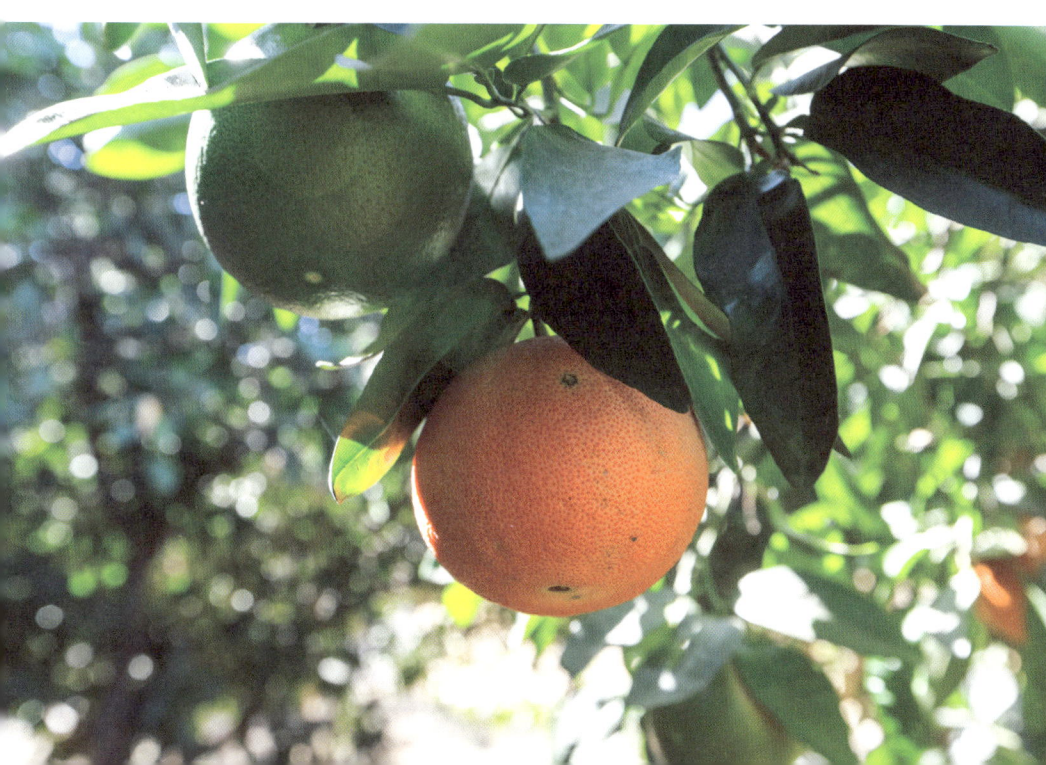

건물을 제외하면 조용한 동네의 모습, 의료 센터에서 언덕을 따라 깔끔하게 다듬어진 잔디밭 등 17년 전의 모습 그대로였다. 병원 건너편에 있던 위너 헛Wiener Hut은 사라지고 칼스 주니어Carl's Jr.로 바뀌었지만, 유기농 식품을 비롯하여 80여 개의 씨앗과 견과류 통을 파는 로마 린다 마켓은 여전히 그 자리에 있었다. 이 마켓은 여느 전국 체인 식료품 마트처럼 콩으로 만든 비건 육포, '피쉬리스 스틱Fishless Sticks', 달걀이 들어가지 않은 아이스크림 등을 판매하고 있었다. 새로 생긴 주스 바를 제외하고는 예전 그대로였다.

    이것은 놀랄 일이 아니었다. 제칠일안식일예수재림교회는 본질적으로 보수적인 성향이 강하다. 1860년에 공식적으로 설립된 이 교단은 개신교 부흥 운동인 제2차 대각성 운동에서 성장했으며, 개척지 스타일의 캠프 모임, 성경 공부, 전도, 개인 구원을 추구했다. 교회의 초기 지도자 중 일부는 흡연, 술, 육류, 커피, 차, 향신료를 교리로 정해지기 전부터 끊을 것을 주장하기도 했다. 오늘날까지도 가장 보수적인 재림교인 중 일부는 여전히 영화관에 가는 등 어떤 형태의 대중문화에 빠지는 것을 원하지 않는다.

    어쩌면 이것이 그들의 오래 사는 비결 중 하나일지도 모른다. 전통적인 생활 방식이 빠르게 사라지고 있는 오키나와 니코야 같은 다른 블루존과는 달리, 이 캘리포니아 공동체에서는 변화의 바람을 이겨낼 방법을 찾았다. 제칠일안식일예수재림교회는 세상의 유혹에 대항하는 보

오른쪽:
[1] 커뮤니티 센터에서의 운동
[2] 코코넛 치아 푸딩과 같은 건강한 음식
[3] 가족 간의 유대감은 로마 린다 재림교인들의 장수에 도움을 준다.

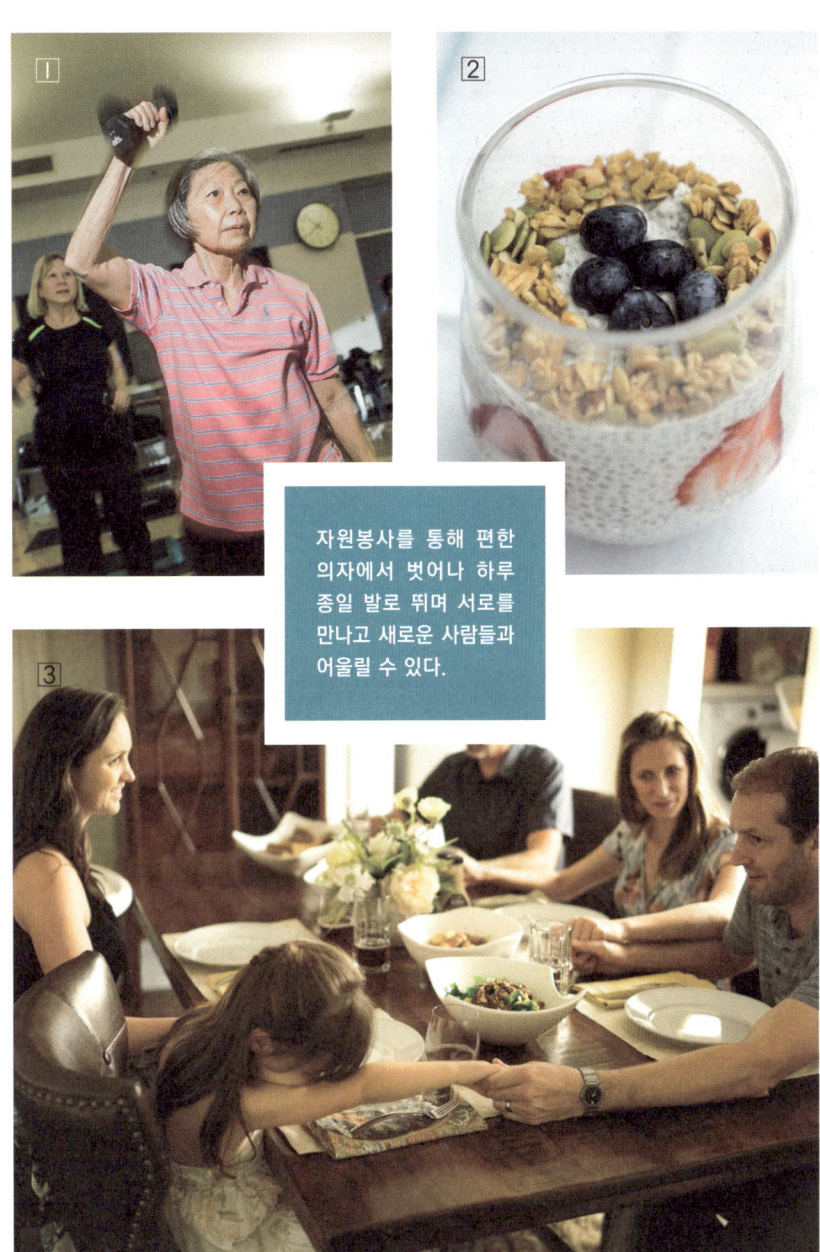

자원봉사를 통해 편한 의자에서 벗어나 하루 종일 발로 뛰며 서로를 만나고 새로운 사람들과 어울릴 수 있다.

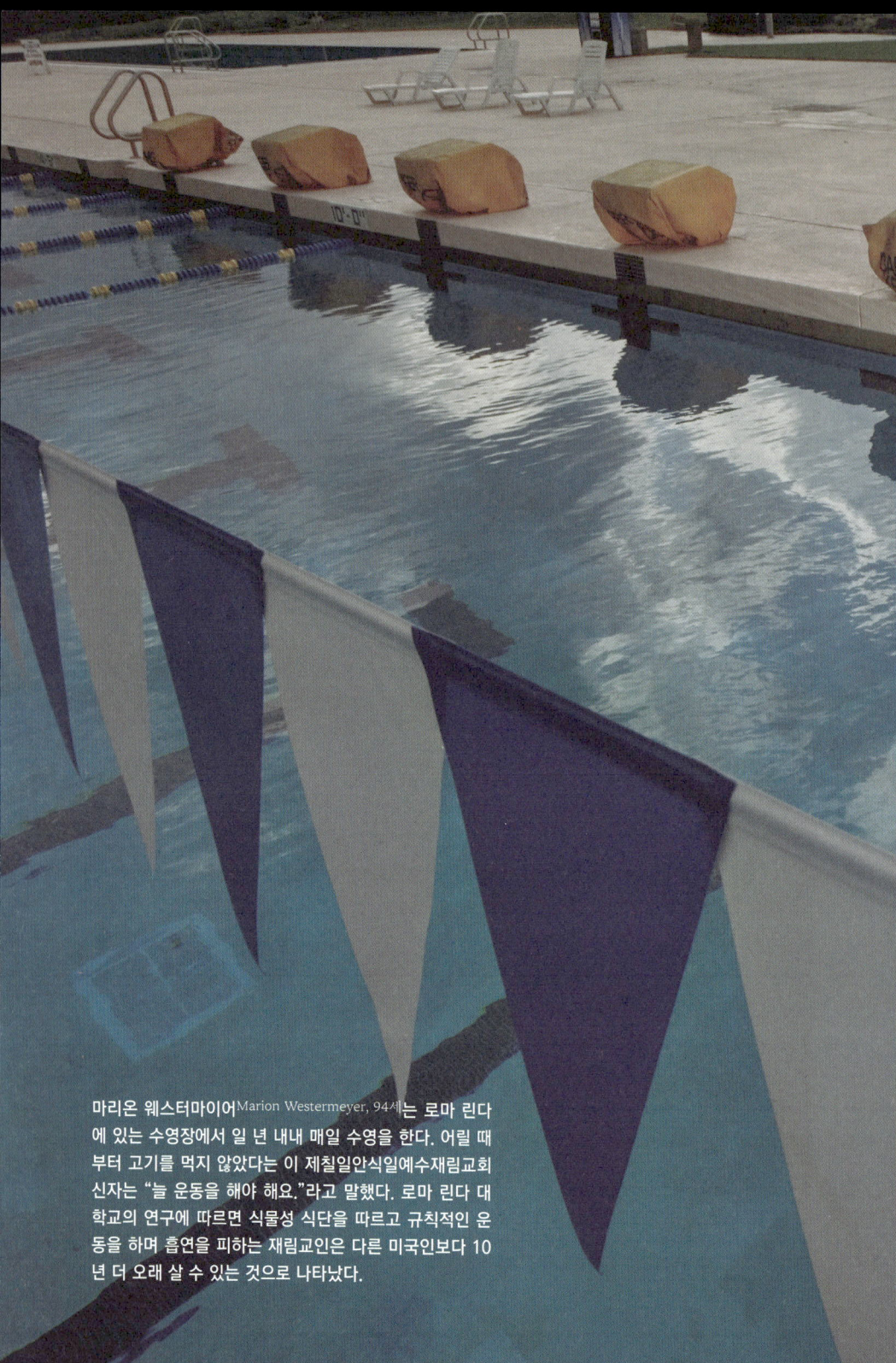

마리온 웨스터마이어 Marion Westermeyer, 94세는 로마 린다에 있는 수영장에서 일 년 내내 매일 수영을 한다. 어릴 때부터 고기를 먹지 않았다는 이 제칠일안식일예수재림교회 신자는 "늘 운동을 해야 해요."라고 말했다. 로마 린다 대학교의 연구에 따르면 식물성 식단을 따르고 규칙적인 운동을 하며 흡연을 피하는 재림교인은 다른 미국인보다 10년 더 오래 살 수 있는 것으로 나타났다.

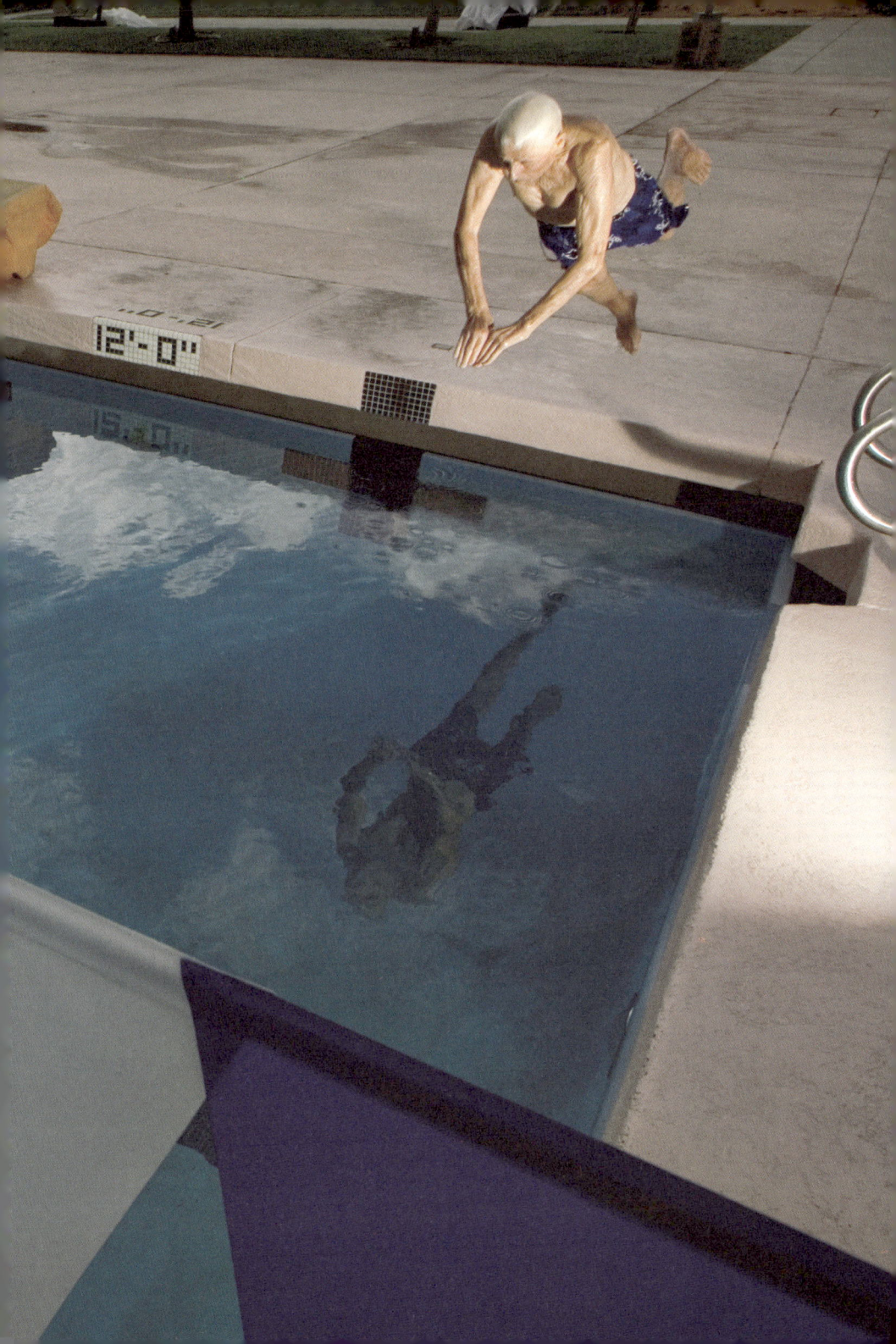

루를 제공함으로써 성도들이 올곧고 좁은 길로 나아갈 수 있도록 돕고 있다.

어느 쌀쌀한 아침, 지역 캠페인을 통해 교외 차고에서 복음을 전할 준비를 하고 있는 몇 명의 신자를 만났다. 올해 96세인 폴 데마조Paul Demazo는 문맹퇴치 자원봉사자인 게리 기포드Gary Gifford, 칼 슈벨트Carl Schwelt, 테리 잉그램Terry Ingram과 함께 로마 린다 지부를 조직했다. 문학 사역의 역사는 100년 전부터 시작되었다고 데마조는 말했다. 재림교는 신념을 강화하고 널리 말씀을 전파하기 위해 문학을 배포해 왔으며, 이들은 하나의 팀으로 활동했다. 한 명은 지역 사회를 돌아다니며 의사 사무실과 다른 사업체들을 설득하여 팸플릿과 책, 『시대의 징조Signs of

마테아 브룩스Matea Brooks가 가족과의 식사를 위해 주방에서 허브를 씻고 있다.

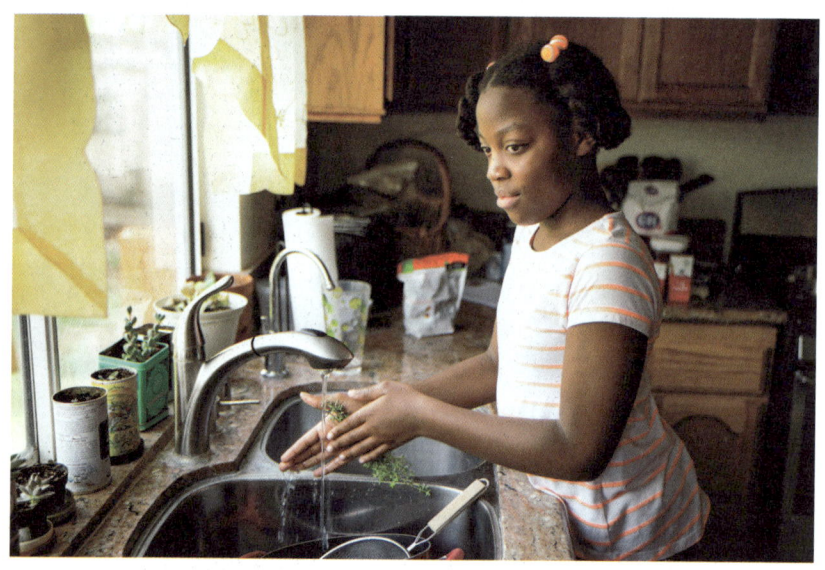

the Times』와 같은 잡지를 진열할 수 있도록 했다. 다른 사람들은 진열대가 비어 있지 않도록 돌아가며 확인하는 역할을 했다. 그들을 만났던 차고 안에는 재고 상자가 가득했다.

문학 사역부의 일원인 이 네 사람은 신앙을 전파하기 위해 자신의 역할을 다하고 있었는데, 넷 중 막내가 80세였다. 한편 나는 이들이 자원봉사를 통해 편안한 의자에서 일어나 하루 종일 발로 뛰며 서로를 만나고, 새로운 사람들과 어울릴 수 있게 되었다는 점에 주목했다. 게다가 교회를 돕고자 하는 헌신적인 마음은 이들을 행복하게 만들었다.

데마조는 활동적인 삶을 유지해야 한다고 굳게 믿었다. "65세에 은퇴한 친구들이 많았어요."라고 그는 말했다. "첫해에 그 중 1/3이 세

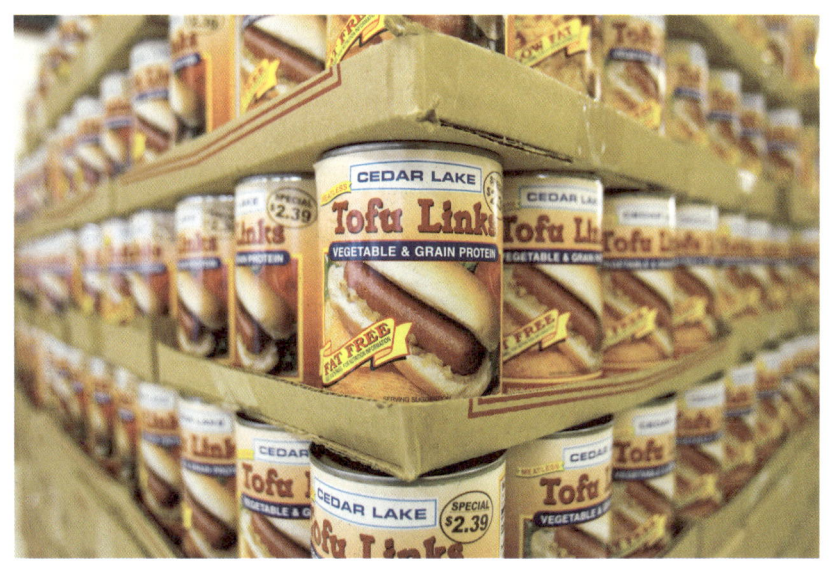

로마 린다의 슈퍼마켓에는 유기농 식품과 씨앗 및 견과류가 가득한 통로가 줄지어 있으며 육류를 사용하지 않은 품목이 인기다.

상을 떠났죠."

96세의 나이에도 여전히 활력이 넘치는 비결을 묻자, 그는 제칠일안식일예수재림교회 설립자 중 한 명인 엘렌 지 화이트Ellen G. White가 예언에서 밝힌 8가지 자연 요법을 소개해 주었다. 화이트는 자신의 몸을 돌보는 것이 종교적 의무라고 주장했다. 1905년 저서인 『치유의 사역 The Ministry of Healing』에서 그녀는 맑은 공기·햇빛·금욕·휴식·운동·적절한 식단·물 사용·신성한 힘에 대한 신뢰가 바로 자연요법이라고 정의했다. "모든 사람은 자연의 치유 원리와 이를 적용하는 방법에 대해 알고 있어야 합니다. 아픈 사람을 치료하는 원리를 이해하고 이러한 지식을 올바르게 사용할 수 있는 실제적인 훈련을 반드시 받아야 합니다."라고 그녀는 썼다.

화이트는 1866년 남편 제임스와 함께 미시간 주 배틀 크릭Battle

곡물 보울(Grain Bowls)

만들기 쉽고, 보관하기 쉽고, 먹기 편한 천상의 곡물 보울은 심장에 좋은 곡물·콩·녹황색 채소로 구성되어 있으며, 식욕을 돋우는 식사로 편리하게 조합할 수 있는 방법이다. 곡물의 경우 현미·파로·쿠스쿠스·퀴노아·밀알 중에서 선택하면 된다. 검은콩·렌틸콩·강낭콩·카넬리니 콩은 풍미를 더하고 양상추·케일·시금치·호박·토마토는 상큼한 맛을 더한다. 슬라이스한 아보카도·새싹채소·허브·으깬 견과류·씨앗 또는 튀긴 샬롯을 얹고 스리라차·허니 머스타드·레몬 비네그레트·페스토·하리사 또는 살사 드레싱을 뿌려 먹으면 된다.

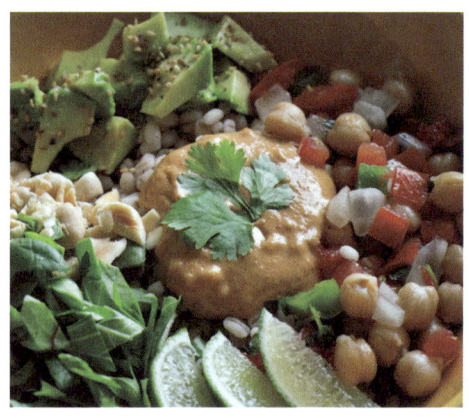

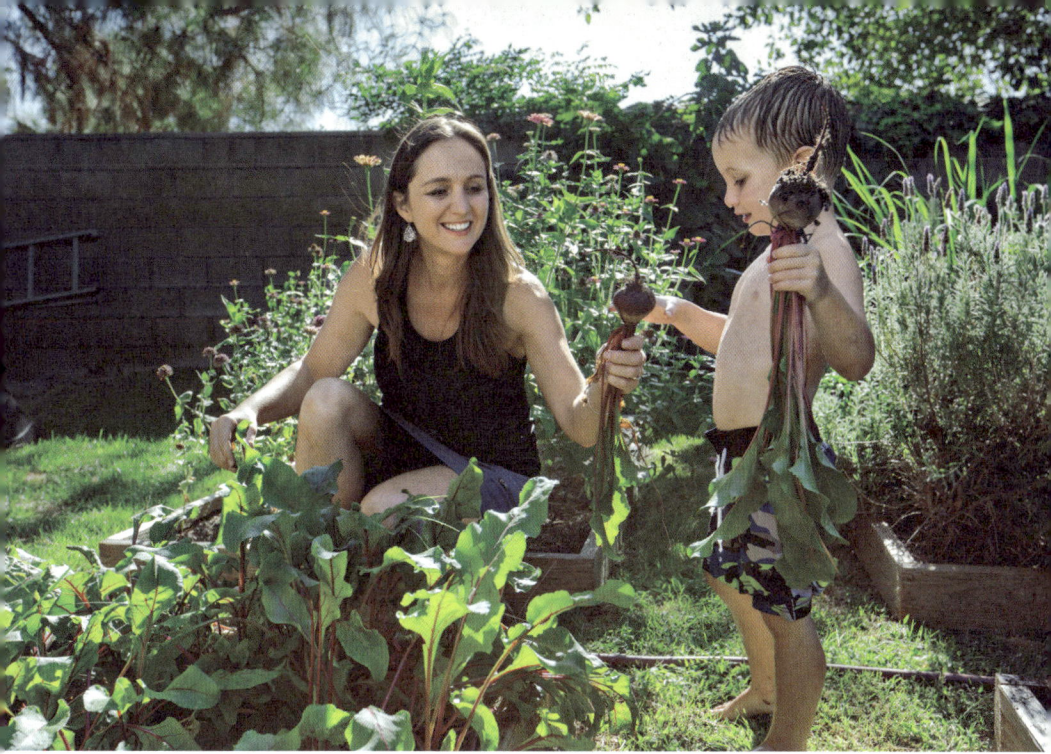

세 살배기 오스틴 진Austin Gheen이 어머니 크리스탈Krystal을 도와 가족 텃밭에서 사탕무를 수확하고 있다.

Creek으로 이주해 수치료 클리닉hydrotherapy clinic인 웨스턴 헬스 폼 인스티튜트Western Health Form Institute를 설립하는 데 도움을 주면서 자신의 이론을 실천에 옮겼다. 클리닉을 이끌 진정한 의료 전문가가 필요하다고 확신한 그녀는 제임스 하비 켈로그James Harvey Kellogg라는 젊은 재림교인을 영입하여 미시간 대학교 의과대학에 입학시켰다. 1876년 배틀 크릭으로 돌아온 켈로그는 클리닉의 초점을 수치료Hydrotheraphy에서 재림교식 식단과 운동, 최신 의료 및 수술 절차를 결합한 예방 의학으로 전환했다. (켈로그는 이후 1906년 배틀 크릭 토스트 콘플레이크 회사를 설립한 동생 W. K. 켈로그와 함께 플레이크 시리얼을 만드는 공정을 개발했다.) 오늘날 전 세계에는 168개의 재림교회 병원이 있다.

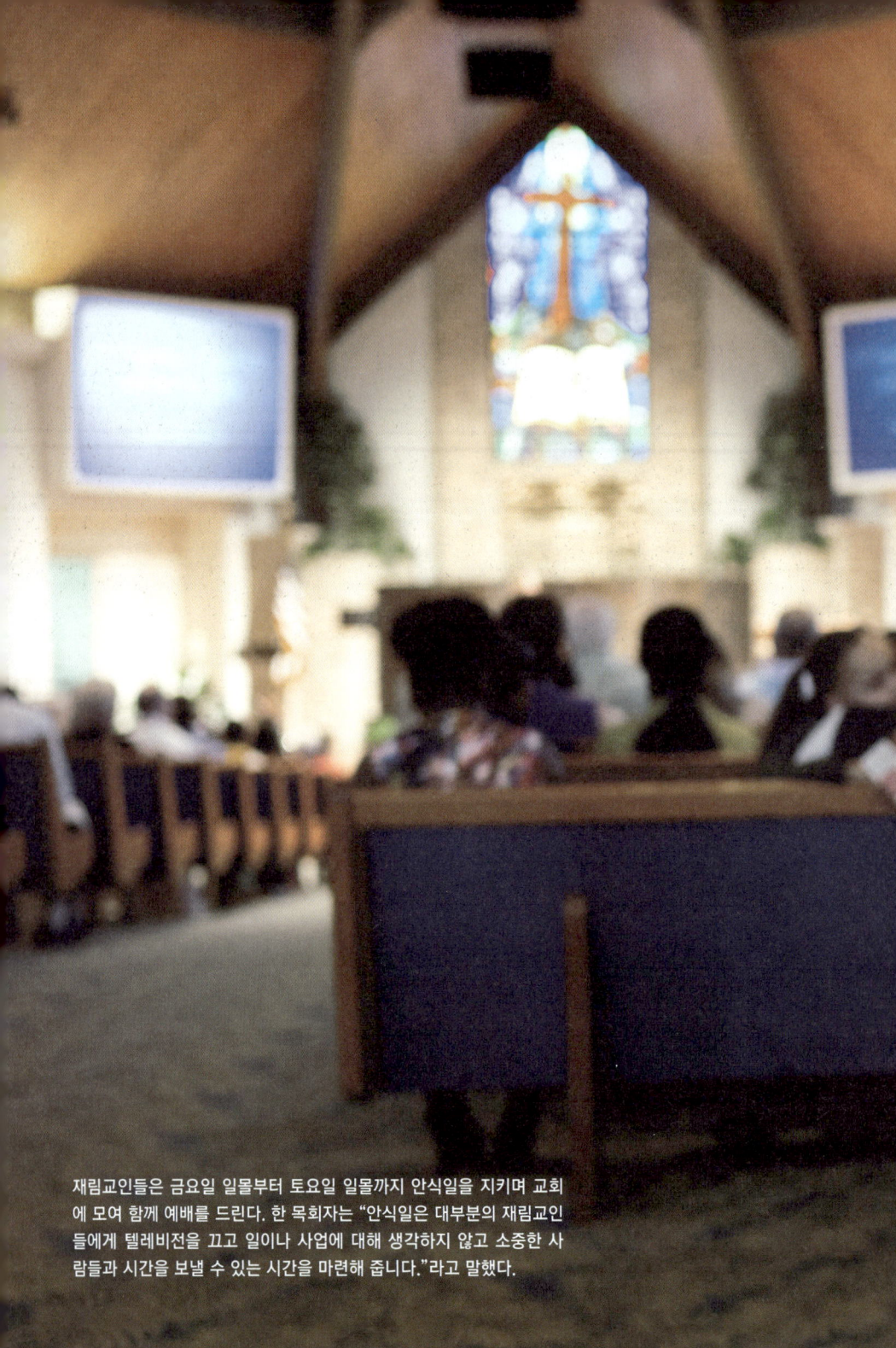

재림교인들은 금요일 일몰부터 토요일 일몰까지 안식일을 지키며 교회에 모여 함께 예배를 드린다. 한 목회자는 "안식일은 대부분의 재림교인들에게 텔레비전을 끄고 일이나 사업에 대해 생각하지 않고 소중한 사람들과 시간을 보낼 수 있는 시간을 마련해 줍니다."라고 말했다.

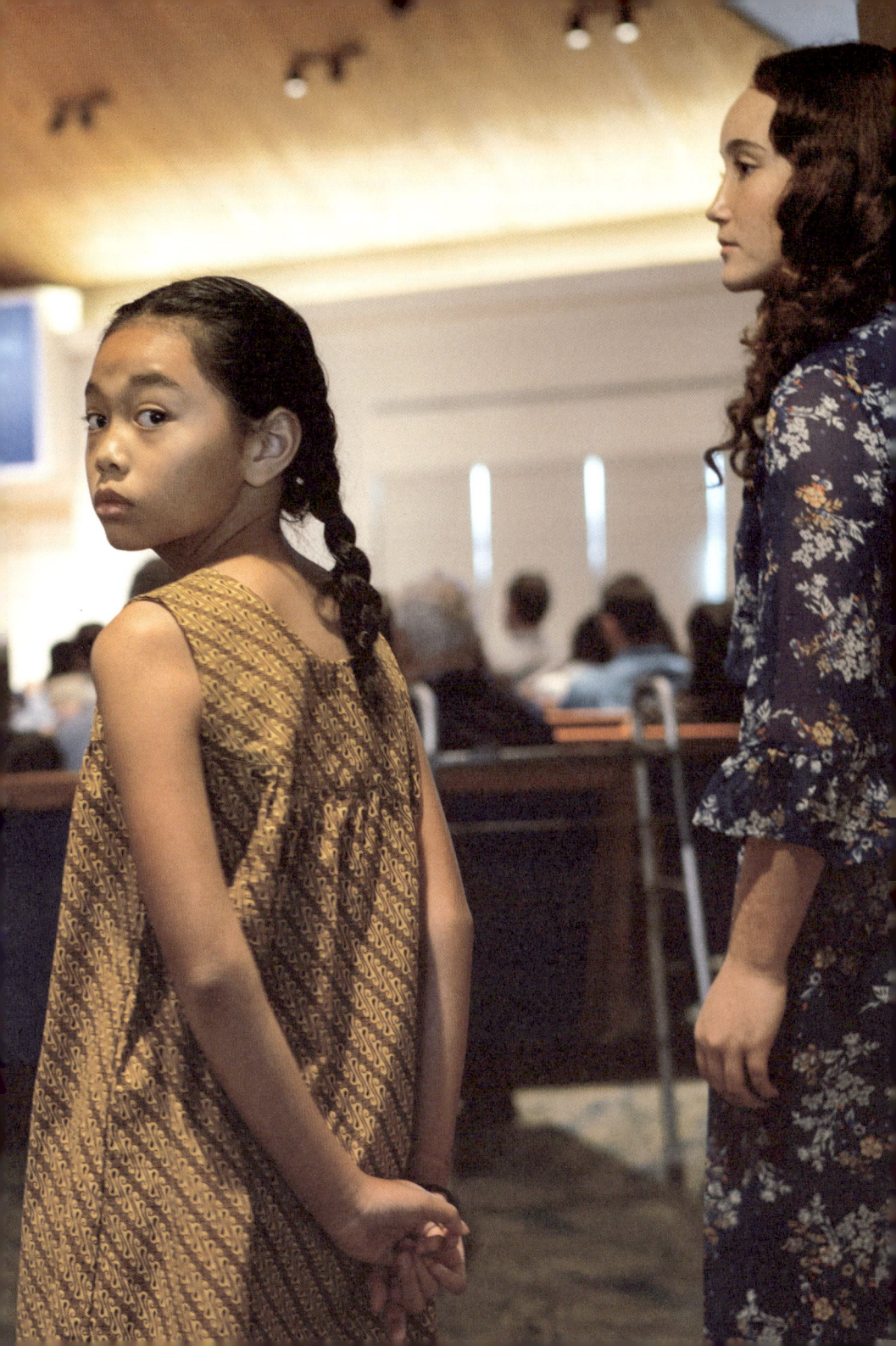

머스타드를 뿌린 구운 감자와 녹두

총 조리 시간 : 45분 • 4인분 제공

이 레시피는 매우 간단하지만 머스타드 드레싱이 이 요리의 모든 풍미를 돋보이게 하여 매우 멋진 식사를 만들게 해준다. 콩, 채소, 감자 등 블루존의 가장 중요한 주식이 다양하게 어우러진 요리다.

구운 채소 :

작은 감자 225g
얇게 썬 마늘 3쪽
신선한 파슬리 또는 기타 허브 다진 것 3큰술
엑스트라 버진 올리브오일 2큰술
키친타월로 두드려 물기를 제거한 익힌 병아리콩 ½컵
(또는 통조림, 물기를 제거한 후 헹군 것)
씻어서 손질하고 말린 녹두 225g

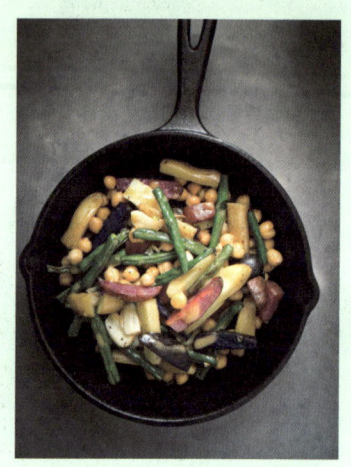

드레싱 :

디종Dijon 머스타드 1큰술
엑스트라 버진 올리브오일 1½큰술
화이트 와인 식초 1큰술 꿀 2작은술
소금과 후추(선택 사항)

오븐을 220°C로 예열한다.
큰 믹싱 볼에 감자를 넣고, 마늘·허브·올리브오일과 함께 버무린다. 감자를 로스팅 팬에 한 겹으로 올리고, 한두 번 저어가며 25분간 또는 포크로 찔러도 부드러워질 때까지 익힌다. 감자가 익으면 병아리콩과 녹두를 팬에 넣고 10분간 더 굽는다. 채소가 구워지는 동안 작은 볼에 머스타드, 올리브오일, 식초, 꿀을 넣고 휘저어 부드러운 드레싱을 만든다. 드레싱에 소금과 후추로 간을 맞춘다. 구운 채소와 콩을 접시에 옮긴 후 드레싱을 뿌린다. 따뜻하게 요리를 제공한다.

건강한 삶을 위한 화이트의 처방은 미국 암 협회, 미국 심장 협회, 하버드 대학교의 건강한 식탁 프로그램 등의 지침을 반영한 것으로 매우 선구적인 것으로 보인다. 그녀는 저서 『식이 요법과 음식에 관한 조언』에서 다음과 같이 썼다. "곡물·과일·견과류·채소는 창조주가 우리를 위해 선택한 식단이다. 가능한 한 간단하게, 자연 그대로 조리한 이들 음식이야말로 가장 건강하고 영양이 풍부하다. 복잡하고 자극적인 식단으로는 얻을 수 없는 힘과 지구력, 지성의 활력을 불어넣어 준다."

커피와 알코올 섭취를 자제하고 기름, 향신료, 소금 등을 사용한 요리와 '발효를 일으켜 뇌를 흐리게 하고, 기분을 짜증나게 하는 설탕 사용'에 대해서도 경고했다.

캘리포니아 콜튼Colton에 사는 로슨Rawson 가족이 더트 바이크 dirt bikes를 타고 라이딩을 떠날 준비를 하고 있다.

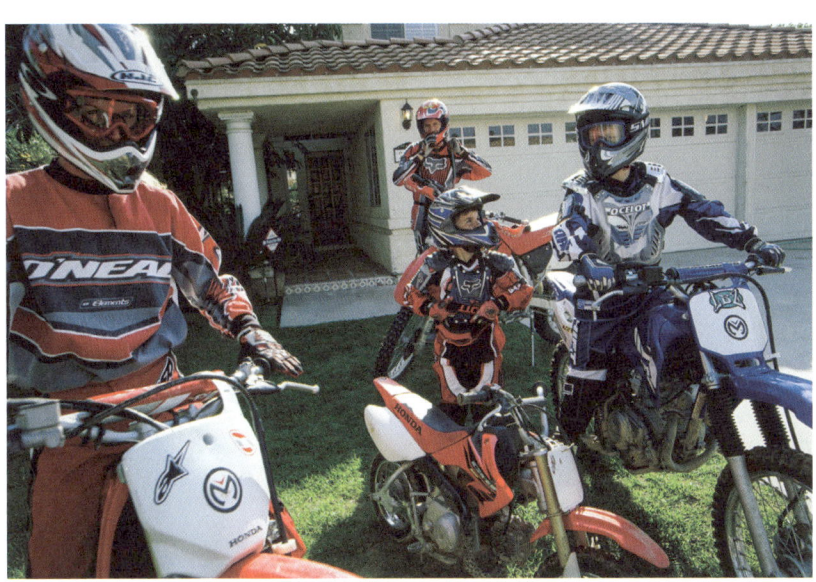

재림교 식단의 과학적 근거에 대해서 자세히 알아보기 위해 로마 린다 대학교 영양학과 학과장인 조안 사바테 박사Dr. Joan Sabaté를 만났다. 스페인 출신인 그는 은은한 물방울무늬 셔츠와 파란색 스포츠 재킷, 화려한 코발트색 구두를 차림으로 사무실에서 나를 맞이했다. 사바테는 채식 가이드 피라미드의 대표 설계자로서 식물성 식단이 건강에 특별한 도움이 된다는 사실을 대중에게 알리는 데 기여해 왔다. 그는 1993년 게리 프레이저를 비롯한 여러 동료들과 함께 호두를 간식으로 먹거나 샐러드나 아침 시리얼에 섞어 먹거나 저녁 메뉴에 조리하여 먹으면 남성의 혈청 콜레스테롤 수치를 10% 이상 낮출 수 있다는 연구 결과를 발표한 바 있다.

"어떤 사람들은 채식이 단순히 고기를 먹지 않는 것이라고 생각합니다."라고 그는 말했다. "하지만 통곡물, 콩류, 채소류, 과일류, 견과류

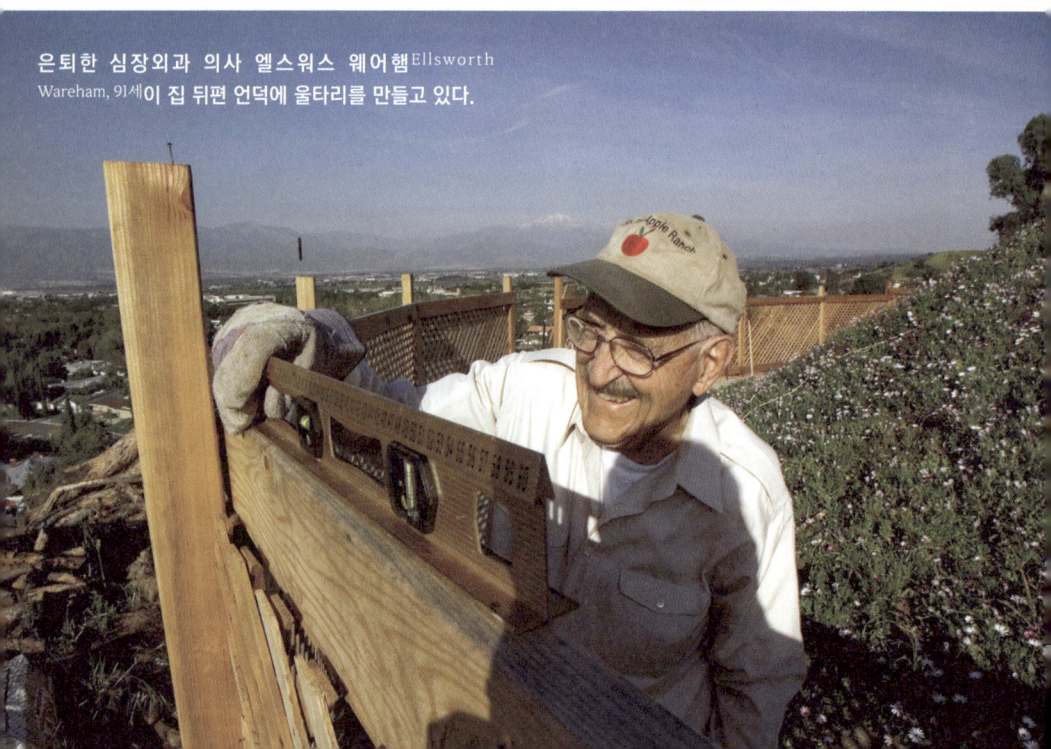

은퇴한 심장외과 의사 엘스워스 웨어햄Ellsworth Wareham, 91세이 집 뒤편 언덕에 울타리를 만들고 있다.

및 씨앗류와 같은 다양한 식물성 식품을 섭취하고 규칙적인 운동을 하면 실제로 건강을 지킬 수 있습니다. 예를 들어 콩을 먹으면 육식을 하는 사람도 대장암에 걸릴 위험이 줄어드는 경우가 많죠."

그는 최근 지중해식 식단과 기타 식물성 식품이 인기를 끌면서, 얼마 전까지만 해도 육류가 없는 식단으로는 건강을 유지하기에 충분한 영양소를 공급할 수 없다고 믿었으며, 이 사실을 잊기 쉽다는 것에 대해서 상기시켜주었다. 하지만 재림교 건강 연구에서 수년에 걸쳐 증명된 바와 같이, 거의 정반대의 사실이 밝혀졌다. 통곡물은 심혈관 질환과 대장암을, 견과류는 심장 질환을 예방하는 것으로 나타났다. 일반적으로 식물성 식단은 면역 체계를 강화하고 기대 수명을 늘린다. 이외에도 다양한 사례가 있다.

재림교 신자인 사바테Sabaté는 자신이 속한 공동체가 장수하는 데에는 건강한 식단보다 더 많은 요인이 있다고 조심스럽게 지적했다. 활동적인 생활, 금연, 안식일을 휴식의 날로 지키고 하나님을 신뢰하는 등 그들의 생활 방식 전체에서 비롯된 것이기도 했다. 나는 이전에 로마 린다를 방문했을 때 재림교 안식일에 대해 알게 되었다. 일요일에 교회에 출석하는 대부분의 개신교 교파와 달리, 재림교는 금요일 일몰부터 토요일 일몰까지 안식일을 지킨다. 토요일에 교회에 간 후에는 다른 재림교인들과 함께 모여 점심을 먹거나 친구나 가족과 함께 하이킹이나 기타 야외 활동을 하러 나간다. 목표는 일상적인 의무에서 벗어나 조용히 묵상할 수 있는 '시간 속의 성소'를 만드는 것, 즉 엘렌 화이트Ellen White가 자연의 본질적인 치료법 중 하나로 규정했던 '휴식'을 누리는 것이다.

사바테의 목록 중 마지막 요소인 신앙의 중요성에 관해서는 은퇴한

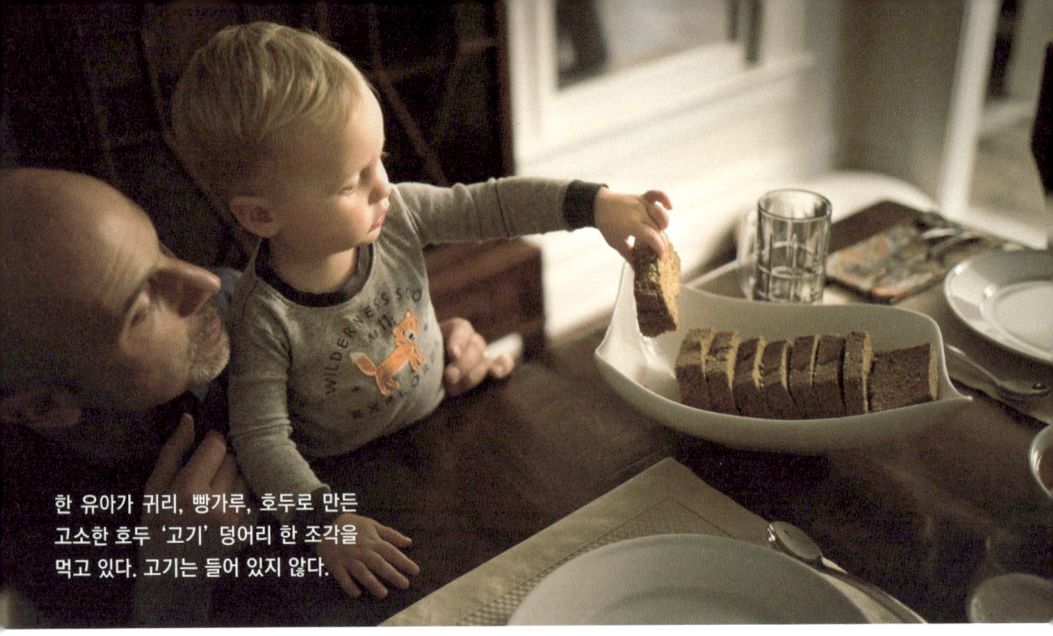

한 유아가 귀리, 빵가루, 호두로 만든 고소한 호두 '고기' 덩어리 한 조각을 먹고 있다. 고기는 들어 있지 않다.

종교학 교수의 자택에서 다시 한 번 이야기를 들을 수 있었다. 그의 집은 대학에서 멀지 않은 조용한 막다른 골목에 자리잡고 있었다. 데이비드 테일러 박사Dr. David Taylor는 차고로 통하는 열린 문 앞에 서서 사색하고 글을 쓴다고 말했다. 차고에는 자동차나 트럭은 없었고 책과 기타 종교 서적들로 가득 찬 선반만 가득했다.

"왜 모든 책이 차고에 있나요?" 나는 물었다. "사모님이 책을 다 여기로 보낸건가요?"

그는 웃었다. "안에는 자리가 없었어요. 수업을 준비하고 다른 사람들과 대화할 장소가 필요했어요. 저는 나이든 뇌를 유연하게 유지하는 게 좋아요."

"연세가 어떻게 되는지 여쭤봐도 될까요?"

"6월이면 89세가 됩니다."라고 그는 대답했다.

테일러와 그의 아내 맥신Maxine은 1995년에 대학에서 학생들을 가르치기 위해 로마 린다에 왔으며, 테일러는 종교학과에서, 맥신은 연합보건대학원에서 학생들을 가르쳤다. 당시 이 부부는 교직원 중 몇 안 되는 흑인 교수들이었다.

몇 번의 질문 끝에 그는 앨라배마 주 헌츠빌Huntsville에 있는 재림교회 소유의 유서 깊은 흑인 학교인 오크우드 대학Oakwood College에 다녔던 시절에 대해 이야기해 주었다. 1956년 3월, 그와 동급생들은 작년 12월 로자 파크스Rosa Parks 체포 사건 이후 시위가 벌어지는 동안 마틴 루터 킹 주니어 목사를 지지하기 위해 몽고메리로 차를 몰고 갔다. 킹은 몽고메리에서 버스 보이콧을 주도한 혐의로 기소된 상태였고, 테일러는 공판을 앞두고 법원 안에 자리를 잡을 수 있었다. 킹이 법정에 들어섰을 때 우연히 앞에 앉아 있는 테일러를 발견하고 그에게 고향이 어디냐고 물었다. "저는 헌츠빌 출신이며, 학생입니다."라고 테일러가 대답했다.

안식일 포트럭

안식일 포트럭은 이곳을 비롯한 미국 전역의 재림교 공동체의 오랜 전통으로, 푸른 언덕 교회 회원들이 함께 모여 공동체 식사를 하는 행사다. 이 행사에서 로마 린다 가족이 나누려고 가져온 가장 인기 있는 음식으로 채식 수프, '헤이택haystacks'으로 알려진 타코 샐러드, 고기 없이 만든 미트볼, 다양한 종류의 견과류 빵이 있다. 안식일에 교회에 참석하는 것 외에도 재림교인들은 가족 및 친구들과 함께 모여 자선 활동에 참여하고 하이킹, 자전거 타기, 인근 공원 산책 등을 통해 자연과 교감하며 하루를 보낸다.

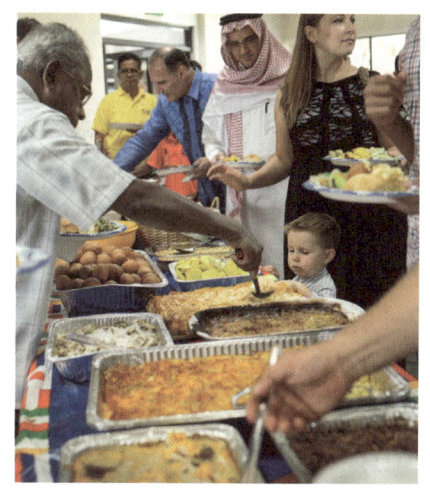

3장 로마 린다

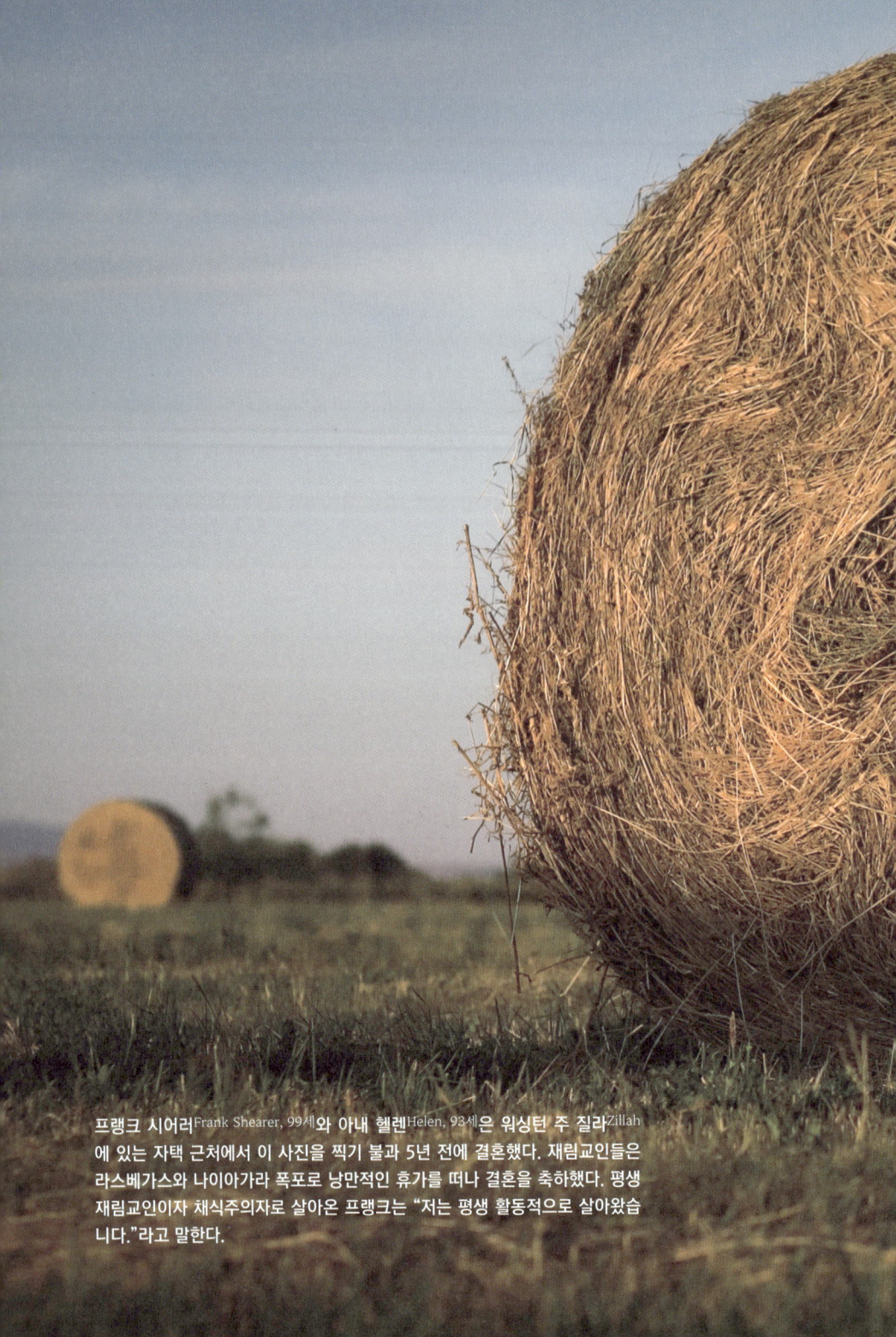

프랭크 시어러Frank Shearer, 99세와 아내 헬렌Helen, 93세은 워싱턴 주 질라Zillah 에 있는 자택 근처에서 이 사진을 찍기 불과 5년 전에 결혼했다. 재림교인들은 라스베가스와 나이아가라 폭포로 낭만적인 휴가를 떠나 결혼을 축하했다. 평생 재림교인이자 채식주의자로 살아온 프랭크는 "저는 평생 활동적으로 살아왔습니다."라고 말한다.

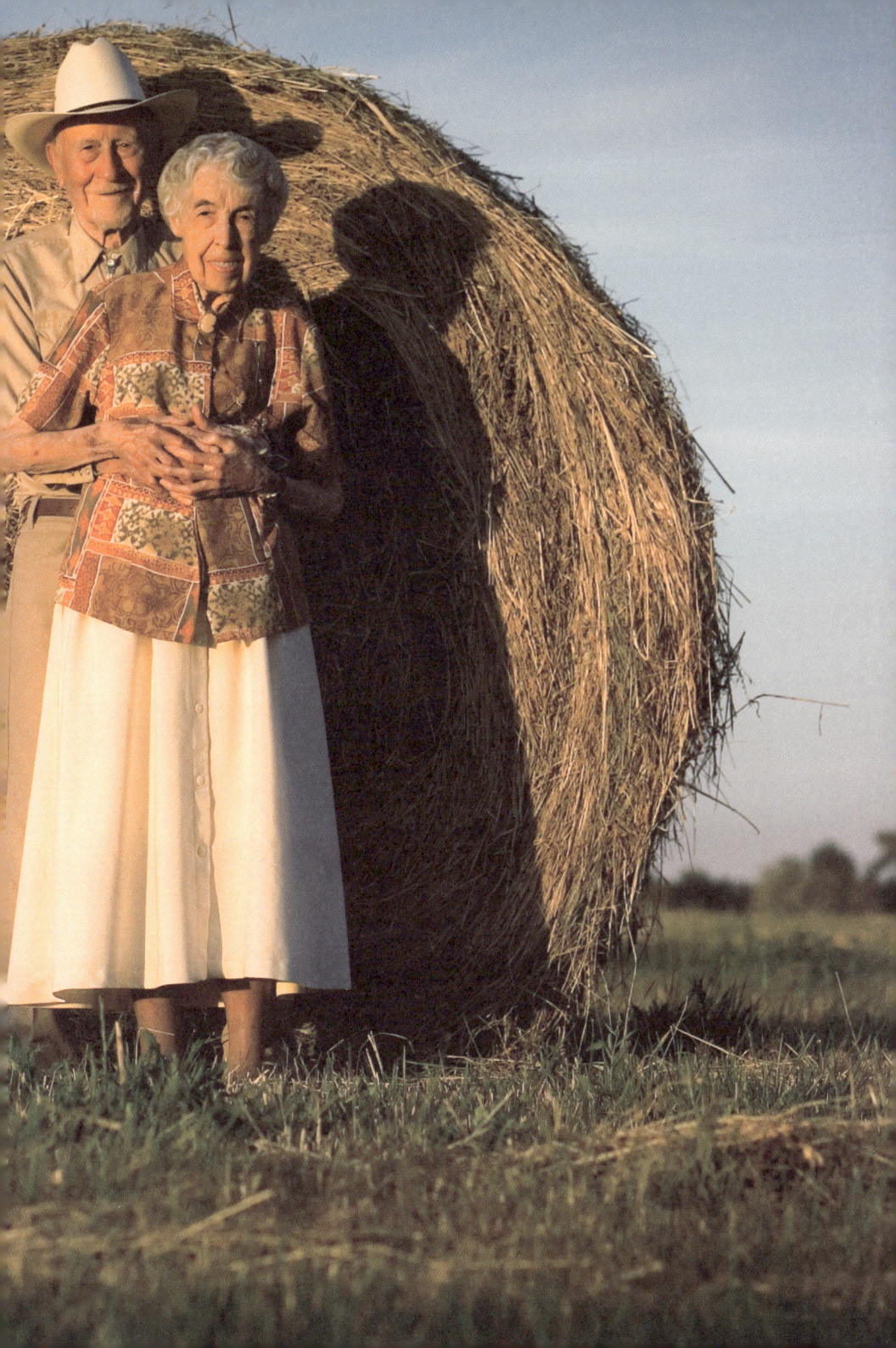

킹은 그에게 밥은 먹었는지, 하룻밤 묵을 곳은 있는지 물었다. 테일러는 다른 사람들과 함께 샌드위치를 가져왔고, 재판이 끝나면 헌츠빌로 돌아갈 계획이라고 말했다. 그러자 킹은 악수를 청했다. 테일러는 "그게 어떤 의미인지 알았다면 절대로 그 손을 씻지 않았을 겁니다."라고 말했다.

테일러는 그 이야기를 수백 번도 더 했을 것이다. 하지만 장수에 대한 이야기를 나누던 중이었기 때문에 이 이야기는 나에게 특별한 의미가 있었다. 테일러는 인종 차별에 대한 에피소드를 포함해 자신의 삶에 관한 몇 가지 다른 이야기를 들려주었고, 나는 그에게 더 오래 살고 싶은지 물었다. 그는 몇 살까지 살겠다는 목표가 있었을까?

"딱히 그렇지 않아요."라고 그는 대답했다. 그는 신앙을 가진 사람으로서 죽음을 두려워하지 않았다.

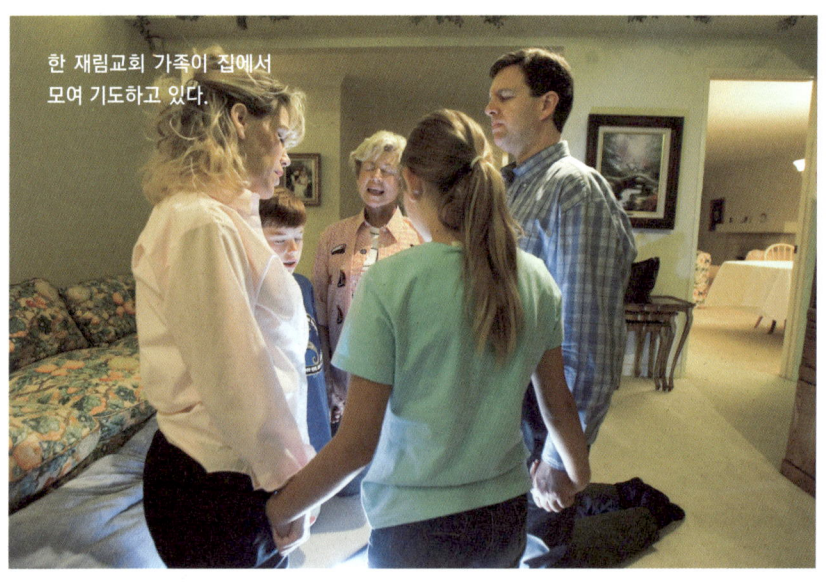

한 재림교회 가족이 집에서 모여 기도하고 있다.

하지만 그게 사실이라면 잘 먹고, 운동하고, 안식일을 지키는 등 재림교에서 말하는 수명이 연장할 수 있는 일을 귀찮은데도 불구하고 왜 하느냐고 물었다.

"저는 죽지 않기 위해 하는 것이 아닙니다."라고 그는 대답했다. "예수님과 관계를 맺으면 평화를 얻습니다." 그는 킹 목사가 암살당하기 전날 밤 멤피스에서 했던 말을 떠올렸다. ("나는 정상에 서 보았습니다.") 테일러는 다음과 같이 말했다. "흑인 교회의 언어와 문화 속에서 하나님이 여러분을 위해 무엇을 준비하고 계신지 알 수 있습니다. 죽음을 두려워 하지 않아도 되죠."

"그게 당신이 재림교를 받아들이는 데 도움이 된 이념인가요?" 그는 고개를 끄덕이며 엘렌 화이트와 그녀의 삶에 대한 또 다른 이야기를 시작했고, 나는 재림교 신앙이 신자들을 얼마나 강력하게 지탱해 주는지

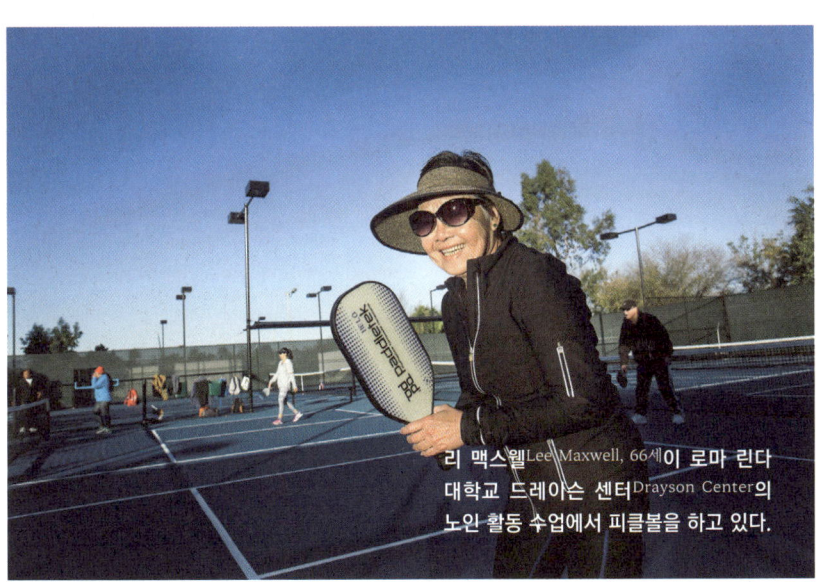

리 맥스웰Lee Maxwell, 66세이 로마 린다 대학교 드레이슨 센터Drayson Center의 노인 활동 수업에서 피클볼을 하고 있다.

3장 로마 린다   139

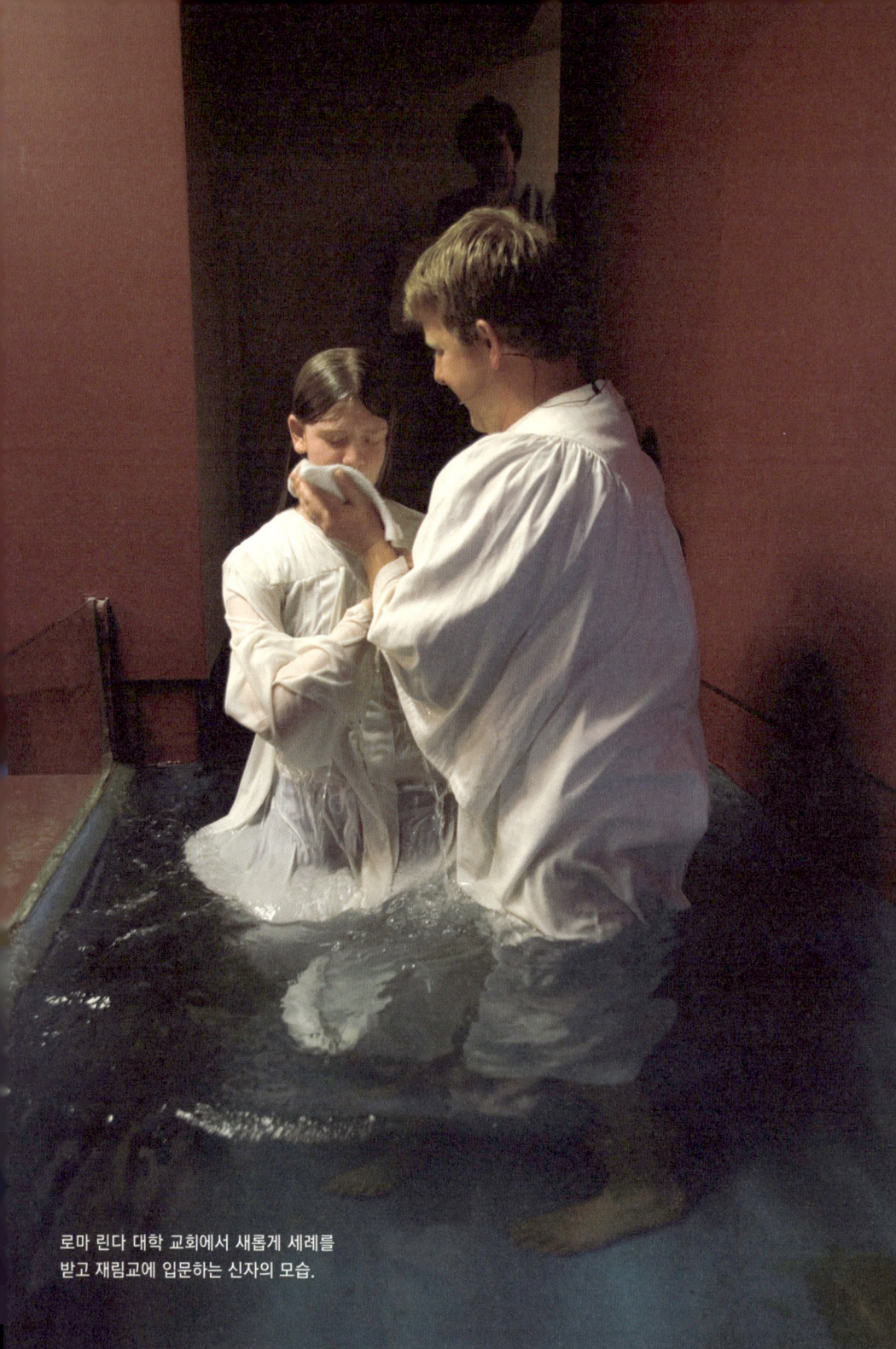

로마 린다 대학 교회에서 새롭게 세례를 받고 재림교에 입문하는 신자의 모습.

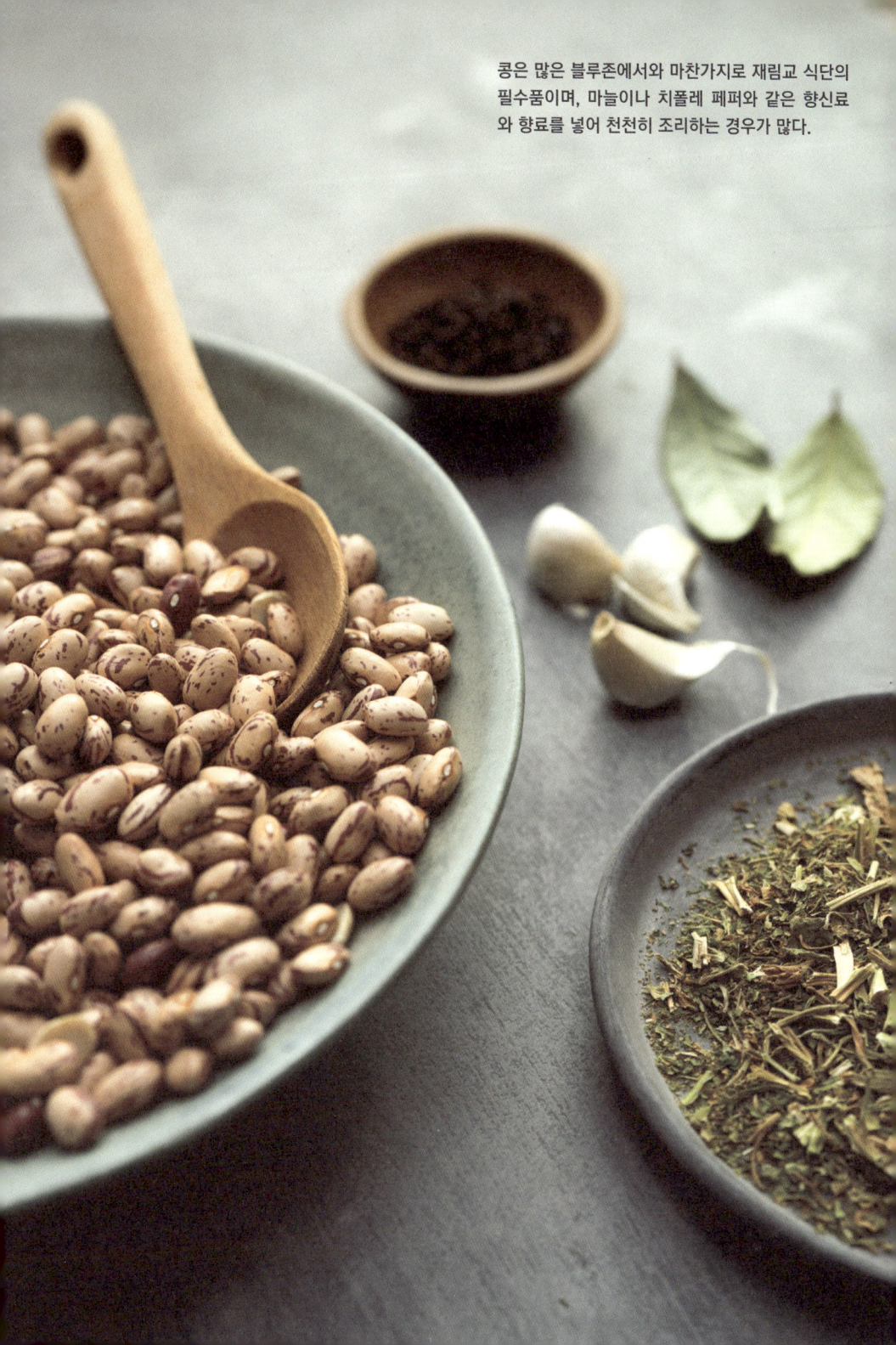

콩은 많은 블루존에서와 마찬가지로 재림교 식단의 필수품이며, 마늘이나 치폴레 페퍼와 같은 향신료와 향료를 넣어 천천히 조리하는 경우가 많다.

로마 린다의 최고 장수 식품

재림교 식단에 포함된 음식의 절반 이상은 과일과 채소로 이루어져 있다. 로마 린다 대학의 한 연구에 따르면 엄격한 채식주의자인 재림교인들은 다른 미국인보다 10년 가까이 더 오래 살면서 만성 질환과 암에 덜 걸리는 것으로 나타났다. 이들의 채식 위주의 식단은 19세기 재림교회의 창시자 중 한 명인 엘렌 지 화이트의 영향을 많이 받았는데, 그는 '곡물, 과일, 견과류, 채소는 창조주가 우리를 위해 선택한 식단이며, 가능한 한 간단하고 자연스러운 방식으로 조리한 이 음식이야말로 가장 건강하고 영양이 풍부하다'고 썼다.

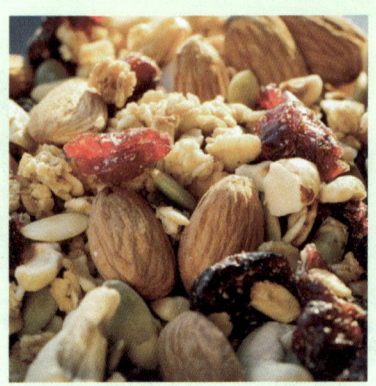

두유 | 단백질 함량이 높고 지방 함량이 낮은 두유는 유제품을 대체할 수 있는 식품으로, 일부 암을 예방하는 식물성 에스트로겐을 함유하고 있다.

위타빅스 | 영국에서 주로 판매되는 통곡물 시리얼인 위타빅스는 로마 린다 식단에 통곡물을 추가함으로써 피부와 뼈를 건강하게 하고 규칙적인 생활을 유지하게 하는 등 여러 가지 효과가 있다.

콘플레이크 | 재림교 아침 식사의 필수품인 콘플레이크에는 엽산과 티아민과 같은 비타민과 미네랄이 풍부하다.

맥주 효모 | 혈당 수치를 조절하고, 포도당 내성을 개선하는 데 도움이 될 수 있는 크롬이 함유되어 있으며, 면역력을 높이는 효능도 있다.

견과류 | 재림교 식단의 핵심인 견과류와 견과류 버터는 일주일에 5회 이상 한 줌씩 먹으면 수명이 2~3년 연장되는 것으로 밝혀진 바 있다.

오트밀 | 재림교인들의 주식인 천천히 조리한 오트밀은 지방·복합 탄수화물·식물성 단백질이 균형 있게 함유되어 있으며, 철분과 비타민 B도 풍부하게 함유되어 있다.

아보카도 | 칼륨 함량이 높고 염분이 낮은 아보카도는 혈압과 뇌졸중 위험을 낮추는 데 도움이 될 수 있다. 아보카도 한 온스에는 바나나보다 30% 더 많은 칼륨이 함유되어 있다.

베지마이트 | 맥주 효모, 소금, 식물성 추출물로 만든 이 호주산 수프레드는 통밀 토스트 토핑으로 안성맞춤이며, 두뇌 건강에 도움이 되는 비타민의 훌륭한 공급원이다.

콩 | 모든 블루존에서 콩은 최고의 식품이다. 채식주의자들에게 콩, 렌틸콩, 완두콩은 중요한 일일 단백질 공급원이다.

시금치 | 시금치와 브로콜리 같은 녹색 채소는 필수 비타민, 미네랄, 섬유질을 제공한다.

깨달았다. 인종적 편견을 비롯한 평생의 도전에 직면했을 때에도 테일러는 그 길을 계속 걸어갈 수 있는 힘을 가졌다.

재림교인들이 흡연, 치즈버거 먹기, 주말에 소파에서 TV 몰아보기 등 인생의 수많은 유혹을 이겨내는 데 성공한 것은 어쩌면 당연한 것이었다. 그들은 건강하고 거룩한 식단인 식물성 식품을 먹으려는 동기가 두 배로 강하다. 그들은 이런 식단이 건강에 더 좋다는 것을 알뿐만 아니라 자신의 몸을 깨끗하고 튼튼하게 유지해야 하는 주님의 성전이라고 믿는다.

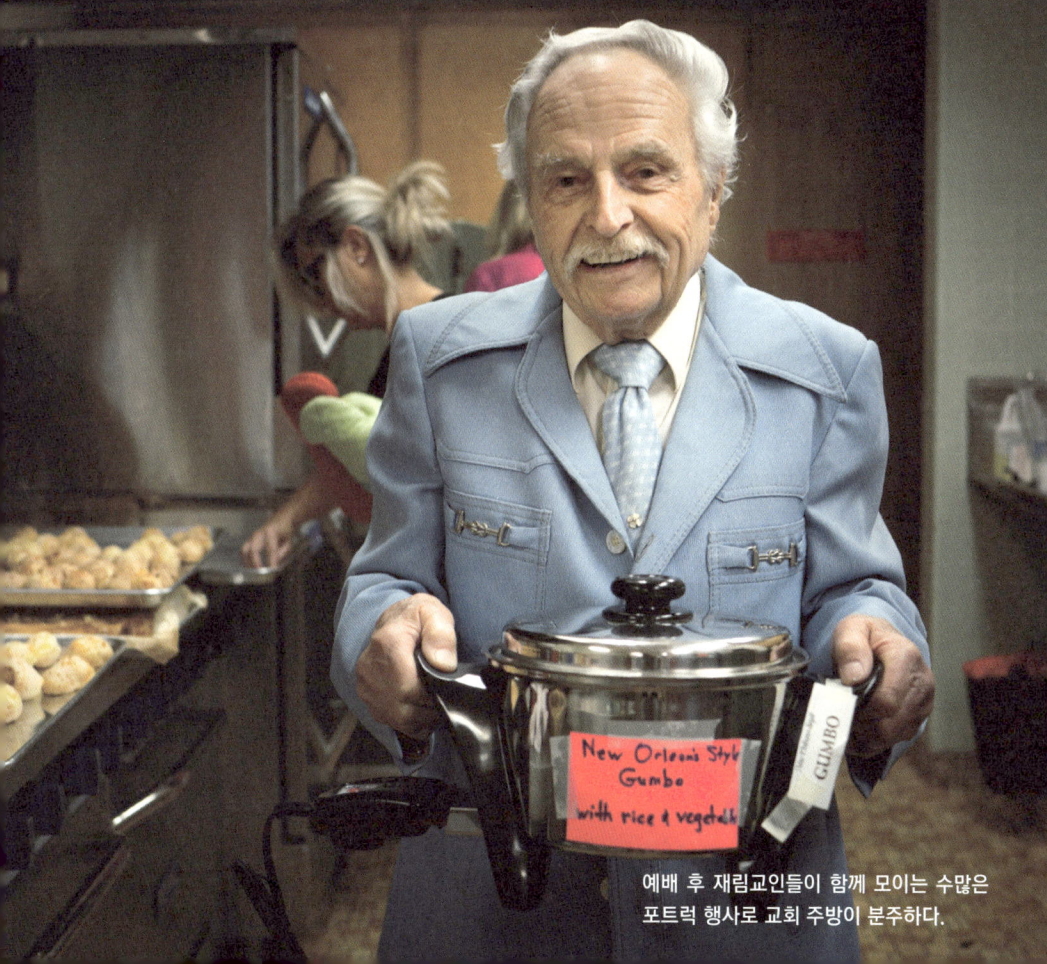

예배 후 재림교인들이 함께 모이는 수많은 포트럭 행사로 교회 주방이 분주하다.

재림교인들은 또한 예수님과의 관계 속에서 삶의 분명한 목적을 찾고, 이를 통해 인생의 명확한 길을 발견한다. 재림교인들은 안식일을 지키며, 우정, 가족과의 시간, 신선한 공기를 통해 재충전의 시간을 가지며 삶의 활력을 찾는다. 노인들은 자원봉사를 통해 집안에서 벗어나 삶의 의미를 되새긴다. 또한 다른 재림교인들과 어울리면서 피클볼을 하거나 줌바 수업에 참여하며 포트럭에서 음식을 나누는 등 다른 건강한 행동을 보강한다.

"그렇다면 선생님의 신앙과 하나님에 대한 믿음이 건강과 활력, 맑은 정신의 바탕이 된다고 생각하시나요?" 나는 테일러에게 물었다. "그리고 올바른 식습관과 수면, 운동 등을 위한 의지적인 노력은 얼마나 되나요?" 그는 대답 대신 다른 이야기를 들려주었다.

최근 개인 주치의를 만났을 때 의사의 얼굴에 이상한 표정이 번지는 것을 목격했다고 한다.

"무슨 일이세요?" 테일러가 물었다.

의사는 미소를 지었다. "키가 1.2cm 더 자란 거 알고 계셨나요?"

테일러는 깜짝 놀랐다. "그리고 나서 저는 의사에게 매우 신학적인 이야기를 했어요." 테일러는 의사에게 자신의 나이가 되면 땅 속으로 들어갈 날을 기다리며 구멍을 찾아 허리를 굽히게 되어 있다고 했다. "하지만 저는 주님을 사랑하는 재림교인으로서 하늘의 구멍을 찾고 있습니다."

테일러는 이야기를 마치며 웃었다.

"목사를 하셔야겠어요."라고 내가 말했다.

로마 린다 블루존이 주는 교훈

■ 제때 휴식하기
24시간 동안 안식일을 통해 가족, 하나님, 우정, 자연에 중점을 두는 시간을 가져 본다. 재림교인들은 이런 활동을 통해서 스트레스를 해소하고, 인간관계를 강화시킬 수 있으며, 꾸준하게 운동을 할 수 있다고 강조한다.

■ 체질량 지수(BMI) 관리하기
재림교인들은 일반 미국인보다 체질량 지수가 양호하다. 연구에 따르면 과체중은 심장마비, 뇌졸중, 고혈압, 당뇨병, 관절염 및 여러 암의 위험과 관련이 있다고 한다.

■ 정기적으로 적당한 운동을 하기
재림교인 건강 연구에 따르면 매일 산책을 하는 등 규칙적인 저강도 운동을 하면 심장병과 암 발생 가능성이 줄어드는 것으로 나타났다.

■ 마음이 맞는 친구와 시간 보내기
재림교인들은 다른 많은 재림교인들과 함께 시간을 보내는 경향이 있다. 그들은 서로의 가치를 공유하고 서로의 신념을 지지함으로써 행복을 찾는다.

■ 간식으로 견과류 먹기
일주일에 5회 이상 견과류를 섭취하는 재림교인은 그렇지 않은 사람에 비해 심장병에 걸릴 위험이 절반 정도 낮고 2년 정도 더 오래 산다고 한다. 견과류 섭취가 건강과 기대 수명에 긍정적인 영향을 미친다는 사실은 최소 4건의 주요 연구를 통해 확인된 바 있다.

■ 사회에 환원하기
재림교회는 다른 종교와 마찬가지로 자원봉사를 장려하고 기회를 제공한다. 우리가 만난 백세인들은 대개 다른 사람들을 돕는 일에 집중함으로써 활동적인 상태를 유지하고, 목적 의식을 찾고, 우울증을 예방할 수 있었다.

■ 육류 섭취 피하기
많은 재림교인이 채식 또는 비건 채식을 실천한다. AHS 연구에 따르면 과일, 채소, 통곡물을 섭취하면 다양한 암을 예방할 수 있는 것으로 나타났다. 가장 오래 사는 재림교인은 채식주의자이거나 페스코테리언^{해산물 채식주의자} pescatarian였다.

■ 저녁식사는 일찍, 가볍게 하기
미국의 영양학자 아델 데이비스^{Adelle Davis}는 "아침은 왕처럼, 점심은 왕자처럼, 저녁은 거지처럼 먹으라"고 권고한 것으로 알려져 있으며, 이러한 태도는 재림교인의 식습관에도 반영되어 있다. 이른 저녁에 가벼운 저녁식사를 하면 하루 중 활동량이 적은 시간 동안 몸에 칼로리가 과도하게 쌓이는 것을 방지할 수 있다. 또한 더 나은 수면을 취할 수 있고, 체질량지수(BMI)도 낮추는 데 도움이 된다.

■ 물을 충분히 마시기
AHS 연구에 따르면 매일 5~6잔의 물을 마시면 비교적 물을 덜 마시는 것에 비해 치명적인 심장마비 위험이 60~70% 감소한 것으로 나타났다.

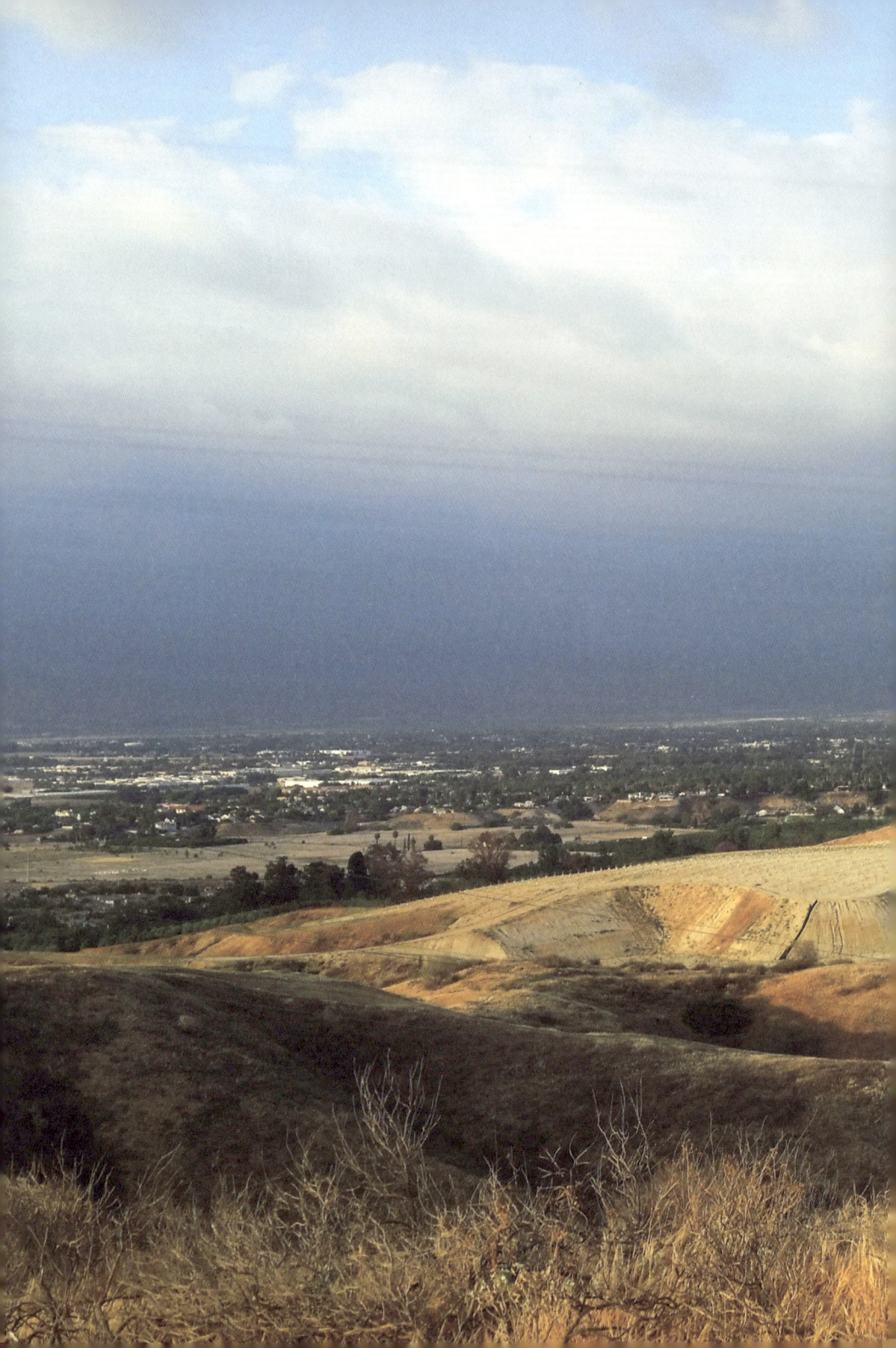

북쪽으로는 샌 버나디노 산맥이, 남쪽으로는 험준한 자연 보호구역이 둘러싸고 있는 로마 린다는 로스앤젤레스에서 동쪽으로 뻗어 있는 교외의 내륙 지역에 속하며 450만 명 이상의 캘리포니아 주민이 거주하고 있다. 약 9,000명으로 구성된 재림교회 공동체는 이곳에서 신앙과 건강, 장수를 위한 공간을 만들어가고 있다.

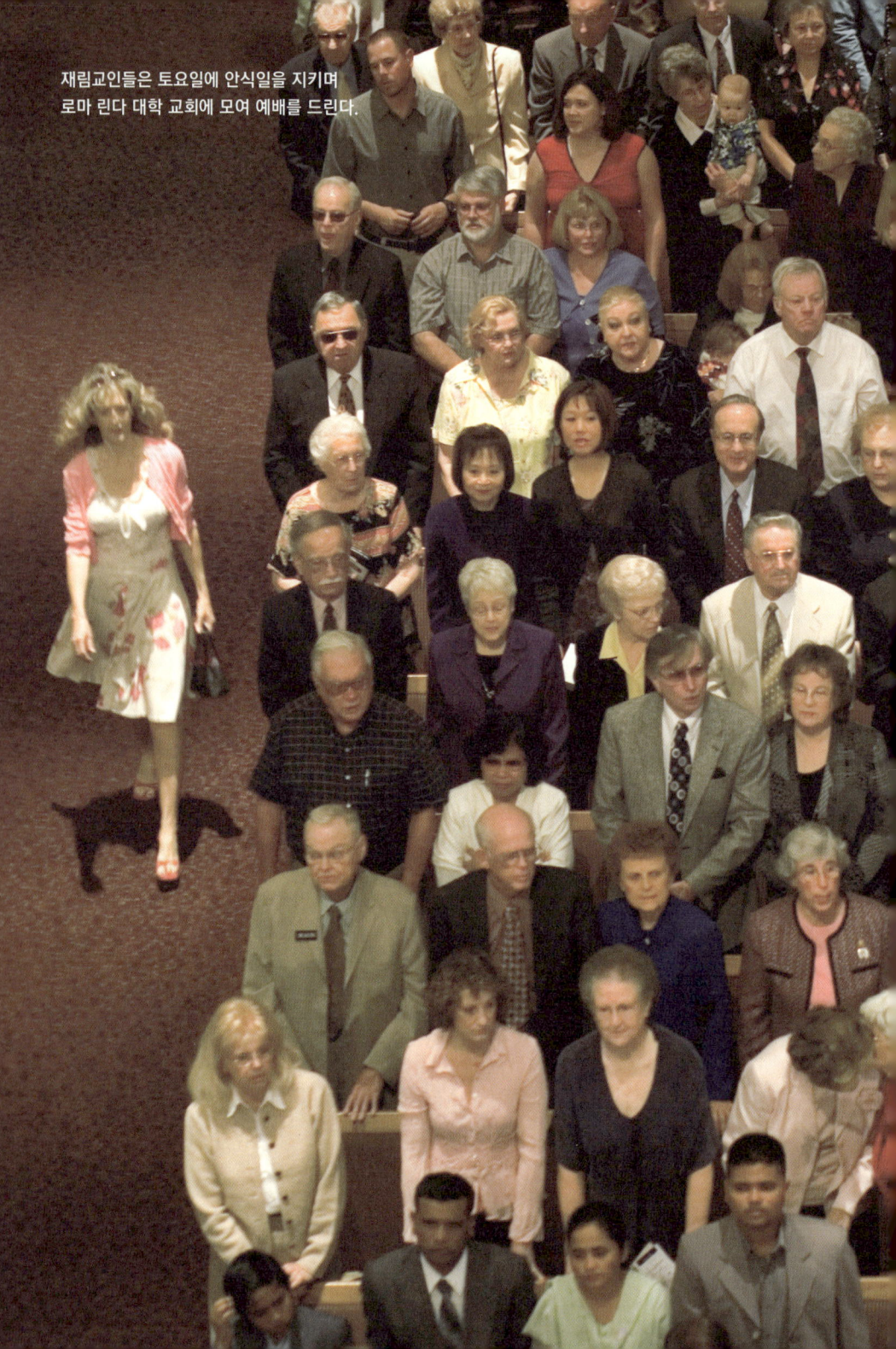

재림교인들은 토요일에 안식일을 지키며 로마 린다 대학 교회에 모여 예배를 드린다.

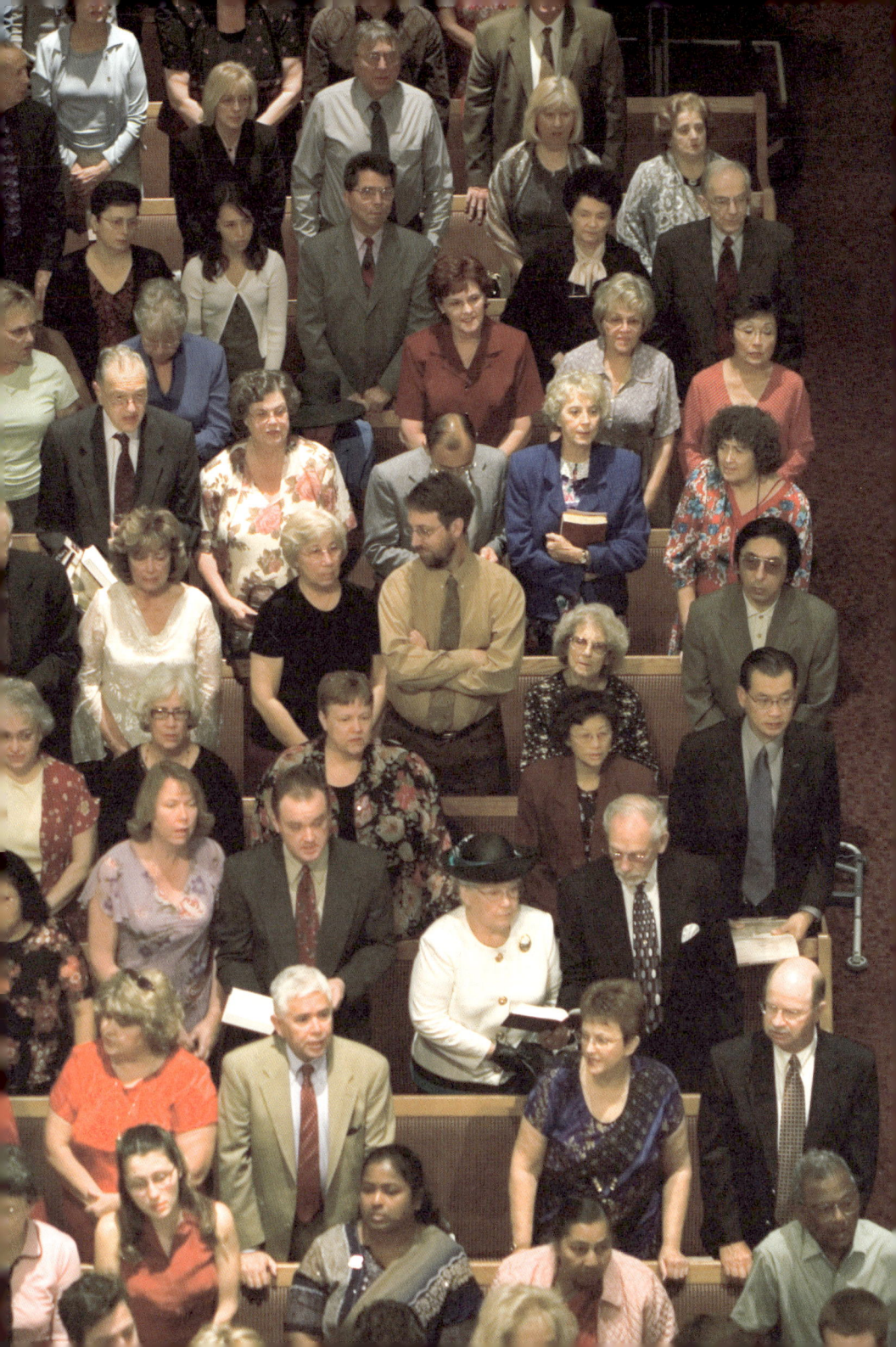

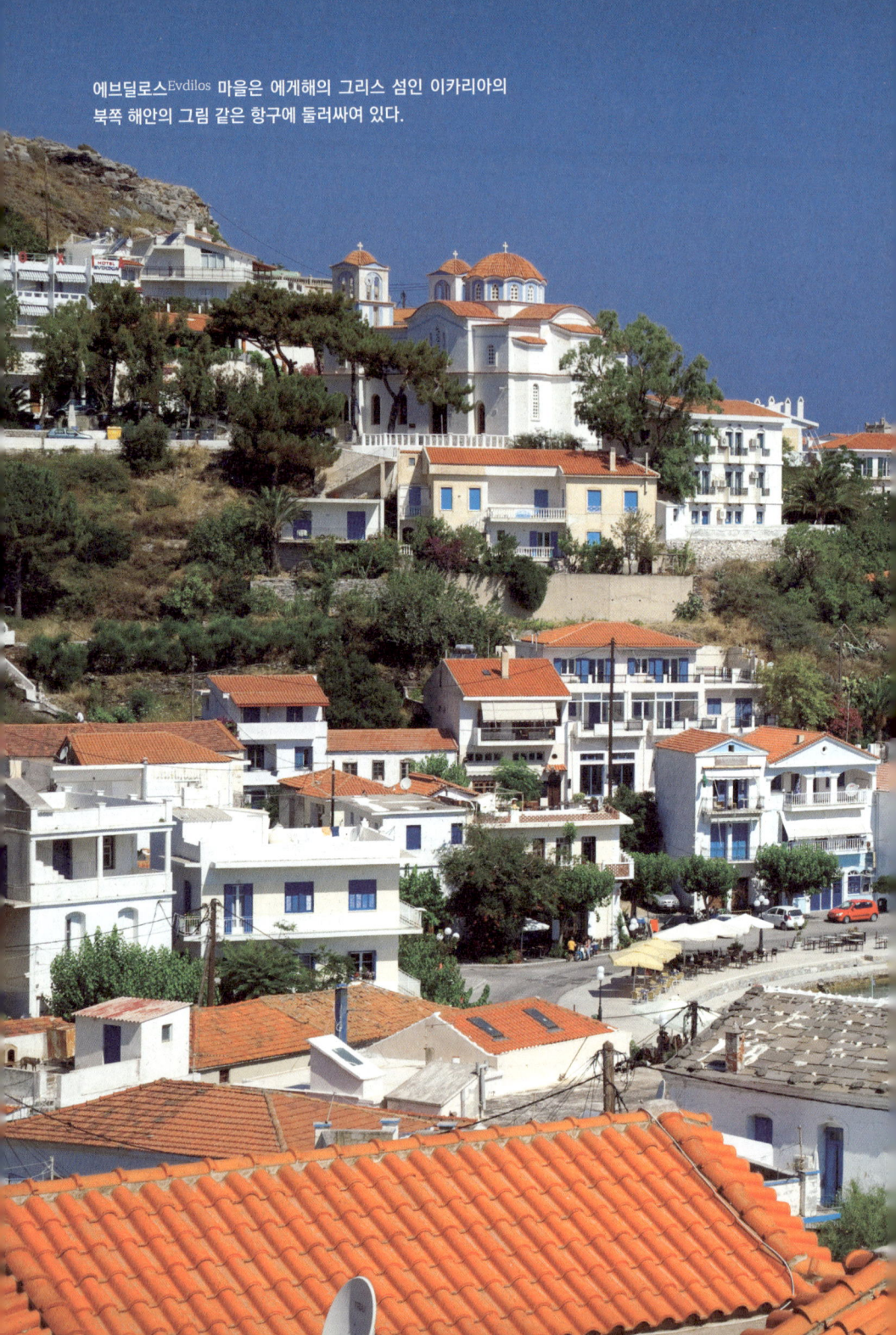

에브딜로스Evdilos 마을은 에게해의 그리스 섬인 이카리아의 북쪽 해안의 그림 같은 항구에 둘러싸여 있다.

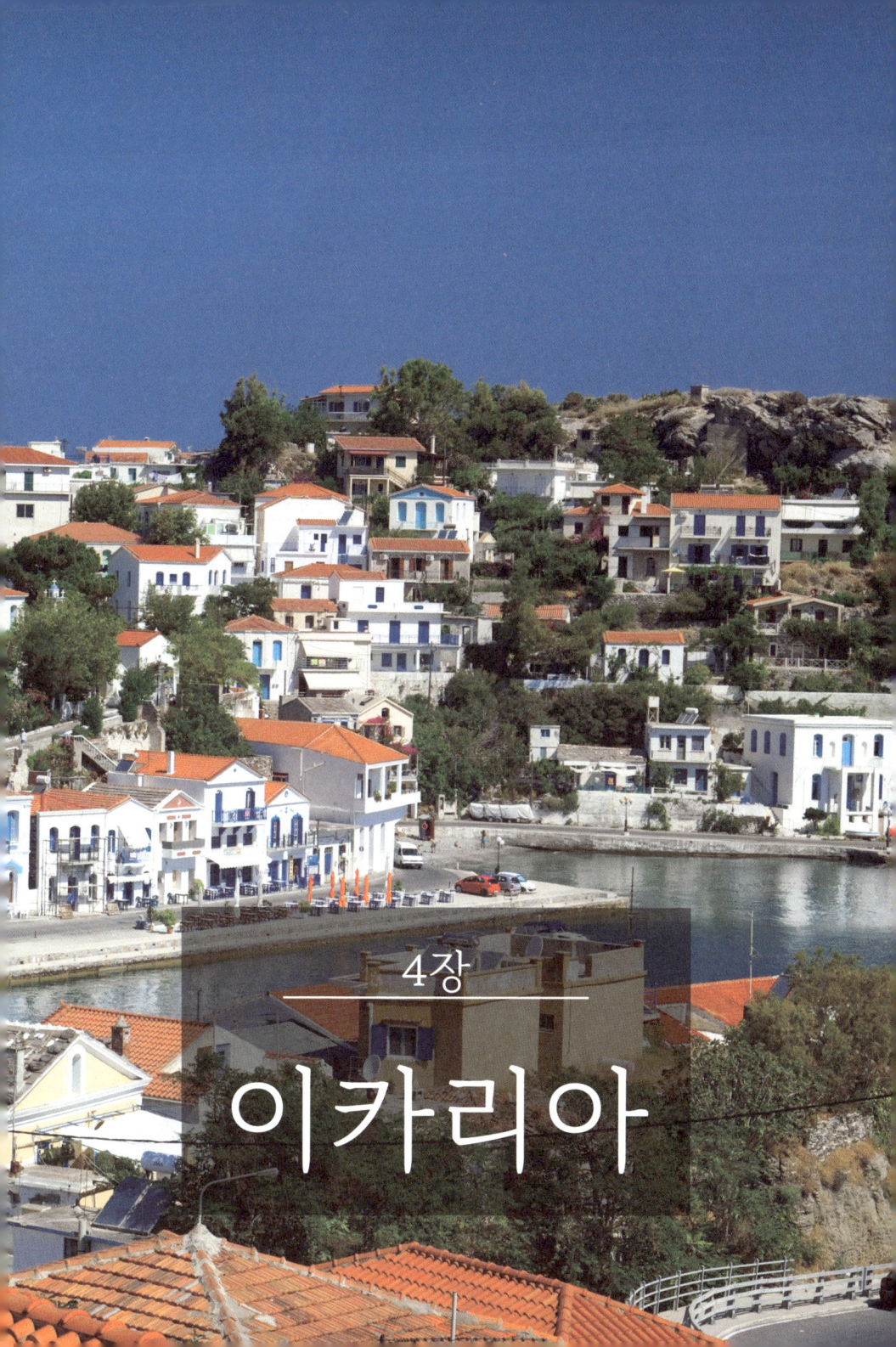

4장

이카리아

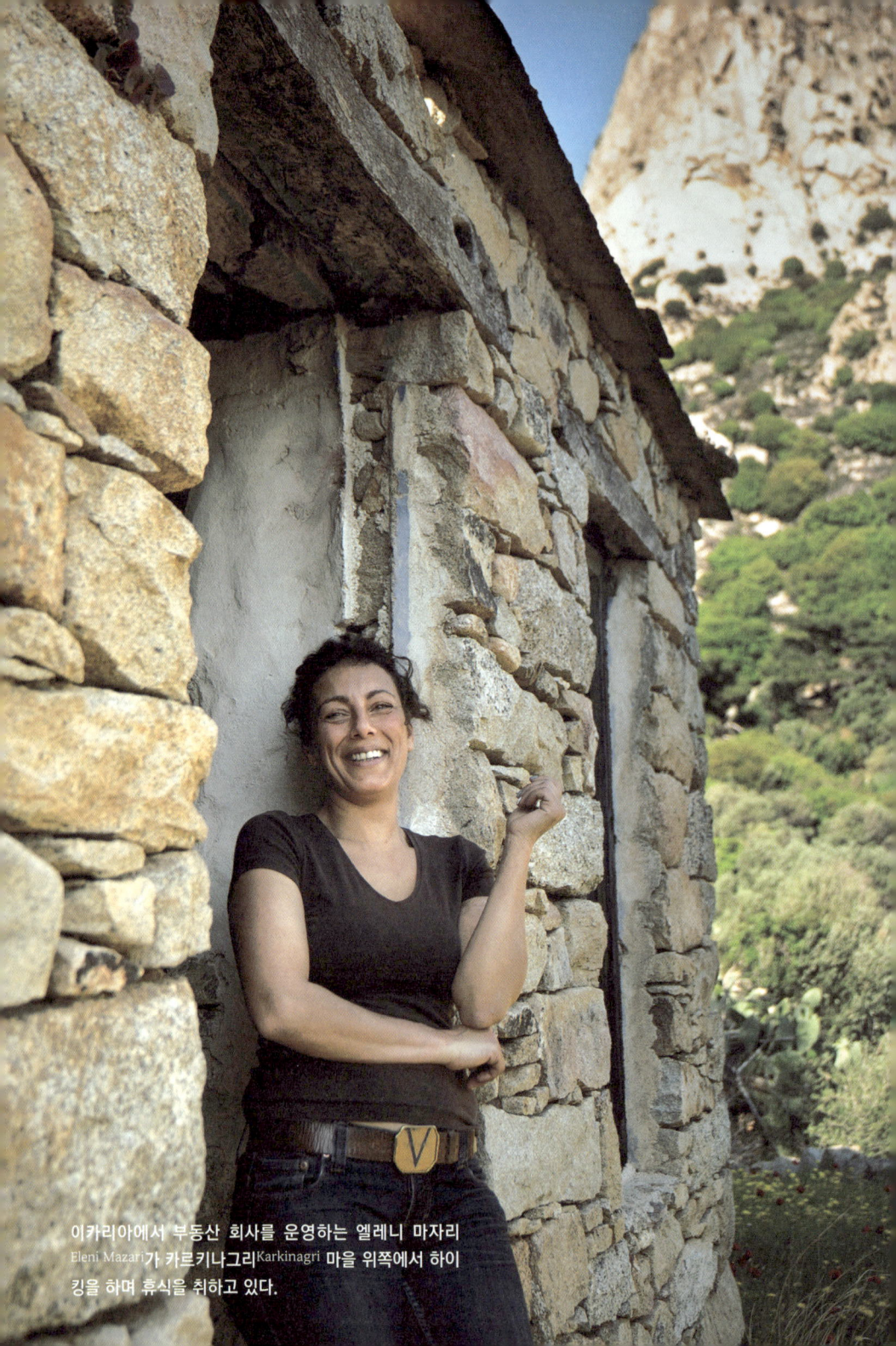

이카리아에서 부동산 회사를 운영하는 엘레니 마자리 Eleni Mazari가 카르키나그리 Karkinagri 마을 위쪽에서 하이킹을 하며 휴식을 취하고 있다.

죽음을 잊어버린 곳

불가사의한 이카리아Ikaria 섬은 터키 해안에서 에게해 동쪽을 건너와 낮잠을 자려고 기지개를 펴고 있는 브론토사우루스Brontosaurus를 닮았다. 가파른 계단식 정원과 포도밭 위의 외딴 농가에서는 미국인보다 평균 8년 더 오래 살고 심장병 발병률은 절반, 치매 발병률은 1/5에 불과한 또 다른 놀라운 장수 집단인 그리스인들을 만나 볼 수 있다.

오랜 세월과 전통, 거센 바람에 의해 고립된 이 작은 섬에서, 1만 명의 주민들은 야생 채소·콩·올리브오일·사워도우 빵·진한 레드 와인을 즐겨 먹으며, 늦은 밤 도미노 게임과 시간을 거의 신경 쓰지 않는 여유로운 삶을 즐기는 독특한 문화를 형성해 왔다.

다른 대부분의 블루존과 마찬가지로 이카리아는 외딴 곳에 위치해 있으며, 주민들은 어려운 시기를 극복하고 현대의

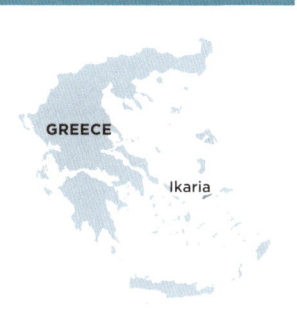

■ 이카리아는 터키 근처 에게해 동부에 위치한 섬으로, 지중해식 식단을 즐겨 먹는다.

■ 주민 1/3이 90대까지 산다.

■ 이카리아 사람들의 심장병 발병율은 미국인의 절반에 불과하다.

해로운 영향을 피하는 데 도움이 된 오랜 전통을 고수해 왔다. 이곳에서는 정크푸드를 거의 찾아볼 수 없으며, 주민들은 휴대폰에 매달려 하루를 보내지 않는다. 대신 깨끗한 공기, 따뜻한 바람, 험준한 지형 덕분에 사람들은 야외로 나가 활동적인 라이프스타일을 추구하며, 3명 중 1명이 90대까지 산다.

다른 블루존과는 달리 이 섬의 주민들은 마을에 모여 살기보다는 고립된 소규모 농가에서 생활하는 경향이 있다. 크리스토스 라케스 Christos Raches, 에브딜로스Evdilos, 아기오스 키리코스Agios Kirykos 등 세 곳의 주요 인구 밀집 지역이 있지만 대부분의 주민은 육지에서 떨어져 살고 있다. 수세기 전에 형성된 이 생활 방식 덕분에 각 가정은 정원, 과수원, 포도밭을 가꾸기에 충분한 땅을 가지고 비교적 자급자족할 수 있다. 밭에서 일하는 시간이 길어서 인근 소도시의 상점들은 저녁 시간

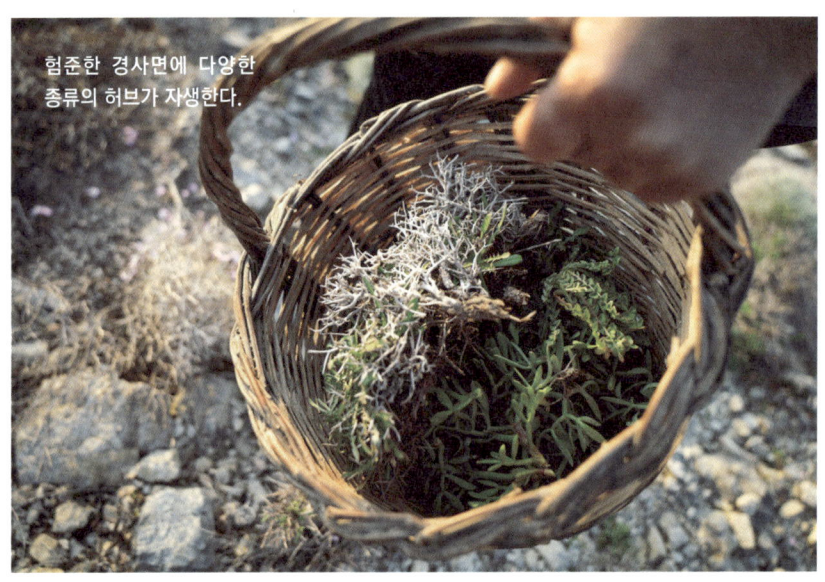

험준한 경사면에 다양한 종류의 허브가 자생한다.

까지 문을 열지 않는다. 특히 여름에는 사람들이 늦게까지 일하고 노인들은 낮잠을 자는데, 이는 심장병 발병률이 1/3로 낮아지는 것과 관련이 있다.

수세기 전 사모스Samos와 이카리아의 대주교였던 조셉 게오르기레네스Joseph Georgirenes는 이카리아 사람들의 소박한 생활 방식과 놀라운 장수에 주목했다. 그는 1677년에 다음과 같은 글을 썼다. "이 섬의 가장 칭찬할 만한 점은 공기와 물이 모두 건강에 도움이 되어 사람들이 매우 오래 살며, 100세 이상 사는 사람을 보는 것은 평범한 일이다. 그들이 얼마나 힘들게 사는지를 고려한다면 경이로운 일이 아닐 수 없다."

그는 이카리아를 '산이 많고 바위로 가득찬 곳'으로 묘사하면서 "섬 전체에 작은 마을이 위아래로 흩어져 있다."고 언급했다. 이곳 사람들이 너무 가난해서 터키인이나 야만적인 해적들도 그들을 귀찮게 할 필요가 없다고 생각했다고 썼다. 그들의 의식주는 다른 나라의 거지들보다 더 열악했다. 그럼에도 불구하고 그는 이카리아 섬의 사람들이 에게해에서 가장 행복한 사람들이라고 결론지었다. "토양은 척박하지만 공기는 깨끗하고, 재산은 적지만 자유와 안전은 보장되어 있다."라고.

최근 몇 년 동안 이카리아인의 실업률은 40%에 달할 정도로 높아 전통대로 재정을 아끼면서 아직도 대부분의 식량을 자신의 땅에서 직접 수확하거나 야생에서 채집한다. 섬 주민들은 정원에서 채소를 재배하는 것 외에도 인근 언덕에서 자라는 수십 가지 채소를 채취한다. 섬을 방문하면 길가에서 한 손에는 칼을 들고 다른 한 손에는 회향 잎, 파슬리, 삼나물, 야생 민들레, 치커리를 가득 담은 자루를 들고 있는 여성들을 자주 볼 수 있다. 그들이 채취하는 식물은 대부분 미국인이 제초기로 뽑아낼 만한 것들처럼 생겼다. 하지만 『블루존 키친』에서 언급했듯이 이 채소들은 적포도주의 10배에 달하는 항산화 물질을 함유하고 있으며, 삶아서 파이로 굽거나 샐러드에 넣으면 맛있는 요리를 만들 수 있다.

이카리아는 상대적으로 고립되어 있기 때문에 주민들 사이에 끈끈한 동지애가 형성되어 있다. 이카리아 사람들은 우선 가족에게 헌신하고, 그 다음에는 서로를 돌보는 정신으로 다른 섬 주민들에게도 헌신한다. (그리스는 유대감 측면에서 3위에 그쳤다.) 사람들은 소파에 앉아 TV를 보는 대신 정기적으로 가족 및 친구들과 함께 모여 서로를 돌본다.

특히 가장 나이가 많은 이카리아 사람들이 그렇다. 디종 대학 병원 Dijon University Hospital의 로맹 르그랑Romain Legrand과 프랑스 연구팀은 최근 90대 이카리아인 중 3/4 이상이 매일 이웃, 친구 또는 가족과 사회적 접촉을 하고 있다고 보고했다. 2021년에 발표한 연구에서, 연구진

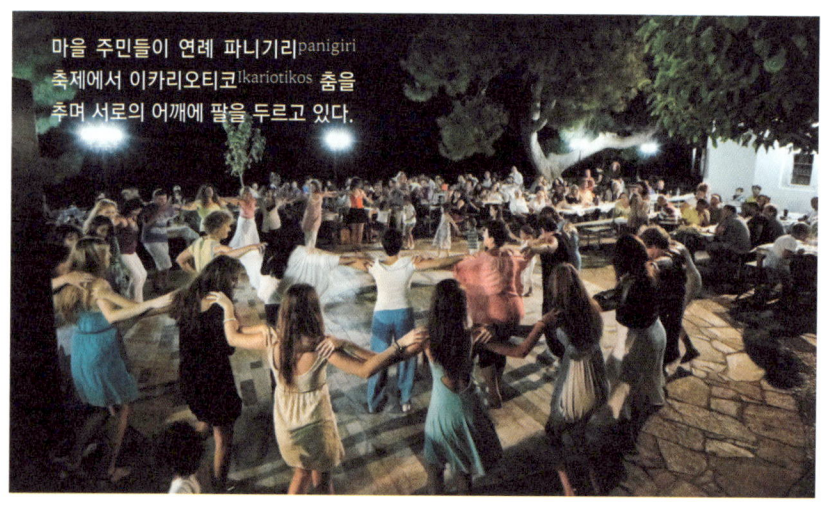

마을 주민들이 연례 파니기리panigiri 축제에서 이카리오티코Ikariotikos 춤을 추며 서로의 어깨에 팔을 두르고 있다.

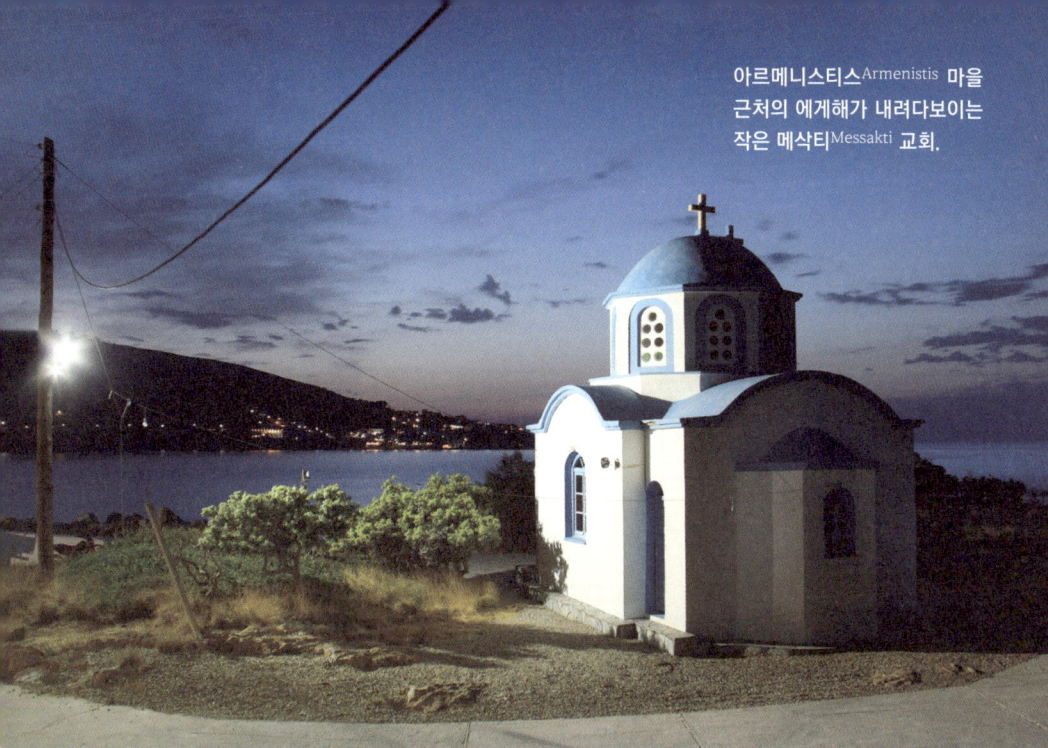

아르메니스티스Armenistis 마을 근처의 에게해가 내려다보이는 작은 메삭티Messakti 교회.

은 "마을에서는 종종 '카페니오kafenio'에서 친구를 만나거나 마을 상점 중 한 곳에서 활동을 계속합니다."라고 썼다. 이러한 사회적 관계는 "심근경색, 뇌졸중과 같은 심혈관 및 신경혈관 질환을 개선하고 사망 위험을 낮추며 정신 건강을 개선하는 등 건강에 유익한 영향을 미쳤다."

올리브 나무와 정원, 포도밭으로 둘러싸인 아늑한 작은 집에서 날 맞이해준 알레카Aleka와 파니오테 마자리Paniote Mazari 부부에게 사랑과 우정의 소중함에 대해 굳이 설명할 필요가 없었다. 부부의 부엌은 깨끗하고 아담했으며 벽난로 위 선반에는 소품이 진열되어 있었다. 85세의 알레카 할머니는 나의 방문을 위해 아름다운 케이크와 쿠키 한 접시를 구워 놓았다. 그녀는 금발 머리를 부스스하게 올려 묶은 채 갈색 스카프를 목에 두르고 활기차게 주방을 돌아다녔다.

"어떻게 활력을 유지하시나요?" 마침내 그녀가 자리에 앉았을 때 내가 물었다.

파니오테97세는 아내를 팔로 감싸 안고 입을 맞췄다. "바로 이렇게요." 그가 말했다.

파니오테가 알레카를 쓰다듬자 알레카가 웃음을 터뜨렸다. 파니오테는 청록색 가디건을 입고 있었다. "아내가 아니었다면 저는 이렇게 살아있지 못했을 겁니다."라고 그는 말했다. "아내는 저를 돌봐주고, 사랑해주고, 행복한 삶을 살게 해줬어요."

두 사람은 인생의 후반부에 만났다고 한다. 둘 다 이전에 결혼한 적이 있었다. 파니오테는 수년 전 해변에서 알레카를 본 적이 있었는데, 알레카가 평생 그리고 지금도 수영을 하고 있는 바로 그 해변이었다고 말했다. 아내가 사망한 후 파니오테는 한 모임에서 그녀를 다시 만났다. 그녀가 들어왔을 때 마치 전기 충격을 받은 것 같았다고 그는 말했다. 그는 용기를 내어 아내에게 말을 걸었고, 아내는 "내 영혼이 흔들렸

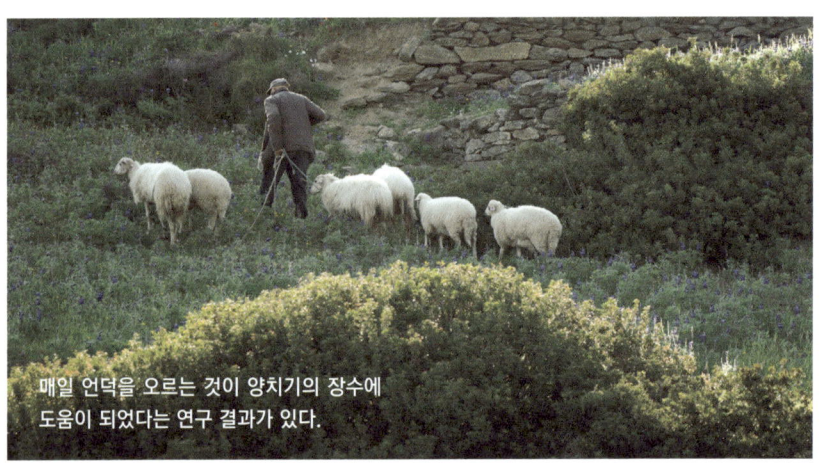

매일 언덕을 오르는 것이 양치기의 장수에 도움이 되었다는 연구 결과가 있다.

다"고 말했다. 당시 알레카는 57세, 파니오테는 69세였다.

그럼에도 불구하고 파니오테가 알레카를 설득하는 데는 한 달이 넘게 걸렸다. "알레카는 좀처럼 넘어오질 않았어요."라고 파니오테는 말했다. 둘은 처음에는 비밀리에 데이트를 했다. 그는 그녀를 트럭에 태우고 마을 사람들을 피해 숨어 다녔다. 하지만 결국 그의 아이들이 알게 되었다. 그들은 7년 후에 결혼했다. 그리고 지금은, 고령의 나이에도 불구하고 파티에서 다른 사람들을 춤을 출 수 있게끔 하는 사람들이 바로 자신들이라고 한다.

파니오테는 "아내가 저를 다시 살게 해줬어요."라고 했다. 이는 과학적 근거가 있는 말이다. 결혼 생활이 더 오래, 더 행복하게 사는 데 도움이 되는 것으로 밝혀졌다. 최근 프랑스에서 진행된 연구에서 90대 이카리안 남성 대부분은 기혼이었는데, 연구진은 이 점이 이카리아에 우울증이 없는 이유를 설명하는 데 도움이 될 수 있을 것으로 추측했다.

활동적인 생활도 도움이 된다. 알레카 마자리Aleka Mazari와 마찬가지로 프랑스 연구팀이 인터뷰한 노인 중 80%는 75세 이후에도 에게해에서 여전히 수영을 하고 있었다. 그들의 3/4은 가족이 운영하는 포도밭에서 일하거나 가파른 언덕을 오르내리며 교회나 마을에 가는 등 중간 또는 높은 수준의 신체 활동으로 활력을 유지한다고 답했다. 이러한 활동은 심혈관 질환부터 당뇨병, 암, 우울증에 이르기까지 다양한 질병에 걸릴 위험을 낮추는 것으로 알려져 있다. 연구진은 "신체 활동은 특히 노인에게 중요한데, 낙상으로 인한 위험과 부상을 줄이고 인지 장애와 신체 장애를 예방하거나 늦출 수 있습니다."라고 설명했다.

이카리아에서는 매년 여름 파니기리아panigiria라는 유명한 마을 축제가 열린다. 건강한 삶을 위한 두 가지 요소, 즉 사회적 관계와 활동적

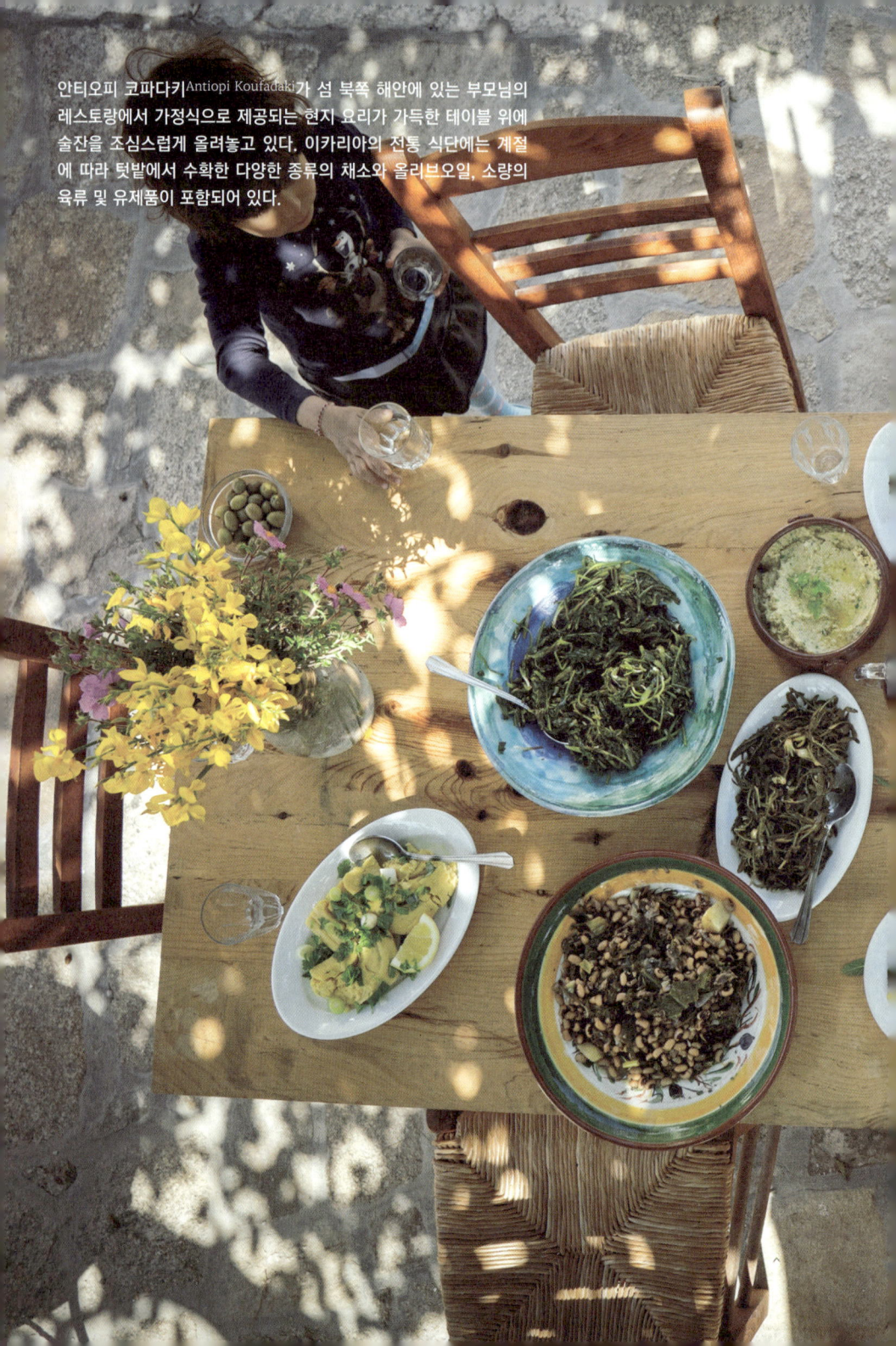

안티오피 코파다키 Antiopi Koufadaki가 섬 북쪽 해안에 있는 부모님의 레스토랑에서 가정식으로 제공되는 현지 요리가 가득한 테이블 위에 술잔을 조심스럽게 올려놓고 있다. 이카리아의 전통 식단에는 계절에 따라 텃밭에서 수확한 다양한 종류의 채소와 올리브오일, 소량의 육류 및 유제품이 포함되어 있다.

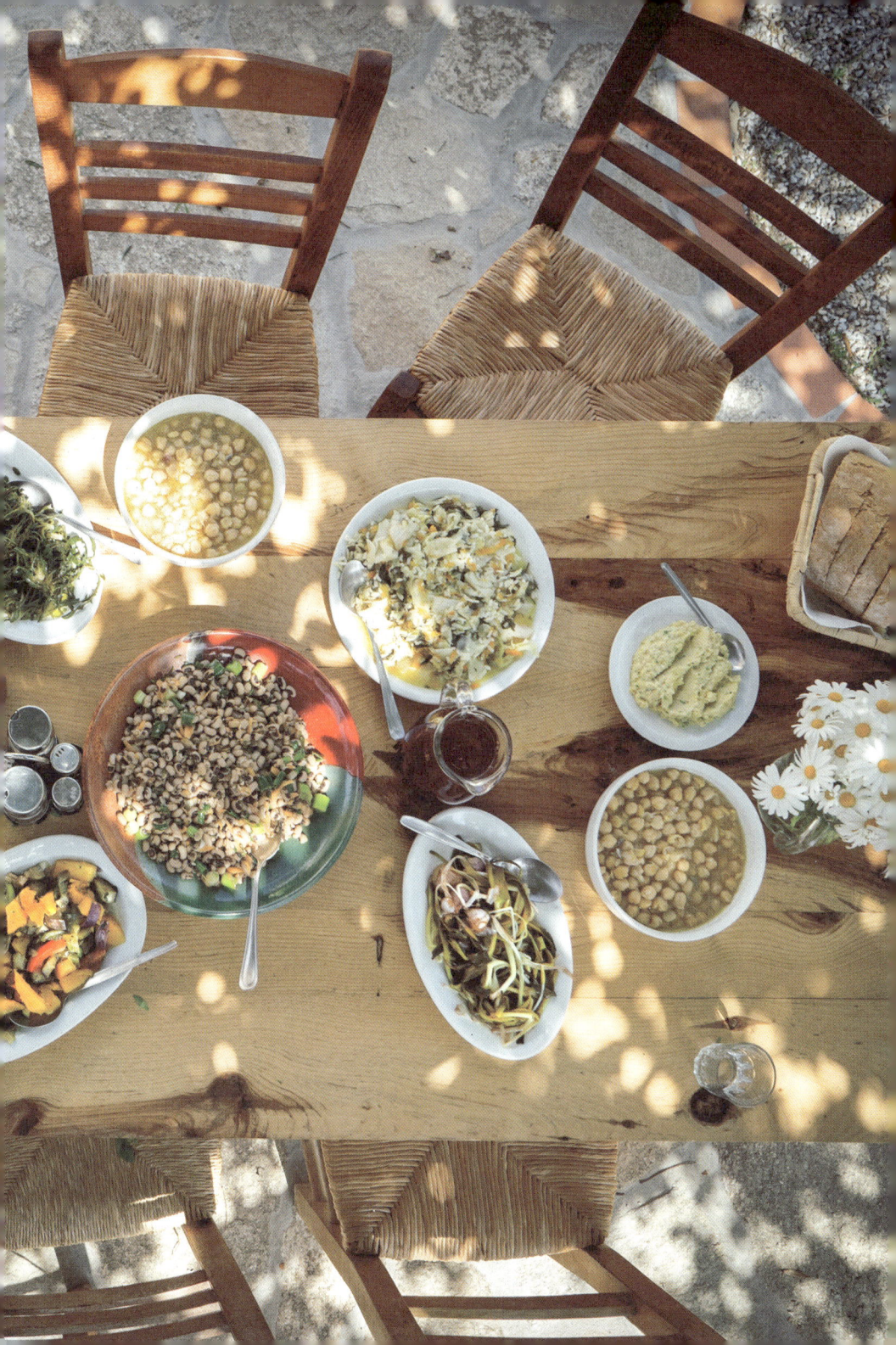

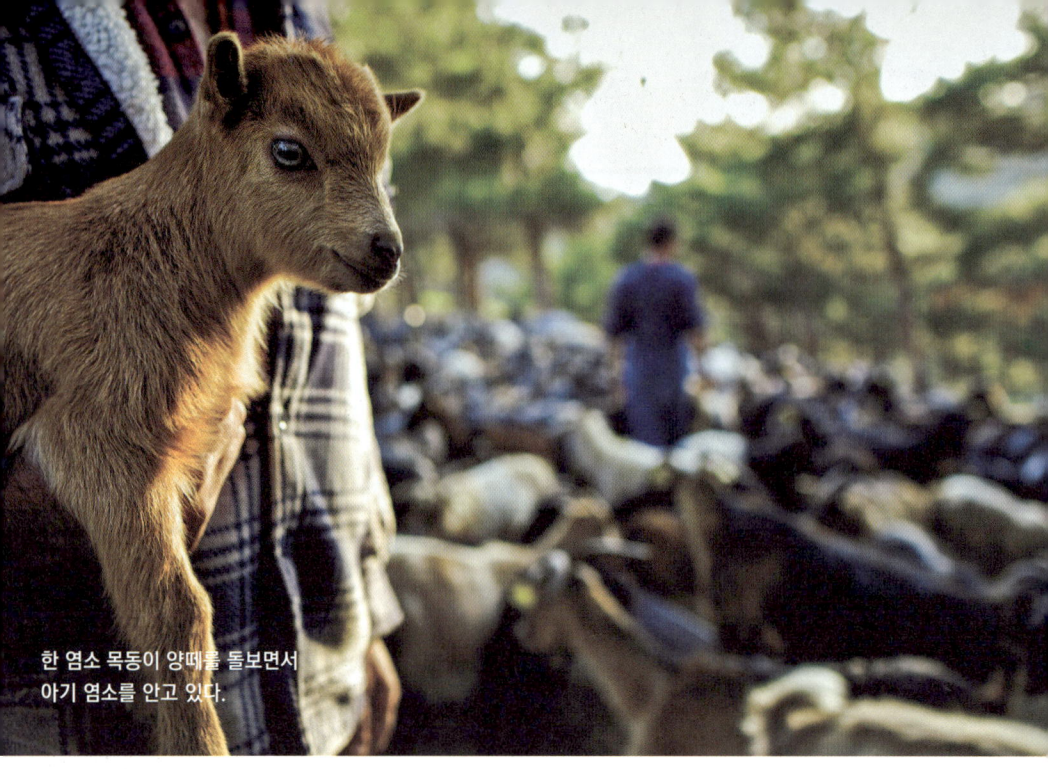

한 염소 목동이 양떼를 돌보면서 아기 염소를 안고 있다.

인 삶을 유지하는 것이 이 축제에서 이루어진다. 원래 기독교 정교회 성인들의 이름을 딴 날을 기념하기 위해 열린 이 축제는 모든 연령대의 섬 주민들이 이카리오티코Ikariotikos 춤을 추며 먹고 마시고 팔짱을 끼는 공동체 형성의 장이다.

이카리아에서는 5월부터 9월까지 90개 이상의 파니기리아가 열린다. 나는 몇 년 전 레프카다Lefkada 마을에서 열린 즐거운 축제에 참석했는데, 남자들은 염소를 굽고 여자들은 현지 포도밭에서 생산한 와인과 함

오른쪽:

[1] 댄Dan은 게스트하우스를 운영하는 호스트 테아 파로이코스Thea Paroikos, 보라색와 그녀의 남편 일리아스Illias의 친구 및 가족들과 함께 건배를 하고 있다.
[2] 많은 가정에서 과수원과 포도밭을 가꾸고 있다.
[3] 엘레니 카리말리스Eleni Karimalis가 주방에서 맛있는 요리를 만들고 있다.

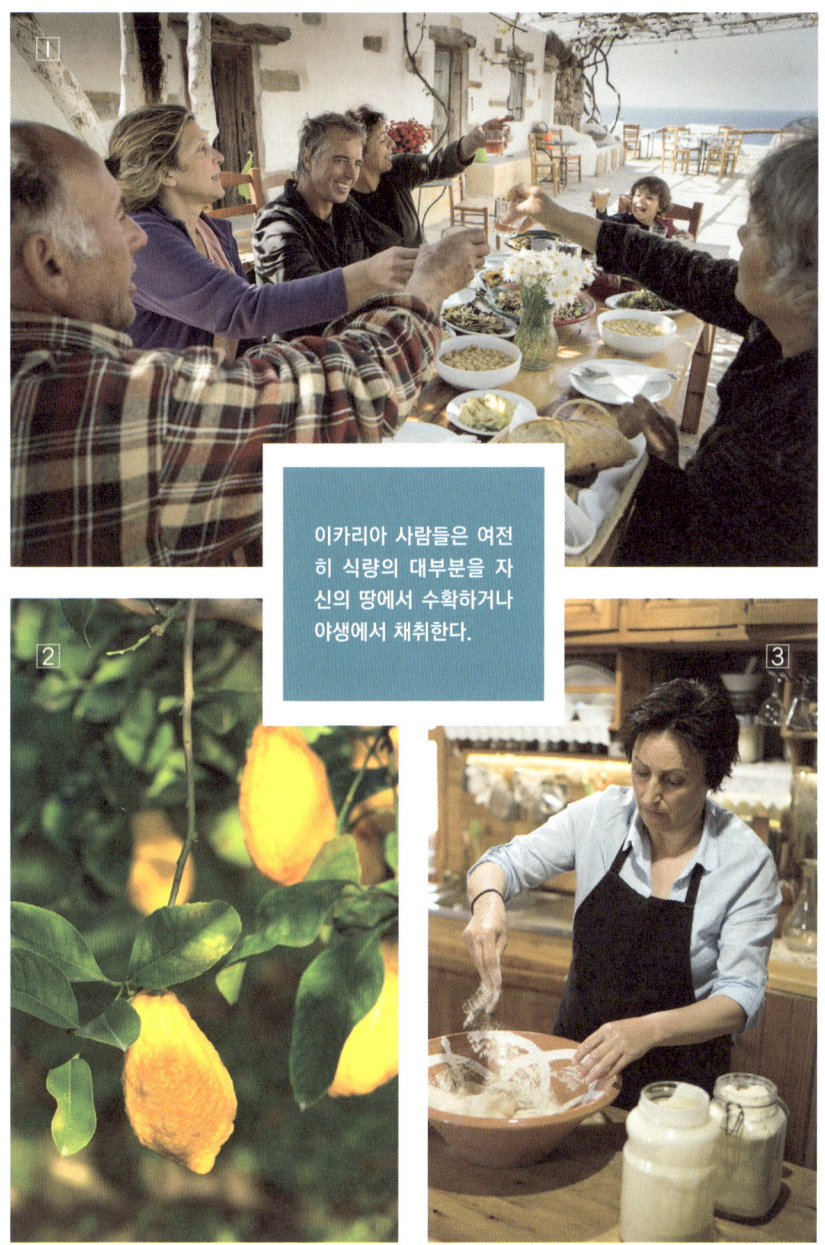

이카리아 사람들은 여전히 식량의 대부분을 자신의 땅에서 수확하거나 야생에서 채취한다.

4장 이카리아

게 다양한 종류의 샐러드를 제공했다. 소정의 입장료는 커뮤니티 프로젝트에 기부되었다.

내 기억에 파티는 밤새도록 계속되었는데, 가장 인상적이었던 것은 8세부터 80세까지 다양한 연령대의 사람들이 참여했다는 점이다. 남녀 모두 일어나 이웃의 어깨에 팔을 두르고 흥겹게 원을 그리며 춤을 추거나 가볍게 발을 차는 등 모두가 공동체, 가족, 섬에 대한 자부심이 어우러져 눈앞이 몽롱해질 때까지 신나게 춤을 췄다.

최근 이카리아의 젊은 세대들이 이러한 전통을 보존하거나 되살리는 데 관심을 보이고 있다. 이는 이카리아에게는 긍정적인 신호다. 이러한 현상은 전 세계 블루존 중에서도 거의 유일한 현상이다. 다른 곳에서는 전통적인 생활 습관들이 현대적인 것으로 꾸준히 대체되고 있다.

47세의 변호사 필리포 카리말리스Philipo Karimalis는 "우리는 이카리

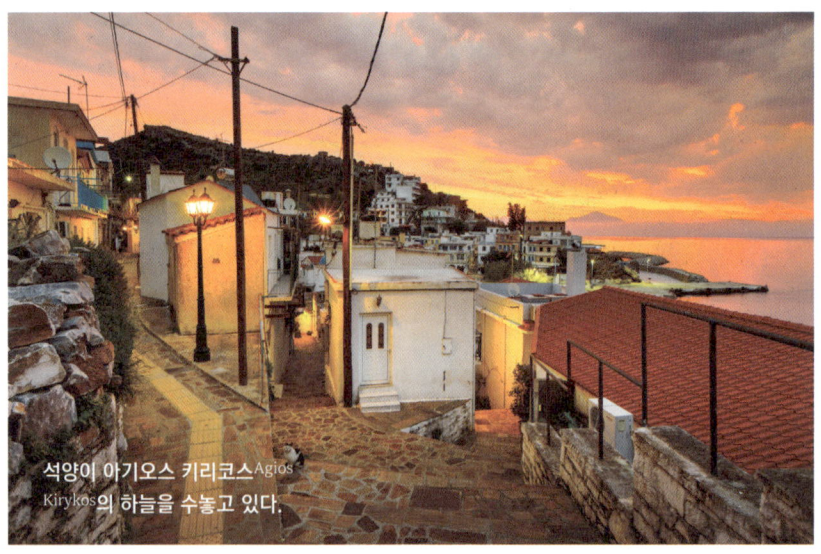

석양이 아기오스 키리코스Agios Kirykos의 하늘을 수놓고 있다.

아를 사랑하며 자랐습니다"고 말한다. "하지만 1980년대와 1990년대에 들어서면서 소박한 삶은 더 이상 매력적이지 않은 것이 되었죠. 젊은 이들은 더 이상 파니기리아에 가고 싶어하지 않았어요. 그러다 2000년대 들어 다시 파니기리아를 찾기 시작했죠. 축제를 계기로 전통적인 방식에 다시 관심을 갖게 된 겁니다."

그의 파티오에 함께 앉아 있는 동안 그는 할아버지의 포도밭에서 발견한 고대 품종의 포도로 만든 수제 와인을 따라주었다. 와인은 나무통이 아닌 항아리에서 발효시킨 후 현지 밀랍으로 밀봉한 것이었다. 우리는 사워도우 빵, 홈메이드 치즈, 민트가 들어간 그리스식 샐러드와 함께 와인을 즐겼다.

나는 그에게 이런 음식이 이카리아의 장수 비결 중 일부가 아닌지 물었다.

그는 답변했다. "물론이죠. 이카리아 사람들은 와인, 꿀, 올리브유로

허브차

많은 이카리아 사람들은 바위섬에서 채취한 야생 허브에 현지 꿀로 단맛을 낸 허브 차를 매일 한 잔씩 마신다. 양귀비 차는 가벼운 진정제로 쓰이며, 치커리 차는 에너지를 공급하고, 로즈마리 차는 피부와 소화를 개선하며, 타임 차는 알레르기 및 기침을 완화하는 데 사용된다. 세이지 차는 감기를 치료하고 천연 비아그라 역할을 하는 것으로 알려져 있으며, 산차(측백나무로 만든 차)는 독감·두통·감기에 좋다. 많은 일반적인 허브는 가벼운 이뇨제 역할을 하며 항산화제와 항염증 성분을 함유하고 있어, 이카리아의 낮은 심혈관 질환 및 치매 발병률에 영향을 미치는 것으로 추정된다.

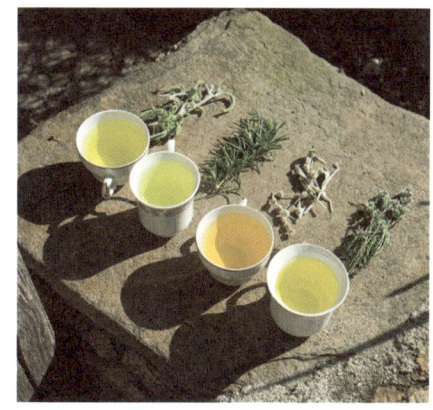

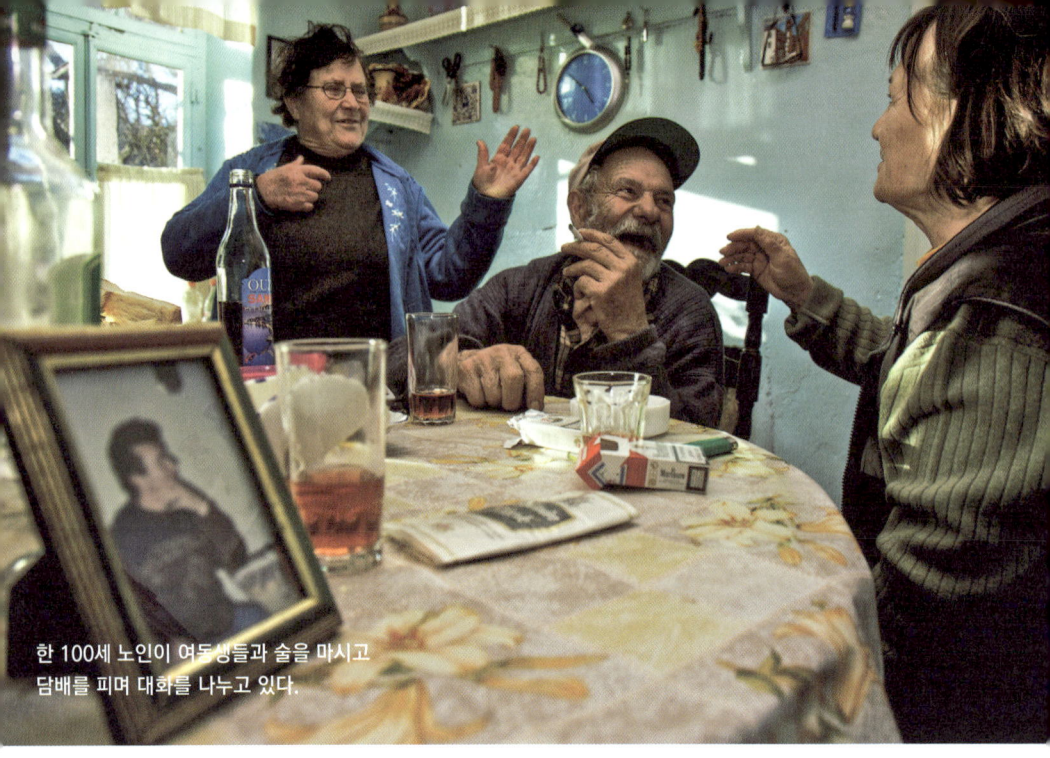

한 100세 노인이 여동생들과 술을 마시고 담배를 피며 대화를 나누고 있다.

만든 음식을 먹습니다. 직접 정원을 가꾸고, 직접 와인을 발효시키고, 이웃을 돕는 것이 오래 사는 비결입니다."

크리스티나 크리소호우 박사Dr. Christina Chrysohoou도 이 의견에 동의한다. 아테네 의과대학의 심장 전문의인 그녀는 이카리아의 식단과 건강 습관을 연구한 최초의 학자 중 한 명이다. 2009년 그녀는 하로코피오 대학Harokopio University의 데모스테네스 파나 지오타코스Demosthenes B. Panagiotakos와 함께 이카리아 연구를 기획하여 90세 이상 노인 79명을 포함한 1,410명의 이카리아 사람들을 대상으로 설문조사를 실시했는데, 이는 유럽 평균보다 훨씬 많은 숫자였다.

크리스티나와 그녀의 연구팀은 이카리아인들이 채소, 통곡물, 과일, 생선, 올리브유, 산양유와 치즈, 와인 등 극단적이고 독특한 버전의 지

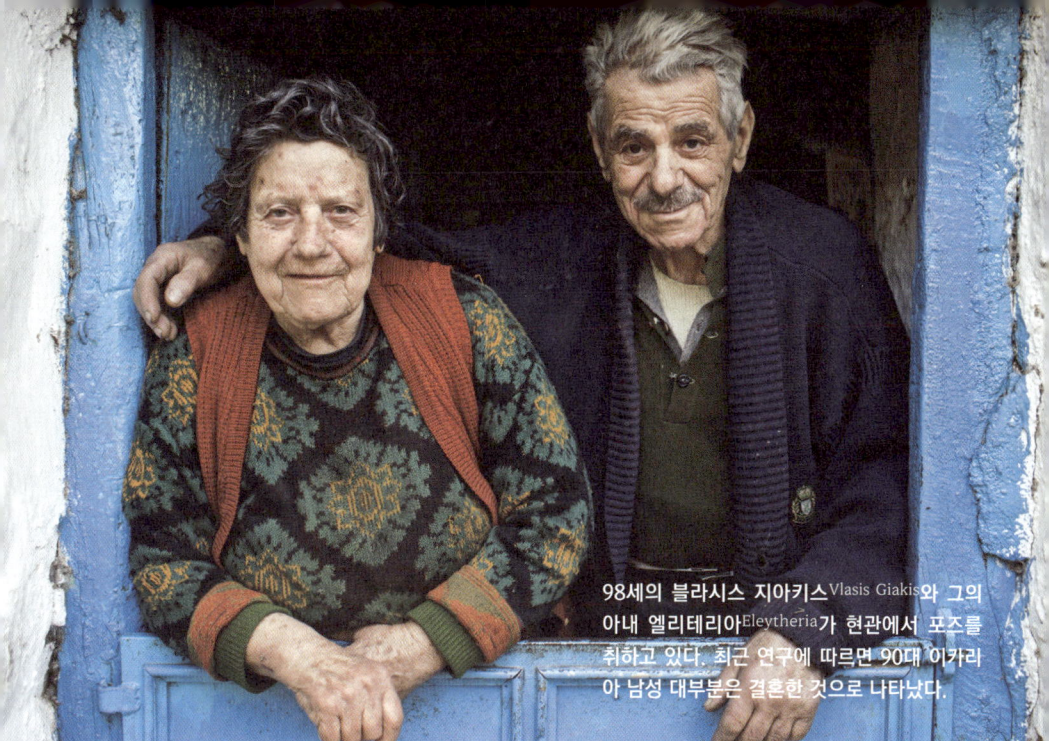

98세의 블라시스 지아키스Vlasis Giakis와 그의 아내 엘리테리아Eleytheria가 현관에서 포즈를 취하고 있다. 최근 연구에 따르면 90대 이카리아 남성 대부분은 결혼한 것으로 나타났다.

중해식 식단을 따르고 있다는 사실을 발견했다. 섬 주민들은 다른 지역 주민들보다 생선 섭취량은 적었지만, 감자·콩·병아리콩·렌틸콩·검은눈 콩 같은 콩류와 민들레·치커리·야생 회향 같은 야생 채소에 대한 선호도가 높았으며 남은 야채는 지붕에 말리거나 망사 주머니에 걸어 보관하기도 했다.

하지만 이카리아에 대한 연구는 한 걸음 더 나아갔다. 이카리아 섬 주민들의 건강한 식습관을 조명하는 것 외에도 이카리아 노인들은 신체적·사회적으로 활발하게 활동하며, 규칙적으로 낮잠을 자고, 성관계를 지속한다는 사실에도 주목했다. 다른 연구에 따르면 일주일에 5회 이상 30분 낮잠을 자면 스트레스 호르몬을 낮추고 심장마비 위험을 1/3 이상 줄일 수 있다고 한다. 연구 참여자의 1/4 이상이 여전히 담배를 피

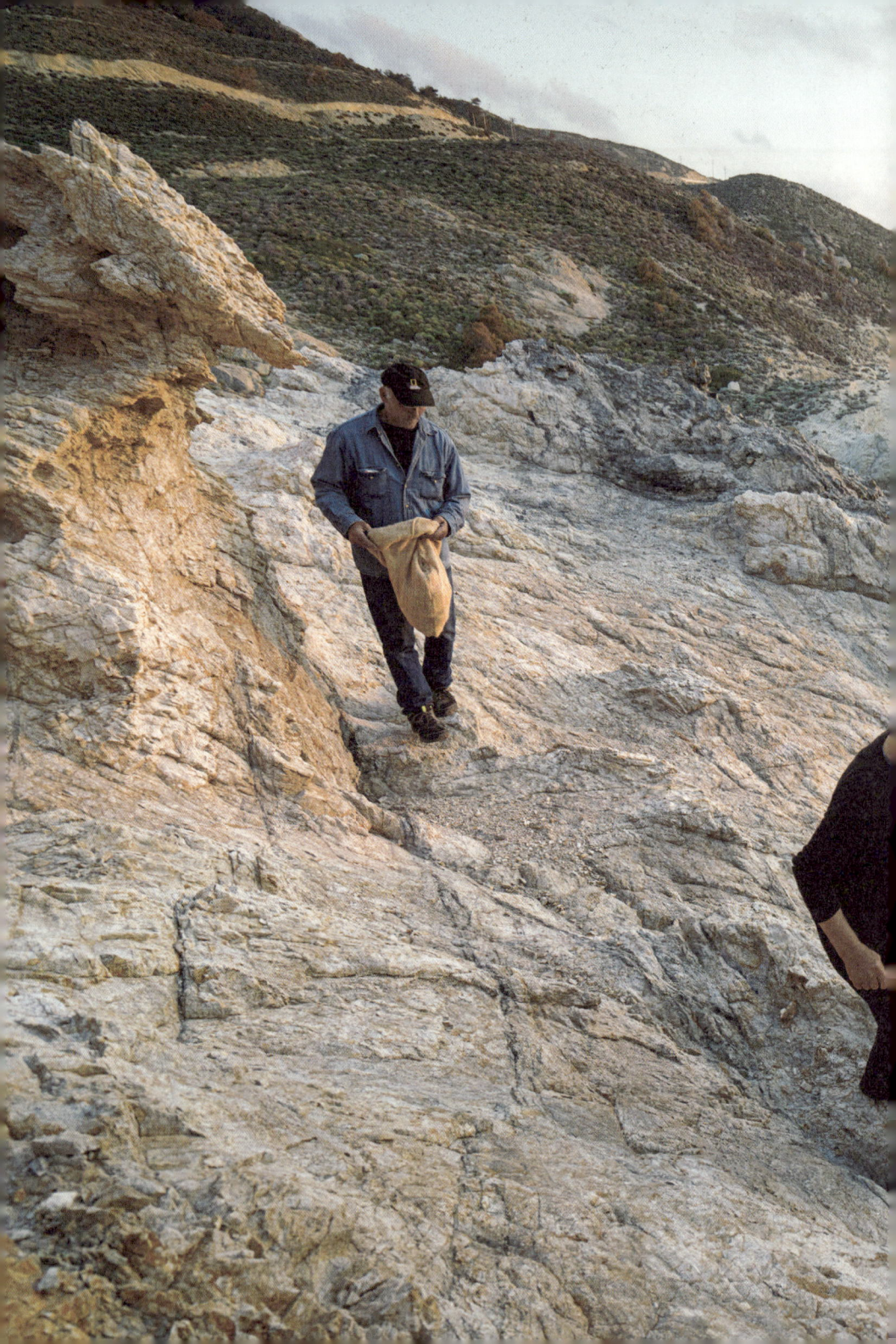

아티나 마자리Athina Mazari와 일리아스 파로이코스Illias Paroikos가 해안선을 따라 야생 채소, 허브, 소금을 채집하고 있다. 이 섬에는 회향 잎, 파슬리, 삼채, 야생 민들레, 치커리 등의 채소와 함께 100여 종의 허브가 자생하는데, 이카리아 사람들은 이를 삶거나 구워 파이로 만들거나 샐러드에 넣어 먹는다. 천일염은 바위 틈새에 갇혀 있는 소금을 채취해 모은다.

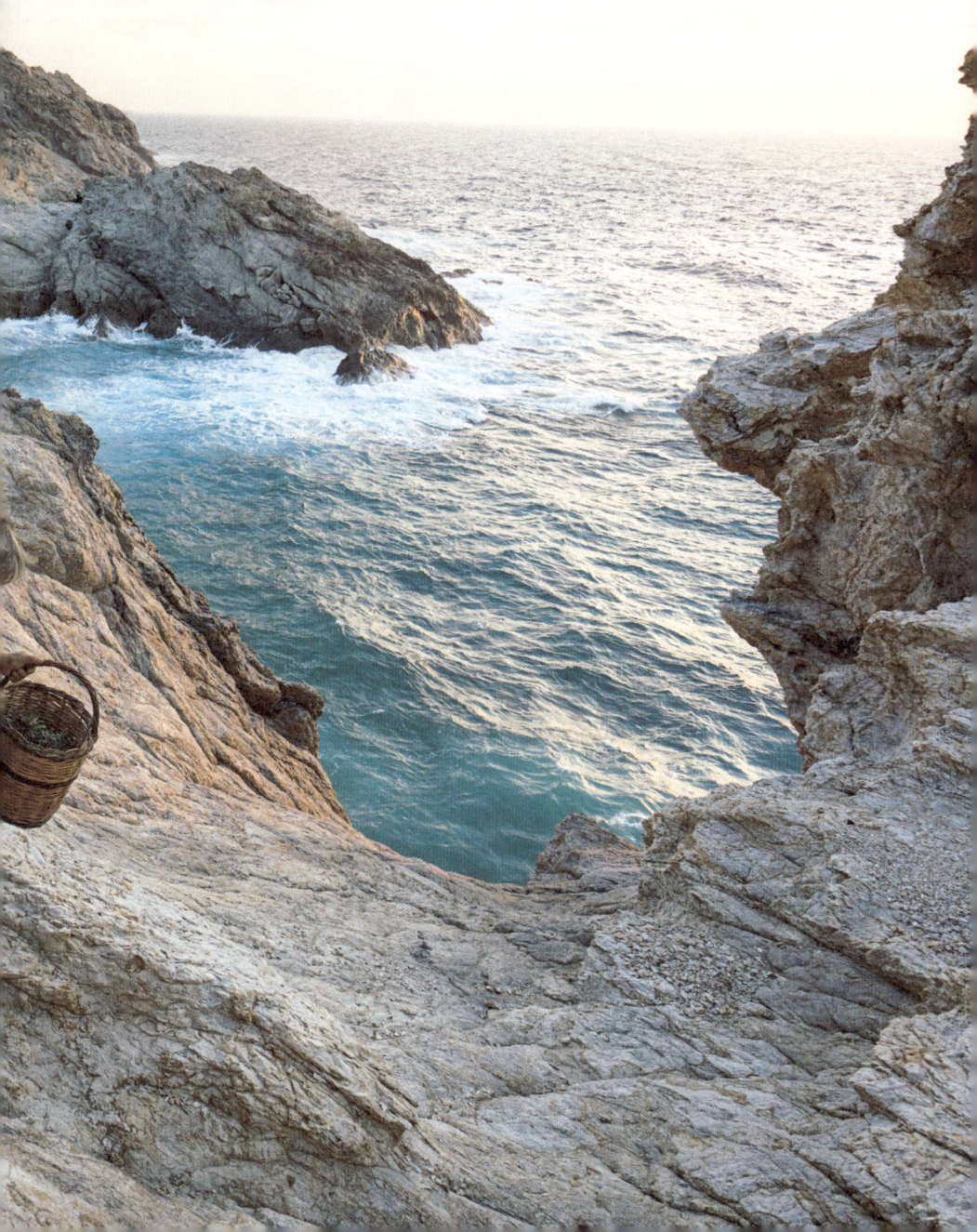

우고 있었지만, 이카리아 사람들은 전체적으로 심장병, 당뇨병, 뇌졸중, 치매를 피하면서 다른 지역 사람들보다 약 8년 더 오래 살았다. 실제로 크리소후Chrysohoou와 그녀의 동료들이 보고한 바에 따르면, 이카리아의 90세 노인들은 평균적으로 대부분의 60대 노인들보다도 질병에 시달리는 일이 없었다.

허브의 생리 작용 분야의 권위자인 아테네 대학교Athens University의 이오안나 치노우Ioanna Chinou 교수로부터 이카리아 음식의 건강 효과에 대해 자세히 알아보았다. 이 섬 사람들은 오레가노, 민트, 로즈마리, 마조람 또는 정원이나 들판에서 채취한 다른 식물로 만든 허브 차를 하루 종일 마신다. 이전에 이카리아를 여행했을 때 이 허브차 샘플을 치노우에 보내 실험실 테스트를 의뢰한 적이 있다. 그녀는 이 차들이 모두 가벼운 이뇨 작용을 할 뿐만 아니라 항산화 성분을 함유하고 있다고 보고했다. 즉, 강력한 항산화 성분을 함유하고 있었을 뿐만 아니라 체내 노폐물을 배출하고 혈압을 약간 낮추는 데 도움이 될 수 있다는 것이다. 조리된 요리에 신선한 허브를 추가하면 이와 비슷한 건강상의 이점을 얻을 수 있다.

이카리아인의 라이프스타일에 숨겨진 과학적 비밀은 여기까지다. 최근 이카리아 섬 방문이 끝나갈 무렵, 나는 오랜 친구의 집으로 향했는데, 그 친구의 이야기는 내가 만난 그 어떤 이야기보다 이카리아의 신비로움을 잘 설명해 주고 있었다.

그의 이름은 스타마티스 모라이티스Stamatis Moraitis로, 미국에서 거주하며 일하던 중 60대 중반의 나이에 폐암 진단을 받았다. 의사는 그에게 6~9개월의 시한부 인생을 선고했다. 자신의 운명을 받아들인 그는 아내 엘피니키Elpiniki와 함께 고향 이카리아로 돌아왔다. 에게해가 내려

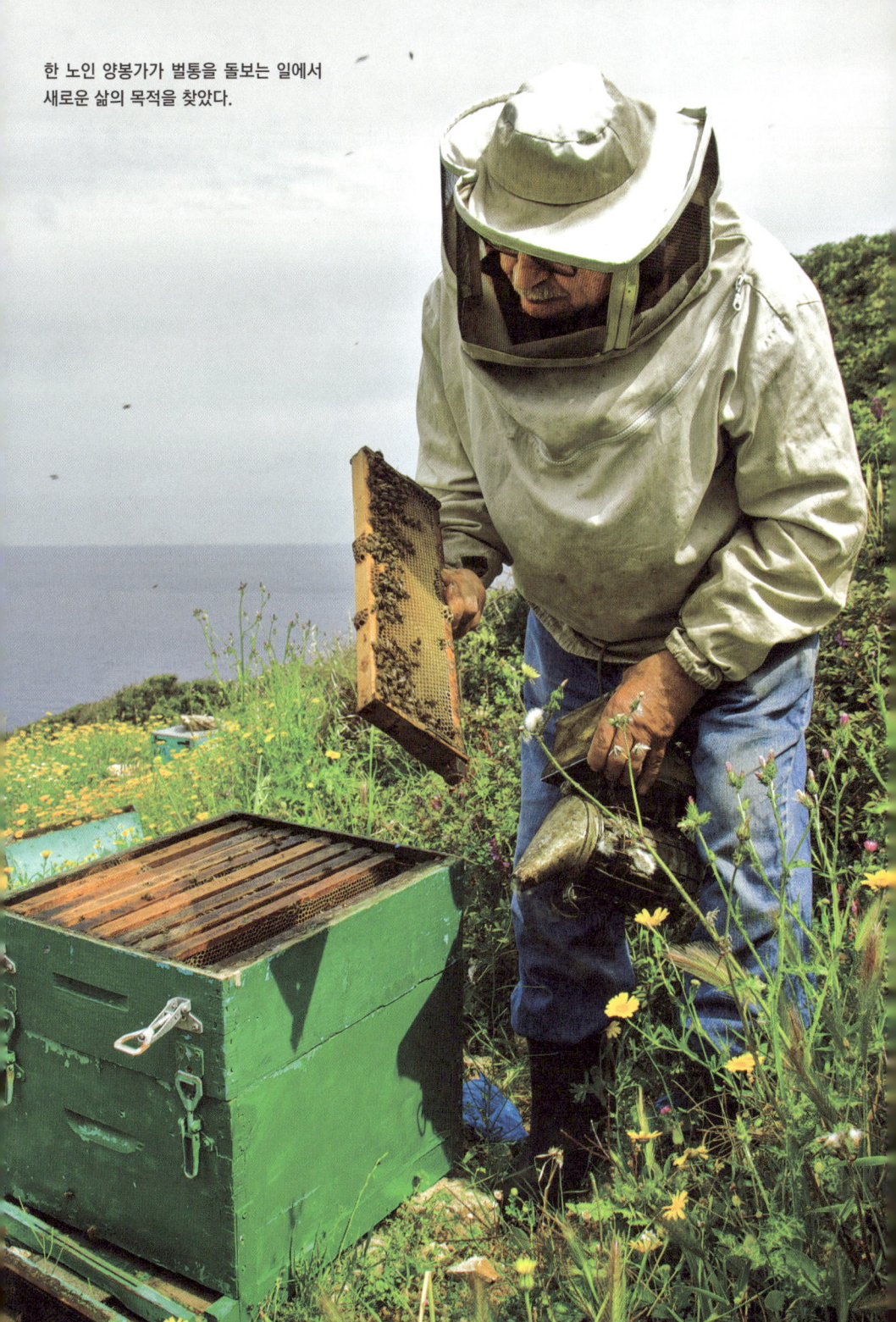

한 노인 양봉가가 벌통을 돌보는 일에서 새로운 삶의 목적을 찾았다.

레몬과 허브를 곁들인 병아리콩 수프

총 조리 시간 : 2시간 20분, 병아리콩 통조림 사용 시 45분 • 6인분 제공

그리스인, 특히 이카리아 사람들은 레몬, 올리브오일, 허브의 조합을 완벽히 터득했다. 이 간단한 수프는 겨울철 닭고기 수프를 대체할 수 있는 따뜻한 음식으로, 콩의 맛을 창의적으로 살리면서 일상 식단에 활용할 수 있는 또 다른 방법이다. 병아리콩 수프는 이카리아는 물론 그리스 전역에서 가장 대표적인 서민 음식 중 하나로, 거의 모든 가정과 선술집에서 맛볼 수 있다.

밤새 불려 헹구고 껍질을 벗긴 말린 병아리콩 450g
(또는 물기를 제거한 저염 병아리콩 425g 캔 4개)
굵게 다진 중간 크기 양파 1개
다진 마늘 1쪽
월계수 잎 1장
엑스트라 버진 올리브오일 ½컵, 먹을 만큼 추가
소금과 후추
레몬 3개 주스, 음식과 함께 나갈 것

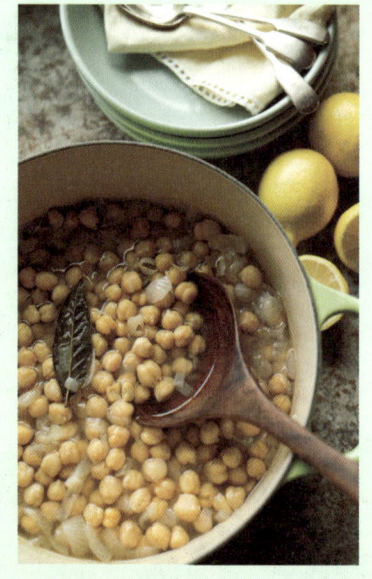

물기를 제거한 병아리콩을 냄비에 넣고 물을 덮을 만큼만 넣고 끓인다. 불을 끄고 물기를 제거한 후 헹구어 깨끗한 냄비에 담아놓는다. 양파, 마늘, 월계수 잎, 올리브오일, 그리고 재료들을 덮을 만큼의 물을 추가한다. 잘 섞이도록 저어준다.
말린 병아리콩을 사용하는 경우 끓인 다음 약 2시간 동안 또는 병아리콩이 부드러워질 때까지 끓인다.
병아리콩 통조림을 사용하는 경우, 끓인 다음 30분간 끓인 후 필요에 따라 물을 한 번에 몇 큰술씩 추가하여 수프가 묽어질 때까지 끓인다.
불을 끄고 월계수 잎은 버린다. 소금과 후추로 간을 맞춘다.
레몬즙과 올리브오일을 넉넉히 뿌려서 제공한다.

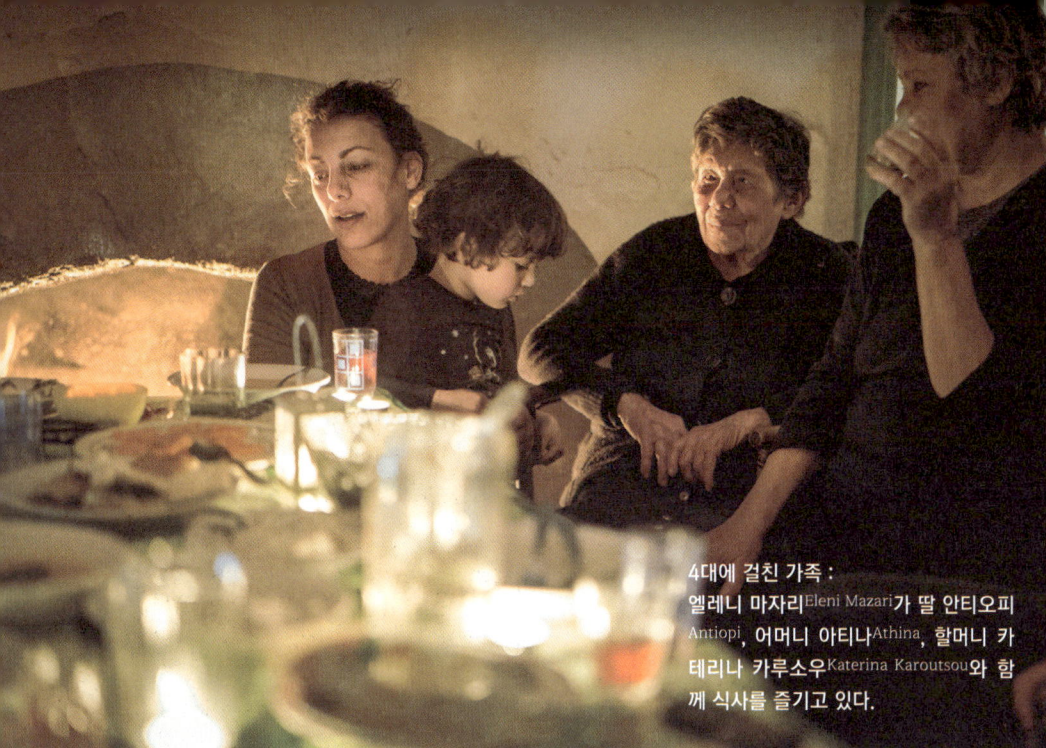

4대에 걸친 가족:
엘레니 마자리Eleni Mazari가 딸 안티오피Antiopi, 어머니 아티나Athina, 할머니 카테리나 카루소우Katerina Karoutsou와 함께 식사를 즐기고 있다.

다보이는 그늘진 공동묘지에 조상들과 함께 묻힐 생각인 그는 에브딜로스Evdilos 근처의 노부모와 함께 살았다.

부모의 포도원을 정리했으며 정원에서 일한 지 몇 달이 지났다. 별다른 생각 없이 그는 오후에 낮잠을 잤고, 이후에 동네 선술집에 가서 도미노를 하면서 이카리아 생활의 리듬에 익숙해졌다. 그는 부모님의 집을 수리하고 포도로 와인을 만들었다. 이후 그의 암은 사라진 듯 했다. 그로부터 35년이 지난 2012년, 내가 그를 만났을 때 그의 나이는 97세였는데 여전히 건강하게 지내고 있었다.

모라이티스Moraitis는 그 후 얼마 지나지 않아 세상을 떠났는데, 그때도 암에는 걸리지 않았다. 그는 화학 요법을 받은 적도 없고, 어떤 치료도 받은 적이 없었다. 그저 이카리아로 돌아갔을 뿐이다.

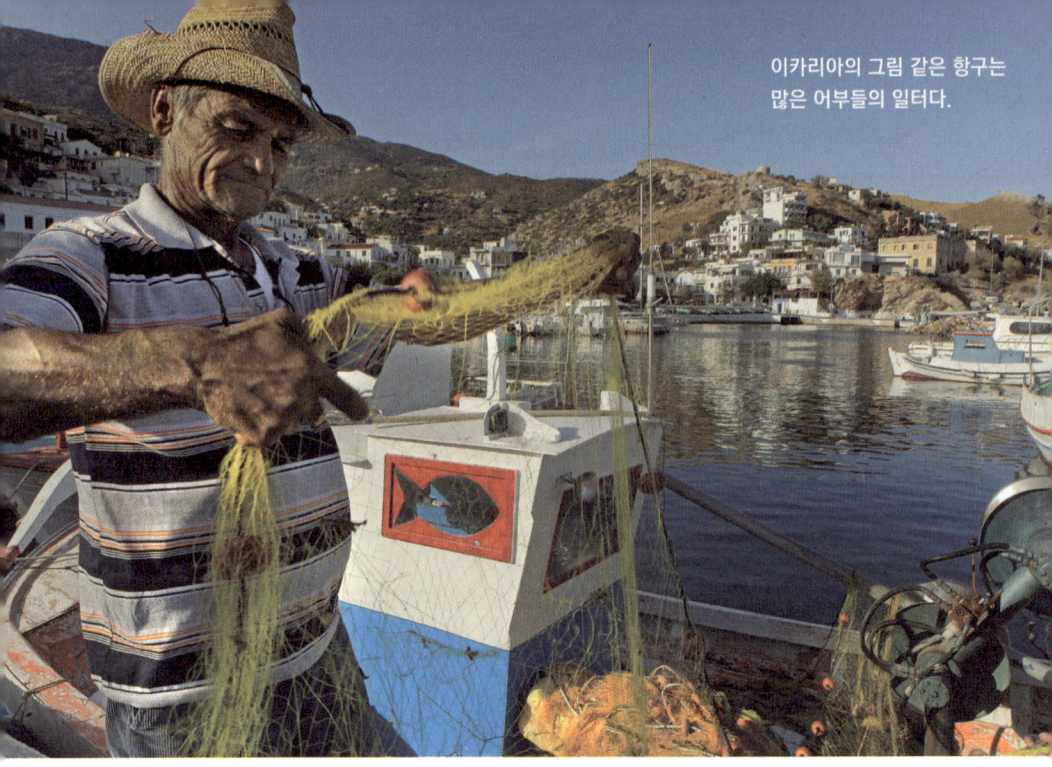

이카리아의 그림 같은 항구는 많은 어부들의 일터다.

나는 지난 봄에 그의 작은 흰색 주택에 들렀다. 올리브 과수원에는 덤불이 무성했고 포도원에는 잡초가 뒤덮여 버려진 듯 보였다. 나는 그와 함께 과일나무 사이를 거닐며 잘 익은 오렌지와 레몬을 따면서 그가 좋아하는 이야기를 들려주던 기억이 떠올랐다. 모라이티스는 키가 작고 두피를 살짝 덮은 몇 가닥의 머리카락을 제외하고는 거의 대머리에 가까웠으며, 입가에는 항상 장난스러운 미소를 띠고 있었다.

그의 손자 크리스토포로스 예랄리스Christoforos Yeralis가 나를 집에 들여보내 주었다. 청바지에 운동화, 목걸이가 달린 티셔츠를 입은 그는 머리가 풍성한 것을 제외하면 놀라울 정도로 모라이티스와 닮았다. 그에게서 할아버지의 유머 감각을 발견할 수 있었다. 그는 낡은 라다Lada 스테이션 왜건을 타고 섬의 굽은 도로를 돌아다니며 모라이티스가 얼마나 파티를 좋아했는지 이야기해 주었다.

집안의 짐은 거의 다 싸여 있었고, 벽에 걸린 사진들도 어느 정도 정리되어 있었다. 모라이티스의 침실만 그대로 남아 있었다. 우리는 예레리스Yeralis가 미처 발견하지 못한 작은 상자를 발견했고, 열쇠로 그 상자를 열었다. 상자 안에는 모라이티스와 다양한 가족 구성원의 모습이 담긴 오래된 사진들이 가득했다. 예랄리스는 할아버지와 함께 낚시하러 가거나 작은 올리브 과수원과 포도원에서 할아버지를 도왔던 기억을 떠올렸다.

창문을 열자 황금빛 오후 햇살이 쏟아져 들어왔다. 이렇게 모라이티스의 집으로 돌아오면 우울한 기분이 들 것이라고 예상했다. 하지만 놀랍게도 그렇지 않았다. 그는 사랑하는 아내와 함께 63년이라는 반세기 이상 충만한 삶을 살았고, 과수원과 포도원에서 올리브 농사를 지으며

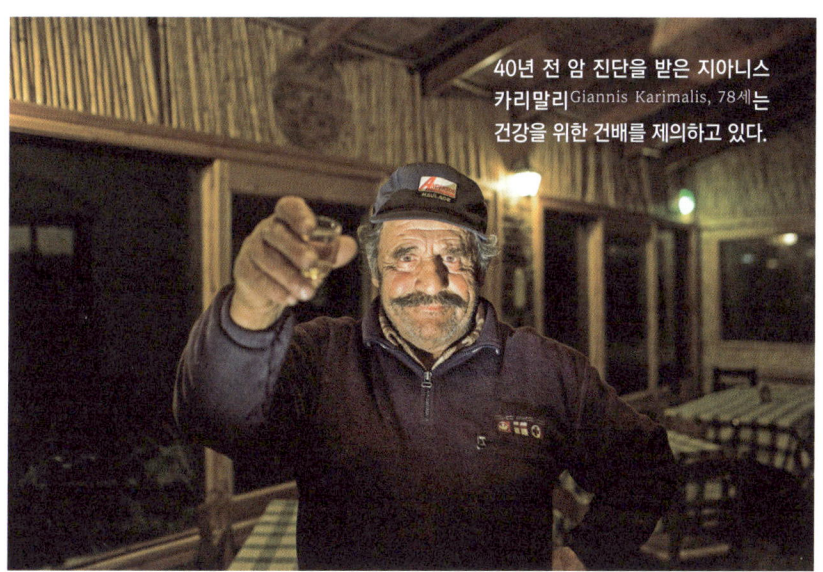

40년 전 암 진단을 받은 지아니스 카리말리Giannis Karimalis, 78세는 건강을 위한 건배를 제의하고 있다.

섬에서 행복을 찾았기 때문이다. 결국 그는 자신의 바람대로 조상의 묘지에 묻혔다.

비포장 도로 끝자락에 있는 묘지는 삼나무 그늘이 드리워진 절벽 옆 테라스에 자리 잡고 있었는데, 에게해의 놀라운 경치가 한 눈에 들어왔다. 누군가 유리 케이스에 그의 사진을 넣어 묘비 위에 두었는데, 매일 석양이 그 위로 드리웠다. 잘 어울리지 않는 파란색 체크무늬 셔츠와 갈색 체크무늬 반바지를 입고 장난스러운 미소를 짓고 있는 모라이티스를 다시 보니 미소가 지어졌다.

나는 사사리 대학의 의학 통계학자인 친구 지아니 페스가 이카리아 사람들의 죽음의 방식에 대해 한 말이 떠올랐다. 그는 이카리아 섬의 놀라운 장수에 관한 양질의 데이터를 분석하여 이곳만의 독특한 결론에 도달했다. 이 섬의 사람들은 죽음을 피하기 위해 오랫동안 건강을 관리한다고 그는 말했다. "하지만 결국에는 죽음을 맞이해야만 하죠. 그래서 그들은 이카리아의 방식, 즉 아주 천천히 시간이 걸리는 방식으로 죽음을 맞이합니다. 그렇게 함으로써 더 오래 살게 되는 겁니다."

이카리안 커피

많은 섬 주민들의 일상 의식인 이카리안 커피는 카페에 모인 친구와 가족에게 거품이 풍부하고 진한 커피를 제공한다. 브리키briki라는 작은 주전자에서 추출하는 이 커피는 터키와 중동에서 볼 수 있는 것과 비슷한 방식으로 만들어진다. 원두 찌꺼기를 끓여서 바닥에 가라앉을 때까지 기다리면 원두에서 항산화제와 폴리페놀과 함께 건강에 유익한 화합물이 방출되는 것으로 알려져 있다. 또한 이렇게 추출한 커피는 일반적인 미국식 커피보다 카페인 함량이 낮아 카페인으로 인한 부작용을 줄일 수 있다.

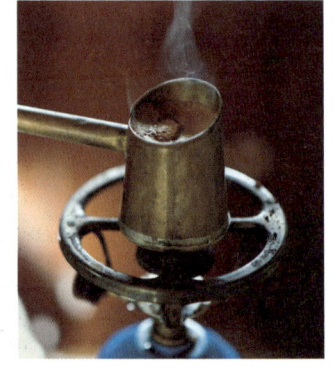

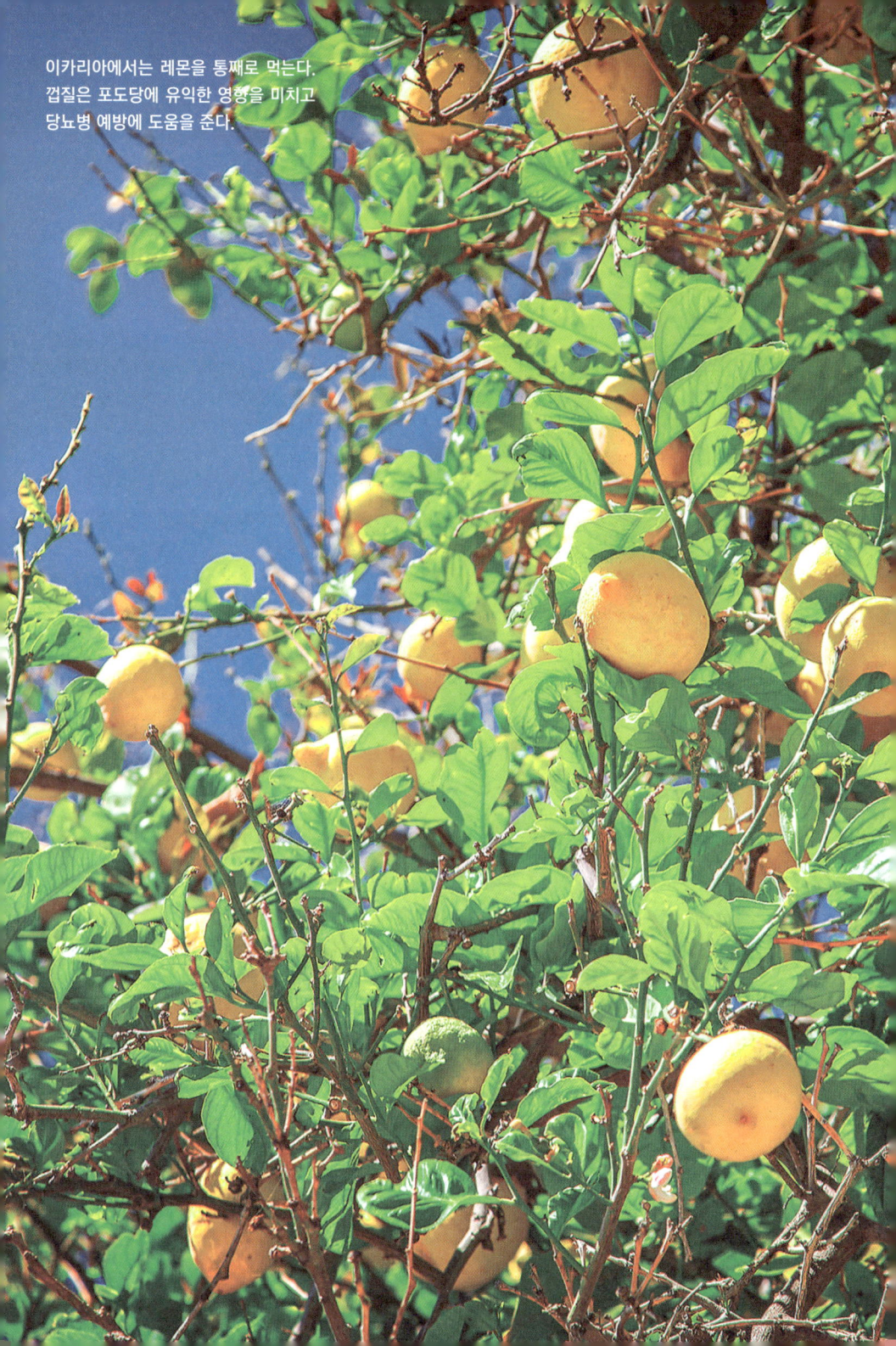

이카리아에서는 레몬을 통째로 먹는다.
껍질은 포도당에 유익한 영향을 미치고
당뇨병 예방에 도움을 준다.

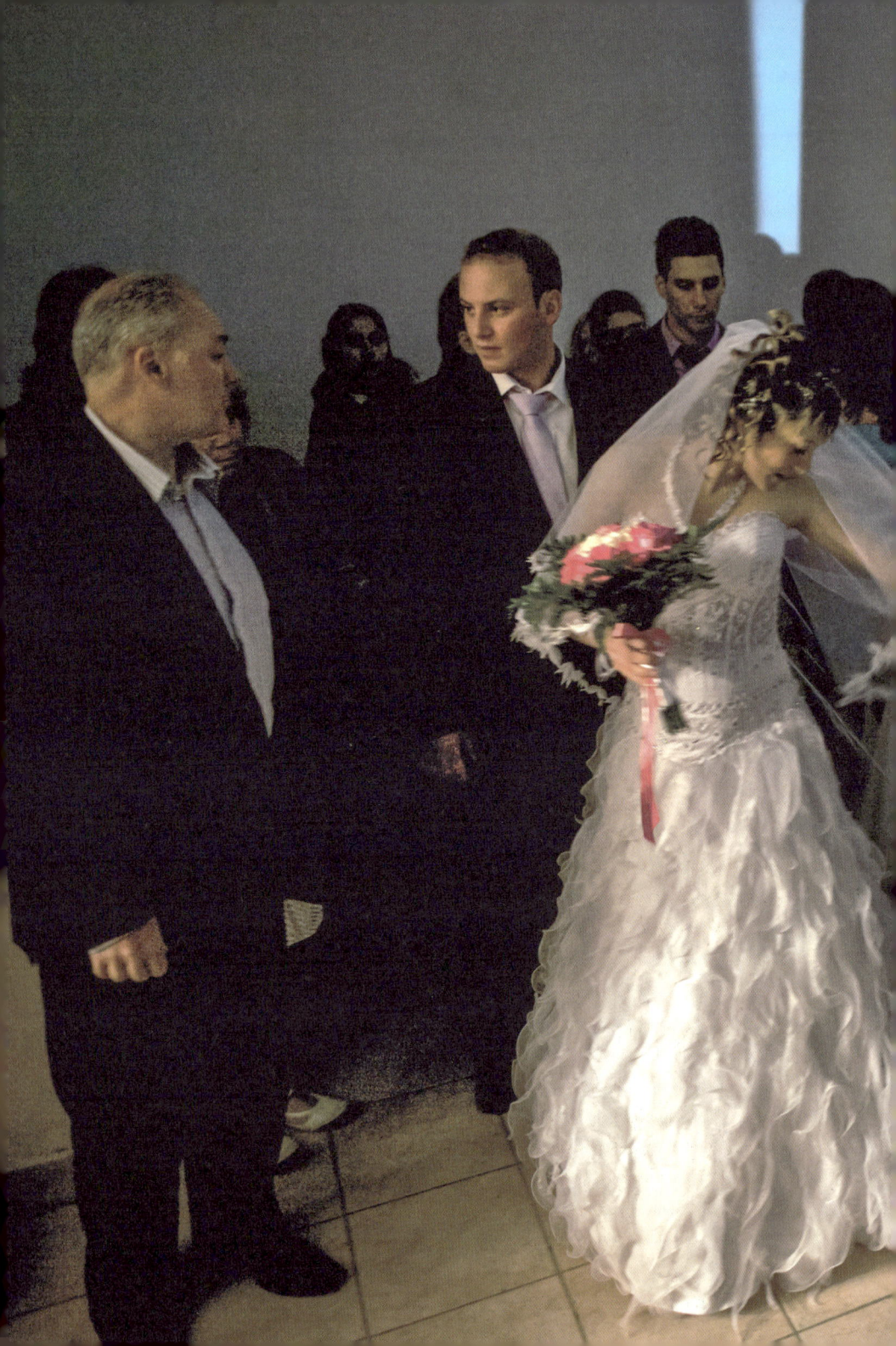

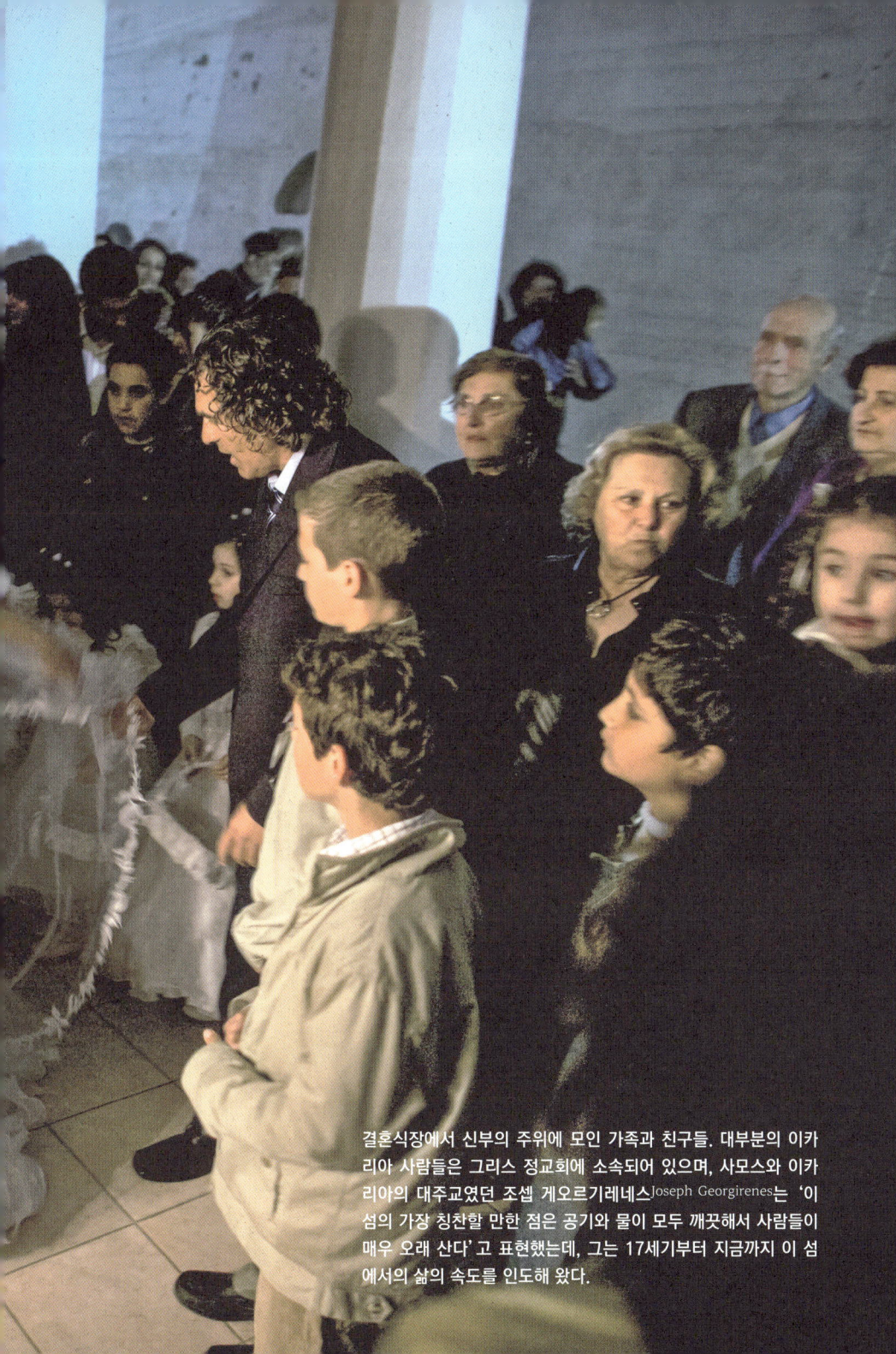

결혼식장에서 신부의 주위에 모인 가족과 친구들. 대부분의 이카리아 사람들은 그리스 정교회에 소속되어 있으며, 사모스와 이카리아의 대주교였던 조셉 게오르기레네스 Joseph Georgirenes는 '이 섬의 가장 칭찬할 만한 점은 공기와 물이 모두 깨끗해서 사람들이 매우 오래 산다'고 표현했는데, 그는 17세기부터 지금까지 이 섬에서의 삶의 속도를 인도해 왔다.

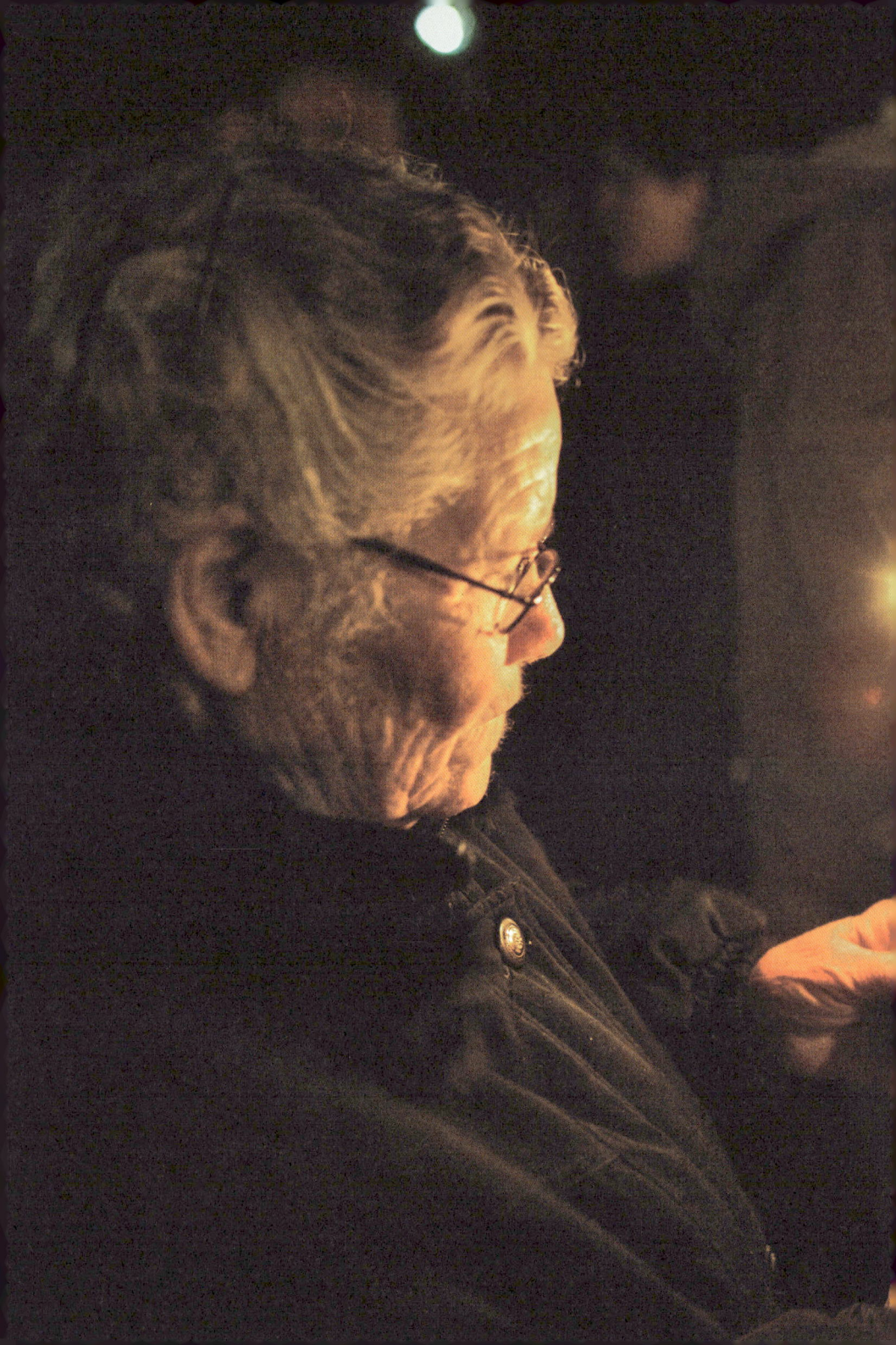

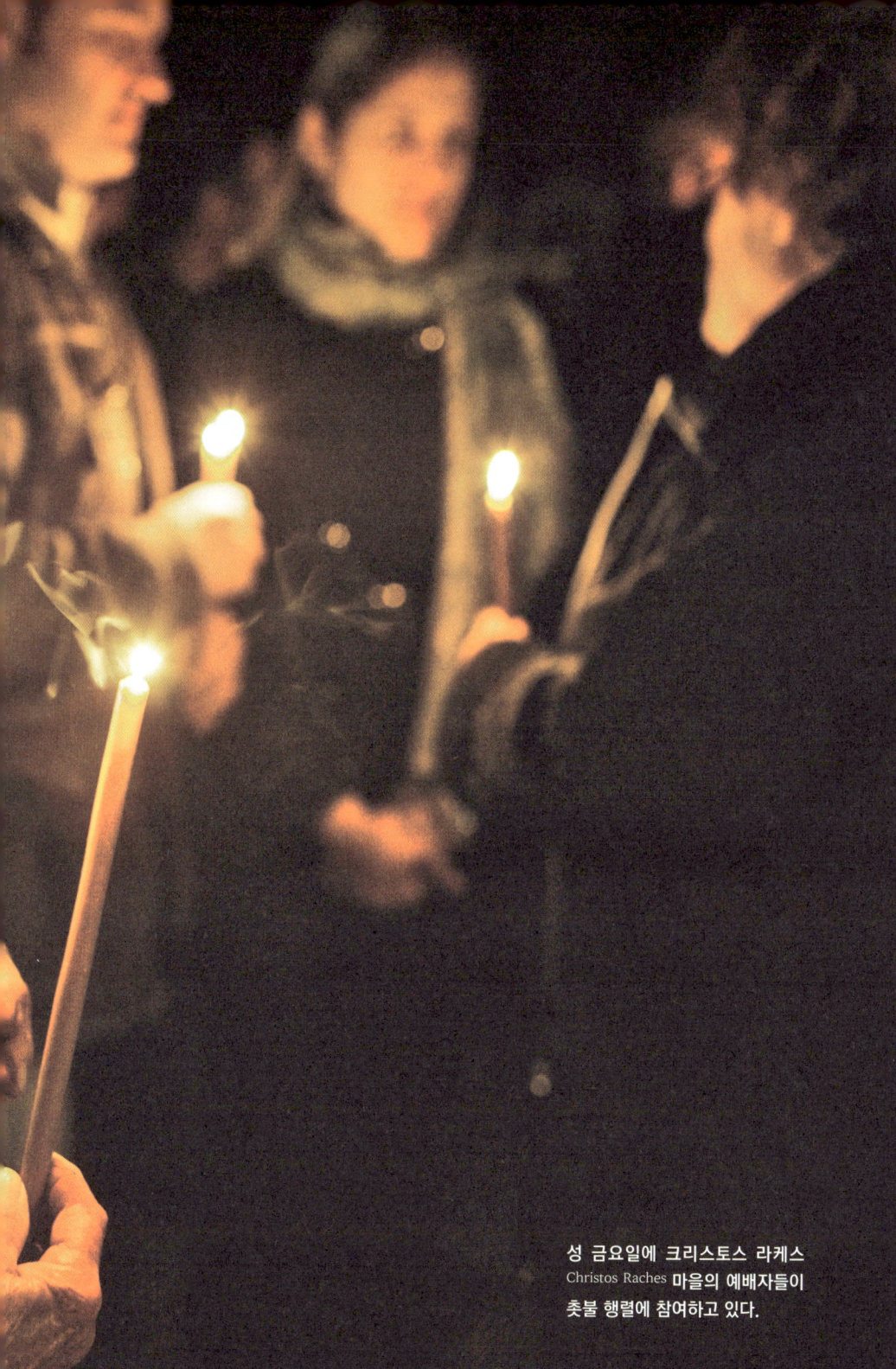

성 금요일에 크리스토스 라케스 Christos Raches 마을의 예배자들이 촛불 행렬에 참여하고 있다.

이카리아 최고 장수 식품

이카리아 노인들은 다른 지역 사람들보다 콩과 채소를 많이 먹고 생선과 육류는 적게 먹는 가장 순수한 형태의 지중해식 식단을 섭취한다. 유제품과 허브차 같은 음료를 제외한 채소와 콩, 과일이 일일 음식 섭취량의 64%를 차지한다. 이들이 섭취하는 지방 에너지의 절반 이상은 올리브오일에서 나오는데, 올리브오일은 건강에 긍정적인 영향을 미친다는 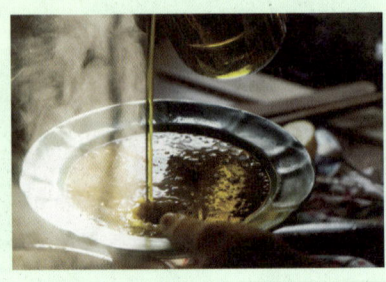 연구 결과가 있다. 올리브오일의 효능을 최대한 누리려면 엑스트라 버진 제품을 선택해야 한다. 식탁 위에 올리브오일 병을 두고 찜이나 삶은 채소 위에 뿌려 먹으면 좋다.

콩 | 병아리콩, 검은눈콩, 기타 콩류를 간식처럼 먹거나 수프나 스튜에 넣어 먹는다. 병아리콩은 지방 함량이 높지만 거의 대부분이 불포화 지방이다.

회향 | 이 허브는 구근부터 씨앗까지 칼슘, 철분, 망간, 칼륨 등의 영양소가 풍부하다. 이카리아 사람들은 허브 차로 마실 뿐만 아니라 요리에도 사용한다.

야생 채소 | 쇠비름, 민들레, 루콜라 및 기타 야생 채소는 체내에서 비타민 A로 전환되는 색소인 카로티노이드뿐만 아니라 미네랄의 훌륭한 공급원이다.

레몬 | 이카리아 사람들은 레몬을 껍질째 통째로 먹는다. 레몬 껍질은 혈당에 유익한 영향을 미쳐 질병을 조절하거나 예방하는 데 도움을 줄 수 있다.

올리브오일 | 이카리아 사람들은 하루에 최소 4큰술의 올리브오일을 섭취하는데, 이는 심장 질환을 예방하는 데 도움이 된다. 한 연구에 따르면 이카리아 사람들의 사망률이 미국인보다 50% 낮은 이유도 이 때문이라고 한다.

오레가노 | 이카리아 요리에 사용되는 많은 허브 중 하나인 오레가노는 항산화 물질이 풍부할 뿐만 아니라 박테리아 박멸에 도움이 되는 것으로 밝혀진 화합물을 함유하고 있다.

감자 | 이카리아 사람들은 지중해식 식단을 따르는 다른 사람들과 달리 매일 감자를 먹는다. 연구에 따르면 감자는 혈압을 낮추고 당뇨병을 치료하며 염증을 예방할 수 있다고 한다.

꿀 | 이카리아의 노인들은 커피에 꿀을 타서 마시는 것 외에도 아침과 저녁 식사 전에 꿀 한 스푼을 먹는다. 또한 감기와 상처 등 여러 질병을 치료하는 데에도 사용한다.

세이지 | 이 허브는 이카리아 사람들의 알츠하이머와 치매의 낮은 발병률의 이유 중 하나가 될 수 있다. 또한 뼈를 강화하는 데에도 도움이 되는 성분을 함유하고 있다.

로즈마리 | 허브 차에 사용되는 로즈마리는 소화를 개선하고 기억력을 향상시키는 것으로 알려져 있다.

이카리아 블루존이 주는 교훈

■ **산골 생활을 따라하기**

가장 오래 사는 이카리아 사람들은 대체로 가난한 편이다. 이들은 섬의 가파른 지형에 거주하는 데 매일 정원을 가꾸고, 이웃집에 걸어가며, 직접 마당 일을 하면서 운동을 한다. 이것의 교훈은 '생활 속에서 많이 움직여라'이다.

■ **블루존 식단 섭취하기**

이카리아 사람들은 과일·채소·통곡물·콩·올리브유를 많이 먹는 지중해식 식단을 기본으로 하되, 감자·채소·콩을 더 많이 먹는 변형된 식단을 따른다. 콜레스테롤을 낮추는 단일 불포화 지방이 함유된 올리브유를 사용할 때는 튀기지 말고 볶는 방식으로 조리하는 것이 좋다.

■ **허브를 충분히 섭취하기**

이카리아 사람들은 가족 및 친구들과 허브 차를 즐겨 마시는데, 과학자들에 따르면 허브 차에는 항산화 성분이 풍부하게 함유되어 있다고 한다. 야생 로즈마리, 세이지, 오레가노 차는 이뇨제 역할을 하여 체내의 과도한 나트륨과 수분을 제거함으로써 혈압을 조절할 수 있도록 한다.

■ **낮잠 자기**

이카리아 사람들의 힌트를 얻어 오후 한낮의 휴식을 즐겨보자. 규칙적으로 낮잠을 자는 사람은 심장병으로 사망할 확률이 최대 35%까지 낮다. 낮잠이 스트레스 호르몬을 낮추거나 심장을 쉬게 하기 때문이다.

■ **가끔 금식하기**

이카리아 사람들은 전통적으로 독실한 그리스 정교회 기독교 신자다. 그들의 종교적인 일정에 따르면 일 년의 거의 절반을 금식해야 한다. 칼로리 제한(일반 식단에서 칼로리의 약 30%를 줄이는 단식의 일종)은 포유류의 노화를 늦추는 방법 중 유일하게 과학적으로 입증된 방법이다.

■ **친구와 가족을 우선시하기**

이카리아 사람들은 사회적 관계를 중요시하며, 이는 전반적인 건강과 장수에 도움이 되는 것으로 나타났다. 그러니 밖으로 나가서 약속을 잡아 보자.

조지 카리말리스George Karimalis는 에게해가 내려다보이는 가족 소유의 포도밭에서 흙을 일구고 있다. 아테네에서 경제학자로 일했던 그는 아내 엘레니Eleni와 함께 1999년에 이 섬으로 돌아와 500년 된 포도밭을 다시 가꾸기 시작했다. 부부는 아들과 세 딸과 함께 농장과 작은 게스트하우스를 운영하며 방문객들에게 유기농 식품과 와인을 제공하고 있다.

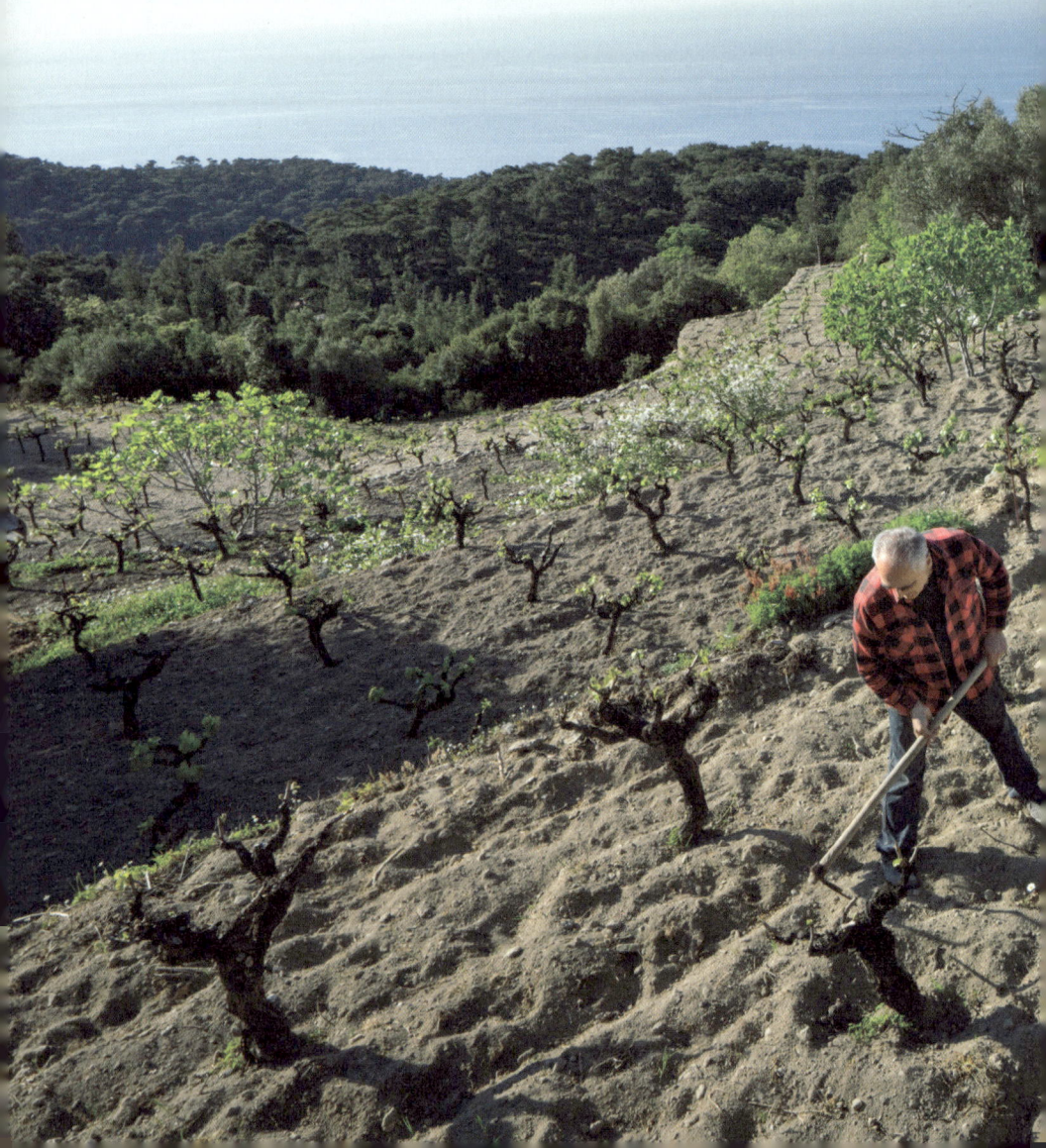

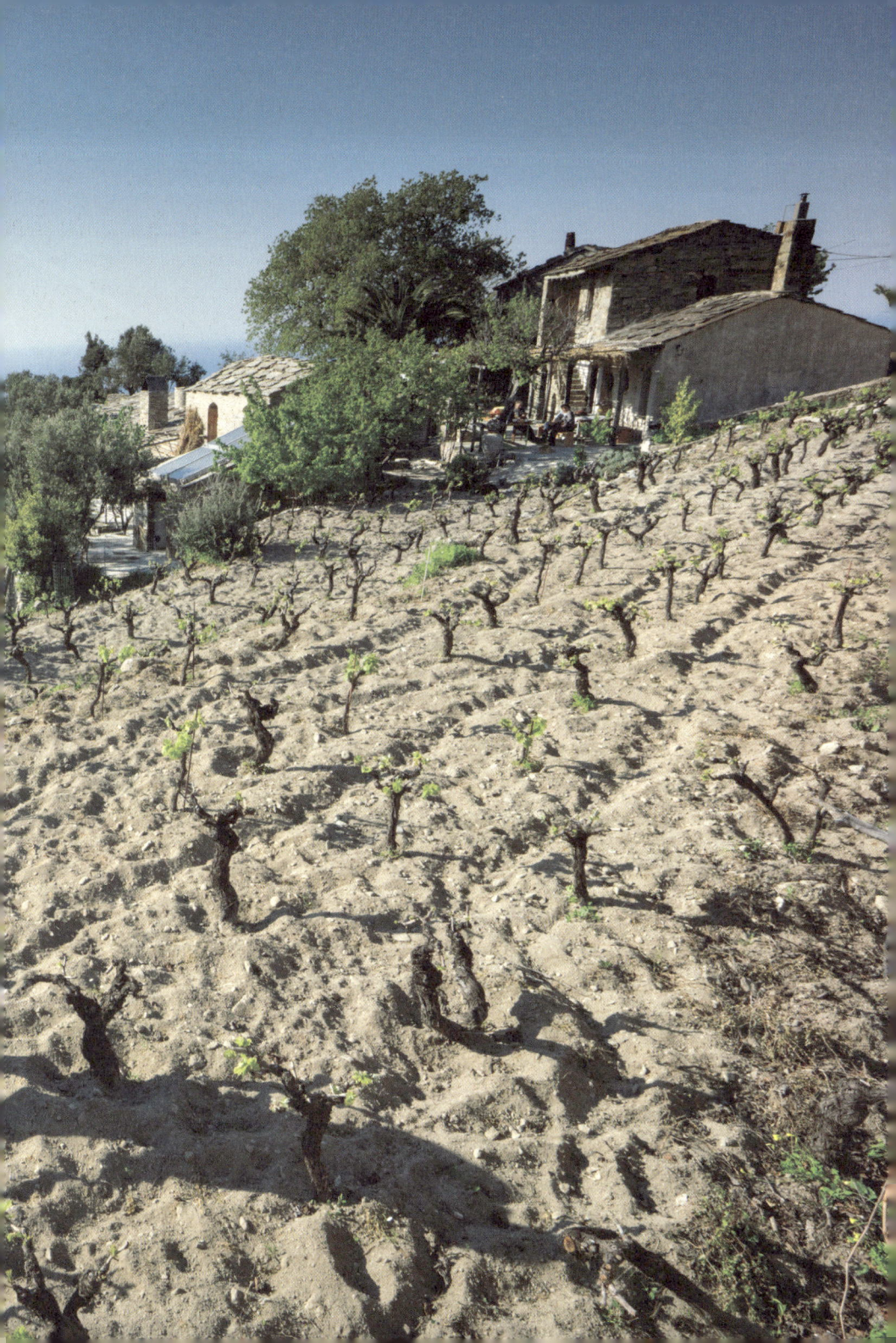

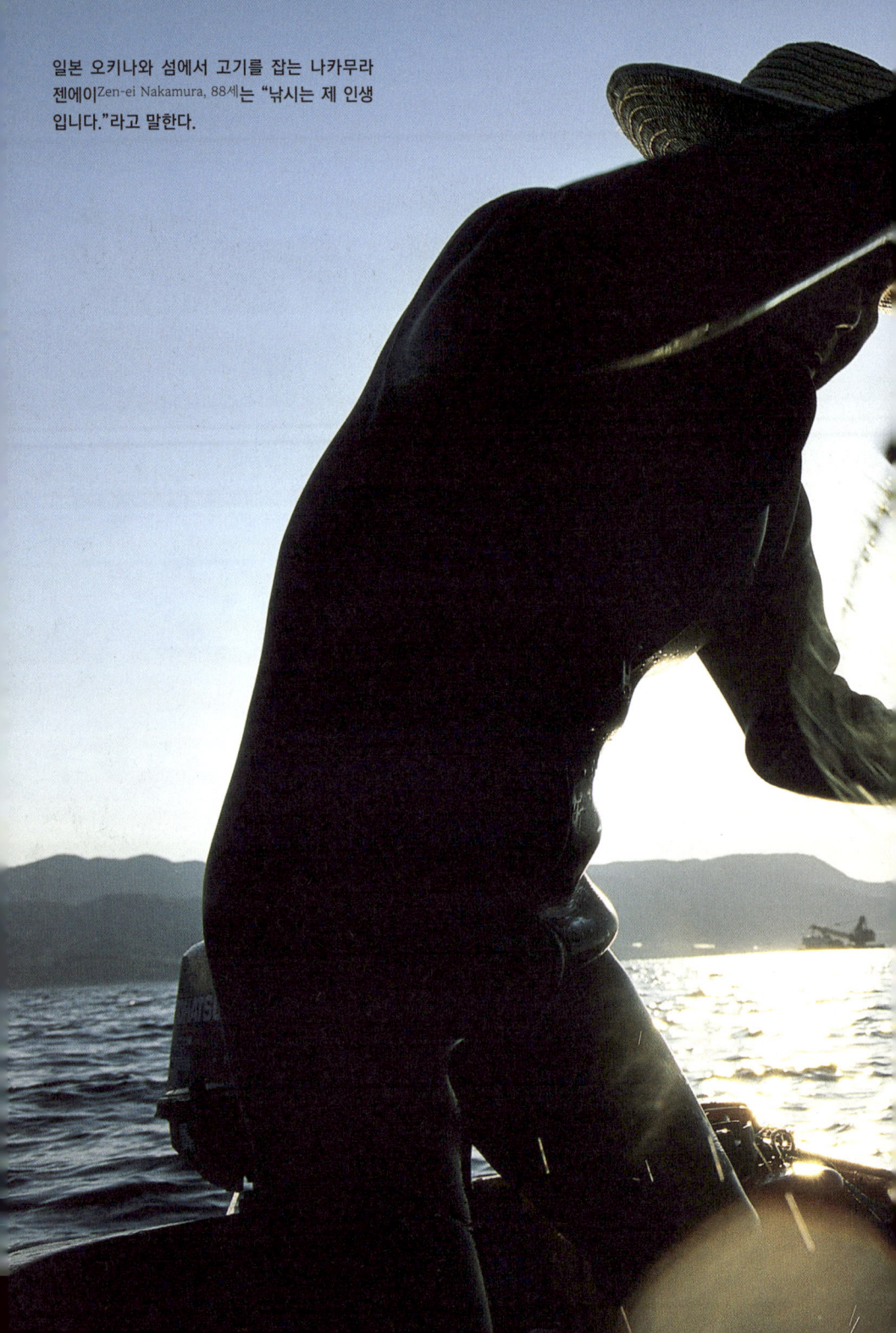

일본 오키나와 섬에서 고기를 잡는 나카무라 젠에이Zen-ei Nakamura, 88세는 "낚시는 제 인생입니다."라고 말한다.

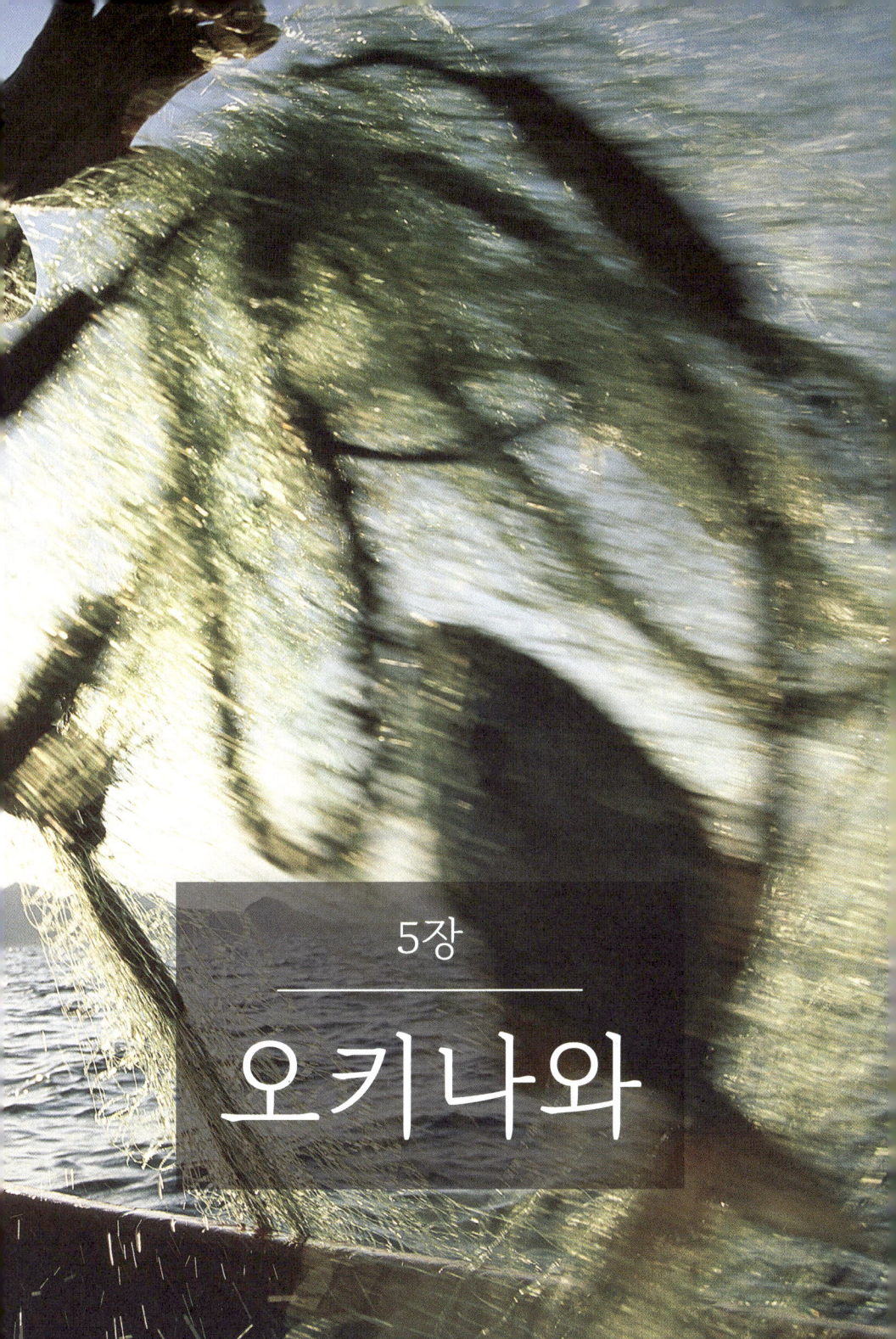

5장

오키나와

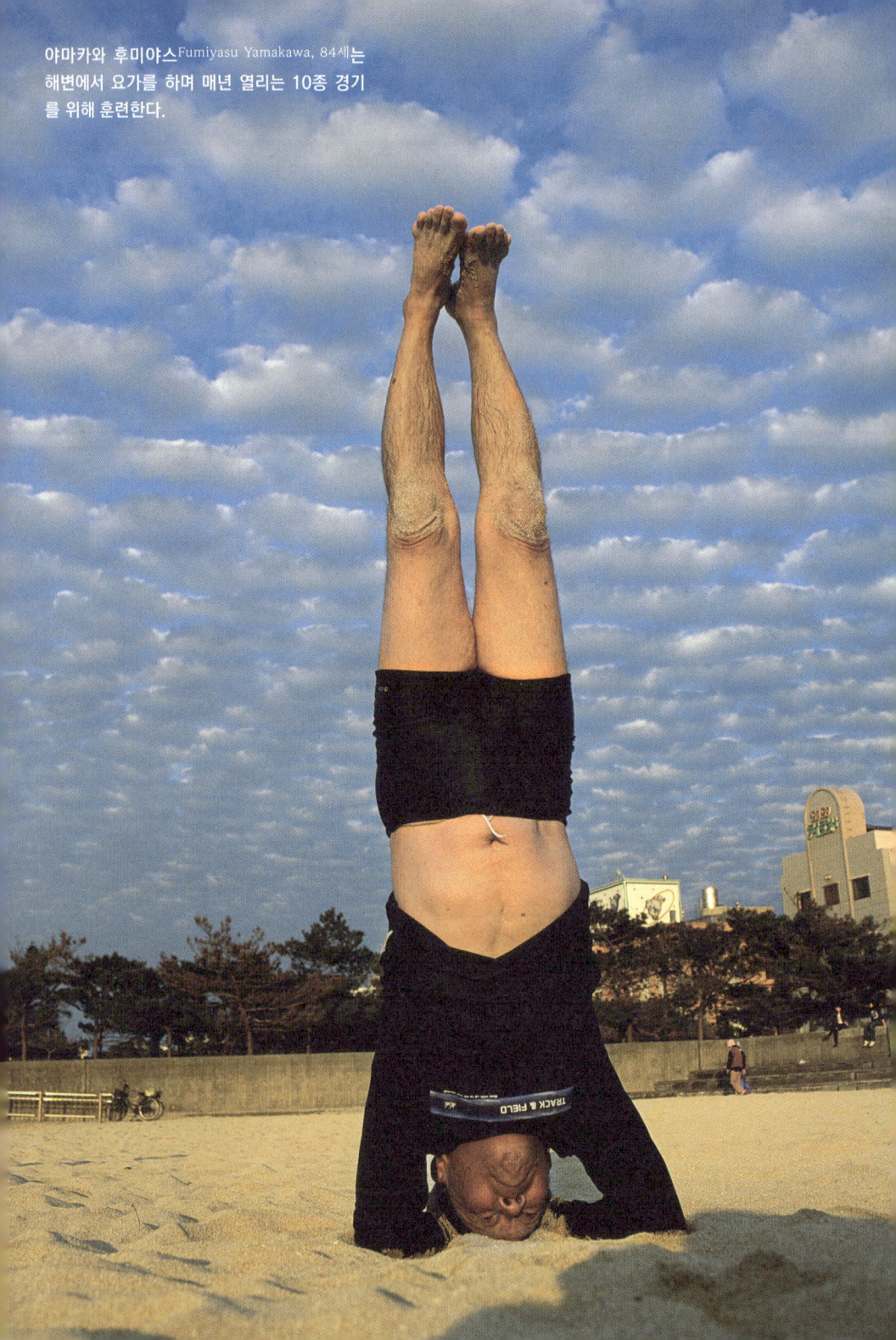

야마카와 후미야스 Fumiyasu Yamakawa, 84세는 해변에서 요가를 하며 매년 열리는 10종 경기를 위해 훈련한다.

사라져가는 블루존

거의 천 년 동안 일본 류큐 제도Ryukyu Islands의 사람들은 장수하는 것으로 유명했다. 수세기 전 이 열도를 방문한 중국 탐험가들은 이곳을 '불사의 땅'이라고 불렀고, 최근까지도 그 명성을 이어가고 있다.

실제로 아열대 군도에서 가장 큰 섬인 오키나와의 여성들은 수십 년 동안 미국 여성보다 7년이 더 긴 87.4세의 기대 수명을 기록하며 지구상에서 가장 오래 사는 여성이라는 지위를 누려왔다. 오키나와 남성의 기대 수명도 미국 남성보다 4년이 더 긴 80.3세로 크게 뒤처지지 않았다.

전체적으로 오키나와 사람들은 미국인보다 100세에 도달할 확률이 3배 더 높으며, 노년기에 질병에 걸릴 확률은 훨씬 낮다. 오키나와 여성이 유방암에 걸리는 비율은 미국 여성의 절반 정도이며, 남녀

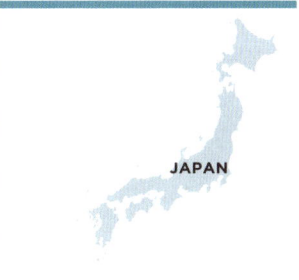

■ 오키나와 현은 48개의 섬으로 구성되어 있으며, 인구 140만 명 중 약 95%가 오키나와 본섬에 거주하고 있다.

■ 세계에서 가장 오래 사는 오키나와 여성의 기대 수명은 수십 년 동안 87.4세로 미국 여성보다 7년이 더 길다.

■ 오키나와에는 55,000명의 미군과 그 가족들이 거주하고 있다.

5장 오키나와

모두 심장병과 알츠하이머 치매에 걸리는 비율은 미국인보다 훨씬 낮다.

하지만 최근 들어 젊은 세대가 노인 세대의 생활 방식을 따르지 않게 되면서 오키나와의 장수 현상은 점점 사라지고 있다. 일본의 2020년 인구조사에서 오키나와 여성은 처음으로 일본 47개 도도부현 중 건강 및 장수 부문에서 1위 자리를 잃고 7위로 떨어졌다. 오키나와 남성은 36위를 차지했다.

무슨 일이 벌어지고 있는 걸까? 답은 어렵지 않게 찾을 수 있었다. 공항에서 수도인 나하Naha를 향해 운전하다 보면 꽉 막힌 도로와 벙커 같은 건물의 콘크리트 복도를 지나게 된다. 이는 부분적으로는 태풍을 대비하기 위한 도시 건설의 전략이라고 할 수도 있지만, 오키나와 문화가 현대의 영향에 밀려났다는 신호로 볼 수도 있다. 이제는 더 이상 오키나와에서 전통 스타일의 레스토랑을 찾는 것이 쉽지 않다. 대신 맥도

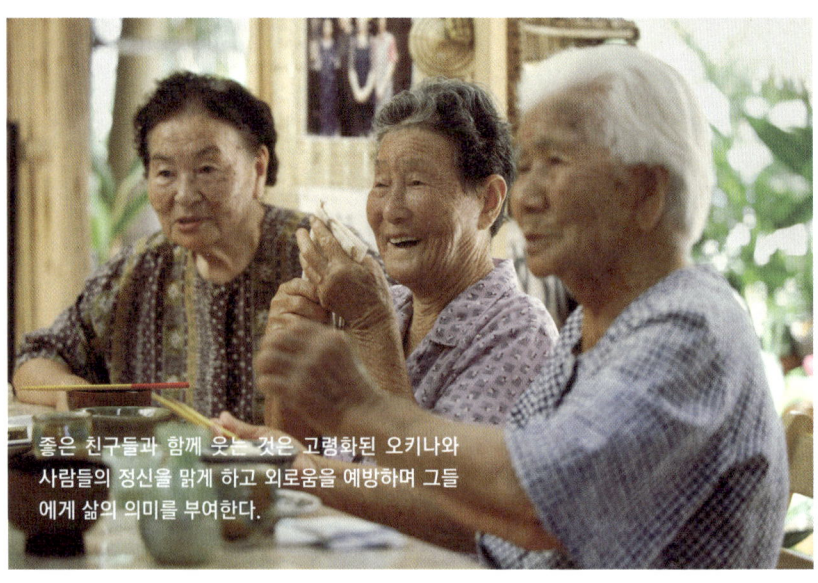

좋은 친구들과 함께 웃는 것은 고령화된 오키나와 사람들의 정신을 맑게 하고 외로움을 예방하며 그들에게 삶의 의미를 부여한다.

날드, A&W 루트 비어, TGI 프라이데이, 버거킹, KFC, 레드 랍스터가 외식 환경을 지배하고 있다.

가장 넓은 지점에서 24km나 되는 길고 가느다란 섬의 주민들이 30,000명에 가까운 미군과 25,000명에 가까운 그 가족들 사이에서 약 80년 동안 살다 보니 이런 일이 벌어진 것으로 보인다. 기근과 세계대전으로 가난해진 섬 주민들은 갑자기 풍부한 가공식품에 둘러싸여 살게 되었다. 그들은 미군이 가져온 통조림 고기인 스팸에 입맛을 들였다. 스팸은 세계보건기구에서 암을 유발한다는 점에서 흡연과 같은 범주에 포함시킨 식품이다. 백미는 수 세기 동안 섬 주민들을 지탱해 온 영양가 높은 고구마를 대체했다.

그들의 새로운 식단은 해로운 것으로 밝혀졌다. 현재 오키나와의 젊은이들은 다른 일본인들보다 더 높은 비율로 심장병으로 사망하고 있다. 오키나와의 저체중아 발생률은 다른 지역보다 20% 더 높다. 그리고 55세 미만의 오키나와 남성은 일본에서 가장 비만하다는 특징이 있다.

사실, 이미 너무 늦었을지도 모른다. 오키나와의 가장 오래된 세대가 사라지면 이곳의 장수 현상도 함께 사라질 가능성이 높다. 그렇기 때문에 할 수 있을 때 그들의 성공적인 노화 비결을 포착하는 것이 더욱 시급하다.

나는 1999년 봄부터 오키나와를 방문했다. 당시 나는 '퀘스트'라는 교육 프로젝트 중 하나를 진행하고 있었다. 나는 전문가 팀과 함께 약 25만 명의 학생들로 구성된 온라인 시청자들의 도움을 받아 오키나와의 장수 주민들에 대한 미스터리를 조사하기 위해 섬 곳곳을 돌아다녔다. 매일 아침 학생들이 그날 누구를 인터뷰할지, 어떤 질문에 집중해야 할지 투표하는 방식이었다. 그리고 매일 밤 그 날 발견한 내용을 담은 짧은 동영상과 기타 보고서를 보냈다. 당시는 인터넷 사용 초창기였다는 점을 기억해야 한다. 페이스북과 트위터는 아직 존재하지 않았다. 이전 퀘스트에서 우리는 고대 마야 문명이 사라진 이유에 대한 답을 찾기 위해 멕시코, 벨리즈Belize, 과테말라의 정글을 자전거를 타고 횡단했다. 환경 위협에 대해 알아보기 위해 갈라파고스 제도의 바다에 뛰어들기도 했다. 진짜 실크로드를 찾기 위해 중국 전역을 횡단하기도 했다.

이번에는 온라인 시청자들과 함께 당시 오키나와 사람들이 세계에서 가장 긴 기대수명을 누린 이유에 대한 수수께끼를 풀기 위해 출발했다. 우리는 오키나와의 백세인 13명을 만나 그들의 이야기를 들어보았다. 그들은 정원 가꾸기에 대한 사랑, 조상에 대한 경외심, 채소가 풍부

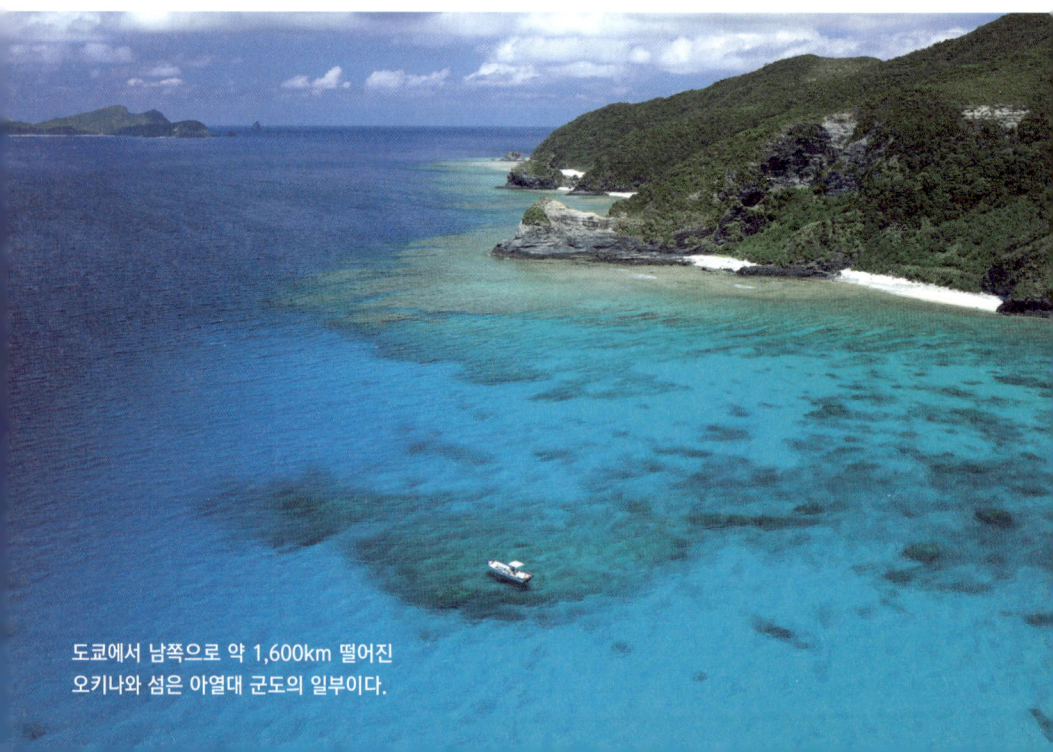

도쿄에서 남쪽으로 약 1,600km 떨어진 오키나와 섬은 아열대 군도의 일부이다.

한 식단에 대해 이야기했다. 또한 더 많은 정보를 수집하기 위해 수많은 전문가들을 만났고, 10일간의 프로젝트가 끝날 무렵 오키나와의 장수를 위한 레시피에서 학생들이 자신의 생활에 활용할 수 있는 18가지 '재료'를 찾아냈다.

  그 이후로 나는 전 세계의 블루존에 대한 호기심이 커지면서 오키나와를 정기적으로 방문했고, 사진작가 데이비드 맥레인David McLain과 자주 동행했다. 『블루존 키친』 요리책을 만들기 위해 2017년 데이비드와 함께 오키나와를 다시 찾았을 때, 당시 85세였던 내 아버지 로저Roger도 동행했다. 미네소타 시골의 농장에서 자란 로저는 열심히 일하고, 정원을 가꾸고, 음식을 절이고, 검소하게 사는 전통적인 오키나와 사람들의 성향을 잘 알고 있었다. 고기와 감자를 먹고 자란 그의 성장 배경이 책의 레시피를 선택하는 데 도움이 될 것이라고 생각했다. 그래서 그가

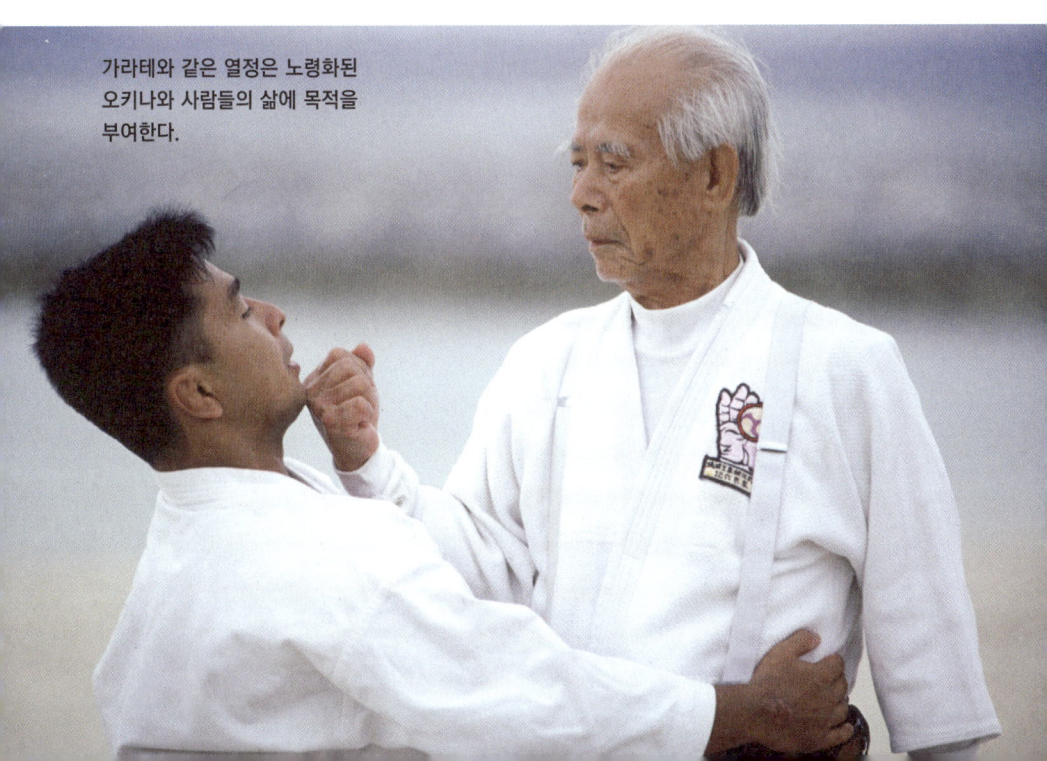

가라테와 같은 열정은 노령화된 오키나와 사람들의 삶에 목적을 부여한다.

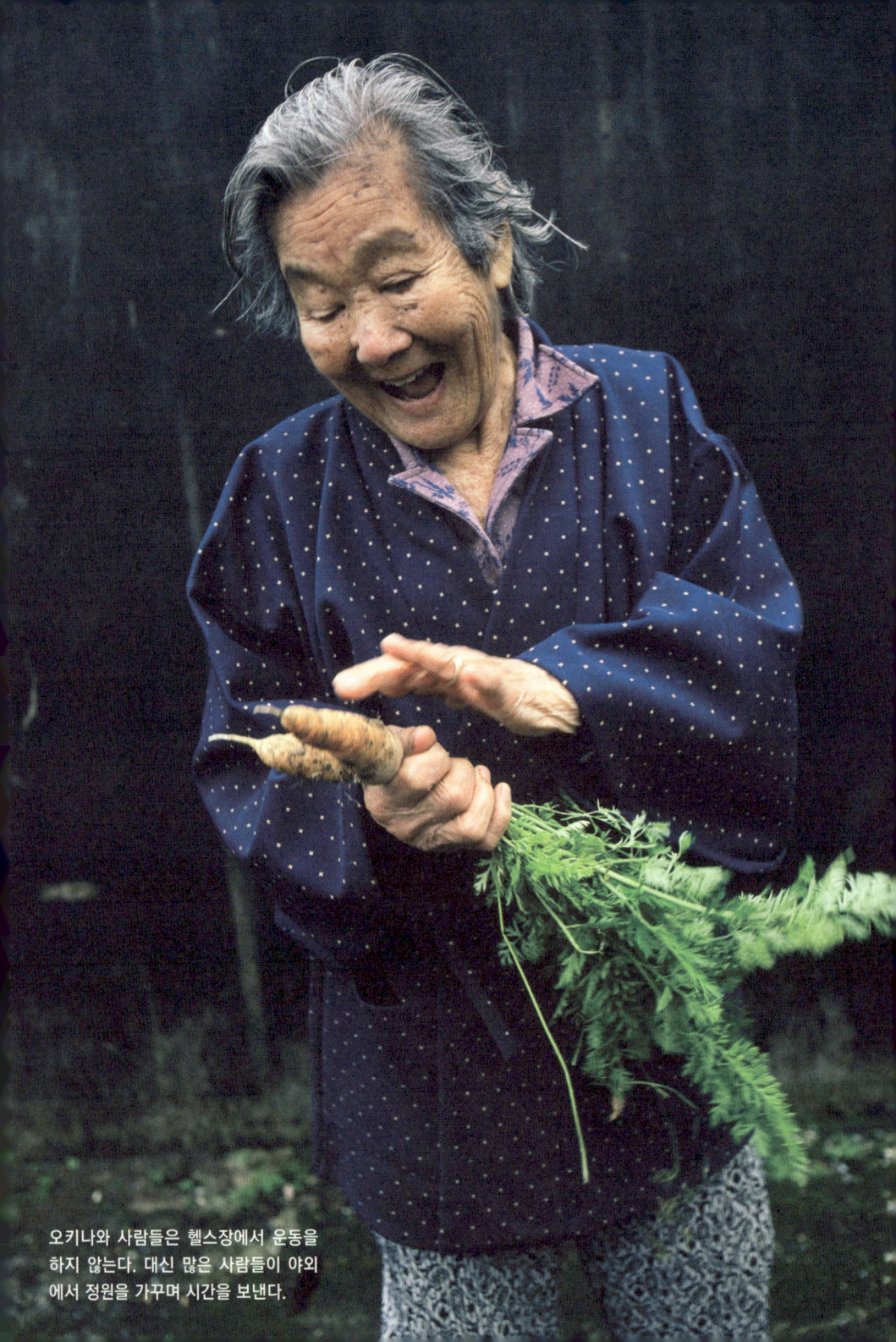

오키나와 사람들은 헬스장에서 운동을 하지 않는다. 대신 많은 사람들이 야외에서 정원을 가꾸며 시간을 보낸다.

발효 두부와 데친 여주goya에 대해 부정적으로 평가했을 때, 우리는 그것들을 목록에서 제외시켰다.

섬 북쪽 끝에 있는 쿠니가미Kunigami 마을에서 우리는 오시로 미요Miyo Oshiro 할머니를 만났고, 그녀는 우리 셋을 자신의 정원으로 데려가 재배 중인 작물을 보여주었다. 오시로 할머니는 90세가 훨씬 넘은 나이였지만 놀랍도록 민첩하게 몸을 구부려 괭이를 들고 잡초를 뽑았다. 내 아버지도 감탄할 정도였다. 그 후 할머니는 우리를 집으로 초대해 텃밭에서 수확한 된장·마늘·양파로 국수를 만들어 주셨고, 전형적인 중년 남성인 내 아버지는 엄지손가락을 치켜세우며 극찬을 아끼지 않았다.

오시로 할머니는 내가 수년 동안 만났던 많은 블루존 여성들과 마찬가지로 긍정적인 태도와 목적의식을 가지고 있었다. 그뿐만 아니라 많은 백세인들처럼 부인할 수 없는 카리스마를 지니고 있었다. 2005년 102세의 나카자토 카마다Kamada Nakazato 할머니를 처음 인터뷰했을 때, 그녀는 기모노를 입고 솜털 같은 흰 머리카락을 뒤로 넘긴 채 높은 광대뼈와 짙은 갈색 눈을 드러내고 있었다. 모토부Motobu 반도에 있는 그녀의 집에 들어서는 순간, 그녀는 눈을 크게 뜨고 두 손을 앞뒤로 흔들며 즐겁게 노래를 부르기 시작했다. 70대인 그녀의 두 자녀도 한마음으로 박수를 쳤다. 나는 그 순간 그녀에 대한 애정이 솟구쳤다.

카마다 할머니의 집에는 침대 외에는 가구가 거의 없었는데, 오키나와 가정에서 흔히 볼 수 있는 모습이라는 것을 알게 되었다. 접이식 이불과 쿠션, 식사를 위한 낮은 테이블을 제외하고는 집 안이 완전히 정돈되어 있었다. 이처럼 가구로 인한 위험 요소가 거의 없기 때문에 오키나와 노인들의 부상과 사망은 적다. 이는 햇볕에 의한 비타민 D 섭취가

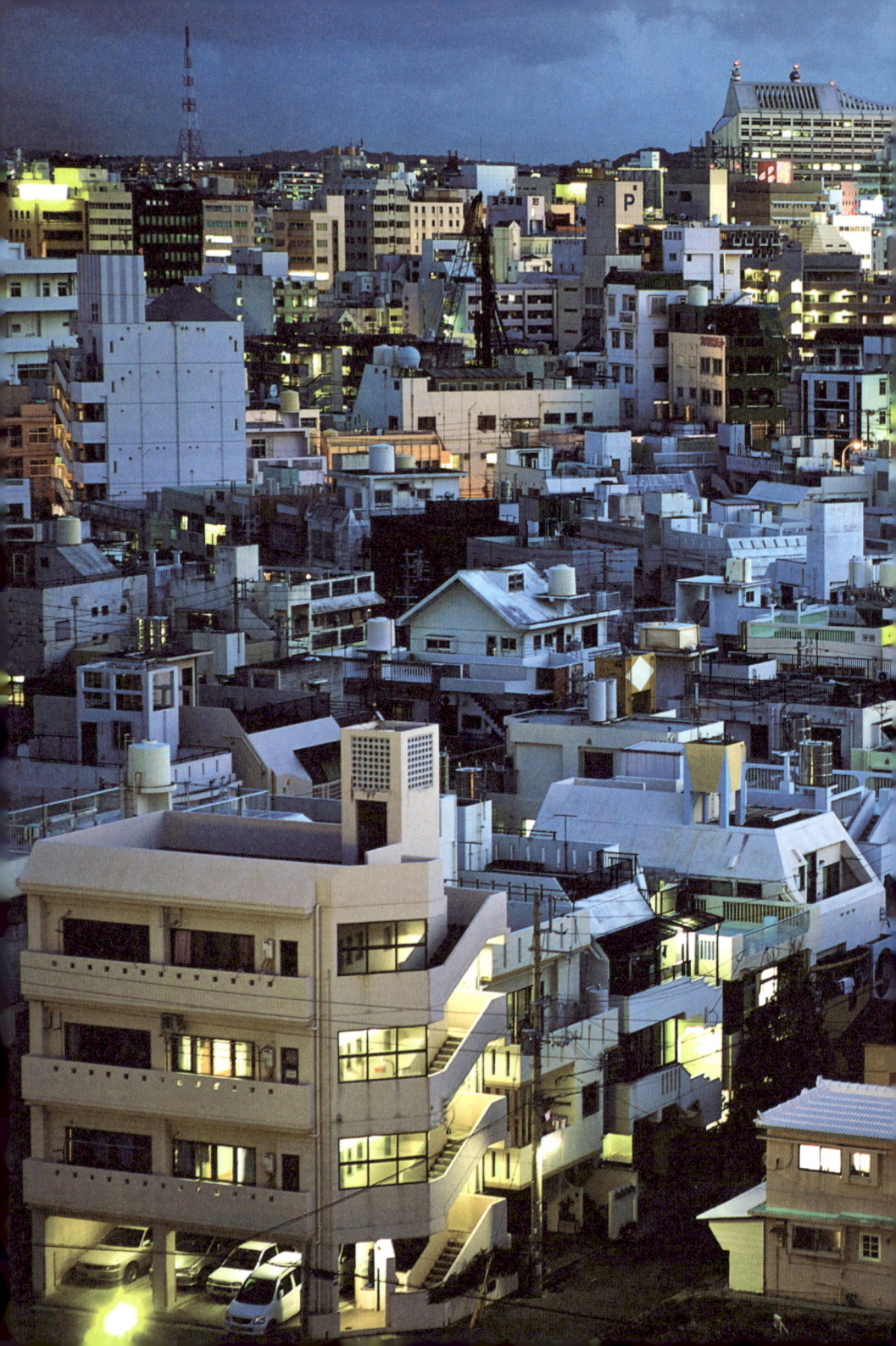

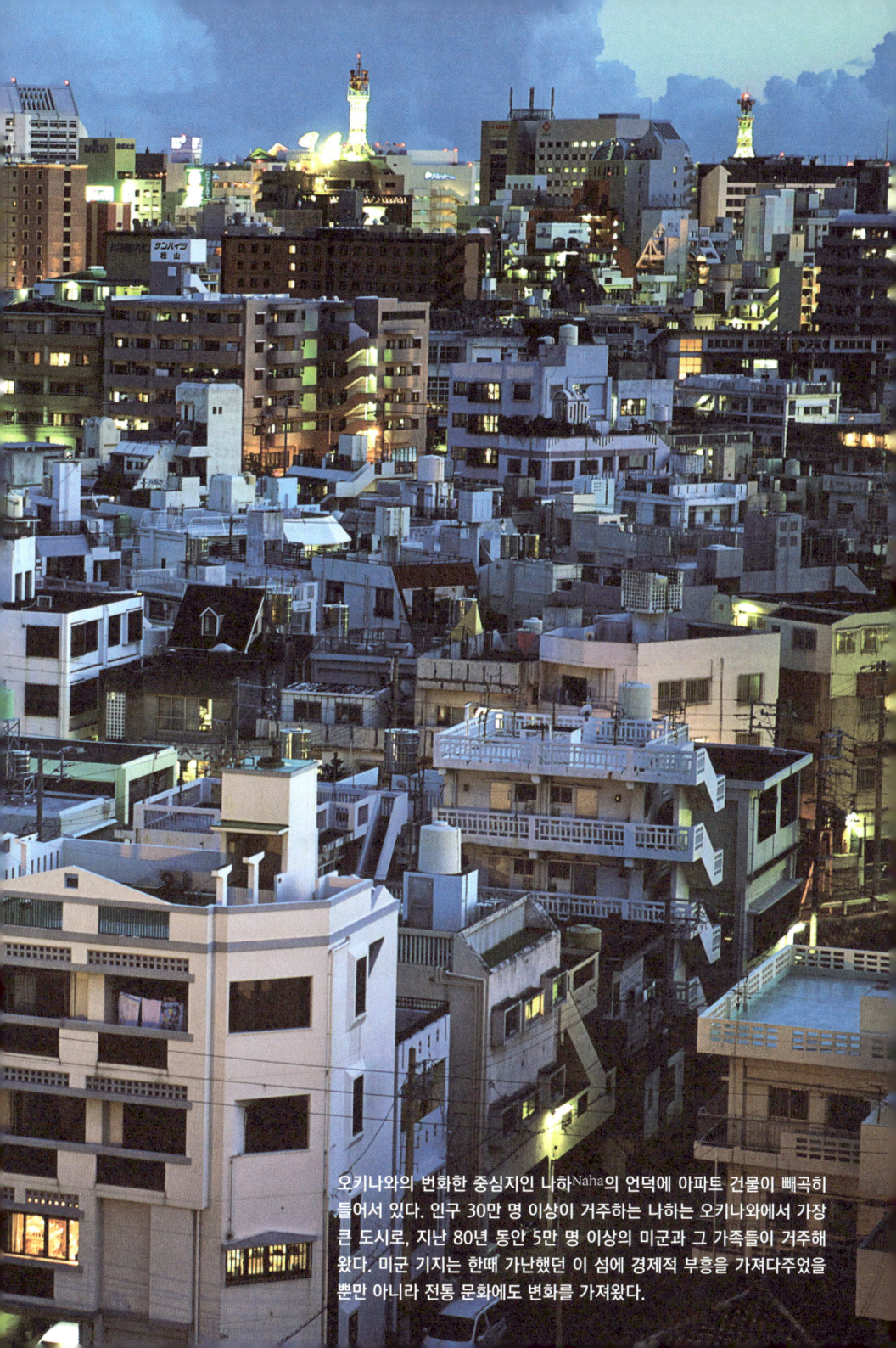

오키나와의 번화한 중심지인 나하Naha의 언덕에 아파트 건물이 빼곡히 들어서 있다. 인구 30만 명 이상이 거주하는 나하는 오키나와에서 가장 큰 도시로, 지난 80년 동안 5만 명 이상의 미군과 그 가족들이 거주해 왔다. 미군 기지는 한때 가난했던 이 섬에 경제적 부흥을 가져다주었을 뿐만 아니라 전통 문화에도 변화를 가져왔다.

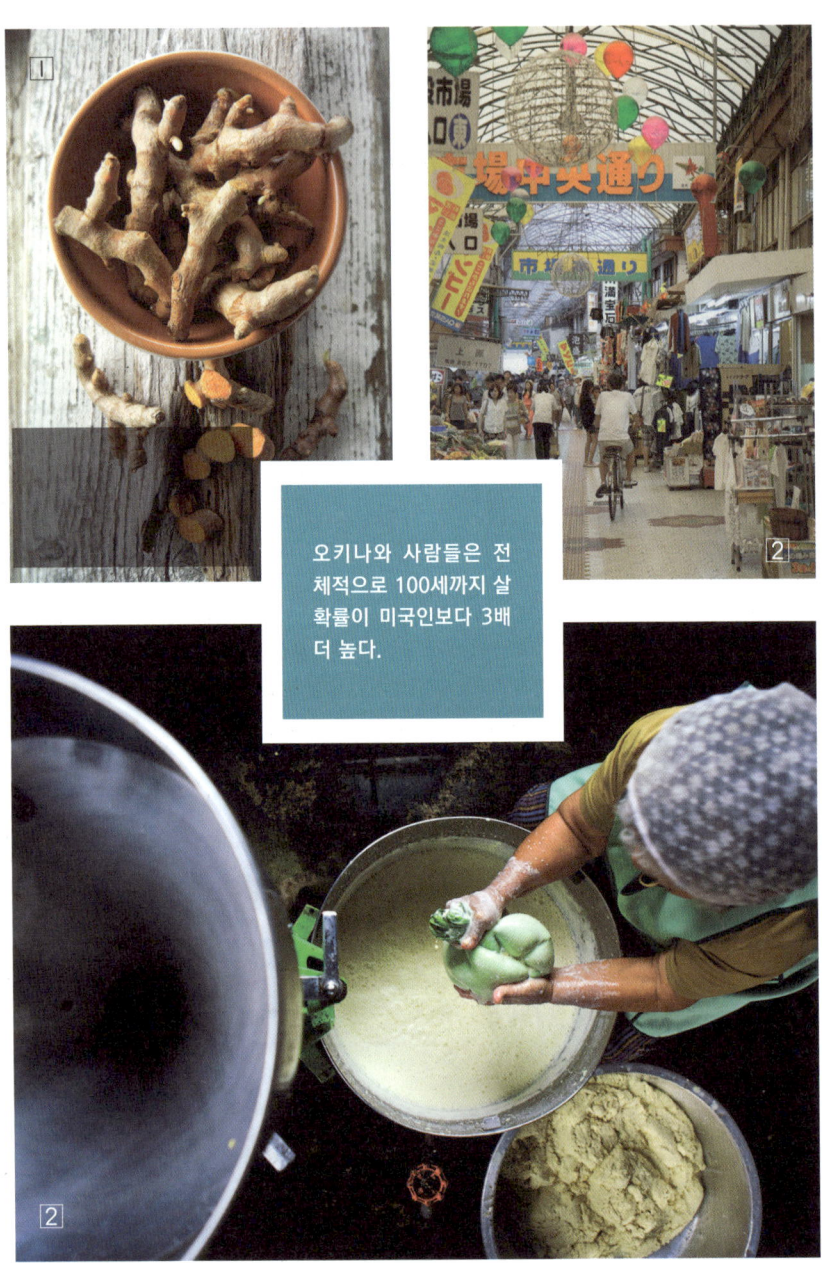

오키나와 사람들은 전체적으로 100세까지 살 확률이 미국인보다 3배 더 높다.

많고, 약물 복용이 상대적으로 적으며, 균형 감각이 좋고, 하체 근력이 높기 때문이기도 하다. 반면 미국의 경우 낙상으로 인한 사망이 많다.

마을의 노로noro, 즉 여사제인 카마다Kamada는 지역사회에 대한 깊은 책임감을 느낀다고 했다. "저는 마을의 건강을 기원하고 마을을 안전하게 지켜주신 신들께 감사하기 위해 신성한 숲에 갑니다."라고 그녀는 말했다. 그 작은 숲은 근처 다른 숲에 있는 공터로, 그곳에는 정자 같은 구조물이 있었다. 그곳에서 그녀는 신과 조상들과 교감하며 마을 사람들의 정신적 조언자로서의 임무를 수행했다. 이것이 그녀의 존재 이유, 즉 이키가이였다.

카마다 할머니에게 100세 이상 장수할 수 있었던 비결을 묻자 기억에 남는 말을 들려주었다. "저는 예전에는 정말 아름다웠어요. 머리카락이 허리까지 내려왔죠. 아름다움은 내면에 있다는 것을 깨닫기까지 오랜 시간이 걸렸죠. 아름다움은 자신의 문제에 대해 너무 걱정하지 않는 데서 비롯됩니다. 때로는 다른 사람을 돌보는 것이 자신을 가장 잘 돌볼 수 있는 방법입니다."

"또 다른 것은요?" 나는 물었다.

"채소를 먹고, 긍정적인 시각을 갖고, 사람들에게 친절하게 대하고, 웃는 얼굴로 지내세요." 짧은 한 문장으로 요약된 블루존의 삶의 비결이었다.

[1] 생강의 사촌 격인 황금빛의 강황은 오키나와 사람들이 차와 수프에 사용하는 강력한 향신료다.
[2] 현대 문화와 고대 전통이 공존하는 오키나와에는 북적이는 쇼핑 아케이드와 전통 방식으로 두부를 만드는 73세 할머니가 함께 공존하고 있다.

우시 오쿠시마Ushi Okushima는 내가 오키나와에서 처음 알게 된 백세인 중 한 명이다. 2000년에 만났을 때 그녀는 오기미Ogimi라는 작은 어촌 마을에 살고 있었는데, 지금도 그녀의 특유의 웃음소리가 생생하게 기억난다. 104세 할머니의 배에서 시작된 웃음소리는 어깨까지 울려 퍼져 방 안을 기쁨으로 가득 채웠는데, '히호' 소리와 함께 터져 나오곤 했다.

우시 할머니는 평소 채소 위주로 식사를 하고 자기 전에 쑥주 mugwort sake를 한 잔씩 마신다고 했다. 또래의 오키나와 사람들 대부분이 그렇듯 우시 할머니도 많은 아이들이 굶주린 채 잠자리에 들던 어

열심히 일하고 건강한 음식을 섭취한 89세 어부의
노력이 결실을 맺었다.

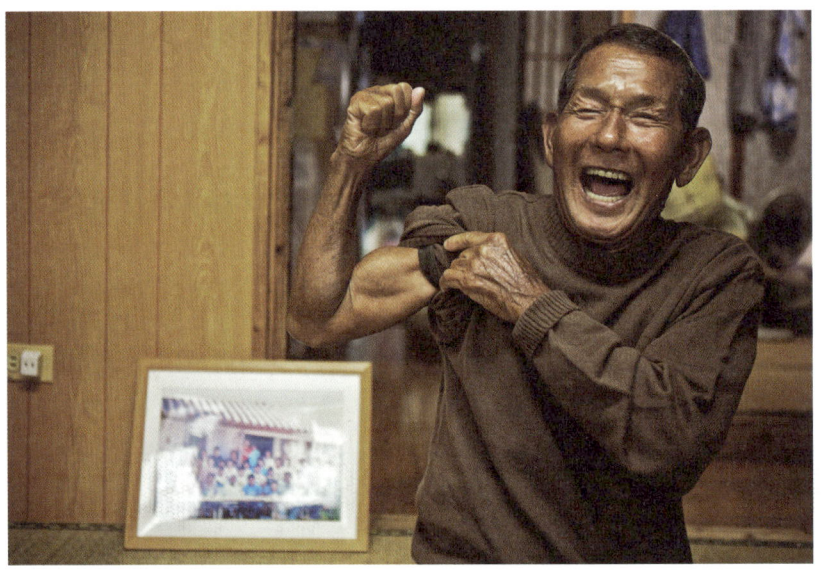

려운 시절에 유년기를 보냈다. 심지어 굶어 죽는 사람이 속출했던 대기근도 있었다. 그들이 의지할 수 있는 유일한 음식은 미국인들이 주황색 고구마로 알고 있는 비슷한 보라색 품종인 베니이모beni imo, 즉 오키나와 고구마였다. 그들은 아침, 점심, 저녁으로 베니이모를 먹기도 했다. 다행히도 베니이모는 비타민 C, 섬유질, 카로티노이드, 플라보노이드 그리고 천천히 연소하는 탄수화물 등을 함유하고 있어 지구상에서 가장 건강에 좋은 식품 중 하나였다.

실제로 브래들리Bradley와 크레이그 윌콕스Craig Willcox는 수십 년에 걸친 연구를 통해 1940년 이전에 오키나와 사람들이 소비한 칼로리의

류큐 열도 최남단 다케토미 섬에서 90세의 호에이 토바루 Hoei Tobaru가 자신의 정원에서 일하고 있다.

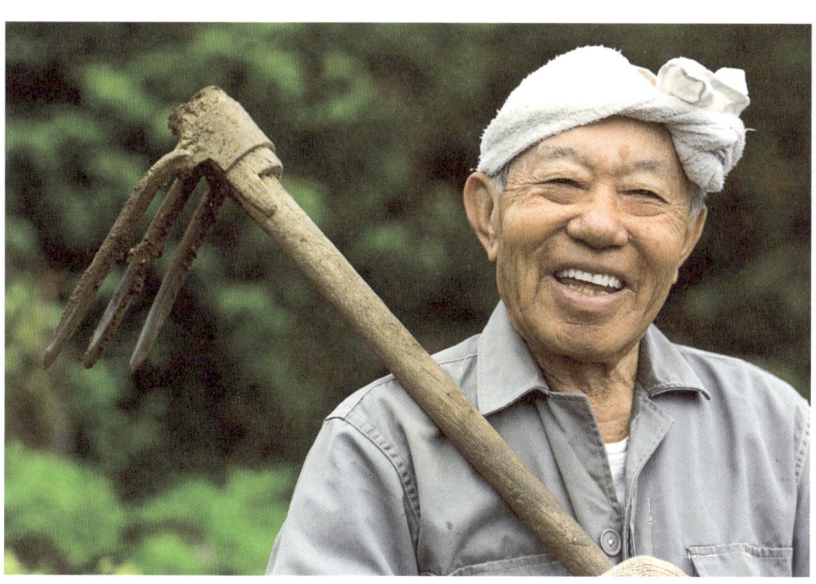

5장 오키나와

60% 이상을 고구마가 공급했다고 기록했다. 류큐대학University of the Ryukyus의 의사이자 레지던트 학자인 브래들리와 오키나와 국제대학의 공중보건 및 노인학 교수인 크레이그는 1975년 오키나와 최초의 의과대학 개교를 도왔던 스즈키 마코토Makoto Suzuki와 함께 『오키나와 다이어트 플랜』을 저술했다. 스즈키는 1995년 국제 컨퍼런스에서 오키나와에서 작은 지역으로는 이례적으로 많은 40명의 백세인을 확인했다고 발표했다.

윌콕스 형제가 후속 연구를 통해 확인한 것처럼 오키나와 사람들은 전통적으로 채소·소량의 곡물·두부 형태의 콩을 섭취하고, 가끔 달걀과 생선이 있으면 이를 먹었다. 그들의 전통 식단의 주요 요리는 여주·무·중국 오크라·호박·우엉 뿌리·녹색 파파야 등의 채소를 볶은 음식인 참푸루champuru였다. 영양소는 풍부하지만 칼로리는 적은 이 식단

오키나와 두부

오키나와 사람들은 다른 일본인들보다 두부를 두 배나 더 많이 섭취하며, 보통 하루에 두 번 두부를 먹는다. 시마shima 두부라고 불리는 오키나와의 전통 두부는 다른 지역에서 더 인기 있는 푹신한 유시yushi 두부보다 더 단단한 편이다. 따라서 시마 두부는 대부분의 볶음 요리에 적합하다. 두부는 일반적으로 콩을 갈아서 삶은 후 체에 걸러 모양을 만든 후 압착하여 만든다. 지방이 적고 단백질과 칼슘이 풍부한 두부는 채식주의자의 심장병 위험을 낮추는 것으로 나타났다. 수제 두부는 섬의 대부분의 마을에서 쉽게 찾을 수 있으며, 상점과 슈퍼마켓에서는 따뜻한 상태로 판매하기도 한다.

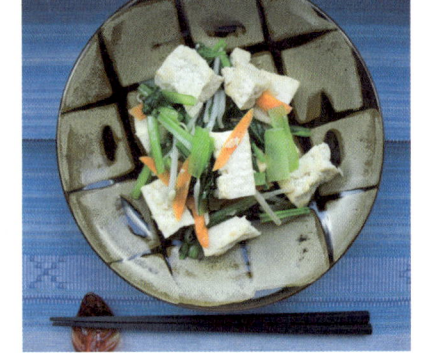

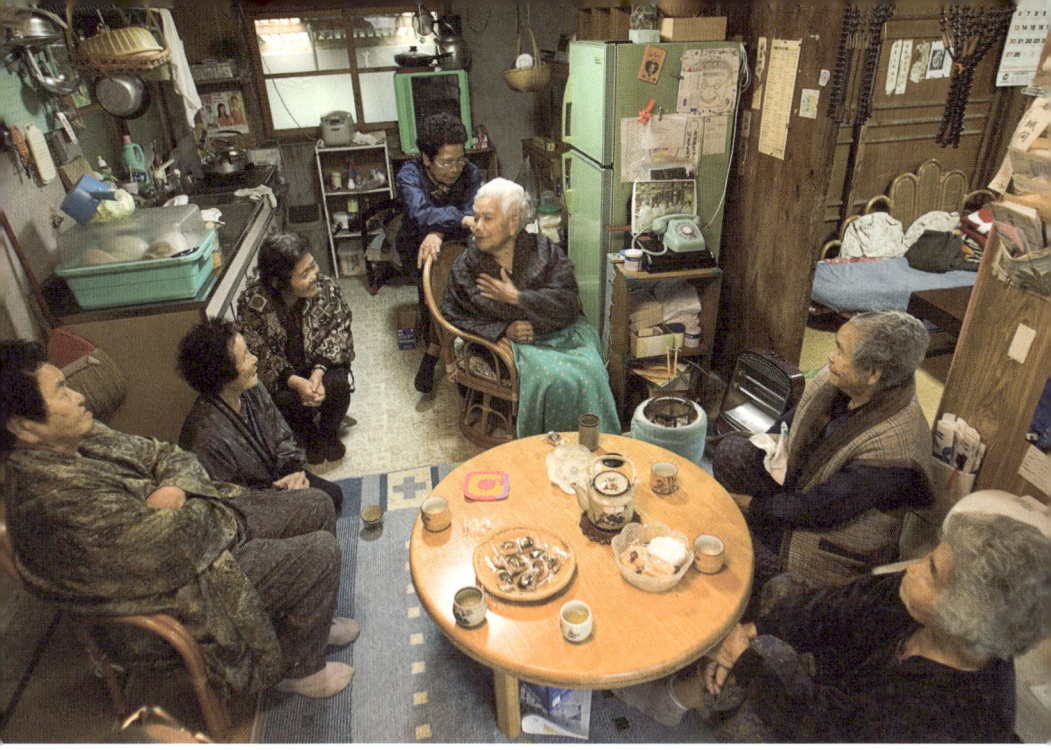

가족과 친구들이 카마다 나카자토 Kamada Nakazato, 102세를 둘러싸고 있다. 장수를 위한 그녀의 조언은 다음과 같다. "채소를 먹고, 긍정적인 시각을 갖고, 사람들에게 친절하게 대하고, 웃는 얼굴로 지내라."

은 칼로리를 제한하여 소화 기관을 튼튼하게 했고, 이는 장수에 도움이 되는 것으로 밝혀졌다. 2007년 연구에서 윌콕스와 동료들은 70대 오키나와 사람들이 청소년기부터 중년기에 이르기까지 일반적인 경우보다 10~15% 더 적은 칼로리를 섭취한다는 사실을 발견했다. 이는 농부로서의 활동적인 생활 방식이었으며, 영양소는 풍부하지만 칼로리가 적은 음식을 섭취한 결과였다. 윌콕스 형제는 식단에 포함된 강황, 고구마, 해조류 등 특정 식품도 칼로리 감소에 영향을 미쳐 노화 과정을 지연시킨 것으로 추측했다.

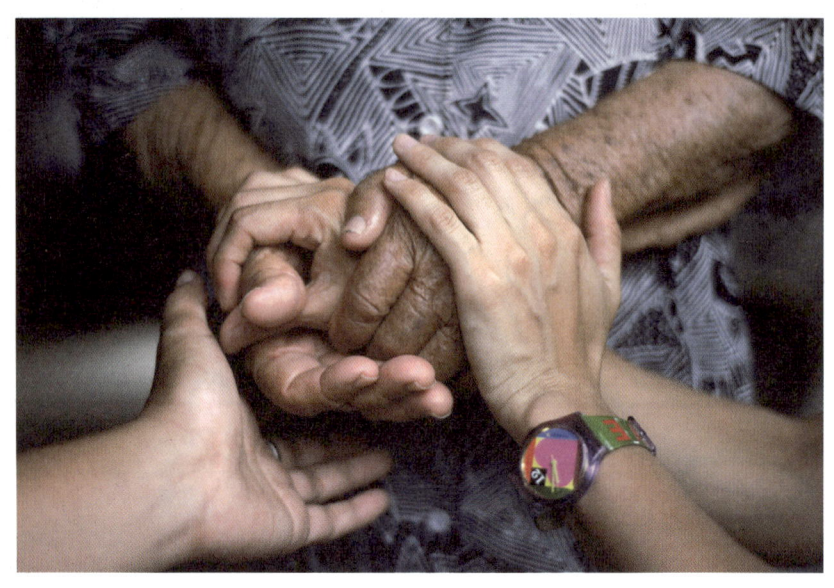

한 백세인이 사랑과 지지로 자신이 몇 년 더 삶을 이어 갈 수 있게 해 준 성인이 된 손자들의 손을 잡고 있다.

오키나와 사람들의 노화를 늦추는 또 다른 요인에는 어려운 시기에 서로 돕는 전통이 있었다. 나는 오키나와 본섬에서 조금 떨어진 우루마 Uruma 섬에서 40년 넘게 같은 모아이Moai, 즉 사교계에 속해 있던 이하 미츠Mitsu Iha, 마타요시 미츠코Mitsuko Matayoshi, 이토 토미Tomi Ito 씨를 만났다. 그 기간 동안 이들은 한 달에 두 번씩 만나 소액의 돈을 모아 당시 가장 도움이 필요한 사람에게 주거나 재분배했다. 한때는 모아이 에 60명의 여성이 있었지만 지금은 30명으로 줄었다고 했다.

세 명의 여성은 다다미 위 낮은 테이블에 둘러앉아 TV를 시청하고 있었고, 벽에 걸린 액자 속 사진의 조상들이 그들을 내려다보고 있었다.

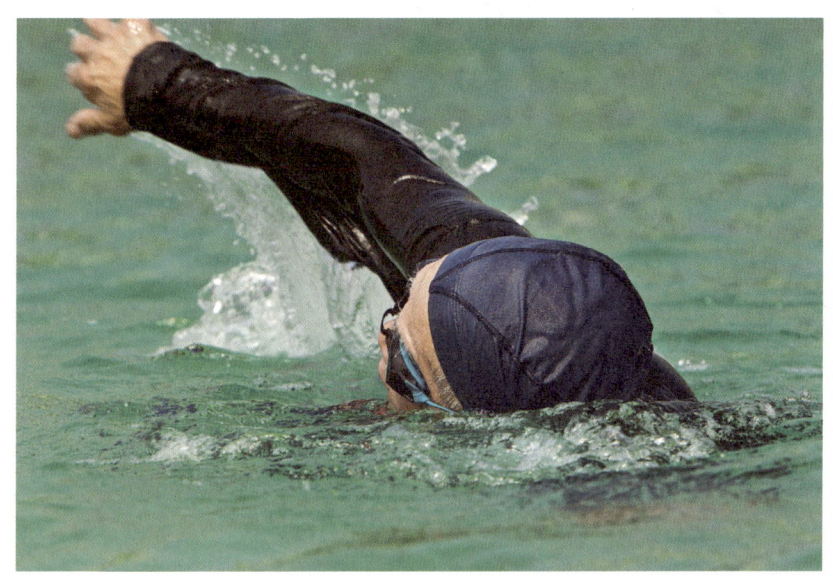

84세의 야마카와 후미야스Fumiyasu Yamakawa는 매일 아침 해변에서 요가를 하는 것 외에도 오키나와 나하 앞바다에서 수영을 한다.

일부 조상들은 기모노와 군복을 입고 19세기의 모습을 하고 있었고, 다른 조상들은 뿔테 안경과 버디 홀리Buddy Holly 헤어스타일로 1970년대 분위기를 풍겼다. 내가 초상화의 위치에 대해 언급하자 여성들은 웃으며 조상들이 TV를 볼 수 있도록 사진의 위치를 정했다고 말했다.

나는 오키나와 모아이가 원래 재정적 지원 역할을 했다는 것을 알고 있었다. 과거에는 농민들이 은행 대출을 받을 수 없었다. 모아이에 속해 있으면 농부는 씨앗을 살 수 있고, 어머니는 아픈 아이의 병원비를 지불할 수 있었다. 그들이 서로 농담을 주고받는 모습을 보면서 모아이가 외로움을 달래고 노년기까지 활동적으로 지낼 수 있게 해주는 중요

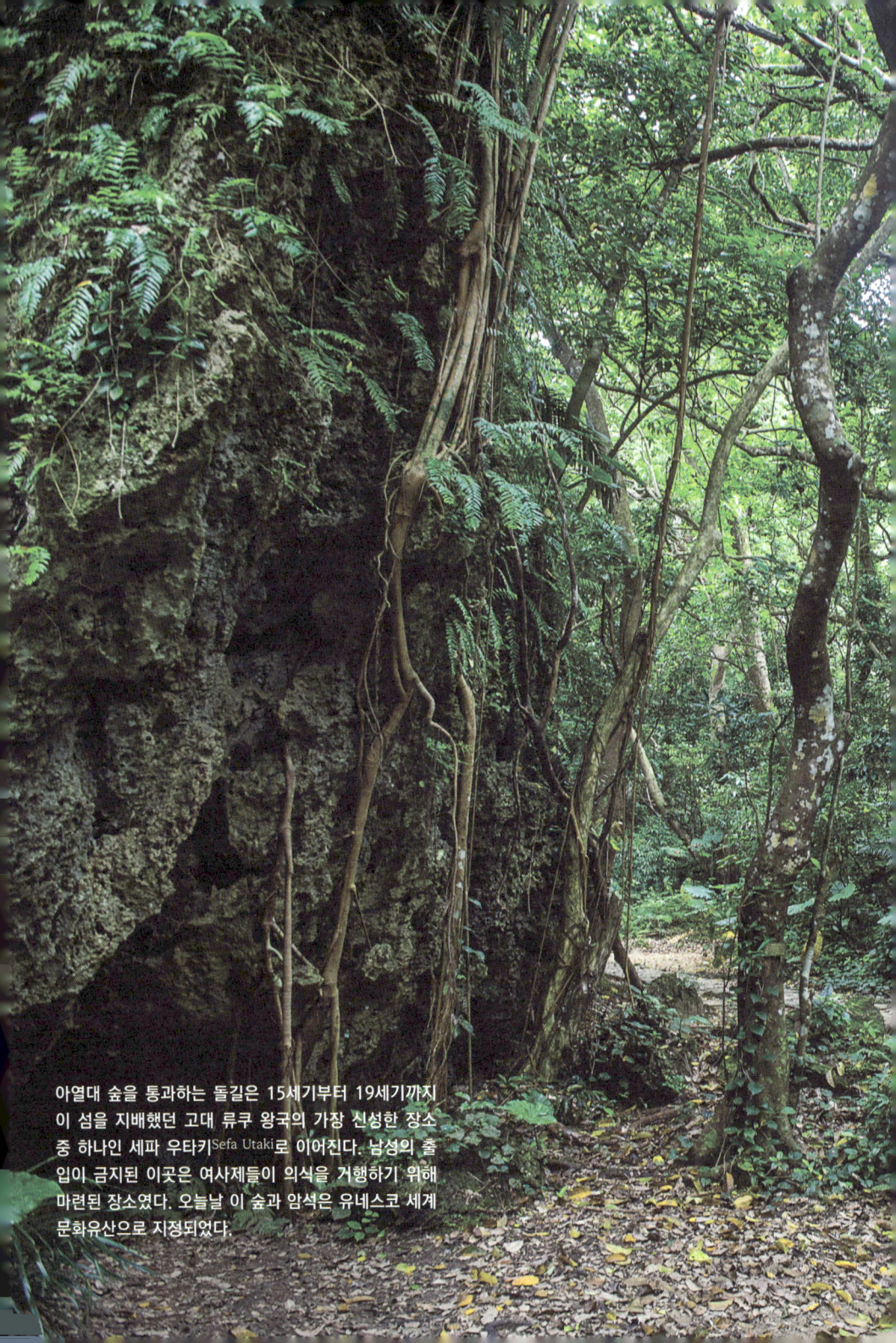

아열대 숲을 통과하는 돌길은 15세기부터 19세기까지 이 섬을 지배했던 고대 류쿠 왕국의 가장 신성한 장소 중 하나인 세파 우타키Sefa Utaki로 이어진다. 남성의 출입이 금지된 이곳은 여사제들이 의식을 거행하기 위해 마련된 장소였다. 오늘날 이 숲과 암석은 유네스코 세계 문화유산으로 지정되었다.

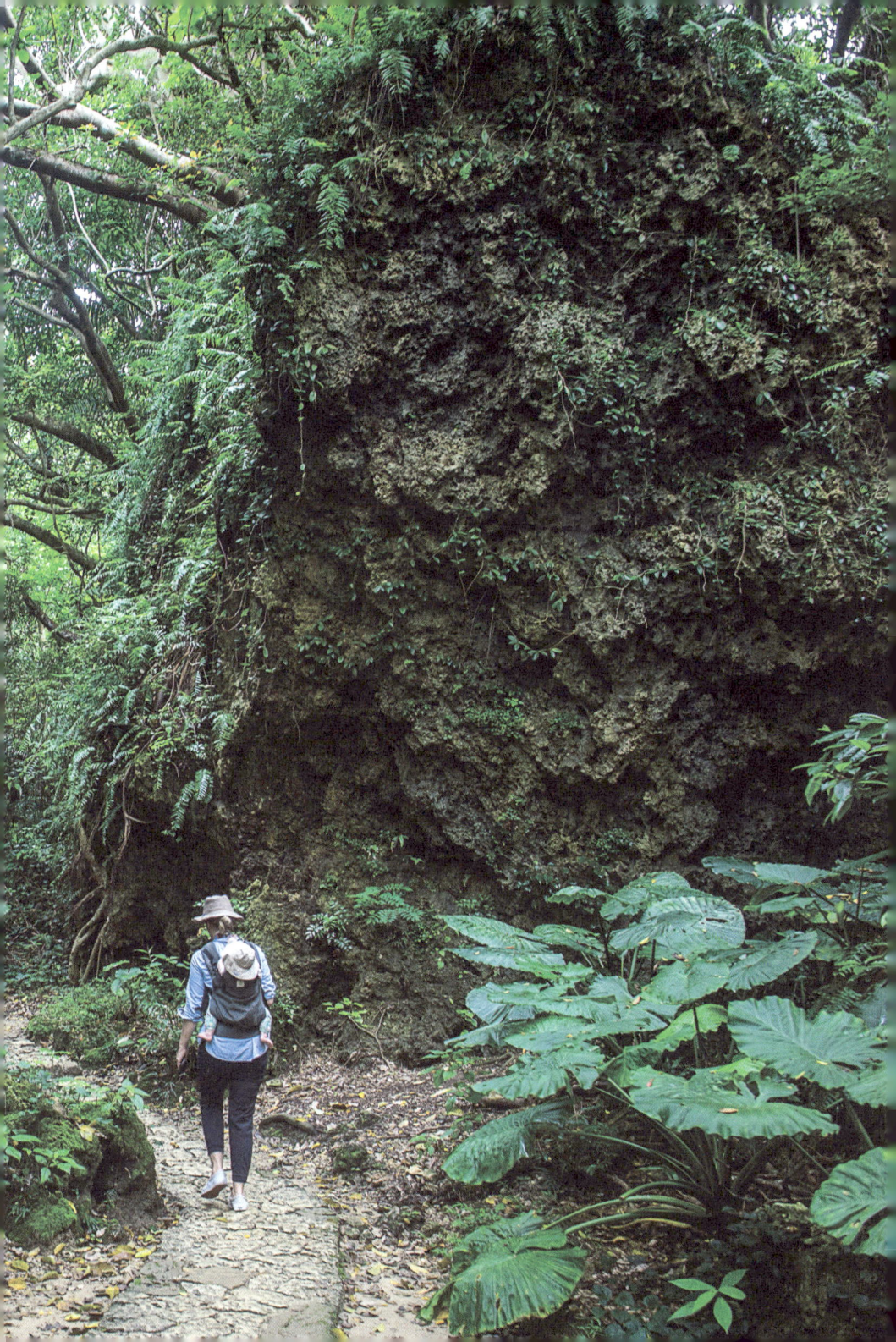

한 사회적 목적을 가지고 있다는 것을 알 수 있었다.

모아이가 장수에 도움이 되었다는 데 동의하냐고 물었더니 여성들은 당황한 표정으로 나를 쳐다보았다. "아니요. 우리는 그냥 항상 함께 어울려요." 그들은 말했다.

그 세대의 여성들이 겪은 고난을 아무리 과장해서 말해도 지나치지 않는다. 제2차 세계대전 당시 대부분의 오키나와 남성들이 일본군에 징집되었고, 미군함이 섬을 폭격하자 많은 여성들이 아이들과 함께 산으로 피신해 나무 열매 등 먹을 수 있는 것이라면 무엇이든 주워 먹으며 목숨을 부지해야 했었다. 1945년 4월 1일 미군의 침공으로 시작된 전투를 피해 동굴에 숨은 오키나와 여성, 어린이, 노인은 약 8만 명으로 추산된다. 82일 동안 섬 인구의 1/3에 해당하는 10만~15만 명의 민간인이 사망했고, 미군 12,520명, 일본군 및 오키나와 징용자 11만 명이 사망했다. 이 전쟁은 태평양 전쟁에서 가장 큰 전투였다.

지난 봄에 다시 만난 오시로 미요Miyo Oshiro는 이 전쟁이 모두를 힘들

오키나와 슈퍼푸드

항산화 물질이 다량 함유되어 있는 보라색 고구마 베니이모와 오키나와 사람들이 향신료와 차로 즐겨 먹는 생강의 사촌 격인 황금빛의 강황은 텃밭에서 자라는 장수 식품 중에서 가장 돋보이는 식품이다. 고야로 알려진 녹색 원반 모양의 여주(비터 멜론)는 오키나와의 볶음 요리인 참푸루의 조리법에 자주 사용되는 길쭉한 박의 일종이다. 섬의 주식이기도 한 여주는 혈당을 조절하는 항당뇨 식품으로 여겨지기도 한다. 오키나와의 식물성 식단은 미국식 식단에 비해 영양소는 풍부하지만 칼로리는 낮다.

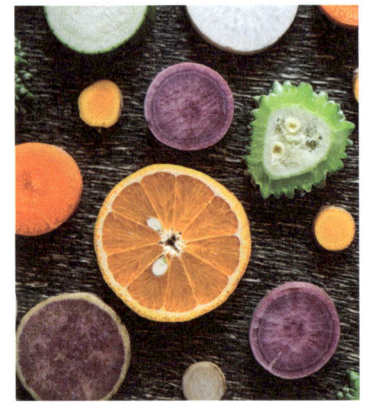

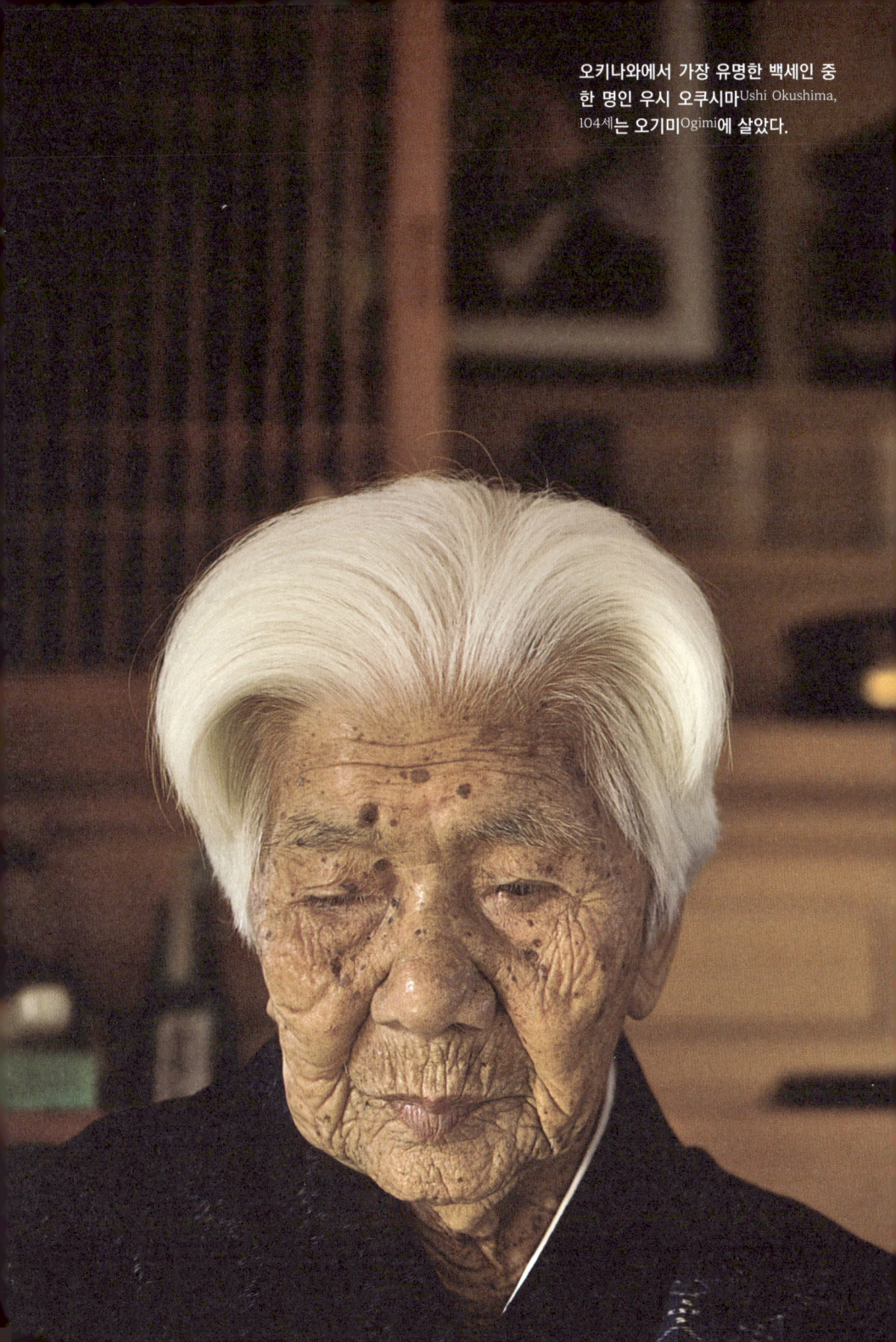

오키나와에서 가장 유명한 백세인 중 한 명인 우시 오쿠시마Ushi Okushima, 104세는 오기미Ogimi에 살았다.

게 했다고 말했다. 키가 137cm 정도 되는 그녀는 이제는 지팡이 두 개를 짚고 걷는다. 마지막으로 이야기를 나눈 이후 딸이 집에 와서 할머니를 돌보고 있었다.

오시로는 최근 가지마야kajimaya 축하 행사에서 영예로운 상을 받았다. 오키나와 사람들은 97세가 되면 특별한 파티를 열어 축하하는 경우가 많다. 가지마야는 '풍차'라는 뜻으로 인생의 순환을 의미한다. 97세가 되는 사람은 여러 번의 경험을 통해 지혜를 쌓고 마침내 어린 시절의 순수함으로 돌아간다고 여겨진다. 의식을 위한 특별한 붉은 기모노가 있지만 오시로는 가족들에게 웨딩드레스를 입는 것이 꿈이었다고 말했다. 가족들은 "좋아요. 할머니가 원하신다면 가지마야에서 흰 웨딩드레스를 입으셔도 돼요."라고 말했다.

할머니는 이 이야기를 들려주며 또 한 번 울었다. 우리로 인해 할머니는 긴 인생 가운데 좋고 나빴던 기억 모두를 떠올린 것이다. 나는 그녀의 세대가 고통스러운 과거를 뒤로하고 현재를 살아가는 능력에 감탄하지 않을 수 없었다.

오랜 침묵 끝에 그녀는 미소를 지었다. "오늘이 제 인생에서 가장 기억에 남는 날이에요."

버섯 두부 스테이크

총 조리 시간 : 20분 • 2인분 제공

이 레시피는 오키나와 프로그램(오키나와 백세인 연구 과학자들이 만든 계획)을 응용한 것으로, 오키나와의 요리학교 대표인 유키에 미야구니Yukie Miyaguni 선생에게 양념을 더해 달라고 요청한 것이다. 채식을 하는 친구들과 육식을 하는 친구들 모두 만족할 수 있는 완벽한 메인 요리다. 된장, 두부 등 콩으로 만든 음식은 영양소와 항산화 물질이 풍부하면서도 칼로리와 지방이 낮은 오키나와 전통 식단의 핵심 식재료다.

직사각형으로 4등분한 단단한 두부 ½파운드
다용도 밀가루 1큰술
식물성 또는 콩기름 1큰술
참기름 1큰술
얇게 썬 표고버섯 1½컵
맛술 1큰술
간 생강 1작은술
붉은 된장 1큰술
고춧가루 ½작은술
다진 부추 또는 파 ½컵
장식용으로 반으로 자른 방울 토마토 4개

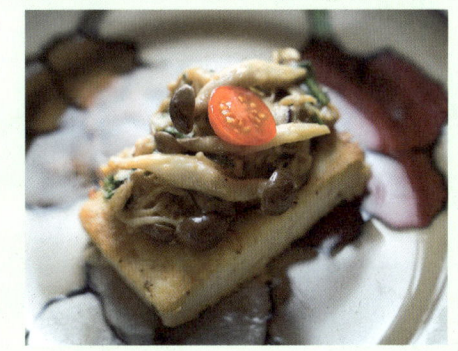

중간 크기의 볼에 두부를 넣고 밀가루를 입힌다.
중간보다 약간 센 불에 올린 소테 팬에 식물성 기름이나 콩기름을 둘러 두부를 한 면당 3~4분간 노릇하게 굽는다. 별도의 팬에 참기름을 두르고 중간 불로 달군 다음 버섯, 맛술, 생강, 된장, 후춧가루를 넣고 3~4분간 또는 버섯이 익을 때까지 볶는다. 다 익으면 불을 끄고 대파나 파를 팬에 넣고 잘 섞어준다.
접시당 두부 두 조각을 올리고 양념한 버섯을 덮어준다. 반으로 자른 방울토마토로 장식한다.

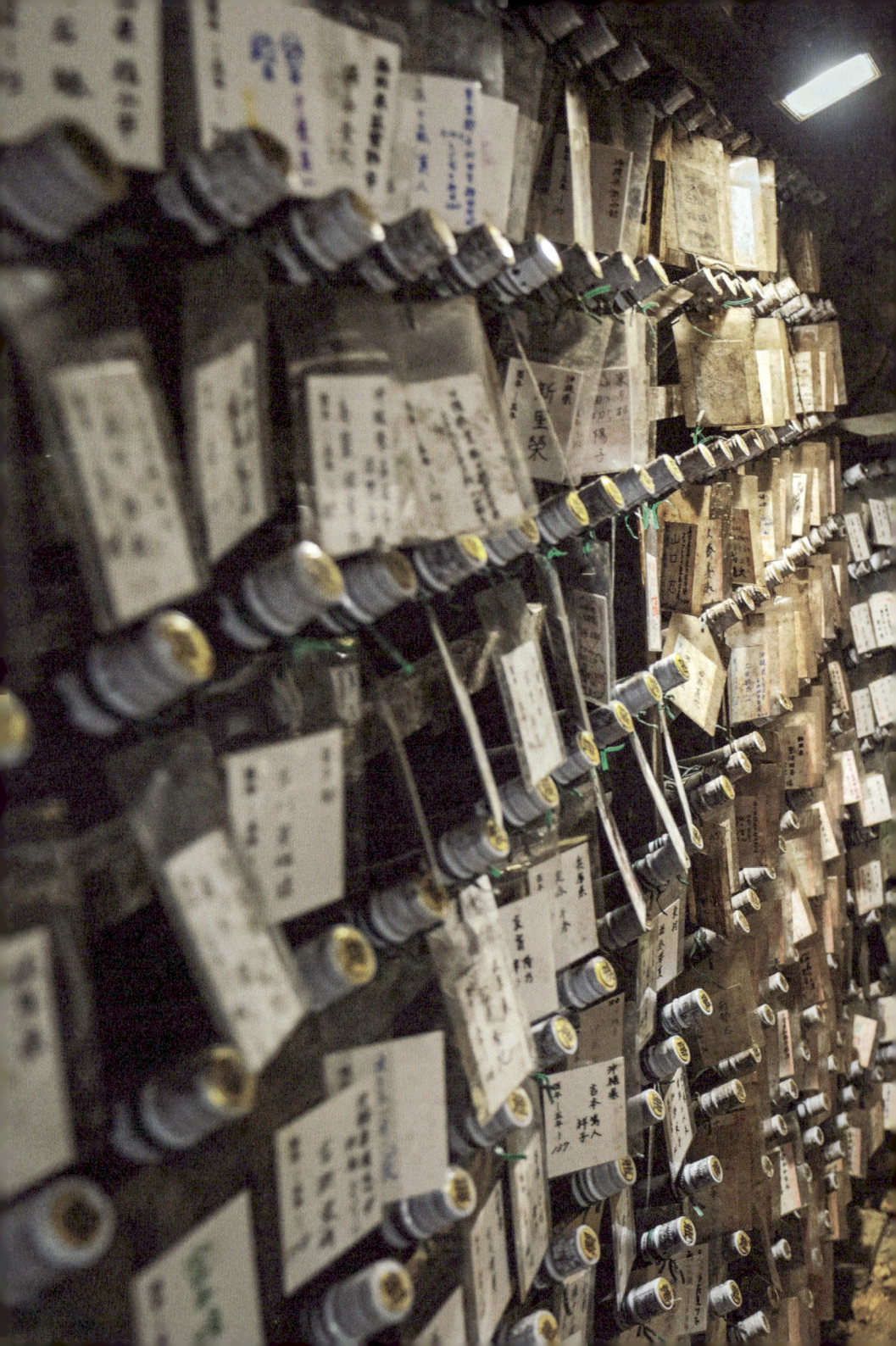

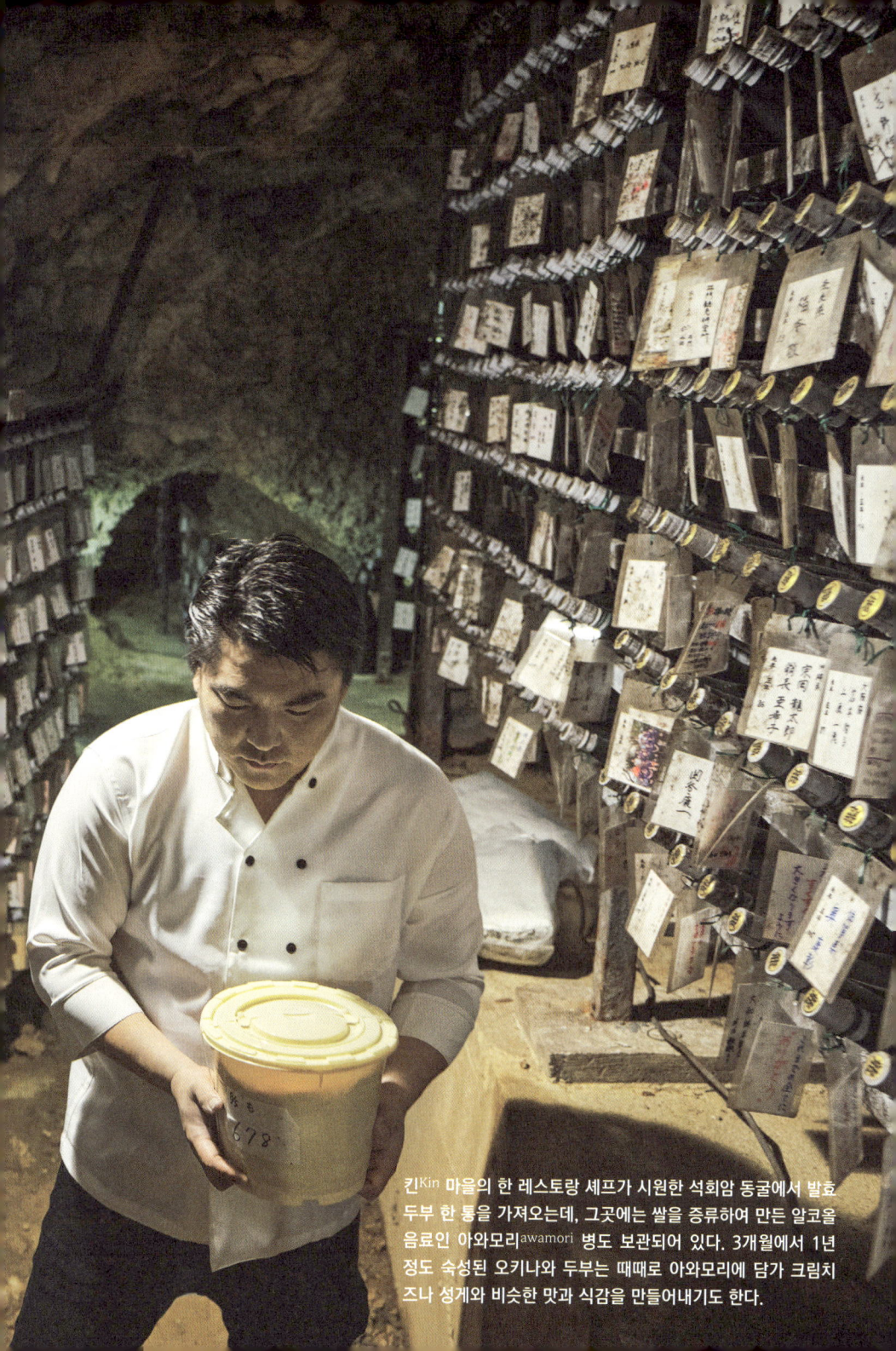

킨Kin 마을의 한 레스토랑 셰프가 시원한 석회암 동굴에서 발효 두부 한 통을 가져오는데, 그곳에는 쌀을 증류하여 만든 알코올 음료인 아와모리awamori 병도 보관되어 있다. 3개월에서 1년 정도 숙성된 오키나와 두부는 때때로 아와모리에 담가 크림치즈나 성게와 비슷한 맛과 식감을 만들어내기도 한다.

오키나와 최고 장수 식품

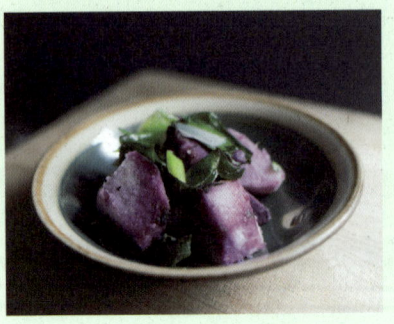

대부분의 오키나와 백세인들은 약 30대까지 베니이모로 알려진 보라색 또는 노란색 고구마에서 대부분의 칼로리를 섭취했다. 미국인들이 알고 있는 오렌지 품종과 관련된 베니이모는 세계에서 가장 건강한 식품 중 하나인데, 비타민 C, 섬유질, 카로티노이드, 플라보노이드 그리고 천천히 소화되는 탄수화물이 풍부하다. 또한 이들은 다른 일본인들보다 돼지고기를 중심으로 육류를 많이 먹는 편이지만 생선은 적게 먹으며 소금과 설탕을 덜 쓰는 경향이 있다. 최근 수십 년 동안 서구식 패스트푸드와 가공식품이 전통 음식을 대체하면서 오키나와의 수명은 더 이상 세계 최고 수준을 유지하지 못하고 크게 하락하고 있다.

베니이모 | 슈퍼 고구마로, 일반 백고구마처럼 혈당을 급격하게 상승시키지 않는다.

다시 육수 | 이 육수는 아미노산이 풍부하여 신체를 건강하게 유지하는 데 필수적인 역할을 한다.

파 | 비타민 K와 C의 훌륭한 공급원인 파는 뿌리부터 잎까지 모든 부분을 사용할 수 있다.

된장 | 각종 비타민이 풍부한 된장은 발효식품으로 장내 유익균을 풍부하게 제공한다.

참기름 | 아연과 구리가 풍부한 참기름은 심장 건강을 증진하고 혈액 순환을 개선하는 것으로 알려져 있다.

여주 | 고야로 알려진 여주(비터 멜론)는 효과적인 항당뇨 식품으로 혈당 조절에 도움이 되며, 많은 참외 또는 볶음 요리의 기본 재료이기도 하다.

해조류, 다시마 | 카로티노이드, 엽산, 마그네슘, 철분, 칼슘, 요오드가 풍부한 해조류와 다시마는 포만감을 주며 저칼로리 영양소를 제공한다.

버섯 | 표고버섯을 비롯한 기타 버섯들에는 면역을 강화하는 100가지 이상의 화합물이 함유되어 있다.

두부 | 오키나와 사람들은 프랑스인들이 빵을 먹듯이 두부를 먹는다. 연구에 따르면 육류 대신 콩 제품을 먹는 사람들은 콜레스테롤 수치가 낮고 심장병 위험이 낮다고 한다.

강황 | 생강의 사촌 격인 황금빛 강황은 강력한 항암, 항산화 및 항염증제다.

오키나와 블루존이 주는 교훈

■ **이키가이 찾기**
오키나와 노인들은 아침에 일어나는 이유를 쉽게 설명할 수 있다. 목적이 뚜렷한 삶은 100세가 되어서도 명확한 책임감을 부여하고 필요한 존재라는 느낌을 갖게 한다.

■ **식물성 식단에 의존하기**
오키나와 노인들은 평생을 식물성 식단으로 살아왔다. 채소 볶음, 고구마, 두부 등의 식단은 영양소가 풍부하고 칼로리가 낮다. 특히 항산화 물질과 혈당을 낮추는 화합물이 함유된 고야 또는 여주(비터 멜론)가 인기다.

■ **콩을 더 많이 먹기**
오키나와 식단에는 두부나 된장국 등 콩으로 만든 음식이 많다. 두부의 플라보노이드는 심장을 보호하고 유방암을 예방하는 데 도움이 될 수 있다. 발효 콩은 장 생태계를 건강하게 하는 등 더 나은 영양학적 이점을 제공한다.

■ **정원 가꾸기**
거의 모든 오키나와 백세인들은 정원을 가꾸고 있거나 한때 가꾼 적이 있다. 정원을 가꾸면 다양한 동작으로 신체를 단련할 수 있어 스트레스를 줄이는 일상적인 신체 활동의 원천이 된다.

■ **모아이 만들기**
모아이를 만드는 오키나와의 전통은 안전한 사회적 네트워크를 제공한다. 이러한 안전망은 필요할 때 재정적, 정서적 지원을 제공하고, 모든 구성원들이 항상 누군가가 곁에 있다는 것을 알게 함으로 스트레스를 해소할 수 있는 안정감을 준다. 나만의 안전망을 구축하려면 282페이지를 참조하라.

■ **햇빛을 즐기기**
비타민 D는 뼈를 튼튼하게 하고 신체를 건강하게 하며 우울증에 걸릴 확률을 낮추는 데 도움이 된다. 오키나와 노인들은 매일 밖에서 시간을 보내면서 일 년 내내 최적의 비타민 D 수치를 유지할 수 있다.

■ **가정 환경 활성화시키기**
오키나와 노년층은 걷기와 정원 가꾸기를 활발히 한다. 오키나와 가정에서는 바닥에 다다미를 깔고 앉아 식사를 한다. 노인들은 매일 수십 번씩 바닥에서 일어나고 내려오면서 체력과 균형 감각을 키운다.

■ **식용 허브 심기**
쑥, 생강, 강황은 모두 오키나와 정원의 단골 작물이며 모두 약효가 입증된 허브들이다. 오키나와 사람들은 부엌에서 허브를 직접 재배하여 매일 섭취함으로써 질병으로부터 자신을 보호할 수 있다.

■ **흥미와 관심 갖기**
오키나와 노인들은 사람들을 끌어당기는 넉넉한 마음과 호감을 가지고 있다. 방문객에게 차 한 잔과 간식을 빠르게 제공하며, 질문을 하고 자신의 인생 이야기를 기꺼이 나누는 것처럼 보인다.

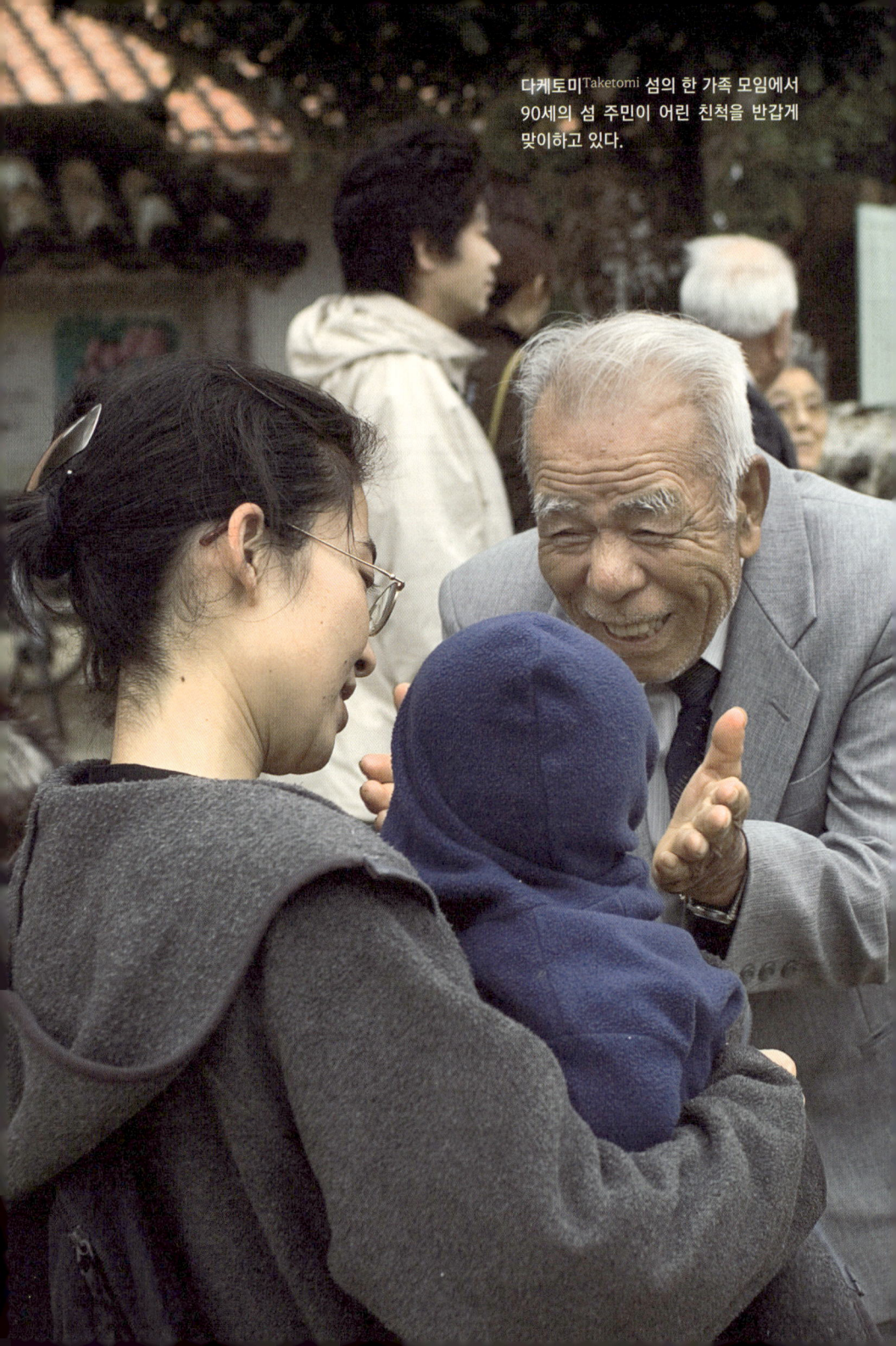

다케토미Taketomi 섬의 한 가족 모임에서 90세의 섬 주민이 어린 친척을 반갑게 맞이하고 있다.

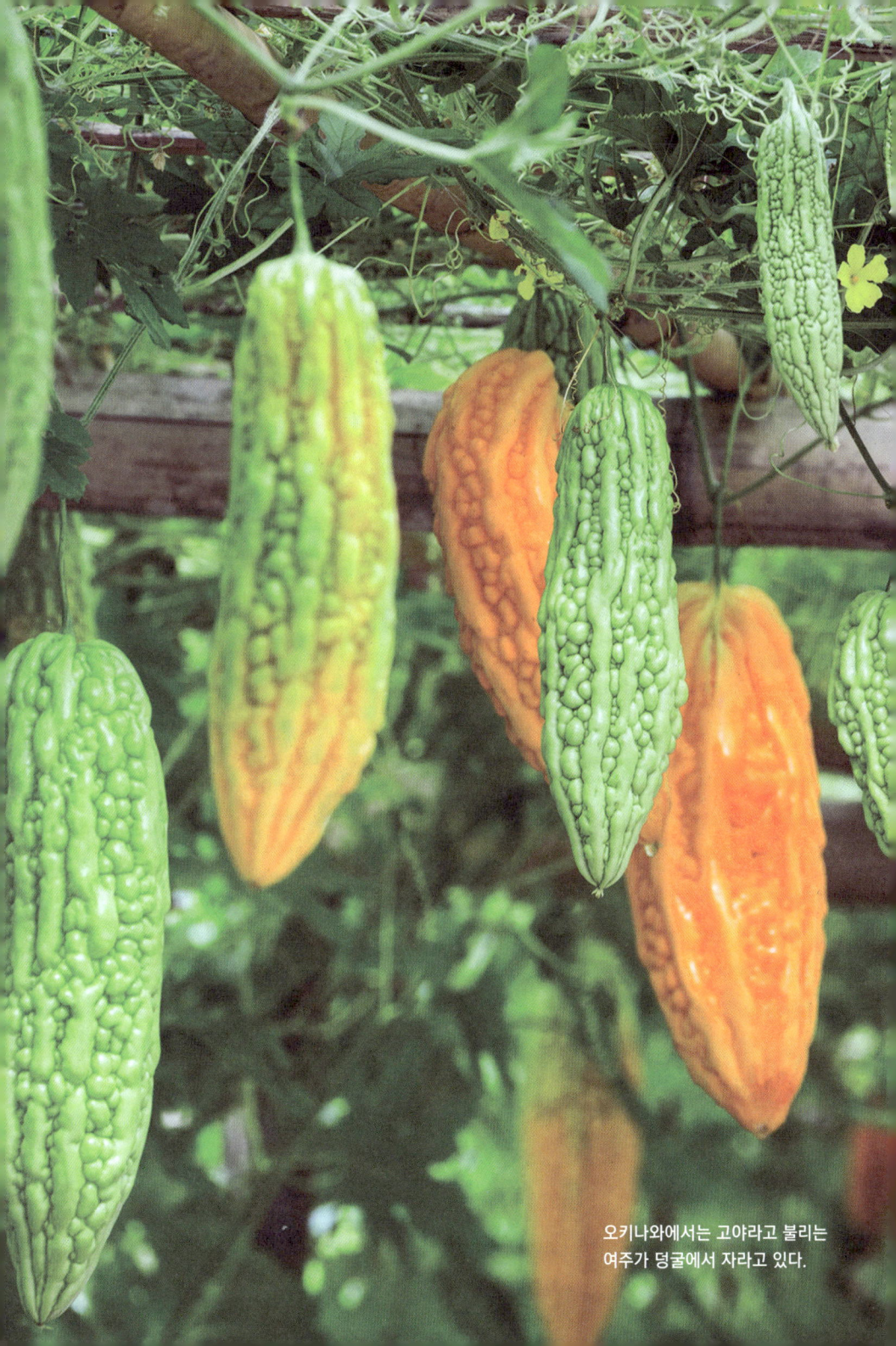

오키나와에서는 고야라고 불리는 여주가 덩굴에서 자라고 있다.

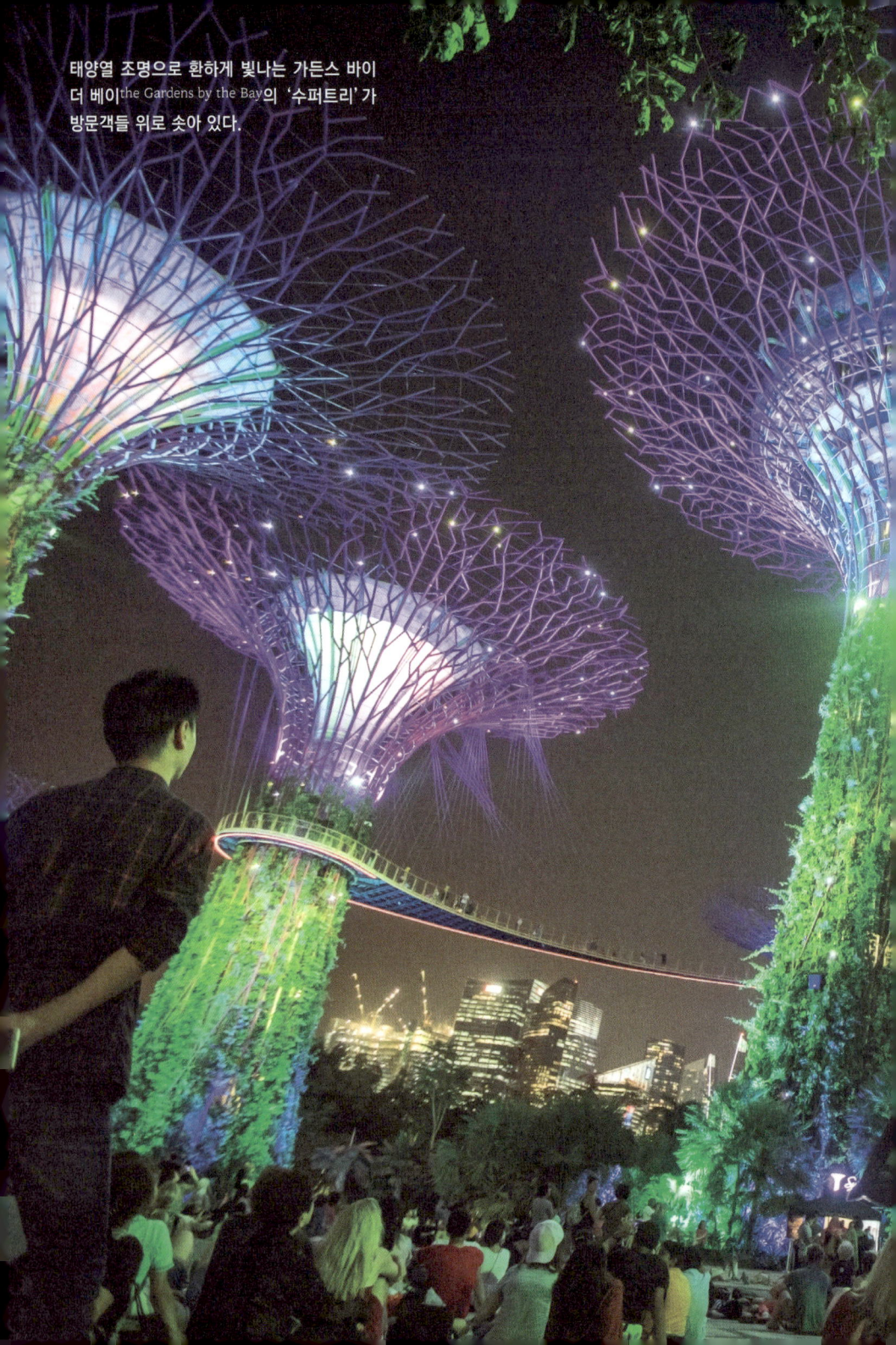

태양열 조명으로 환하게 빛나는 가든스 바이 더 베이 the Gardens by the Bay의 '수퍼트리'가 방문객들 위로 솟아 있다.

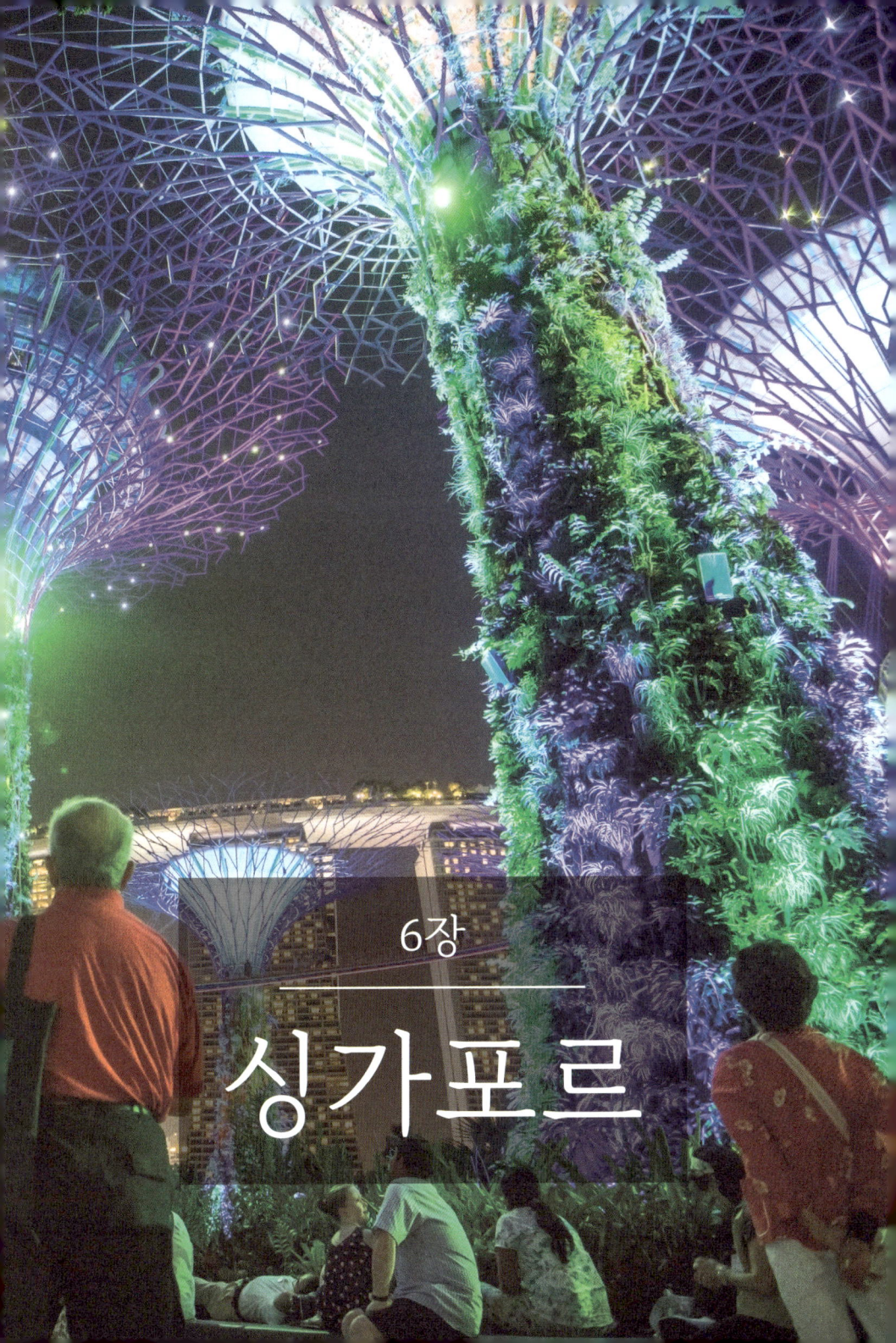

6장

싱가포르

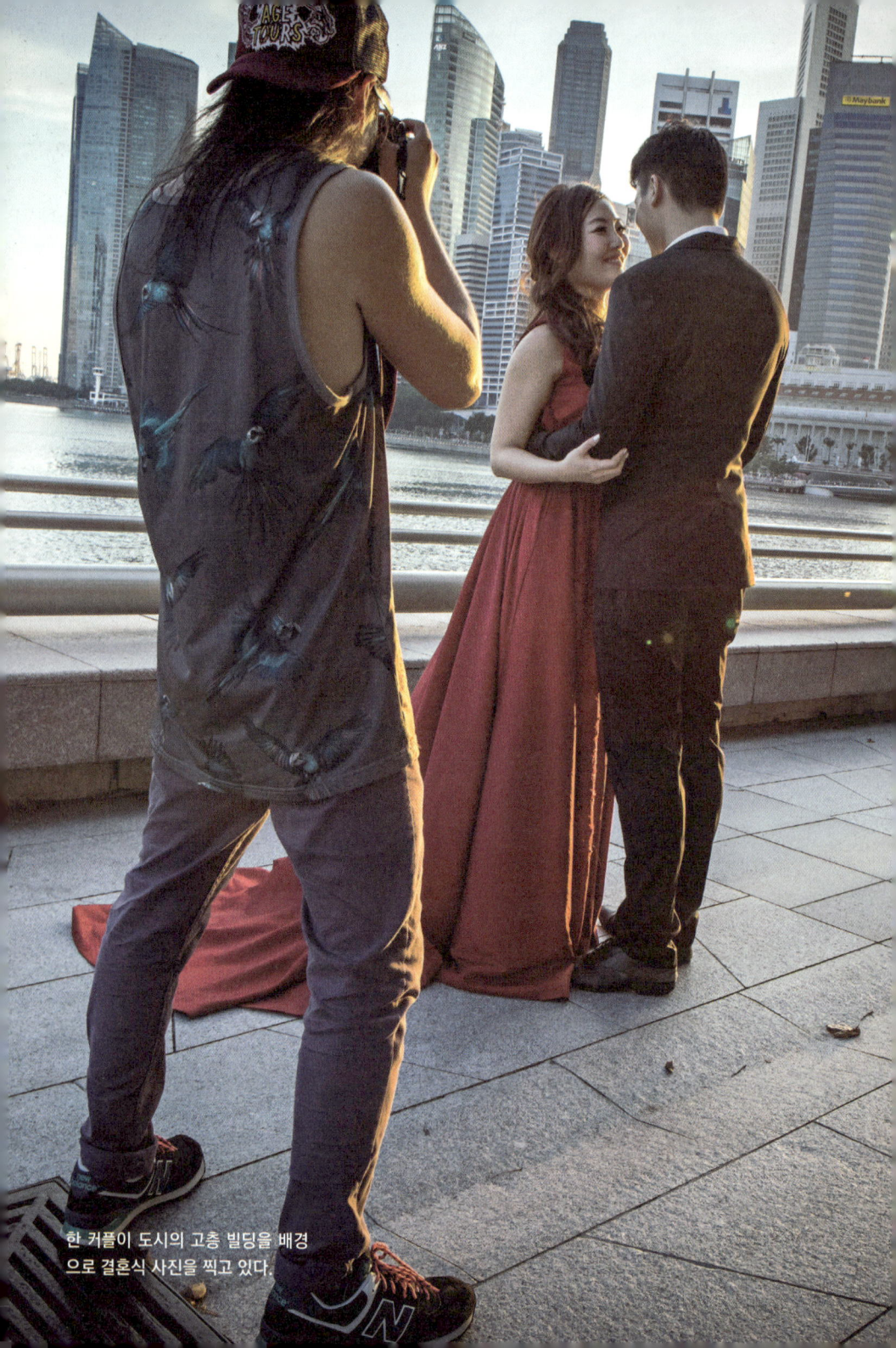

한 커플이 도시의 고층 빌딩을 배경으로 결혼식 사진을 찍고 있다.

블루존 2.0

더글라스 푸Douglas Foo는 멋진 모습으로 나타났다. 검은색 BMW i8을 타고 호텔 앞에 정차한 그는 날렵한 하이브리드 스포츠카의 위로 열리는 문을 열고 특유의 파란색 맞춤 정장을 입은 채 환한 미소를 지으며 등장했다.

"출발할 준비가 되셨나요?" 그가 물었다.

푸는 열정과 에너지가 넘치는 사람이다. 그는 싱가포르 사람으로 성공에 대한 강한 애착을 보여주었다. 1997년, 28세의 나이에 그는 현재 전 세계에 200개 이상의 레스토랑을 보유한 패스트푸드 체인점인 사카에 스시Sakae Sushi를 설립했다. 여가 시간에는 수십 개의 자선단체와 비즈니스 그룹에서 자원봉사를 하고 싱가포르 국회의원 후보로 지명되기도 했다. 하지만 몇 년 전 그에게 자신의 업적에 자부심을 느끼냐고 물었을 때 그는 여전히 만족스럽지 않다고 말했다.

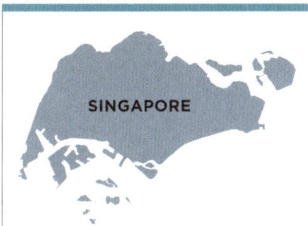

■ 로드아일랜드의 1/4 크기에 불과한 싱가포르에는 약 600만 명의 인구가 거주하고 있다.

■ 싱가포르 국민의 약 74%는 중국계, 13%는 말레이계, 9%는 인도계다.

■ 싱가포르 항구는 세계에서 가장 분주한 항구 중 하나다.

■ 정부 정책은 대부분 시민의 삶을 좌우한다.

"싱가포르는 저에게 너무 많은 것을 주었는데, 저는 그에 충분히 보답하지 못했죠."라고 그는 말했다.

푸의 야망에 찬 작은 나라, 60년이 채 되지 않은 싱가포르는 때때로 역설적인 것처럼 보이기도 한다. 1965년 건국 이래 싱가포르는 거대한 어촌 마을에서 수천 개의 고층 빌딩과 580만 명의 주민이 거주하는 150개 이상의 쇼핑몰이 있는 복잡한 도시 사회로 변모했다. 싱가포르의 고학력 다민족 시민들은 중국계, 말레이계, 인도계로 이루어져 있다.

침을 뱉거나 껌을 씹는 것과 같은 사소한 행동을 규제하는 엄격한 법으로 유명하지만, 싱가포르는 세계에서 가장 건강하고 행복하며 오래 사는 나라 중 하나로 꼽힌다. 하지만 오래전부터 그랬던 것은 아니다.

1960년대에 태어난 싱가포르 사람들의 평균 수명은 65세에 불과했다. 그로부터 한 세대가 지난 지금, 기대 수명은 거의 20년 가까이 증가했다. 2019년에는 전 세계 국가 중 기대수명이 미국보다 6년이 더 긴 84.9세로 전 세계 1위를 차지했다. 더 중요한 것은 싱가포르인의 건강 기대 수명이 세계 1위이며, 심혈관 질환 사망률이 세계에서 가장 낮고 최고의 의료 시스템을 갖추고 있다는 점이다. 싱가포르의 백세인은 지난 10년 동안 700명에서 1,500명으로 두 배 이상 증가했으며, 80~90대 남녀 인구도 두 배 이상 늘었다. 분명한 것은 싱가포르가 고령화 인구에 대해 나름의 방식으로 적절한 대응을 해왔다는 것이다.

다른 블루존과 달리 싱가포르는 수 세기에 걸쳐 전통 문화 속에서 장수의 생활 환경을 발전시켜온 고립된 지역이 아니었다. 대신 상업과 문화의 교차로였던 이곳은 일찍부터 지도자들이 건강과 웰빙 환경을 조성하기 위해 노력한 곳이다. 사실 이 지역을 블루존 2.0, 즉 고령화의

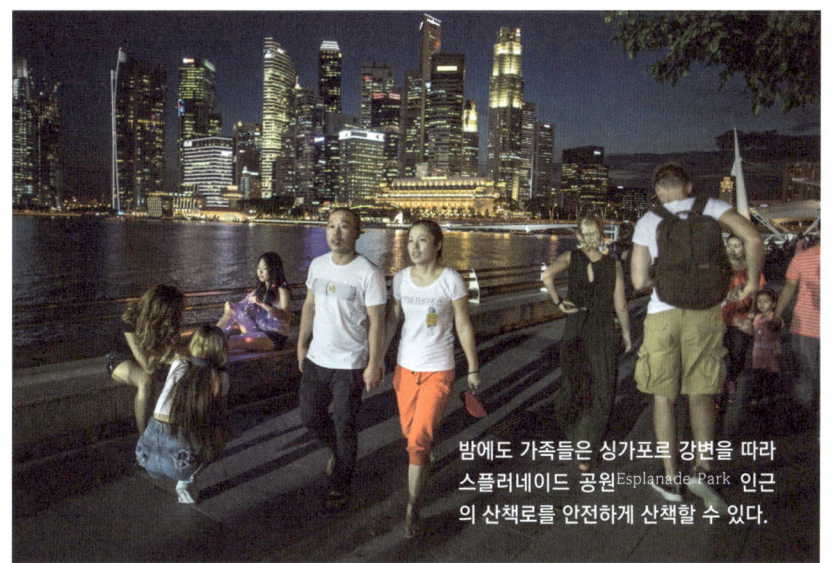

밤에도 가족들은 싱가포르 강변을 따라 스플러네이드 공원Esplanade Park 인근의 산책로를 안전하게 산책할 수 있다.

다음 개척지라고 부를 수도 있다.

"빨리 타세요, 늦었어요." 푸는 아침 인사를 건네며 말했다. 그는 나를 섬 북쪽에 있는 이순Yishun으로 데려가 자신이 이사로 재직 중인 쿠텍푸왓Khoo Teck Puat 병원을 방문하게 했다.

쿠텍푸앗 병원은 숲속 같은 부지에 들어서기만 해도 '혈압이 내려가는' 병원으로 알려져 2010년 큰 화제를 모으며 문을 열었다. 혁신적인 디자인으로 찬사를 받은 이 병원은 발코니에 울창한 초목이 우거지고, 계단식 폭포가 쏟아지며, 넓은 옥상 정원이 있는 등 환자들을 편안한 자연 환경에 빠져들게 했다.

이곳은 병원이라기보다는 포시즌스Four Seasons 호텔 같았다. 바람이 잘 통하는 저층을 거니는 동안 푸는 나에게 직원들이 객실을 설계할 때 고급 호텔로부터 자문을 구했으며, 음식 서비스는 싱가포르 항공의 자문을 받았다고 했다.

    이는 환자와 직원만을 위한 것이 아니다. 병원은 또한 주변 지역 사회를 참여시키고자 했다. 일반인들도 병원의 건강 지향적인 식당에서 식사를 하고 태극권과 줌바 수업에 참여할 수 있도록 장려했다. 인근 주민들은 피크닉 공간에서 점심을 즐겼고, 휠체어를 탄 환자들은 병실에 갇혀 있는 대신 인공 열대 우림을 거닐었다. 옥상에서는 지역 자원봉사자들이 환자와 일반인 모두를 위해 유기농 채소, 허브, 과일을 생산하는 약 10m^2 규모의 텃밭을 가꾸고 있었다.

    푸는 나를 데리고 높이 솟은 메인 로비를 지나 노인들을 위한 프로그램을 총괄하는 의료위원회 부위원장인 웡 스위트 펀 박사Dr. Wong Sweet Fun를 만났다. 마른 체구에 환한 미소를 띤 그녀는 복음주의적인 열정으로 병원의 봉사 활동에 대해 이야기했다.

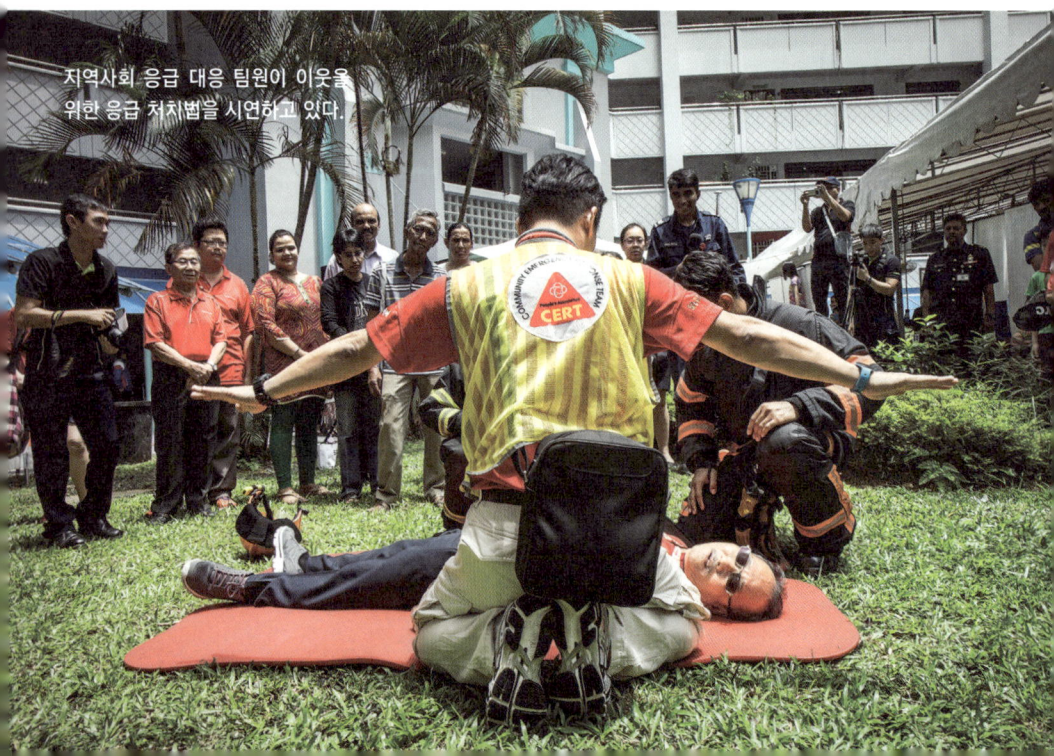

지역사회 응급 대응 팀원이 이웃을 위한 응급 처치법을 시연하고 있다.

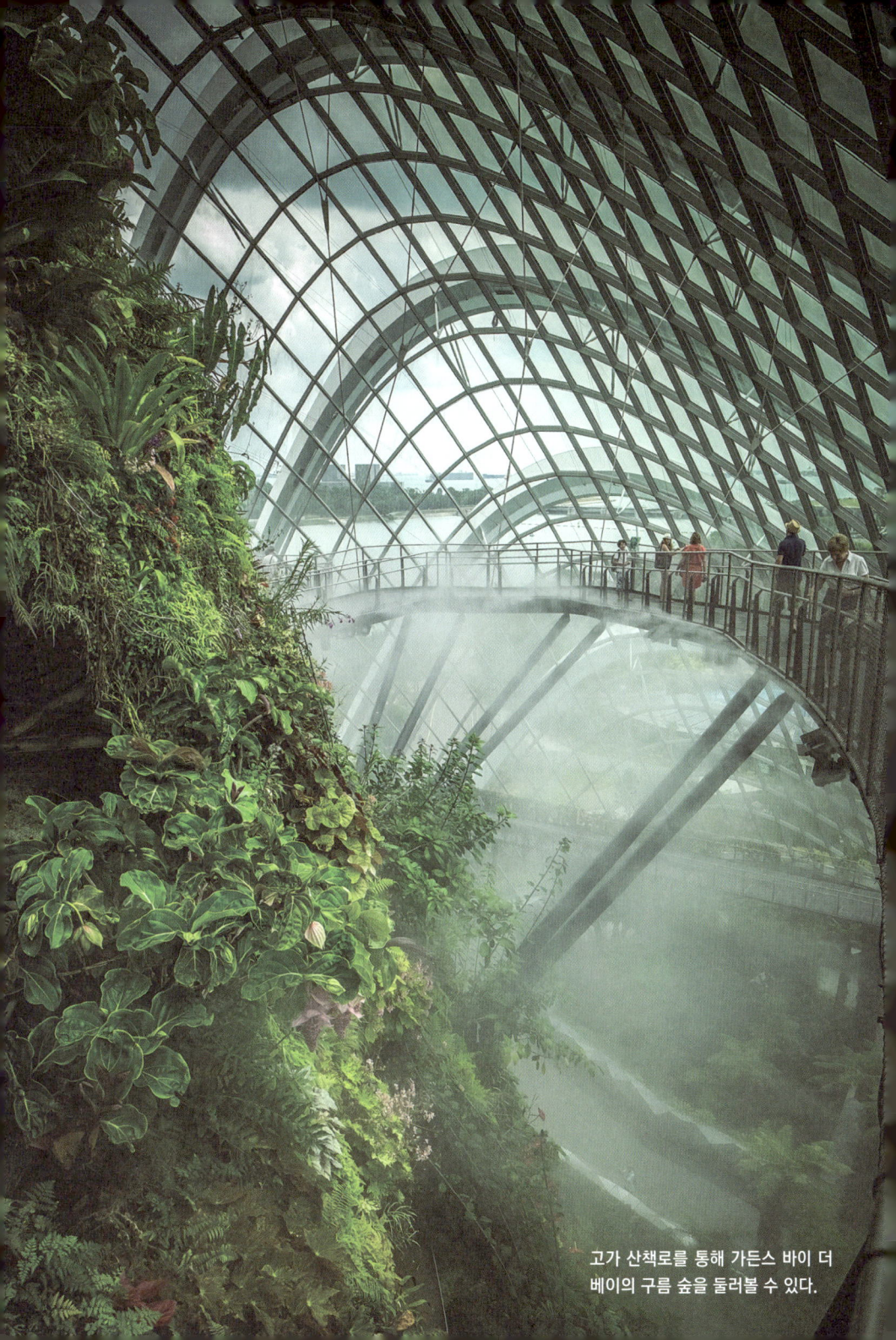

고가 산책로를 통해 가든스 바이 더 베이의 구름 숲을 둘러볼 수 있다.

그녀는 싱가포르 사람들의 수명은 길어지고 있지만, 말년이 특별히 건강하지 않다는 것이 근본적인 문제라고 지적했다. 싱가포르 여성은 심장병, 당뇨병, 암과 같은 만성 질환으로 13년 동안 고통받는 반면, 남성은 10년이었다. 주요 원인은 잘못된 식습관, 좌식 생활 방식, 스트레스였다. 병원의 목표는 예방, 교육, 생활습관의 변화를 통해 이를 개선하는 것이었다.

"누군가 만성 질환을 앓고 있다면, 우리는 환자가 찾아오도록 만들지 않아요. 우리가 찾아가죠."라고 그녀는 말했다.

병원은 간호사를 지역사회에 파견하여 무료 검진을 실시하고 주민들과 대화를 나누도록 했다. 혼자 사는 사람들을 지역사회의 다른 사람들과 연결해주고 건강한 요리법을 알려주는 요리 교실을 열기도 했다. 웡이 가장 좋아했던 활동 중 하나는 자원봉사자들이 시장에서 할인된 가격으로 채소를 구입해 수프를 만드는 '쉐어 어 팟Share a Pot' 프로

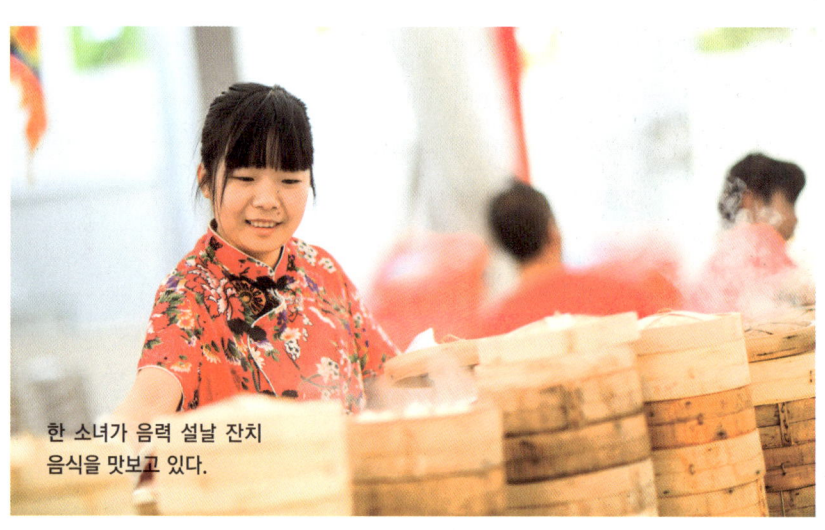

한 소녀가 음력 설날 잔치 음식을 맛보고 있다.

그램이었다. 다른 자원봉사자들이 요리를 담당했다. 노인들을 커뮤니티 센터나 학교로 초대해 무료 식사, 간단한 운동, 건강 검진을 제공하는 것이는데, 그 과정에서 새로운 친구들도 사귈 수 있었다.

"우리는 노인들의 연약함에 초점을 맞추지 않았습니다. 우리는 그들의 강점에 집중했어요. 자선이 아니라 존엄성을 강조했죠."라고 그녀는 말했다.

이미 알고 있던 바와 같이 싱가포르 사람들은 전반적으로 상당히 건강했다. 블룸버그가 매년 발표하는 세계에서 가장 건강한 국가 지수에서 싱가포르는 항상 상위 10위 안에 들었다. 2022년 지수에서 35위를 차지한 미국에 비해 8위를 차지한 싱가포르는 인구의 92% 이상에게 의료 서비스를 제공했음에도 불구하고 의료 서비스에 지출하는 비용은 GDP의 극히 일부에 불과했다.

그럼에도 불구하고 싱가포르의 예방 의료를 담당하는 건강증진위원회 관계자와 이야기를 나눴을 때, 그들은 싱가포르가 더 노력해야 한다고 했다.

"다른 많은 공중 보건 기관과 마찬가지로 우리도 처음에는 교육에 집중했습니다. 하지만 원하는 만큼 잘 되지 않았죠. 그래서 우리는 건강한 선택을 더 쉽게 할 수 있도록 환경을 바꾸기로 결정했습니다." 홍보 책임자인 샤말라 틸라가라트남Shyamala Thilagaratnam은 이렇게 말했다.

이들은 탄산음료 회사들과 협력하여 싱가포르에서 판매되는 가당 음료의 설탕 함량을 낮췄다. 레스토랑에 더 건강한 음식을 제공하도록 요청하고, 슈퍼마켓에서 설탕·지방·나트륨 함량이 적은 제품에 '건강한

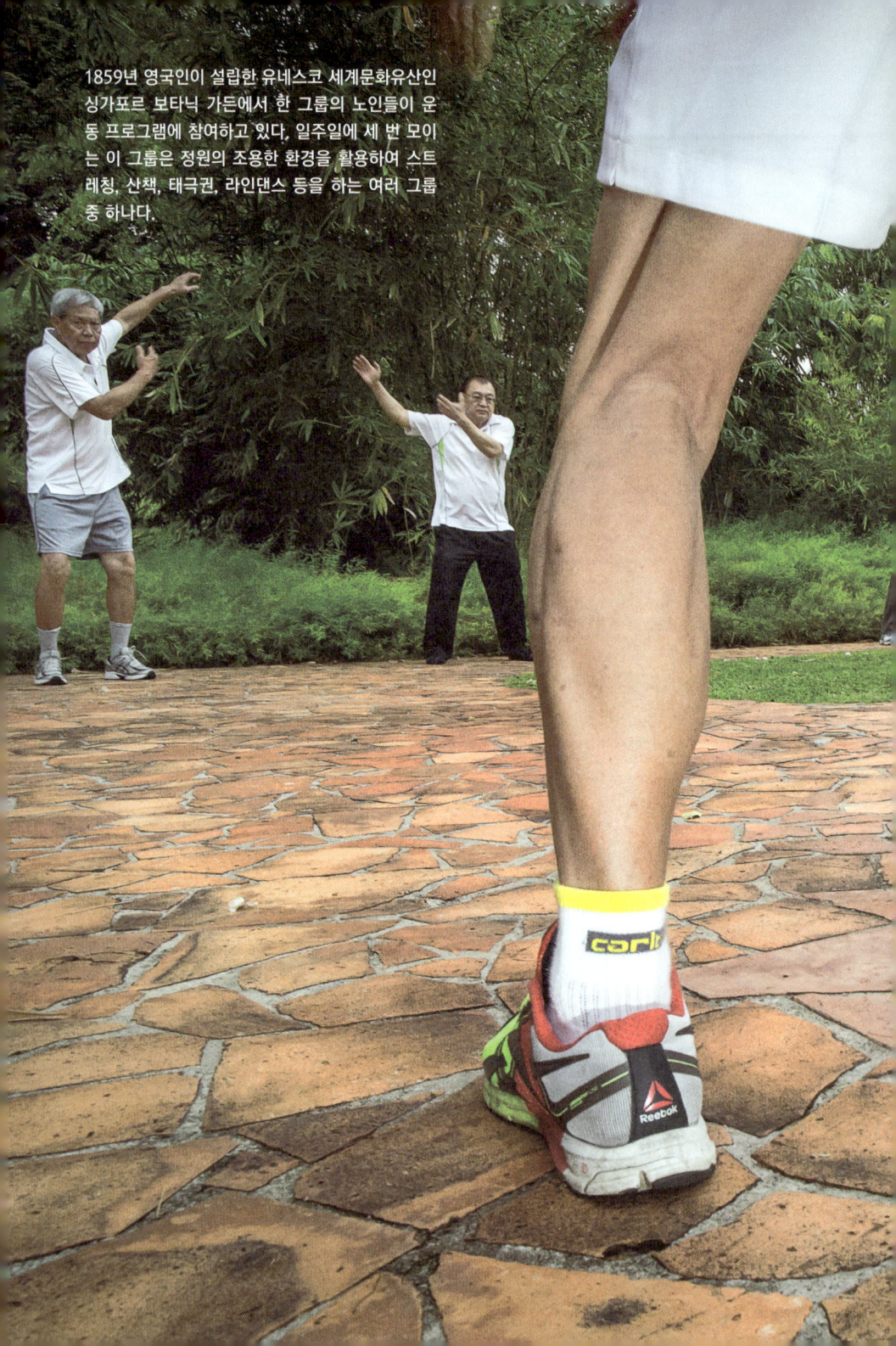

1859년 영국인이 설립한 유네스코 세계문화유산인 싱가포르 보타닉 가든에서 한 그룹의 노인들이 운동 프로그램에 참여하고 있다. 일주일에 세 번 모이는 이 그룹은 정원의 조용한 환경을 활용하여 스트레칭, 산책, 태극권, 라인댄스 등을 하는 여러 그룹 중 하나다.

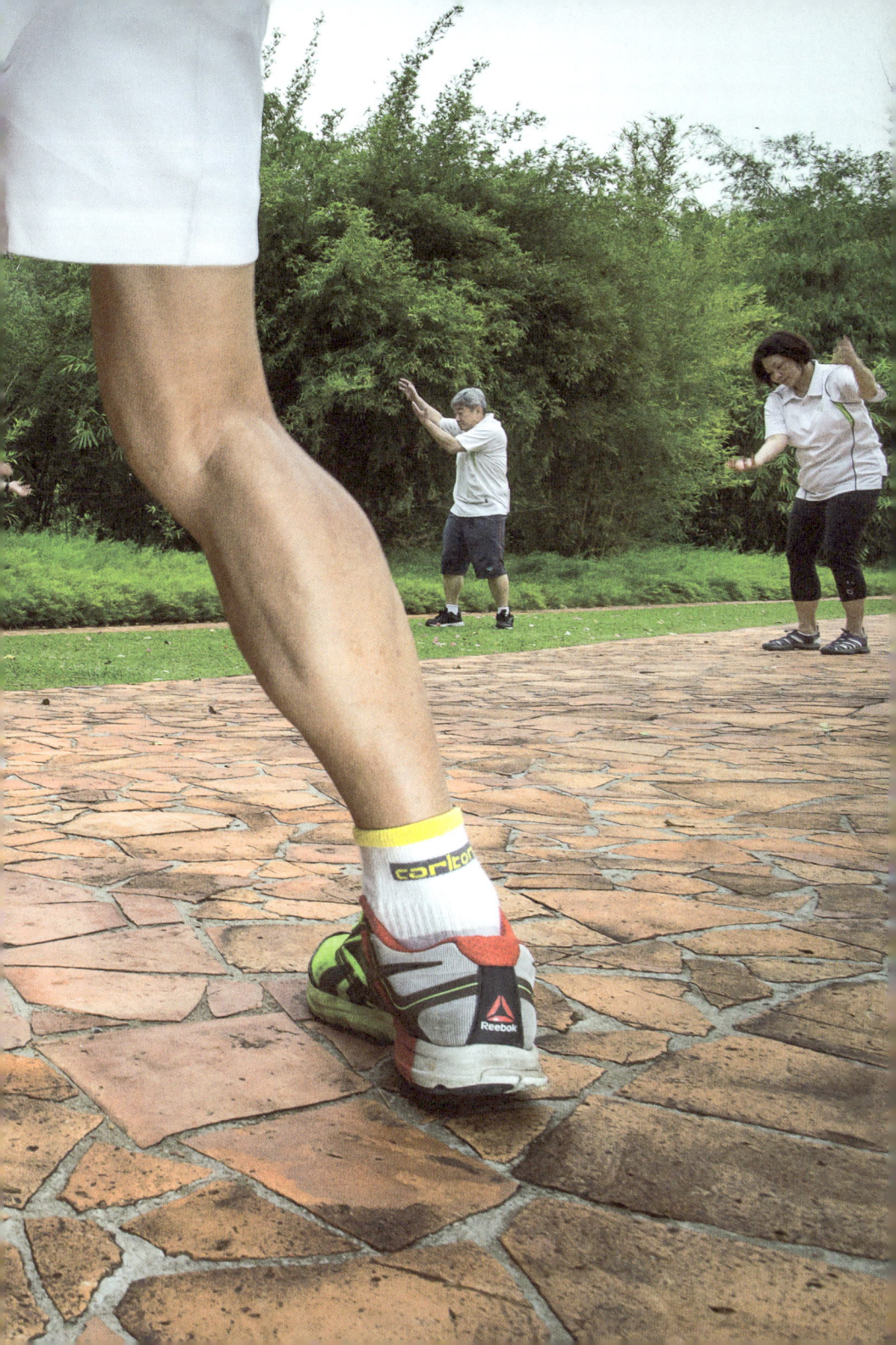

선택' 라벨을 부착하도록 했다. 동시에 채소 소비를 늘리고 현미 공급에 보조금을 지급하기도 했다.

가장 인기 있었던 새로운 아이디어 중 하나는 운동을 게임으로 바꾼 '내셔널 스텝스 챌린지National Steps Challenge'였다. 모바일 기기로 하루에 만보 걷기를 달성한 사람은 누구나 레스토랑, 영화관, 대중교통 등에서 사용할 수 있는 바우처로 교환할 수 있는 헬스포인트를 받을 자격이 주어졌다. 올해로 8년째를 맞이한 이 챌린지에는 170만 명 이상의 사람들이 참여했다.

'실버 시니어'가 운동을 하도록 특별한 혜택을 줄 필요는 없었다. 나는 한 공공 주택 단지의 놀이터에서 70대인 세 명의 근육질 노인을 만났다. 더운 아침이었고 운동장은 활기찬 분위기로 가득했다. 한 남자는 완벽하게 둥글게 깎은 수염과 운동복 차림에 군 복무로 단련된 굳은

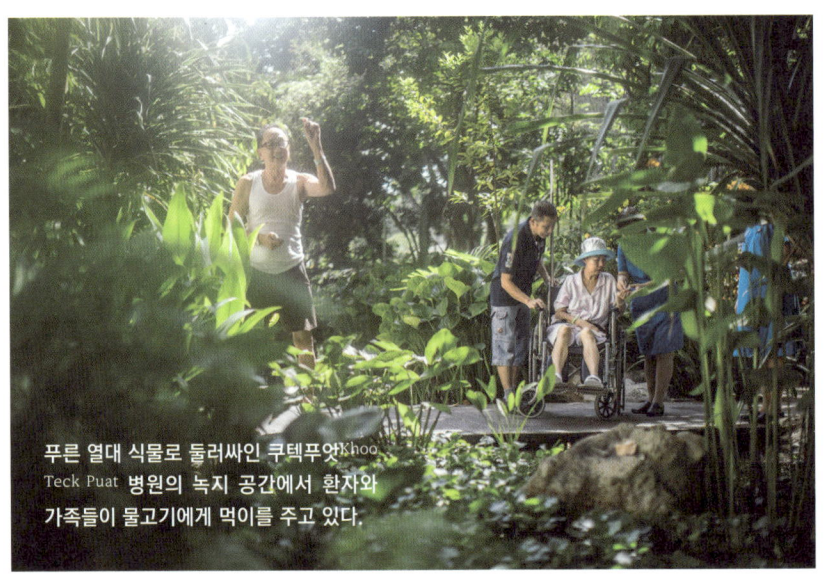

푸른 열대 식물로 둘러싸인 쿠텍푸앗Khoo Teck Puat 병원의 녹지 공간에서 환자와 가족들이 물고기에게 먹이를 주고 있다.

결의를 가지고 있었다. 두 번째 남자는 은발 머리에 하늘색 티셔츠와 철제 뿔테 안경을 쓰고 있었는데, 뭔가 예리해 보였다. 세 번째 남자는 숱이 적은 검은색 머리에 다리가 굵어 친구들보다 다소 나이가 들어 보였다.

그들은 매일 공원에 온다고 말했다. 이를 증명하기 위해 머리를 빡빡 깎은 남자가 쪼그려 앉기를 했고 다른 사람들은 웃음을 터뜨렸다. 그들은 나보다 턱걸이를 더 많이 할 수 있고 플랭크도 1분 동안 버틸 수 있다고 말했다.

안경을 쓴 남자는 체력에 그다지 신경 쓰지 않는 중국에서 왔다고 했다. 싱가포르로 이주한 후에는 공공 주택 단지에 운동할 수 있는 공간이 마련되어 있어 운동을 더 많이 하게 되었다고 했다.

내가 꼬치꼬치 캐묻자 그들은 건강을 유지하려는 마음은 매일 운동장에 나오는 이유의 일부일 뿐이라는 것을 인정했다. 그들은 우정을 소

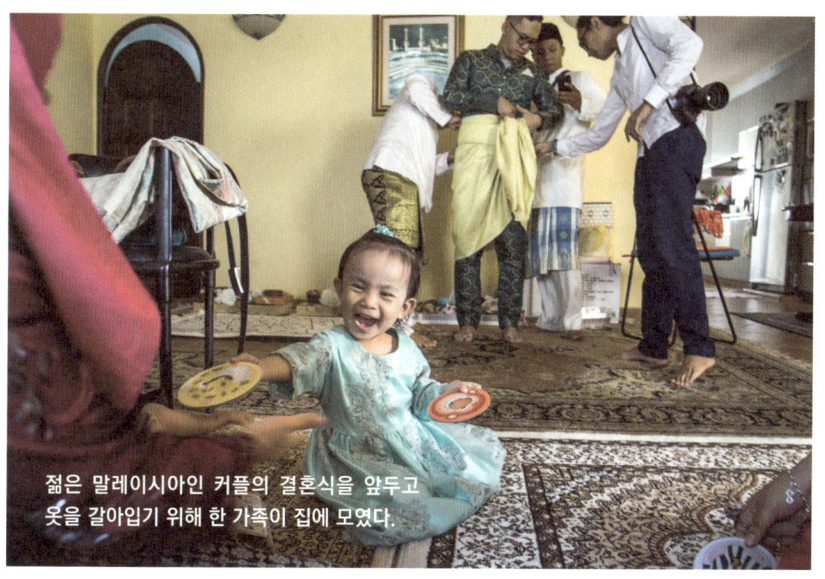

젊은 말레이시아인 커플의 결혼식을 앞두고 옷을 갈아입기 위해 한 가족이 집에 모였다.

중히 여겼다. 자동차가 있냐고 물었더니 검은 머리의 남자만 있다고 했으나 잘 사용하지는 않는다고 했다.

"그럼 어떻게 다니시나요?" 내가 물었다.

"버스나 지하철을 타죠. 아니면 걸어요." 안경을 쓴 남자가 말했다. 몇 가지 간단한 교차 조사를 거친 결과 그들은 각각 하루에 8,000보에서 14,000보 즉, 평균 미국인보다 두 배 이상 많이 걷는다는 계산이 나왔다. 이는 놀랄 만한 수치였다.

"그렇다면 공원에서 운동하는 것만큼 걷는 것만으로도 운동 효과를 볼 수 있을 겁니다."라고 의견을 제시했다.

그들은 내가 요점을 놓쳤다는 듯 의아한 표정을 지었다. 그들은 운동을 위해 걷는 것이 아니었다. 그들은 싱가포르의 모든 사람이 걷기 때문에 걷는다는 것이었다. 걷는 것은 당연한 일이었다.

이것은 우연이 아니었다. 싱가포르의 거의 모든 것이 그렇듯 의도적인 정책의 결과였다. 싱가포르 정부는 보행자 친화적인 도시를 만들기 위해 2018년부터 약 200km이 넘는 보도블록에 투자하여 뜨거운 태양과 열대성 폭우를 피할 수 있도록 했다. 사람들이 안전하다고 느낄 수 있는 보도와 빠르고 저렴하며 효율적인 지하철 및 경전철 시스템을 어느 집에서나 약 800m 이내의 거리에서 사용할 수 있도록 했다. 잎이 무성한 나무와 정원에서나 볼 수 있는 단풍이 싱가포르의 45% 이상을 뒤덮었고, 세계 최고 수준의 350개 공원 시스템이 싱가포르를 둘러싸고 있어, 인구의 90%가 걸어서 10분 이내에 공원을 이용할 수 있게 되었다. 싱가포르 사람들은 장을 보러 가거나 외식을 하거나 친구를 만나러 갈 때 보통 걸어서 이동하곤 했다.

싱가포르에서 건강한 삶을 위한 환경을 조성하고자 시도한 여러 가지 방법 중 가장 인상 깊었던 것은 캄풍 애드미럴티Kampung Admiralty라는 노인 주택 프로젝트였다. 2018년에 지어진 것으로, 이 프로젝트는 옛 해군 기지에 위치했기 때문에 이름에 '해군Admiralty'이 붙은 것이며, 말레이계 마을인 캄풍에서 영감을 받아 만들어졌다. 자연 환경과 사람들을 노인들 주변에 있게 하는 것이 이 프로젝트의 주된 아이디어였다.

싱가포르의 여느 건물과 마찬가지로 이 11층짜리 복합 건물은 다른 고층 건물들 사이에 빽빽이 들어차 있었다. 하지만 건물 안으로 들어서자 1층의 시원하고 탁 트인 광장이 펼쳐져 있어 기분이 한결 좋아졌다. 슈퍼마켓, 소매점과 더불어 전시회나 기타 커뮤니티 행사를 위한 공간, 공연을 위한 무대, 줌바 및 태극권 수업을 위한 공간이 따로 마련되어 있었다. 다양한 연령과 인종의 사람들이 마치 실내 공원에 온 것처럼 북

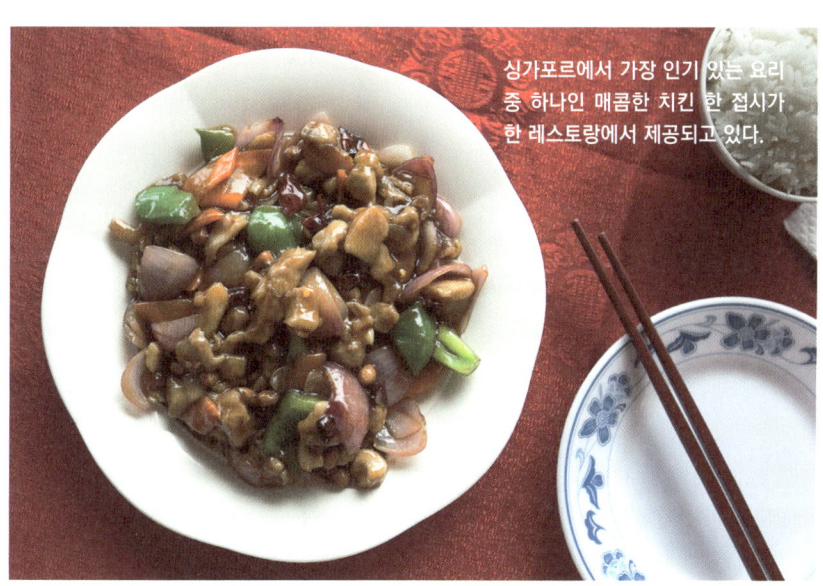

싱가포르에서 가장 인기 있는 요리 중 하나인 매콤한 치킨 한 접시가 한 레스토랑에서 제공되고 있다.

적거렸다.

에스컬레이터를 타고 2층으로 올라가니 말레이 프라타prata, 납작빵, 중국식 볶음, 인도식 커리 등을 파는 상인들이 있는 호커 센터hawker center, 즉 푸드 코트가 있었다. 이 센터는 일반인에게도 개방되어 있었지만, 이날은 위층 아파트에서 내려온 다양한 인종의 노인들로 테이블이 가득했다. 그들은 도미노 게임을 하거나 차를 마시며 이야기를 나누고 있었다.

작은 테이블에서 나를 기다리고 있던 사람은 이 프로젝트의 수석 건축가인 펄 치Pearl Chee였다. 어깨까지 내려오는 검은 머리에 따뜻한 미소를 머금은 이 40대 여성은 여러 세대가 어울릴 수 있는 공간을 만들기 위해 자신과 팀이 고안한 참신한 방법에 대해 설명했다.

그녀는 "클럽 샌드위치 방식을 택했어요."라고 말했다.

약 1만 평에 불과한 비교적 작은 부지에 건물을 지어야 했기 때문에 모든 것을 세 개의 층으로 나누어 수직으로 쌓아 올렸다. 첫 번째 층에는 이미 보았던 광장과 푸드코트가 있었다. 그 위 3층과 4층은 의료 센터 층으로, 병원 진료와 간단한 수술을 위한 시설이 있었다. 세 번째 층은 여러 세대가 만나거나 서로 마주칠 수 있는 커뮤니티 공원이었다. 유치원과 노인 케어 센터가 나란히 자리 잡고 있었고, 근처 열대 정원에는 놀이터가 자리 잡고 있었다.

공원 옆에는 연령에 맞는 디자인의 노인용 아파트 104세대가 있다.

오른쪽 :
1 뾰족한 두리안 과일
2 시내 유치원에서 한 소년이 균형 잡기 연기를 하고 있다.
3 신선한 농산물을 판매하는 테카 웻 시장Tekka Wet Market

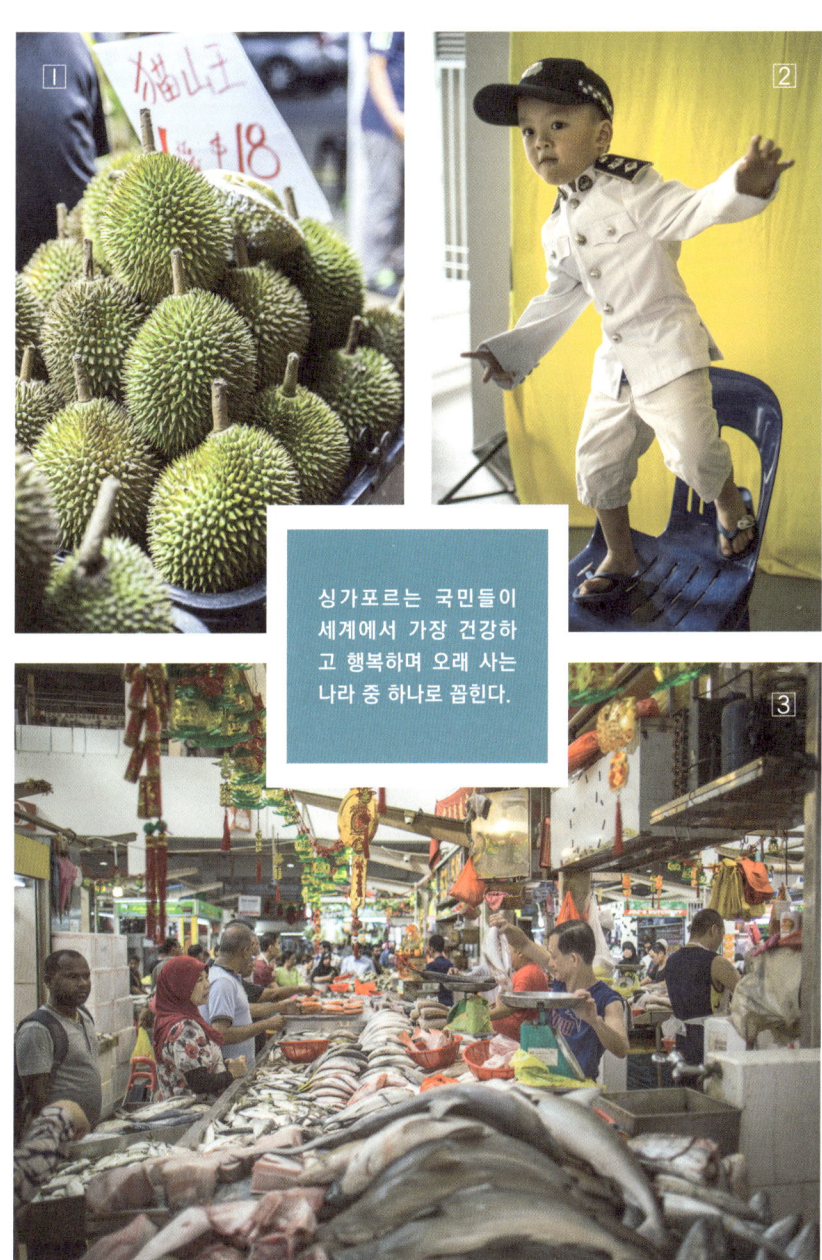

싱가포르는 국민들이 세계에서 가장 건강하고 행복하며 오래 사는 나라 중 하나로 꼽힌다.

채식주의자를 위한 싱가포르 칠리 '크랩'

총 조리 시간 : 20분 • 2인분 제공

싱가포르 칠리 크랩은 1950년대 셰프 셰르 얌 티엔Cher Yam Tian이 개발한 요리로, 싱가포르의 국민 요리로 여겨진다. 동남아시아 전역에서 볼 수 있는 이 요리는 일반적으로 딱딱한 게(싱가포르에서는 머드 크랩을 사용)를 매콤달콤한 토마토 소스에 볶아 만든다. 이 요리는 진하고 걸쭉한 소스의 풍미를 모두 살리면서 게 대신 두부를 식물성 재료로 사용한다.

옥수수 전분 1큰술
엑스트라 버진 올리브오일 2큰술
간 생강 2큰술
다진 마늘 4쪽
다진 태국 고추 4개
잘게 다진 파 1개, 장식용 추가
토마토 페이스트 ½컵
흰 후추 ¼작은술
설탕 1큰술
채소 육수 1½컵
깍둑 썰어 두드려 말린 두부 2컵
칠리 갈릭 소스 ⅛컵

작은 볼에 옥수수 전분과 따뜻한 물 2큰술을 넣고 잘 섞어 따로 보관해 둔다.
큰 소테 팬에 올리브오일을 두르고 중간보다 약간 센 불에 올린다. 생강, 마늘, 고추, 파를 추가한다. 타지 않도록 주의하면서 향이 날 때까지 약 30초간 저어준다. 토마토 페이스트, 흰 후추, 설탕을 팬에 넣는다. 완전히 섞어 걸쭉한 페이스트가 될 때까지 약 2~3분간 저어준다.
채소 육수를 팬에 붓고 끓인다. 섞은 재료에 두부를 넣고 저어준다. 5~10분간 또는 두부가 완전히 익을 때까지 졸인다. 칠리 갈릭 소스를 넣고 1분간 끓인다. 옥수수 전분 반죽을 넣고 잘 섞어준다. 재료가 끓으면 약 3~4분간 자주 저어가며 걸쭉해질 때까지 졸인다. 국자로 떠서 그릇에 담고 파를 얹어 따뜻하게 제공한다.

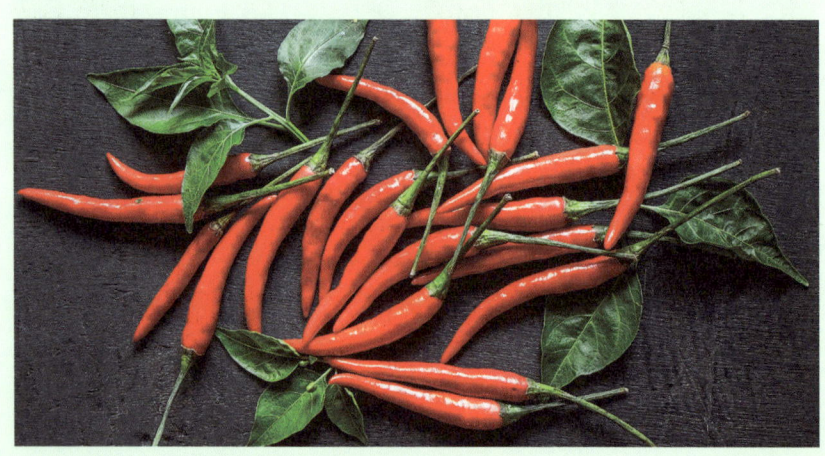

그 아래층에는 의료 시설에 도움을 요청할 수 있는 비상용 줄이 있는 성 모양의 건물이 있었다. '버디 벤치Buddy benches'는 이웃 간의 교류를 촉진하기 위해 전략적으로 배치되었다. 커뮤니티 정원은 주민들이 밖으로 나가 자연과 교감할 수 있도록 했다.

치는 캄풍 애드미럴티처럼 야심찬 프로젝트를 성공시키기 위해서는 다양한 이해관계자들을 만족시켜야 했다고 말했다. 행정적인 번거로움이 얼마나 심할지 상상만 해도 아찔했다. 하지만 싱가포르 사람들은 협업에 특별한 재능이 있는 것 같았다. 내가 보기에 치와 그녀의 그룹이 이룬 성과는 지금까지 싱가포르에서 본 것 중 가장 모범적으로 블루존 환경을 구축한 사례였다. 다양한 세대가 서로 소통하고 목적의식을 실현할 수 있는 환경을 조성한 것이다.

그렇다면 싱가포르와 이곳 사람들의 어떤 점이 이러한 대담한 노력

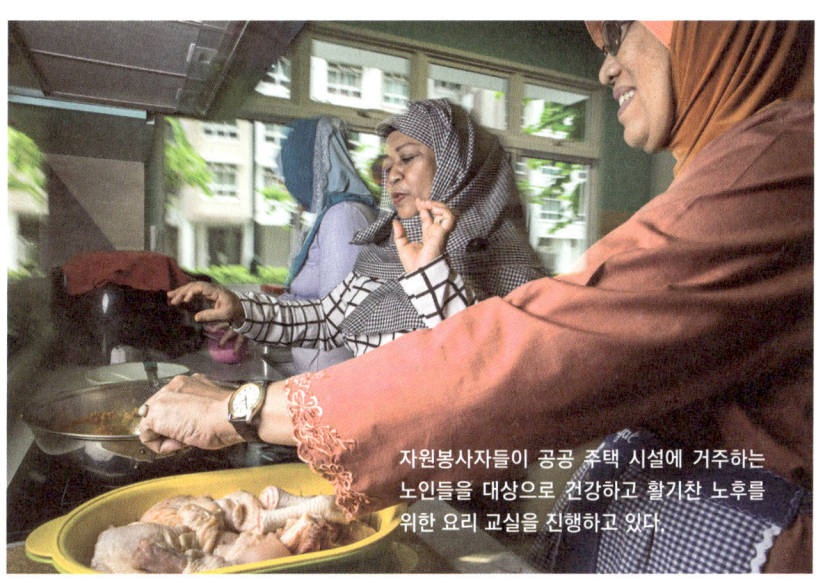

자원봉사자들이 공공 주택 시설에 거주하는 노인들을 대상으로 건강하고 활기찬 노후를 위한 요리 교실을 진행하고 있다.

을 가능하게 했을까? 이들의 방식에서 우리의 삶을 개선하기 위한 교훈을 얻을 수 있을까? 그 답을 찾기 위해 싱가포르 최고의 인재 중 한 명을 찾아갔다. 찬 헹 치Chan Heng Chee는 1996년부터 2012년까지 주미 싱가포르 대사를 역임했는데, 그녀는 이 기간 동안 두 나라의 유사점과 차이점에 대한 남다른 통찰력을 얻게 되었다.

싱가포르 대학교의 사무실에서 리콴유 혁신도시 센터 교수로 재직 중인 찬 전 대사를 만났다. 80세가 된 그녀는 자국의 강점과 도전 과제에 대해 명쾌하고 솔직하게 이야기했다.

"싱가포르는 작은 나라입니다. 실수할 여유가 거의 없죠. 그래서 우리는 전략적인 사고를 할 수밖에 없었습니다."라고 그녀는 말했다.

그래서 싱가포르 사람들은 항상 정책에 대해 이야기하는 경향이 있었다. 모든 것에 대한 정책이 있었고 국민은 일반적으로 그 정책을 따

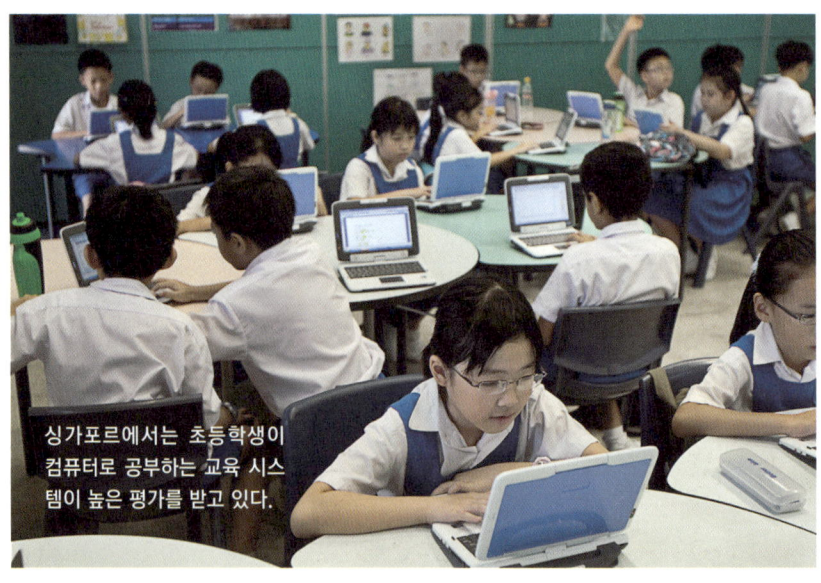

싱가포르에서는 초등학생이 컴퓨터로 공부하는 교육 시스템이 높은 평가를 받고 있다.

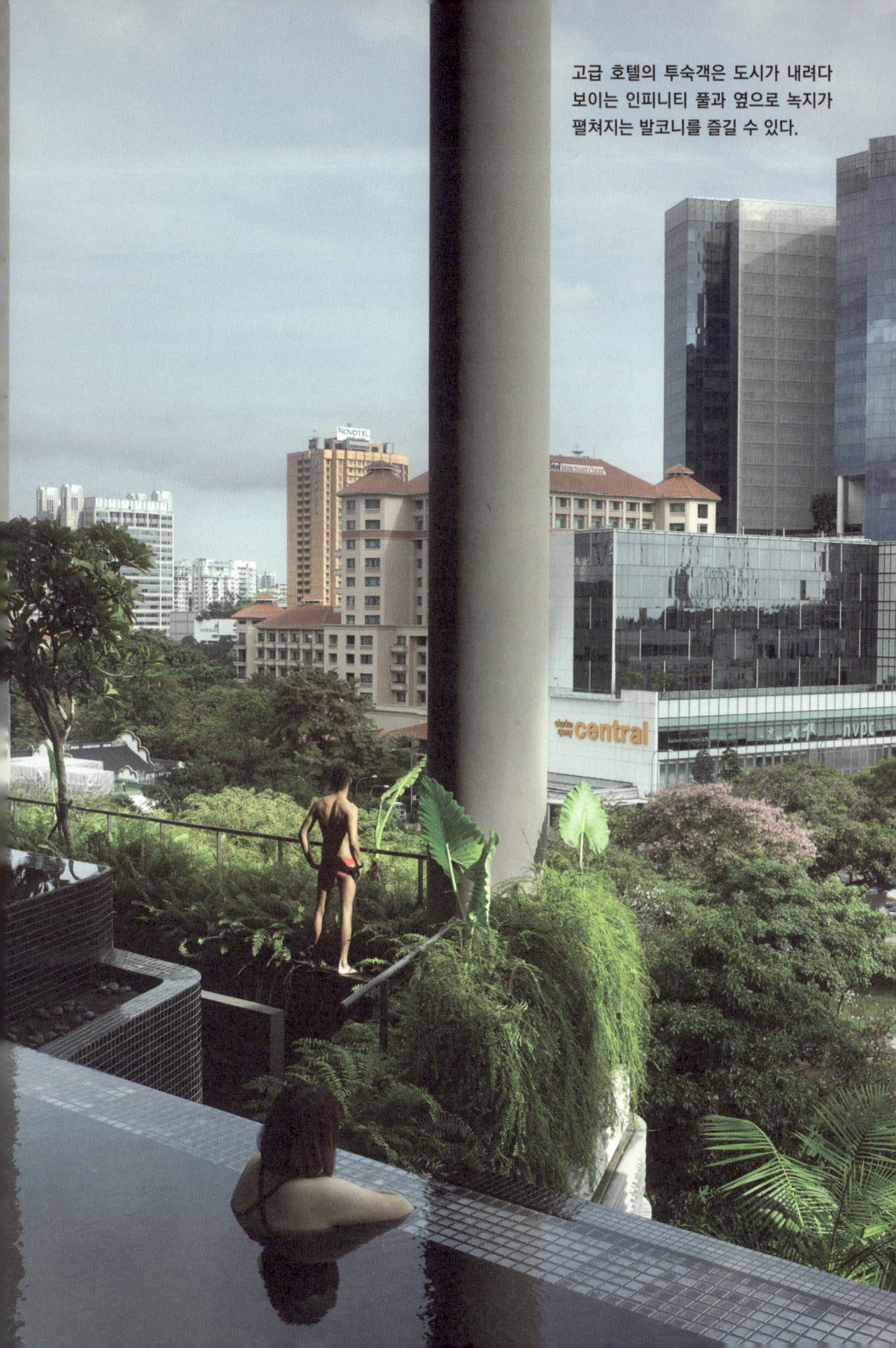

고급 호텔의 투숙객은 도시가 내려다 보이는 인피니티 풀과 옆으로 녹지가 펼쳐지는 발코니를 즐길 수 있다.

랐다. "싱가포르 국민이 순종적이어서 그런 것은 아닙니다."라고 그녀는 말했다. "정책을 따를 만한 이유를 보여줘야 하는 사회입니다. '이렇게 하라고 하는데 따라야 하는 근거가 무엇이냐'는 식이죠." 그래서 정치인들은 근거를 제시하고 대중이 그것을 이해할 것을 요구했다.

그녀는 정부 관계자들이 1990년대 후반에 싱가포르 인구가 고령화되고 있다는 사실을 인식했다고 말했다. 2030년에는 국민의 1/4이 60세 이상이 될 것으로 예상되었다. 싱가포르로서는 이것이 금융 위기를 초래할 것이라는 것을 알고 있었다. 그래서 1999년 무렵부터 여러 부처가 고령화 문제에 집중하기 시작했다. 금융, 보건, 주택 등 모든 부처가 함께 모여 모두가 공감할 수 있는 전국적인 계획을 세웠다. 그 결과 의료 보험과 지원을 위한 다양한 새로운 프로그램과 보조금이 마련되었다.

그렇다고 해서 싱가포르 내에 반대 의견이 없었던 것은 아니다. 출세와 돈 버는 것을 강조하는 복잡한 다민족 사회에서 긴장과 스트레스는 피할 수 없는 것이었다. 특히 스트레스가 심했다.

리콴유

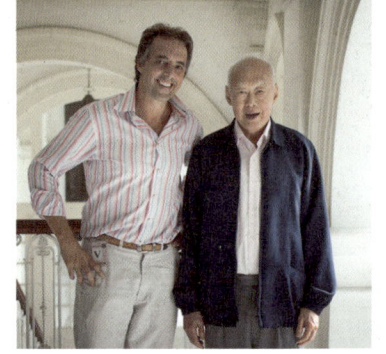

싱가포르 건국의 아버지로 불리는 리콴유는 1965년 젊은 변호사였을 때 말레이시아로부터 독립을 위한 운동을 이끌었다. 천연자원이 거의 없는 싱가포르를 무역과 금융의 중심지로 만들기 위한 정책을 추진했으며, 동시에 효율적이고 질서 있으며 교육 수준도 높은 관용적인 사회를 만들기 위해 노력했다. 또한 범죄에 대한 엄격한 처벌을 주장한 것으로도 유명하다. 그의 목표는 중국계, 말레이계, 인도계 주민들에게 안정과 부를 이룰 수 있는 기회를 제공함으로써 국민 간의 화합을 유지하는 것이었다. 그는 2015년에 91세의 나이로 사망했다.

하지만 싱가포르 국민들은 지도자를 따르는 데 있어서는 대체로 찬성했다. 최근 여론조사에서 70%가 정부를 신뢰한다고 답한 반면, 같은 조사에 응답한 미국인은 39%에 불과했다.

나는 찬의 말에서 몇 년 전 싱가포르 건국의 아버지로 널리 알려진 리콴유와 인터뷰한 내용이 선명하게 들렸다. 우리는 2009년 한 은퇴한 지도자에게 초대를 받았는데, 그곳은 약 6천 평 규모의 한적한 저택이었다. 딱딱하고 형식적인 분위기의 인터뷰를 예상했는데, 캐주얼한 슬랙스와 로퍼를 신고 미스터 로저스Mister Rogers 스웨터를 입은 86세의 노인이 따뜻한 미소로 나를 맞이해 주었다.

리 전 총리는 1950년대 후반 젊은 정치인으로서 영국 통치로부터 싱가포르의 독립을 추진했다. 싱가포르의 초대 총리로 선출된 그는 팀원들과 함께 싱가포르를 금융 강국으로 빠르게 성장시키는 데 앞장섰다.

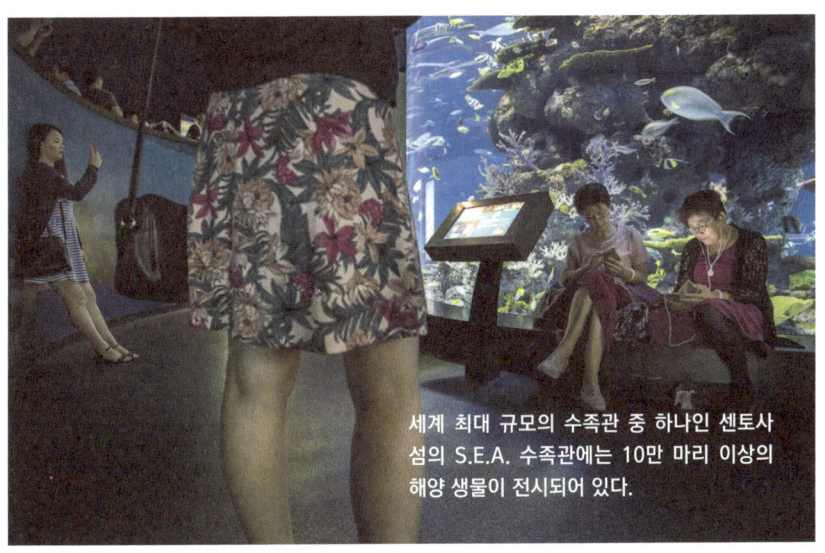

세계 최대 규모의 수족관 중 하나인 센토사 섬의 S.E.A. 수족관에는 10만 마리 이상의 해양 생물이 전시되어 있다.

나는 그에게 당시 무슨 생각을 하고 있었는지 물었다. 처음부터 건강하고 행복한 국민을 위한 토대를 마련할 계획이 있었는지 궁금했다.

그는 "그보다는 단순한 계획이었어요. 성공하지 못하면 우리 모두 죽는다는 생각이었죠."라고 대답했다.

그는 이 작은 섬에는 천연자원이 없었기 때문에 다른 나라들과 관계를 맺어야 했다고 설명했다. "우리는 경제적 관계를 맺어야 했죠. 즉, 효율성, 안전한 생산, 상업, 서비스, 지역 내 사업 기회 탐색, 물류 허브, 사람과 물품의 운송을 위한 기반을 제공할 수 있는 능력 등 모든 면에서 가능한 모든 것들을 이용해야 했습니다."

전 세계적으로 상업을 잘 하기 위해 싱가포르 정부는 영어를 공식 언어로 채택하기로 결정했다. 이는 싱가포르 안에 있는 중국계, 말레이계, 인도계 인구 간의 경쟁을 피하는 데도 도움이 되었다. 그는 이들에게

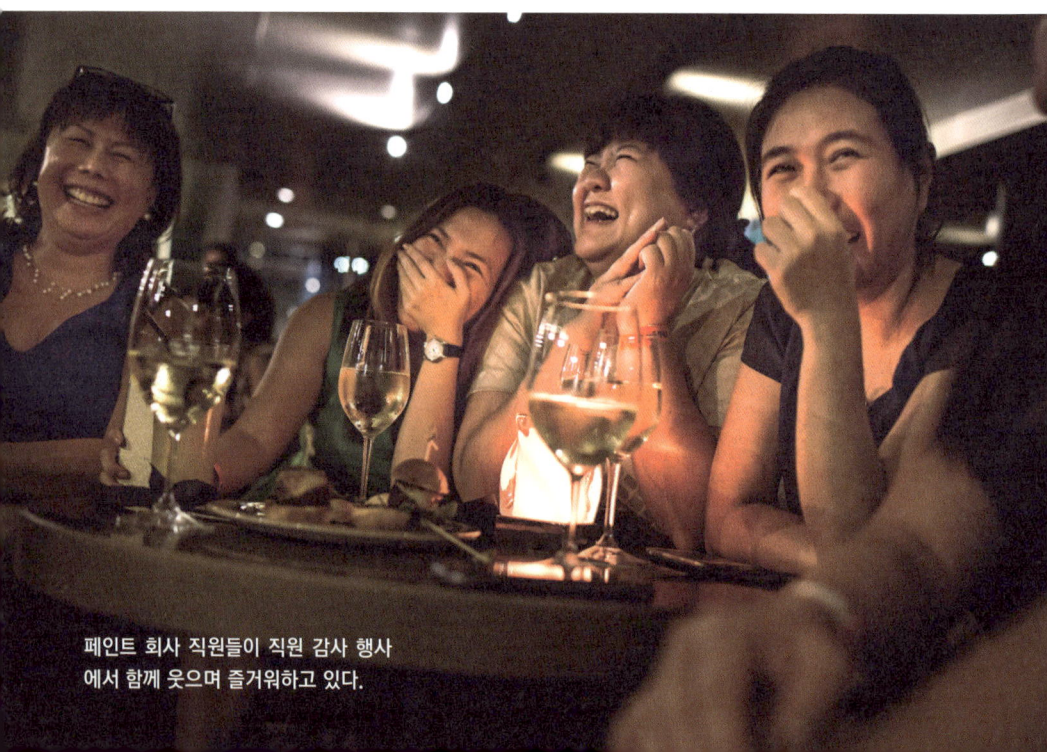

페인트 회사 직원들이 직원 감사 행사에서 함께 웃으며 즐거워하고 있다.

종교의 자유를 보장하고 모든 사람들이 공공 주택에 아파트를 얻을 수 있도록 하는 한편, 각 고층 건물에 여러 민족이 일정한 비율로 섞이도록 의무화했다.

동시에 리 정부는 효율적이고 질서정연하며 교육 수준이 높고 관용적인 사회를 만들기 위해 노력했다. 교육, 주거, 건강에 대한 보조금을 지급하는 한편, 최하위 계층을 포함한 모든 국민들이 스스로 노력해야 한다고 주장했다. 아무리 낮은 직종이라도 일하기 위해 노력하는 사람이라면 누구나 생활할 수 있는 임금을 보장받았다. 그는 "우리는 이를 복지가 아닌 노동복지라고 부릅니다."라고 말했다. "이런 것들을 해 줄 테니, 일을 하라고 하는 거죠. 당신이 일해서 돈을 벌면 나머지는 정부에서 채워 주는 겁니다."

다시 말해 경제적, 사회적, 건강 측면에서 사회를 의도적으로 평준화하는 것은 리 총리 계획의 일부였다. "우리는 상류층이 없도록 하기 위해 노력했습니다."라고 그는 말했다. "하지만 동시에 싱가포르에서는 거지도 빈민가도 볼 수 없죠."

외부인에게는 정부의 강력한 개입이 쓰레기 투기나 기물 파손과 같은 경미한 범죄에 대한 처벌이 더욱 두드러져 보이기도 했다. 마리화나와 베이핑[1] 역시 철저히 금지되어 있다. 실제로 모든 마약류는 불법이며, 15g의 오피오이드[2]를 소지할 경우 사형에 처해질 수 있다. 다소 과격한 조치처럼 보일 수 있지만, 2021년에 싱가포르에서 마약 과다 복용으로 사망한 사람은 17명에 불과하다. 미국에서는 그 수가 10만 명을 넘어섰는데, 이 수치는 가정 파괴·범죄·생산성 손실 등의 부수적인 피

---

1 vaping, 전자담배를 피우는 행위
2 opioids, 신경계를 완화시키고 뇌에 통증 신호 전달을 억제시키는 역할을 하는 강력한 약

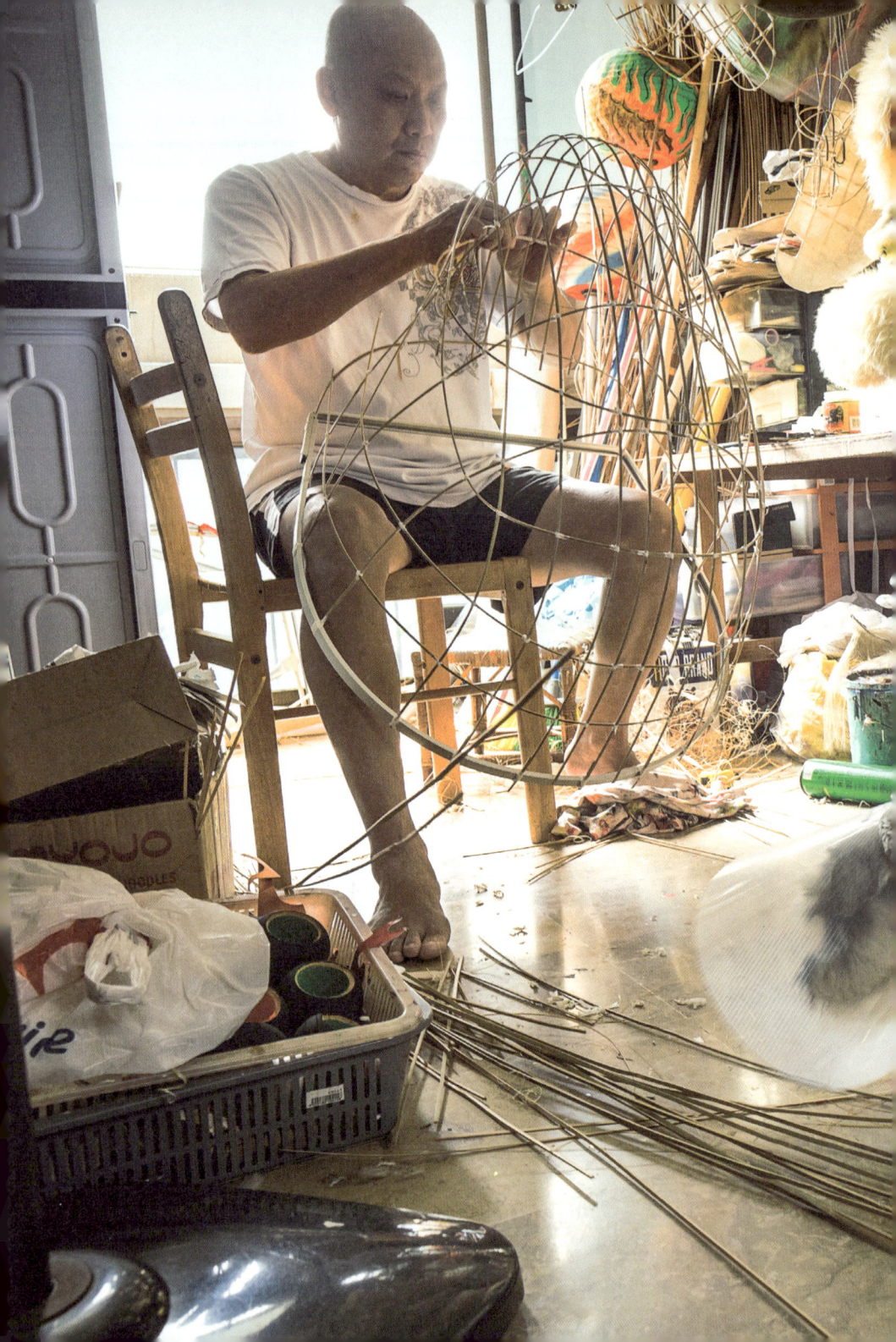

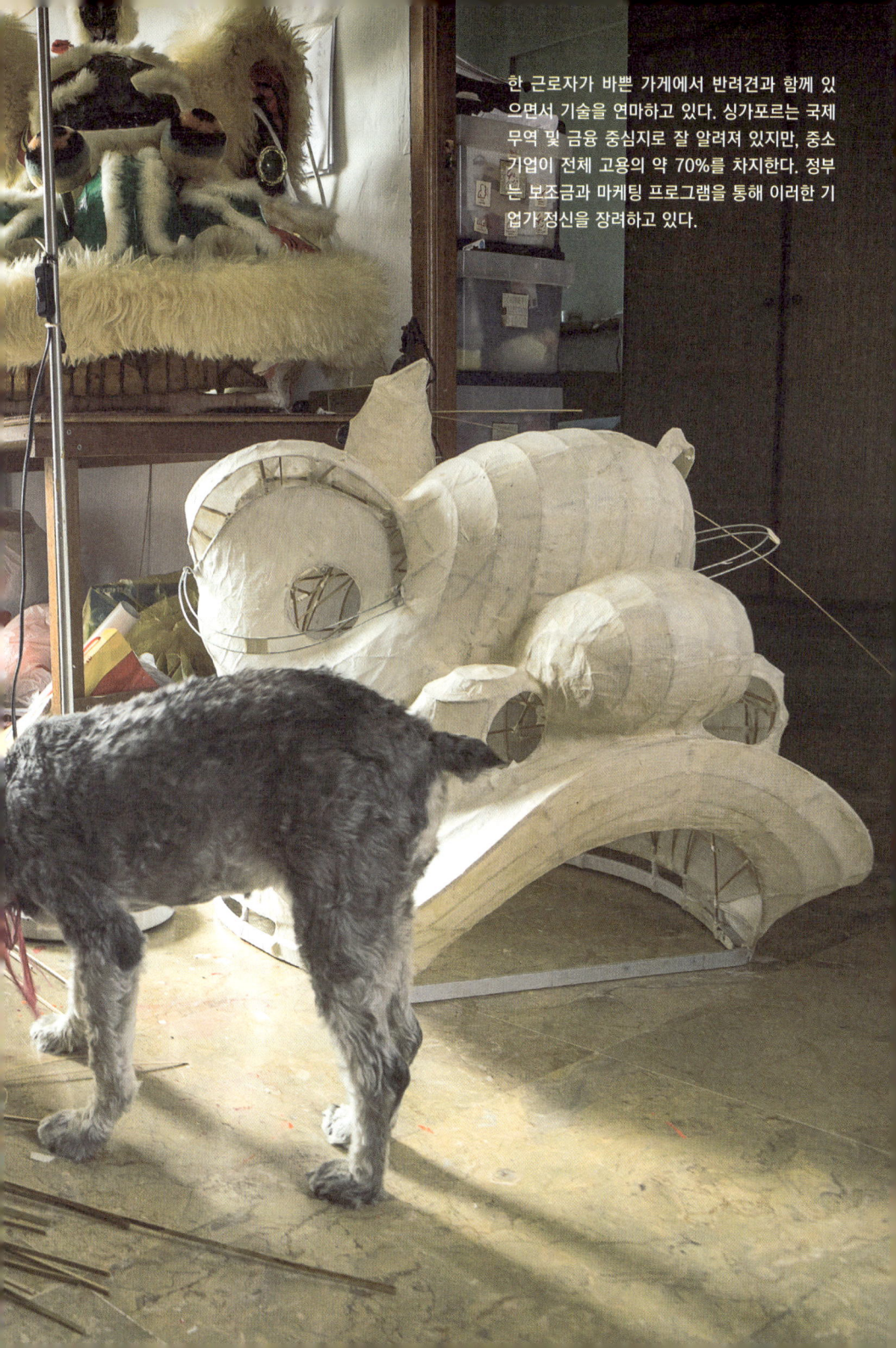

한 근로자가 바쁜 가게에서 반려견과 함께 있으면서 기술을 연마하고 있다. 싱가포르는 국제 무역 및 금융 중심지로 잘 알려져 있지만, 중소기업이 전체 고용의 약 70%를 차지한다. 정부는 보조금과 마케팅 프로그램을 통해 이러한 기업가 정신을 장려하고 있다.

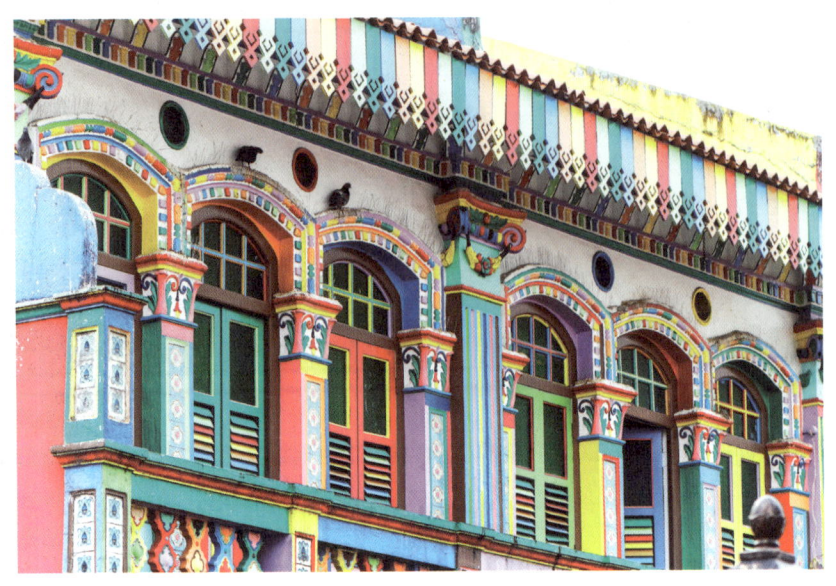

생동감 넘치는 색채가 싱가포르 시내 리틀
인디아 지역의 상점에 활기를 불어넣는다.

해는 고려하지 않은 수치다. 그렇다면 어떤 제도가 더 인도적인 것일까?

마찬가지로 싱가포르에서 총기 소지는 엄격하게 금지되어 있다. 경찰과 군대를 제외한 그 누구도 총을 소유할 수 없다. 2021년에 총기 범죄로 사망한 미국인은 57,000명이지만 싱가포르에서는 단 3명이었다. 총기와 마약은 기대 수명에 중대한 영향을 미치기 때문에 단순한 사회적 문제로 그치지 않는다.

싱가포르 강변의 클락크 퀘이Clarke Quay[3]에서 크리스탈 통Crystal Thong을 만난 날 아침에는 가랑비가 내리고 있었다. 그녀는 빨간 체크 블라우스와 청바지, 덧신 위에 후드가 달린 레인코트를 입고 있었다. 검

---

3 관광명소, 싱가포르의 가장 핫한 클럽 중 한 곳으로, 도시의 화려한 밤 문화를 느낄 수 있는 장소

은 머리에 뿔테 안경을 쓴 그녀는 실제 나이인 82세보다 10년은 더 젊어 보였다.

우리는 강의 곡선을 따라 늘어진 나무가 있는 산책로를 따라 걸었다. 한때 선적 창고의 중심지였던 이 해안가는 화려한 레스토랑과 나이트클럽이 있는 일종의 보행자 전용 쇼핑몰로 변모했다.

내가 통Thong에게 만나달라고 부탁한 이유는 그녀가 말레이시아에서 싱가포르로 옮긴 후 반세기 동안 싱가포르가 어떻게 변화했는지에 대한 그녀의 관점을 듣고 싶었기 때문이다. 그녀는 오늘날 싱가포르의 삶에 대해 어떻게 생각할까?

"제 삶은 매우 충만합니다."라고 그녀는 말했다. 그녀는 가족과 함께 자원봉사로 바쁘게 지내고 있었다. 바쁜 틈에도 기공과 요가를 꾸준히 하고, 틈날 때마다 활기차게 걷기도 했다.

그녀가 자원봉사를 한 단체 중 하나는 실버 세대 사무소였는데, 이

쇼핑에 대한 사랑

작은 도시국가에 150개가 넘는 쇼핑몰이 있는 싱가포르에서는 쇼핑이 국민 스포츠로 자리 잡았다. 차이나타운의 번화한 시장부터 마리나 베이 샌즈의 고급 부티크에 이르기까지 싱가포르 사람들의 소비가 눈에 띄게 두드러진다. 정부 정책에 힘입어 싱가포르 사람들은 열심히 일하고, 돈을 저축하고, 현명하게 투자하고, 부를 쌓아 세계에서 가장 높은 GDP를 달성했으며, 성인 30명 중 1명이 백만장자가 될 정도로 부유한 국가 중 하나가 되었다. 경제 사다리의 한쪽에 있는 싱가포르의 노동복지 시스템을 통해 주택과 의료 서비스 같은 기본적인 필수품이 모든 사람에게 보장된다.

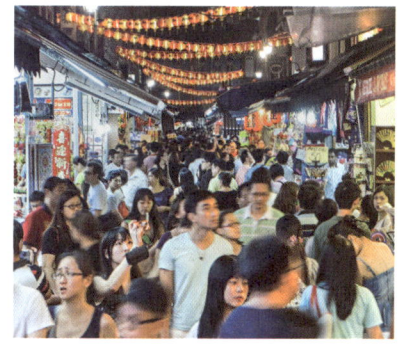

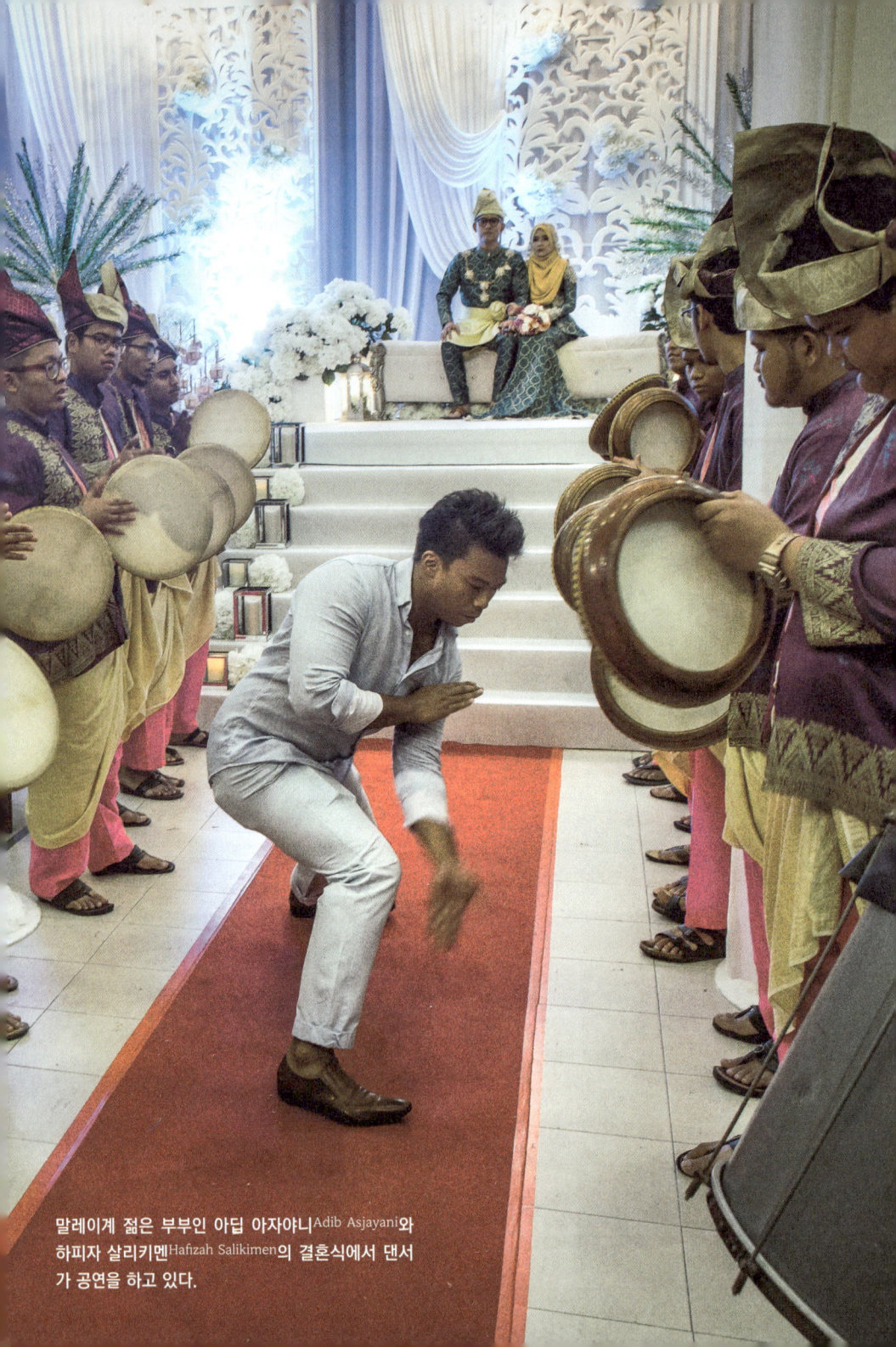

말레이계 젊은 부부인 아딥 아자야니Adib Asjayani와 하피자 살리키멘Hafizah Salikimen의 결혼식에서 댄서가 공연을 하고 있다.

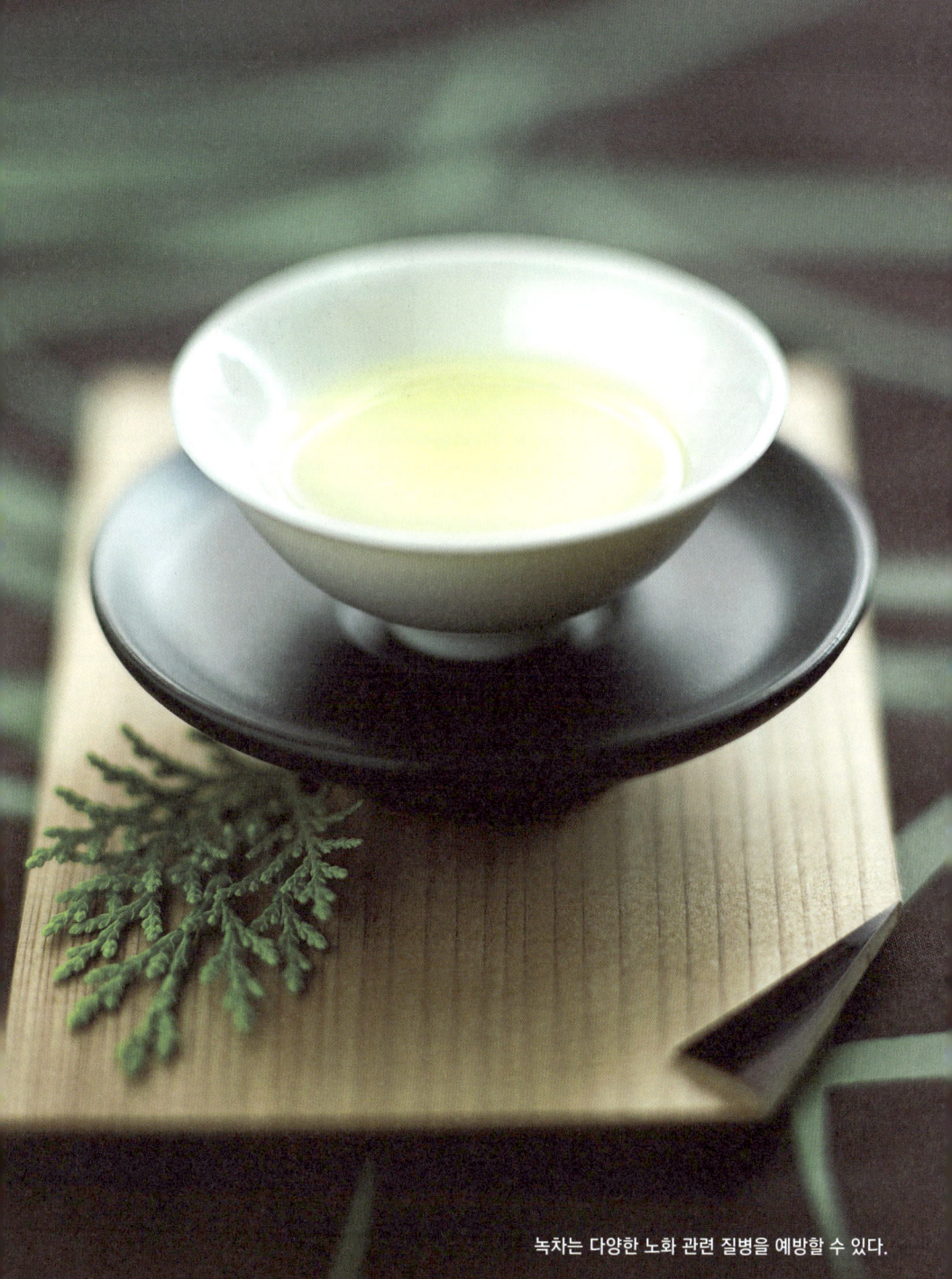

녹차는 다양한 노화 관련 질병을 예방할 수 있다.

싱가포르의 최고의 장수 비결

싱가포르 사람들은 계획을 좋아한다. 때로는 모든 것에 대한 계획이 있는 것처럼 보이기도 한다. 싱가포르 정부의 최신 '건강 생활 마스터 플랜'에는 1960년보다 평균 20년 더 오래 사는 주민들의 일상 생활을 개선하기 위한 다양하고 창의적인 '넛지'가 포함되어 있다. 실제로 2030년에는 싱가포르인 5명 중 1명이 65세 이상이 될 것으로 예상된다. 이 계획을 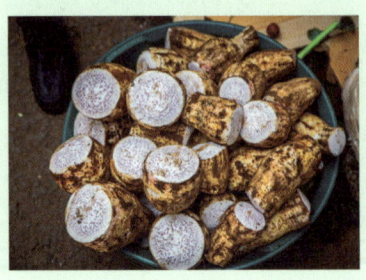 실행하기 위해 20개 이상의 정부 기관이 협력하여 모든 사람이 건강한 삶을 최대한 자연스럽고 쉽게 누릴 수 있도록 노력하고 있다. 다음은 인기 있는 지원 프로그램의 몇 가지 사례다.

HEALTHY 365 | 이 모바일 앱은 게임과 보상을 통해 사용자가 건강을 위한 도전에 참여하도록 장려한다.

I QUIT | 전국적으로 28일간 진행된 이 금연 캠페인 덕분에 싱가포르의 일일 흡연율은 1992년 18%에서 2010년 14%로 감소하여 세계에서 가장 낮은 흡연율이 낮은 국가 중 하나로 기록되었다.

WOW | 직장 내 지원 웰니스(WOW) 패키지는 혈압, 당뇨, 콜레스테롤 검진, 체중 관리 팁 등을 제공하고, 업무 중 먹을 수 있는 건강한 간식을 추천하기도 한다.

'HEALTHY CHOICE' 로고 | 주요 슈퍼마켓에서는 과일과 채소, 통곡물, 저지방 단백질과 같은 식품을 특별 라벨로 구별하여 일부 품목을 할인된 가격에 제공한다.

LET IT OUT | 청소년을 위한 보호자Caregivers for Youth및 챗 싱가포르CHAT Singapore와 같은 지원 단체는 학교에서의 압박감, 이별 후 상심, 사랑하는 사람의 죽음 또는 기타 상황에 대처하는 10대 및 20대들을 돕기 위한 팁과 핫라인 서비스를 제공한다.

건강 홍보대사 | 노인을 포함한 각계각층의 자원봉사자들이 예방접종의 중요성이나 건강한 음식 섭취와 같은 주제에 대한 정보를 공유한다.

먹고 마시고 쇼핑하는 건강챌린지 | 이 프로그램 참가자는 건강한 식사, 음료, 디저트, 식료품을 구매할 때 사용할 수 있는 '헬스포인트'를 적립할 수 있다.

건강한 직장 환경 | 고용주는 직원들에게 더 건강한 음식 선택권, 무료 운동 세션, 교육 워크샵, 건강 검진을 제공한다.

체중 줄이기 | 싱가포르 건강증진위원회는 건강한 생활습관을 통해 체중을 감량하는 12주간의 전국 대회를 개최하고 있으며, 일부 대회 시즌에는 참가자들이 체중 감량에 따른 보상을 받기도 한다.

단체의 홍보대사들은 노인들의 집을 방문하며 그들이 괜찮은지 안부를 확인했다. 노인들의 안부를 확인하는 그녀의 모습에 미소를 지을 수밖에 없었다.

"정부는 어때요? 잘하고 있나요?" 내가 물었다.

"저는 정부를 신뢰해요. 지난 몇 년 동안 정부는 약속한 것을 제대로 이행해 왔기 때문에 사람들에게 예방 접종을 받거나 마스크를 착용하라고 하면 대부분의 사람들이 그렇게 합니다. 정부가 어떤 규칙을 만들면 그것은 사업을 의미하는 것으로 이해해요." 그녀가 말했다.

어렵지만 합리적으로 들리는 이 말은 싱가포르의 거의 모든 일에 적용되는 상명하달식 접근 방식에 잘 맞는다. 그때나 지금이나 궁금했던 것은 싱가포르의 공중보건 성공 사례를 정부에 대한 신뢰가 약한 미국에 적용할만한 방식으로 전환할 수 있을지 여부였다. 합의와 안전을 중

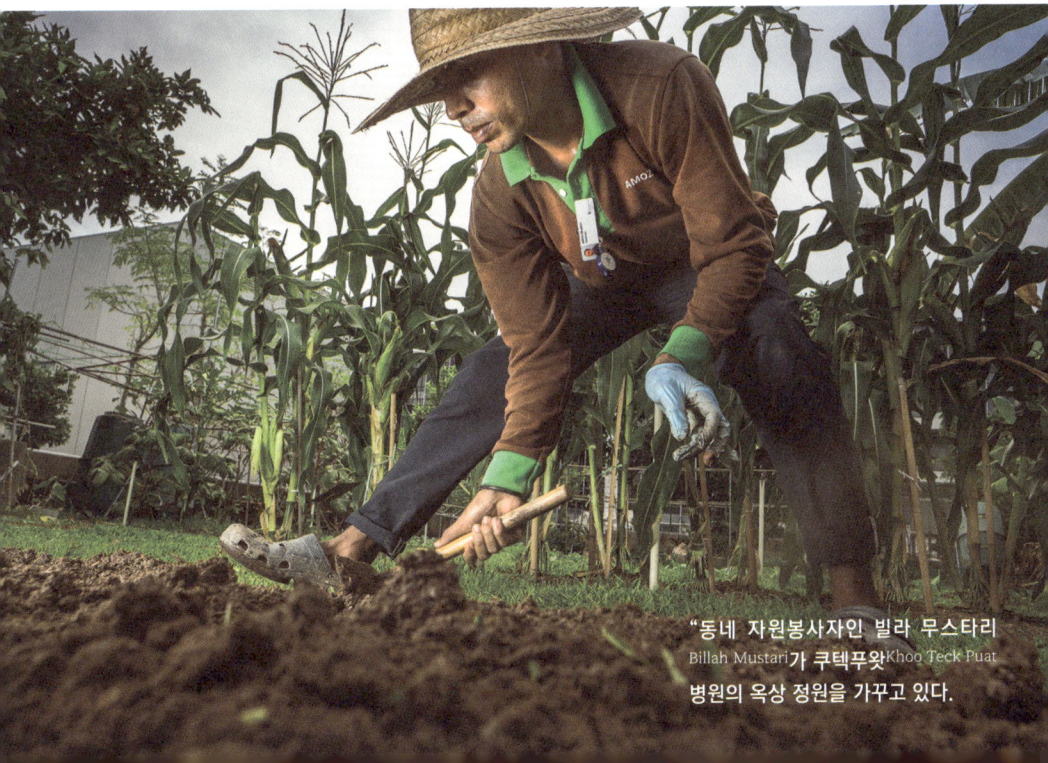

"동네 자원봉사자인 빌라 무스타리 Billah Mustari가 쿠텍푸왓 Khoo Teck Puat 병원의 옥상 정원을 가꾸고 있다.

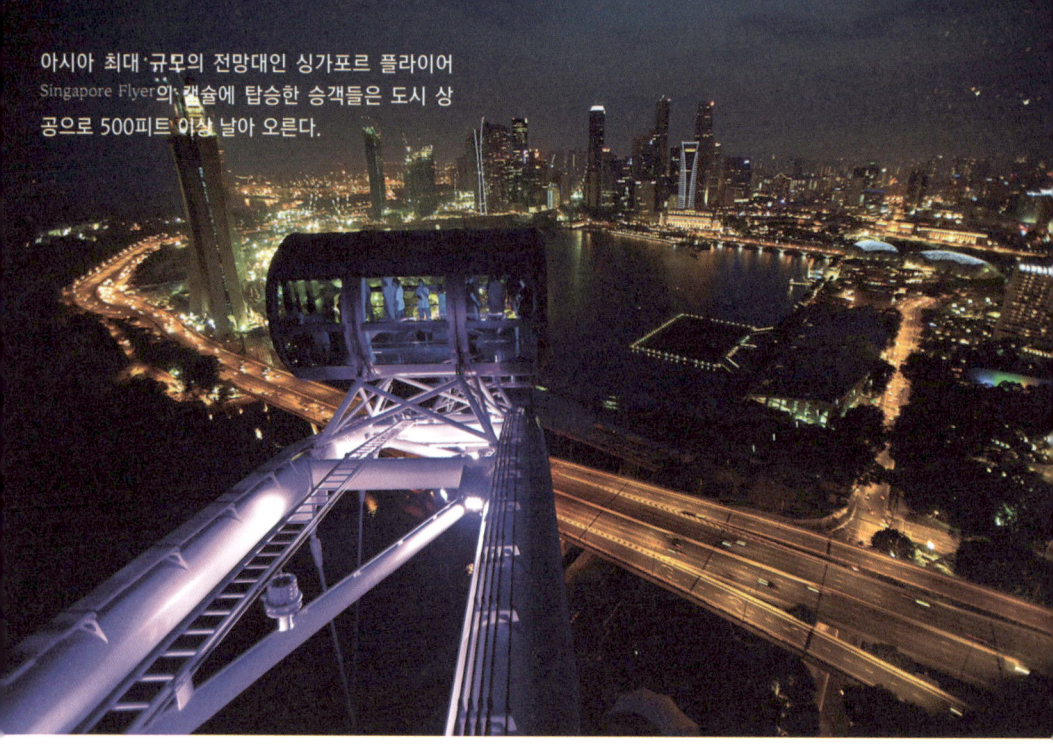

아시아 최대·규모의 전망대인 싱가포르 플라이어 Singapore Flyer의 캡슐에 탑승한 승객들은 도시 상공으로 500피트 이상 날아 오른다.

시하는 사회를 위해 세워진 전략은 미국처럼 논쟁을 좋아하고 자유를 사랑하는 국가, 협력보다는 경쟁을 통해 문제를 해결하는 경향이 있는 국가에서는 효과가 없을 수도 있다.

 사실 사르데냐에서 싱가포르에 이르기까지 세계의 블루존에서 시선을 돌려 평범한 미국인의 삶에 초점을 맞출 때마다 같은 질문이 머릿속을 맴돌았다. 미국이 직면한 많은 문제를 고려할 때 우리의 지역사회, 가정, 개인 환경 속에 블루존의 건강과 장수를 위한 조건을 갖출 수 있을까?

 긴장하지 않아도 된다. 답은 '그렇다' 이다.

싱가포르 블루존이 주는 교훈

■ **안전한 도시와 이웃을 선택하기**
거리가 밝고 낙서가 없는 동네를 선택하자. 동네 방범대에 가입하고 집의 양쪽 세 집 건너편에 있는 이웃을 알아두자.

■ **가치관 실천하기**
시간을 내어 자신의 가치관을 파악하고 거주지, 소셜 네트워크, 직장을 선택할 때 가치관이 기준이 되도록 해야 한다. 가족이 최우선이라면 가족 근처에 거주하자. 손을 쓰는 일을 좋아한다면 사무실에 취직하지 않아야 한다.

■ **자신의 공동체 찾기**
클럽에 가입하고, 교회에 참여하고, 가족을 두 배로 늘리고, 최고의 스포츠 팬이 되어 보라. 아마도 안정감을 더 느끼게 되며 동지애를 느낄 수 있을 것이다.

■ **신뢰할 수 있는 환경 찾기**
이웃과 지역 공무원을 신뢰할 수 있는 곳으로 이사하자. 상사와 동료를 신뢰할 수 있는 곳에서 일하고, 신뢰할 수 있는 친구를 찾아보자. 어느 정도 수준에서는 소득보다 신뢰가 더 중요하다.

■ **좋은 건강 보험에 가입하기**
건강 보험에 충분히 가입되어 있는지 확인하라. 건강하지 않으면 행복하게 살기 어렵다. 아플 때 적절한 치료를 받을 수 있다는 것을 알고 있는 것만으로도 인생의 주요 스트레스 요인 중 하나를 해소할 수 있다.

■ **재정적 성공에 집중하기**
지위, 재정적 안정, 성취감이 중요하다면 가능한 한 많은 돈을 버는 데 인생의 초점을 맞추고 싶을 것이다. 이러한 사람이라면 대체로 부자가 될수록 더 큰 만족감을 느낄 수 있다.

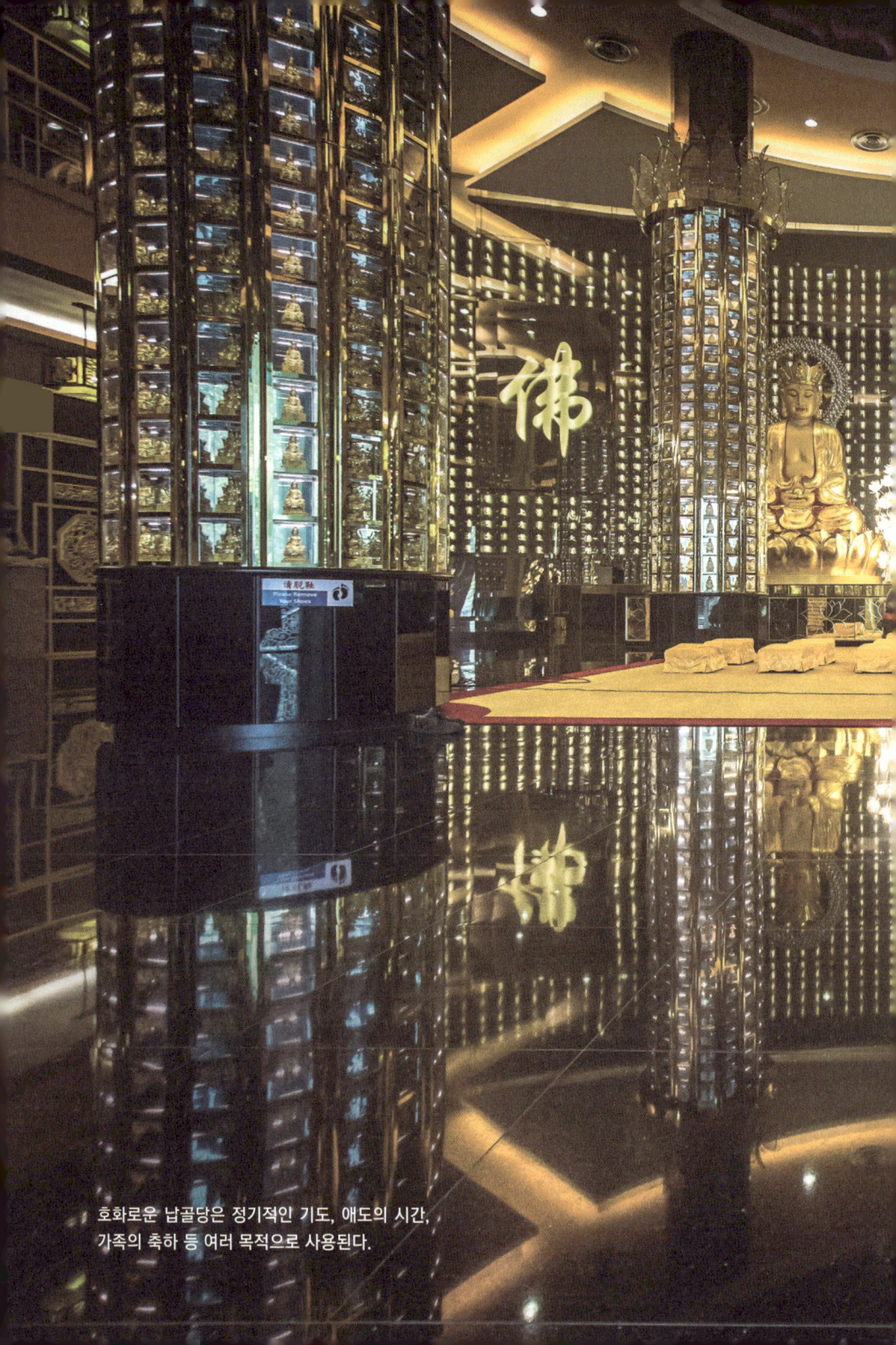

호화로운 납골당은 정기적인 기도, 애도의 시간, 가족의 축하 등 여러 목적으로 사용된다.

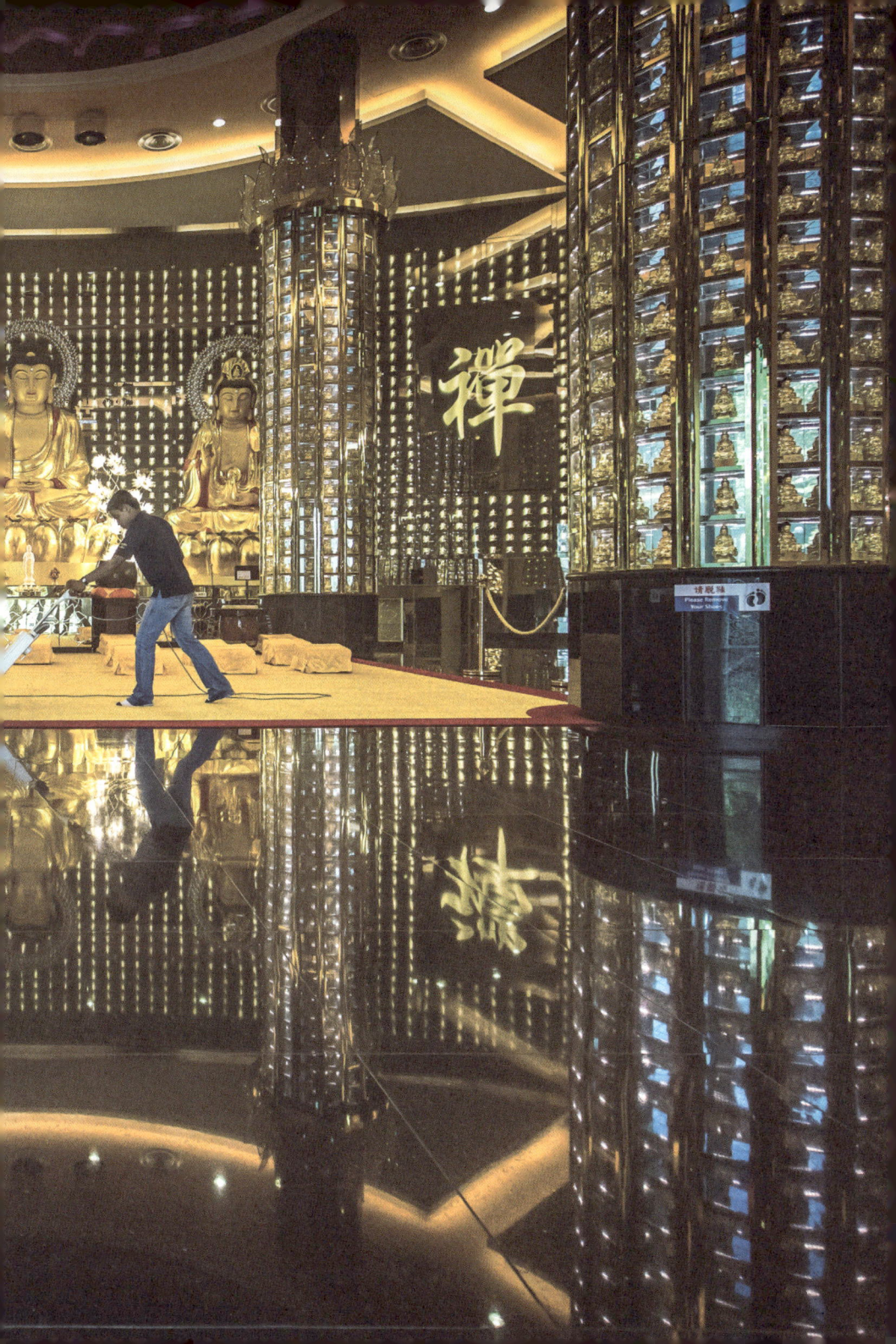

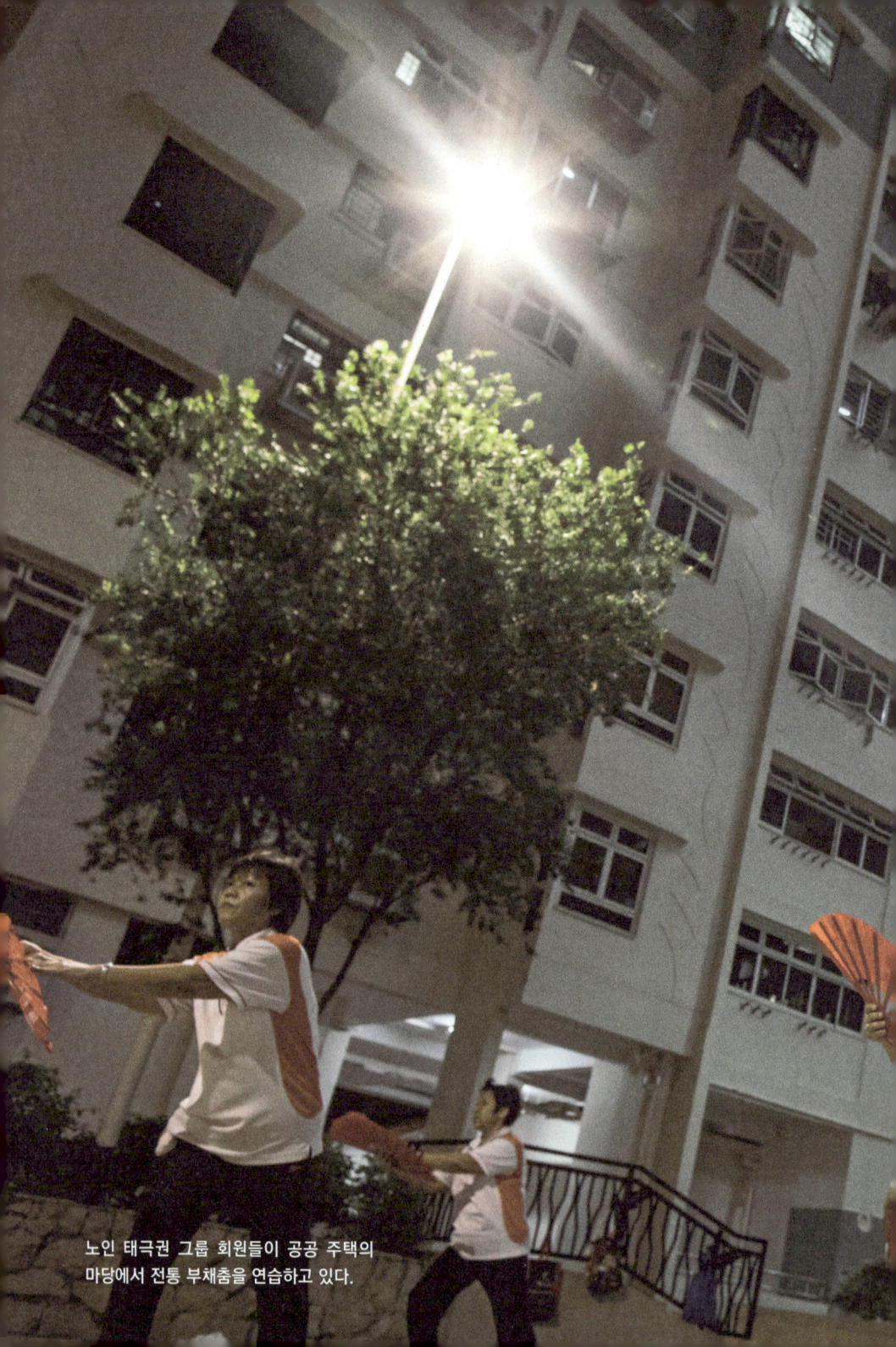

노인 태극권 그룹 회원들이 공공 주택의 마당에서 전통 부채춤을 연습하고 있다.

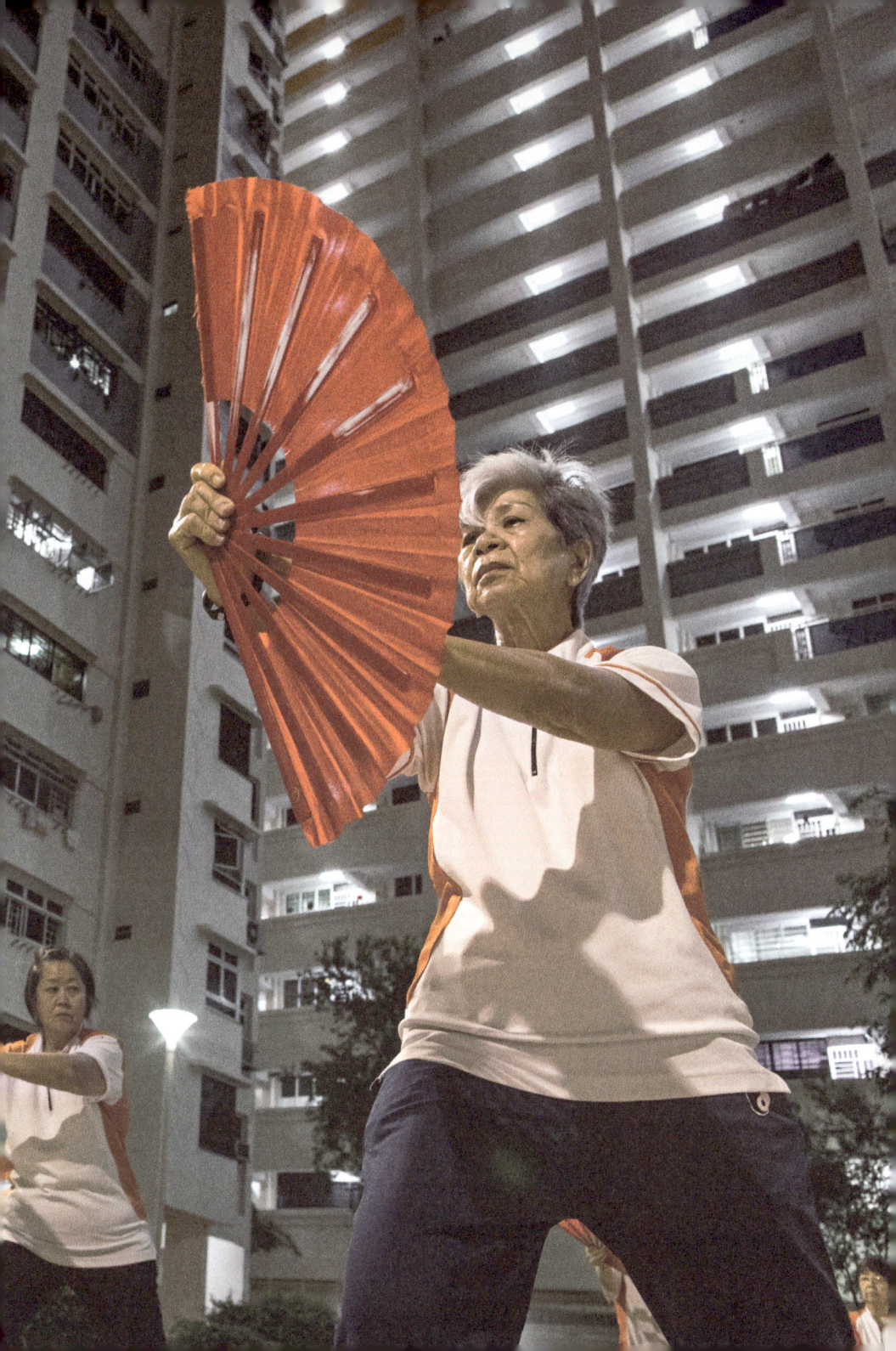

2부

나만의 블루존 만들기

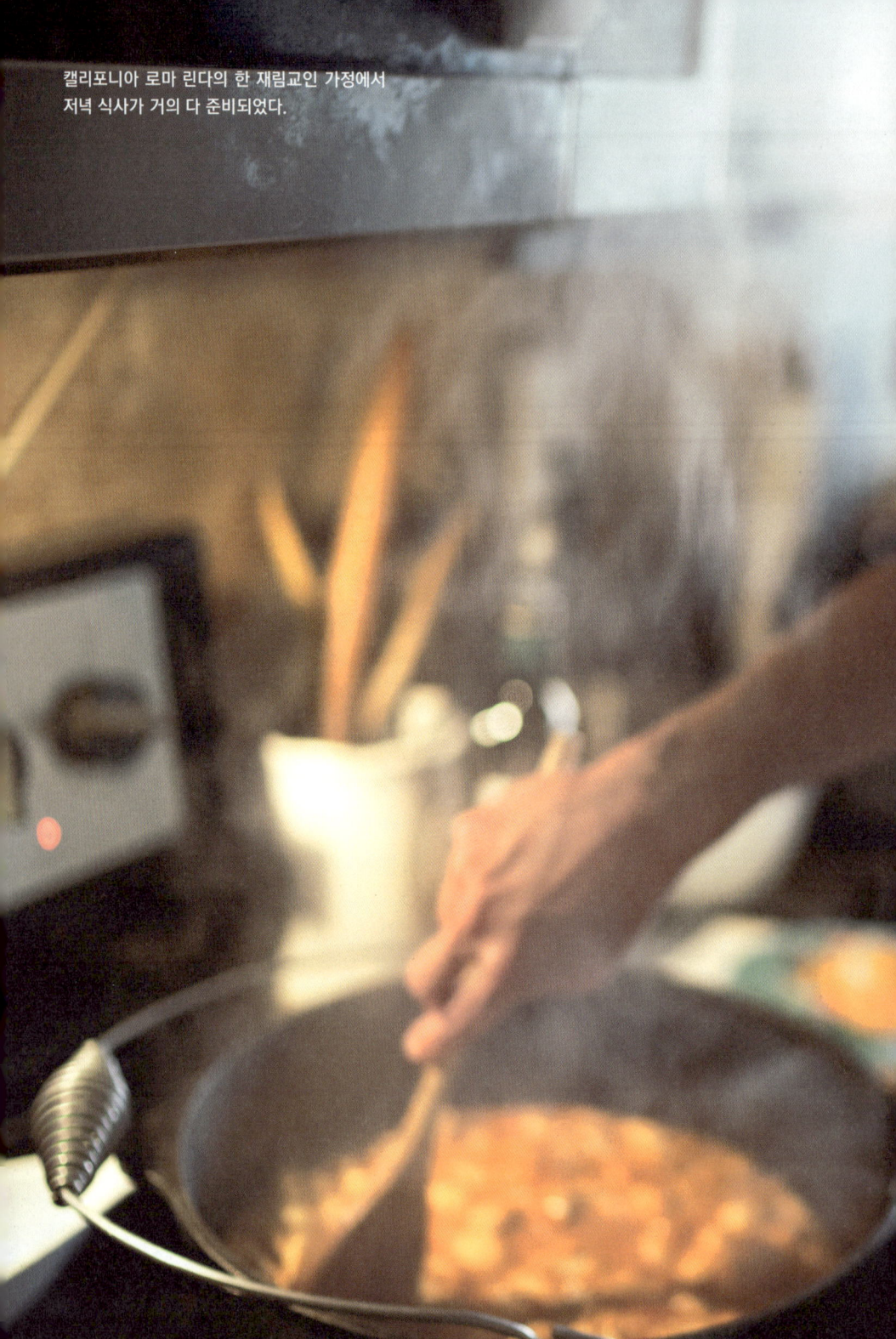

캘리포니아 로마 린다의 한 재림교인 가정에서
저녁 식사가 거의 다 준비되었다.

7장

파워 나인

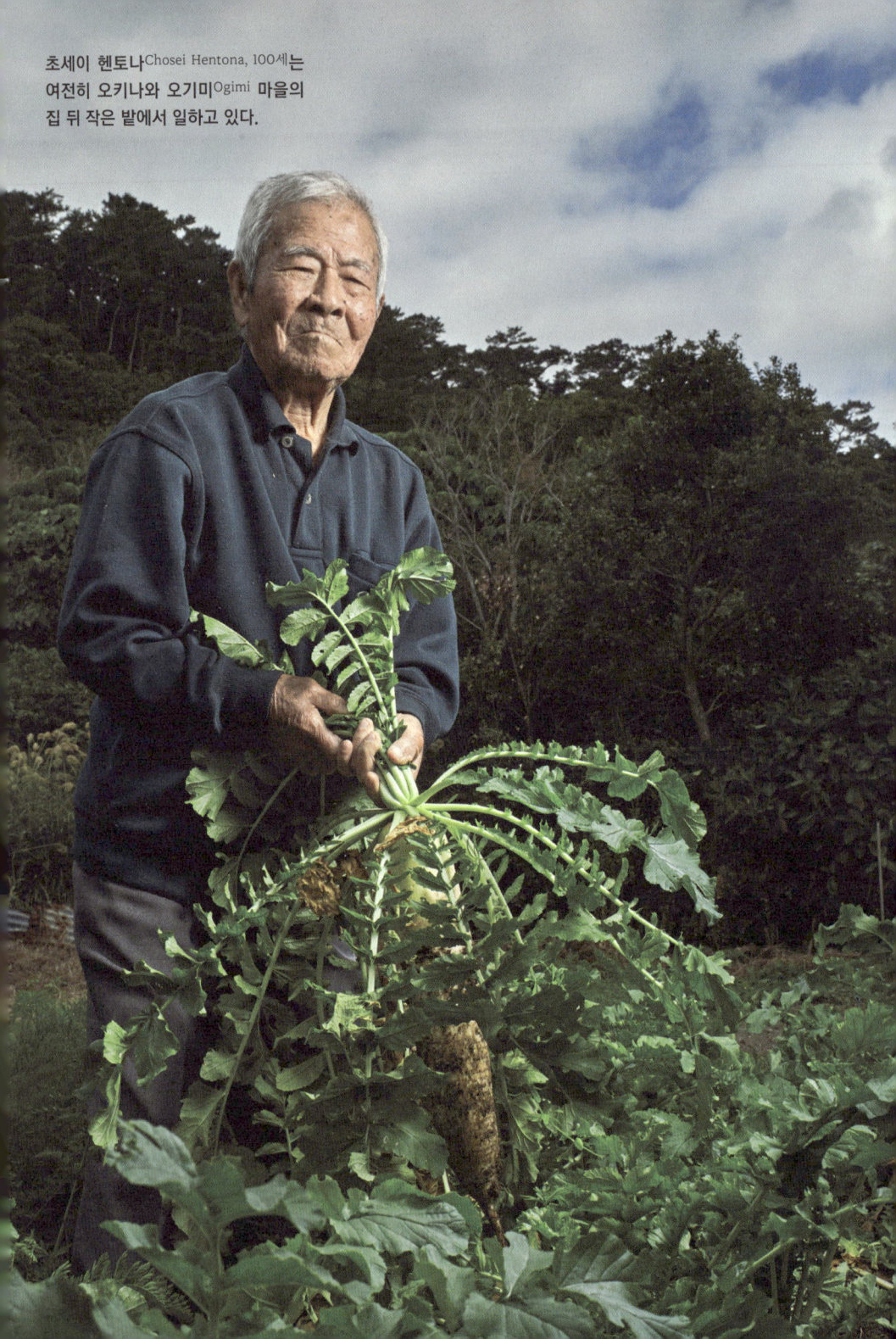

초세이 헨토나Chosei Hentona, 100세는 여전히 오키나와 오기미Ogimi 마을의 집 뒤 작은 밭에서 일하고 있다.

더 오래 살기 위한 규칙

블루존의 원래 아이디어는 장수를 역설계하는 것이었다. 환경보다 유전자에 의해 결정되는 부분은 수명의 약 20% 정도에 불과하기 때문에 장수 마을의 공통적인 생활 습관을 파악하면 장수의 공식 같은 것을 발견할 수 있을 거라고 생각했다.

물론 각 블루존에서 발견한 생활 방식이 절대적인 장수의 규칙이라는 것을 증명할 수는 없지만, 그것과 높은 상관관계가 있다는 것은 알 수 있었다. 그리고 각 블루존마다 고유한 몇 가지 생활 방식의 특성(예: 오키나와의 여주 섭취, 니코야의 칼슘이 많은 물)이 있지만, 모든 블루존에서 놀랍도록 일관된 패턴을 발견할 수 있었다. 물론 상관관계가 곧 인과관계를 의미하지는 않는다. 하지만 4개 대륙의 매우 다른 6개 문화권에서 동일한 장수 요인이 나타난다면 이를 무시할 수는 없다.

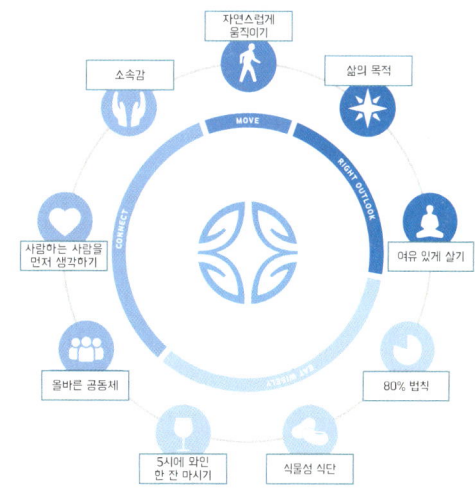

이전 장에서 설명했듯이 의학 연구자, 인류학자, 인구학자, 역학자로 구성된 팀을 모집하여 이 놀라운 지역들에서 공통적인 증거들을 찾아냈다. 백세인을 연구하는 현지 연구자들과 함께 우리의 이론을 학술 논문과 교차 검증하고 각 블루존의 90~100세 대표 표본을 대상으로 인터뷰를 진행했다. 그 결과, 블루존의 사람들이 건강하게 오래 사는 이유를 설명할 수 있는 특별한 비결이 없다는 사실을 발견했다. 대신 이들은 식습관·소셜 네트워크·일상적인 의식·물리적 환경·목적의식 등 서로 연결된 여러 요소의 혜택을 누렸으며, 이 모든 것이 그들을 발전시키고 그들의 삶에 의미를 부여했다.

이 장에서는 이러한 요소들을 세분화하여 여러분을 위한 실행 계획을 세울 것이다. 제칠일안식일예수재림교회에서 보여준 것처럼, 블루존의 생활 방식을 채택하면 미국인의 평균 수명을 7~10년 연장할 수 있

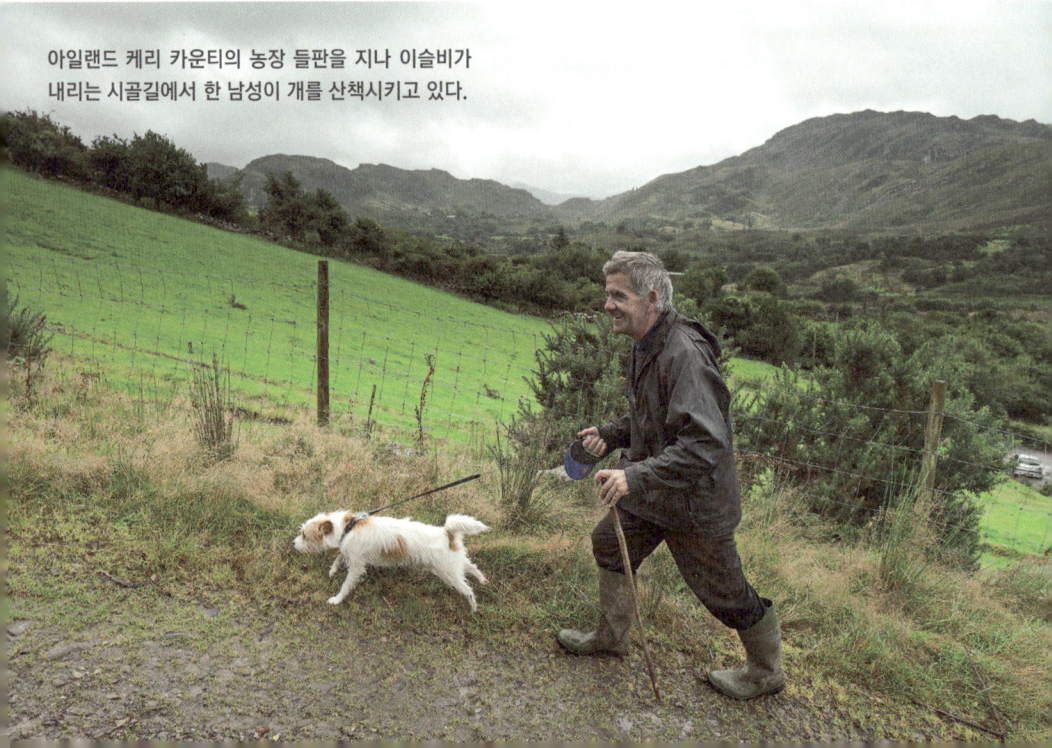

아일랜드 케리 카운티의 농장 들판을 지나 이슬비가 내리는 시골길에서 한 남성이 개를 산책시키고 있다.

다. 그 방법을 소개하기 위해 세계 최고의 장수 비결을 9가지 실용적인 교훈으로 정리하여 더 건강하고 오래 살 수 있도록 환경을 조성하는 데 도움을 주고자 했다. 사실상 장수를 위한 공식, 즉 수명을 늘리고 삶을 연장할 수 있는 가장 신뢰할 수 있는 유용한 정보라고 생각하면 된다.

나중에 알게 되겠지만 성공의 비결은 블루존의 환경이 자신과 가족, 커뮤니티 주변에 미묘하면서도 끊임없이 올바른 습관을 갖도록 유도하는 것에서 비롯된다. 9장에서는 실제로 삶이 더 길어질 수 있도록 하는 실천 방법을 보여줄 것이다.

더 활동적인 생활 방식을 위해 환경을 최적화하는 방법, 올바른 시각을 갖는 방법, 현명하게 식사하는 방법, 좋은 습관을 뒷받침하는 사회적 관계를 구축하는 방법 등 삶의 영역을 다루기 위해 '파워 나인'을 설계했다.

❶ 자연스럽게 움직이기

세계적으로 장수하는 사람들은 철봉을 들거나 마라톤을 뛰거나 헬스클럽에 가입하지 않는다. 대신, 그들은 애쓰지 않아도 끊임없이 몸을 움직이도록 하는 환경에 살고 있다. 통계에 따르면 블루존에 사는 사람들은 10~15분마다 정원 가꾸기, 음식 준비, 청소, 걷기 등 어떤 형태로든 신체 활동을 계속 하고 있었다. 이 지역의 도로는 자동차가 아닌 사람을 위해 만들어져 있다. 친구 집에 가거나, 외식을 하거나, 직장에 가거나, 교회에 가는 것도 산책하며 몸을 움직일 수 있는 기회가 된다.

니코야에서는 여전히 여성들이 옥수수를 갈고 손으로 두드려 토르티야를 만든다. 이카리아에서는 빵을 반죽했다. 오키나와 사람들은 집에 가구가 거의 없기 때문에 90대, 100대가 되어서도 매일 수십 번씩 바닥

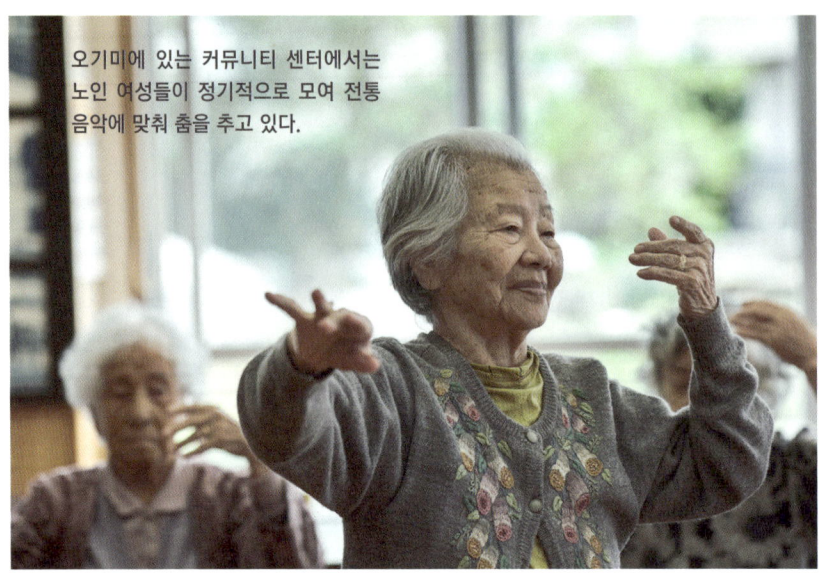

오기미에 있는 커뮤니티 센터에서는 노인 여성들이 정기적으로 모여 전통 음악에 맞춰 춤을 추고 있다.

에서 앉았다 일어나기를 반복한다.

해야 할 일 :

    걷기는 하루 종일 자연스럽게 움직일 수 있는 가장 안전하고 쉬운 방법이며, 경제적이기까지 하다. 하루에 30분씩 걷는 것만으로도 건강과 기분에 큰 영향을 미칠 수 있다. 심장병, 우울증, 비만을 예방하는 데 도움이 될 뿐만 아니라 이웃과 마을, 도시를 새로운 관점으로 바라보게 할 수 있다. 또한 지역 공원과 산책로를 안전하게 탐험하며, 새로운 친구와 커뮤니티 관계를 맺는 데도 도움이 될 수 있다.

    먼저 운동화나 러닝화를 눈에 잘 띄는 곳에 놓자(운동화나 자전거가 없다면 구입하는 것도 고려하자).

    친구나 동호회 사람들과 함께 걸으면 더 좋다. 미국 예방의학 저널

American Journal of Preventive Medicine에 발표된 연구에 따르면 사람은 다른 사람이나 반려동물과 함께 있을 때 레크리에이션이나 운동을 위해 걸을 가능성이 더 높다고 한다. 걸으며 이야기하는 것은 운동의 효과를 누리면서 친목을 다질 수 있는 좋은 방법이다.

동네의 산책로를 찾아보자. 거리, 공원, 카페, 지인의 집, 랜드마크 건물, 가볼 만한 장소, 그 밖에 걷고 싶은 곳이 표시된 동네 지도를 그려보자. 목표는 적어도 일주일에 한 번은 만나서 걷는 것이다(더 자주 걸으면 더 좋다).

직장에서 걷기 모임을 만들 수도 있다. 걷기 모임은 여러분과 동료들의 활동량을 늘리는 좋은 방법이 될 수 있으며, 날씨가 좋으면 햇빛과 신선한 공기를 마시며 스트레스를 해소하는 데 도움이 된다. 일부 직장에서는 회사 부지에 산책로를 만들거나 사무실 건물 주변 지역까지 걸어갈 수 있는 도보 경로 지도를 만들기도 한다. 하버드 비즈니스 리뷰Harvard Business Review의 최근 설문조사에 따르면 함께 걷기 운동을 하

고제이 신자토(GOZEI SHINZATO)

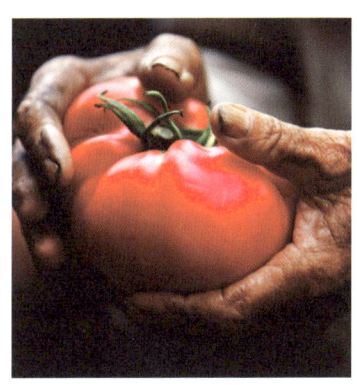

키가 겨우 137cm에 불과한 104세의 오키나와 할머니는 열정적인 에너지와 유연성을 모두 갖추고 있다. 오키나와 북부에 위치한 방 3개짜리 집 바로 바깥에 있는 텃밭에서는 고구마, 콩, 쑥, 강황 등 영양이 풍부하고 장수에 도움이 되는 식품이 자라고 있었다. 그녀는 세 갈래로 갈라진 호미를 들고 잡초를 뽑으며 텃밭을 가꾸었다. 전문가들은 이러한 규칙적이고 소소한 신체 활동이 스트레스를 줄여줄 뿐만 아니라 수명을 연장시켜 준다고 말한다.

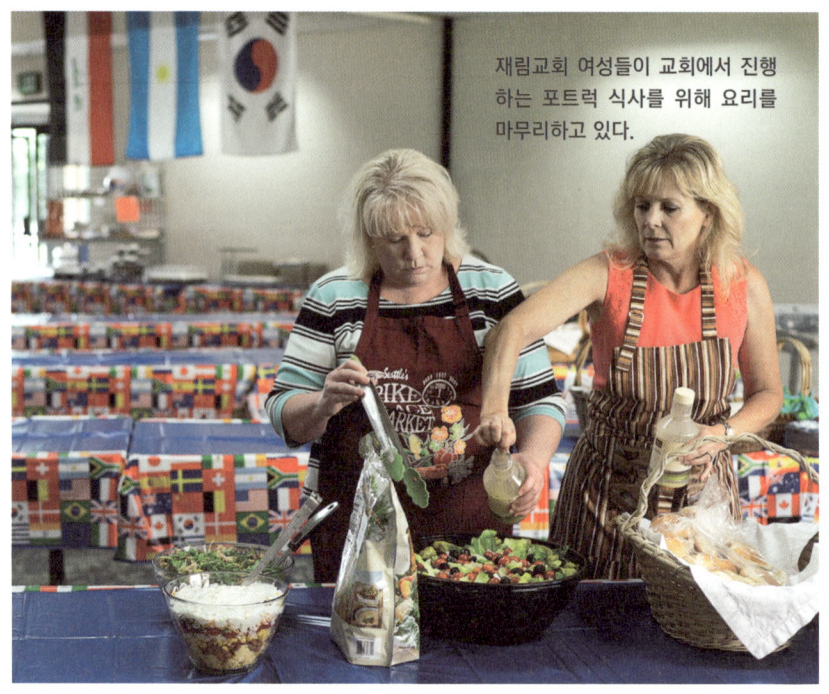

재림교회 여성들이 교회에서 진행하는 포트럭 식사를 위해 요리를 마무리하고 있다.

는 팀이 더 창의적이라는 결과가 나왔다. 또한 여러 동료들을 한데 모음으로써 평소에는 적극적으로 참여하지 않던 직원들의 참여를 유도할 수 있다. 존슨앤드존슨Johnson & Johnson의 웰니스 & 프리벤션Wellness & Prevention, Inc.에서 실시한 한 연구에 따르면, 걷기 모임을 가진 그룹은 더 활기차고 동료와 조직에 더 많이 헌신하며, 경영진과 직원 간의 장벽도 낮출 수 있다고 답했다.

　버스나 대중교통을 이용해 출퇴근하거나 심부름을 하자. 미국심장협회 연구에 따르면 대중교통을 정기적으로 이용하는 사람은 자가용을 이용하는 사람에 비해 과체중일 가능성이 44%, 고혈압일 가능성이 27%, 당뇨병일 가능성이 34% 낮은 것으로 나타났다.

집에서는 한쪽에 베개를 두어 바닥에 앉아 책을 읽거나 일을 할 수 있는 자리를 마련하는 것이 좋다. 바닥에 앉으면 앉았다 일어날 때마다 허벅지, 둔근, 허리에 운동이 된다. 의자 등받이 없이 몸을 지탱하면 자세가 개선되며, 시간당 최대 130cal를 추가로 소모하는 데 도움이 될 수 있다. 처음부터 바닥까지 내려가는 것이 어렵다면 근육이 강화될 때까지 메디신볼medicine ball이나 등받이가 있는 좌식 의자에 앉아서 자세를 바꾸는 것도 방법이 될 수 있다.

❷ 삶의 목적

블루존에 사는 사람들은 아침에 삶의 목적을 잃어버린 것 같은 기분으로 눈을 뜨지 않는다. 이들은 가족에게 투자하고, 마음을 집중하며, 스트레스를 줄이기 위한 일상적인 의식을 유지한다. 그들은 삶의 의미와 목적에 따라 살아가는 것이다.

니코야 사람들은 이를 '플랜 드 비다plan de vida'라고 부르고, 오키나와 사람들은 '이키가이ikigai'라고 부른다. 둘 다 "내가 아침에 일어나는 이유"라는 뜻으로 해석할 수 있다.

연구에 따르면 목적 의식이 강할수록 알츠하이머병, 관절염, 뇌졸중에 걸릴 확률이 낮아진다고 한다. 미국 국립보건원은 목적의식과 장수의 상관관계를 연구했는데, 그 결과에 따르면 65세에서 92세 사이의 건강한 사람 중 뚜렷한 목표나 목적이 있다고 답한 사람은 그렇지 않은 사람보다 최대 7년 더 오래 살았고, 더 맑은 정신을 유지했다. 이는 무엇이 자신에게 기쁨과 행복을 가져다주는지 이해하는 사람들이 우리가 흔히 말하는 '올바른 관점'을 가지고 있기 때문이다. 이들은 보람과 만족감을 느낄 수 있는 활동과 커뮤니티에 몰입할 수 있는 환경에 푹 빠

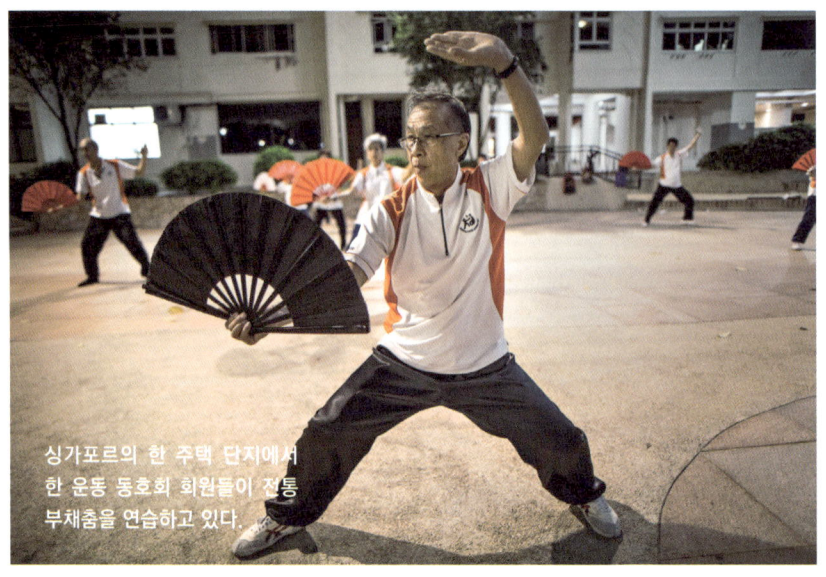

싱가포르의 한 주택 단지에서 한 운동 동호회 회원들이 전통 부채춤을 연습하고 있다.

져 있다.

오늘날 많은 사람들이 삶의 목적을 찾는 것이 어렵다고 말한다. 아이를 돌보느라, 육아에 힘든 일을 병행하느라, 프로젝트를 끝내기 위해 추가 시간을 투자하느라, 새로운 기술을 배우기 위해 학교로 돌아가느라, 생계를 위해 투잡을 하느라, 질병을 관리하느라, 노부모를 돌보느라 삶이 그 어느 때보다 바쁘게 느껴질 수 있다. 아침에 눈을 뜨는 순간부터 잠자리에 들 때까지 한 가지 업무에서 다음 업무로 정신없이 달려가다 보면 그 모든 것의 의미를 돌아볼 시간이 거의 없다.

하지만 때때로 거울을 들여다보며 이것이 내가 진정으로 원했던 삶인지, 이것이 내가 해야 할 일인지 궁금해하는 자신을 발견할 수 있다. 이럴 때는 자신의 삶의 목적(플랜 드 비다), 이키가이, 즉 일 외에 살아가는 이유에 대해 스스로에게 물어보자.

해야 할 일:

목적 선언문을 작성하자. 『목적의 힘The Power of Purpose』의 저자 리처드 라이더 박사Dr. Richard Leider가 개발한 다음 질문에 답하는 것으로 시작하는 것도 좋다.

다음 문장을 잠시 생각해 보라. "아주 어렸을 때부터 나를 알고 지낸 가족과 친구들로부터 나의 '특별한 재능'은 _____이라는 말을 들었습니다."

여러분의 삶에서 이러한 '재능'이 어떻게 이어져 왔는가?

임종 직전, 정신이 맑고 명료한 상태에서 가장 친한 친구가 문병하러 왔다고 상상해 보자. 친구가 "너는 사랑을 주고받았어?"라고 묻는다. "너는 진정한 너 자신으로 살았어? 세상에 작은 변화를 가져왔어?" 이런 질문들에 어떻게 대답하겠는가?

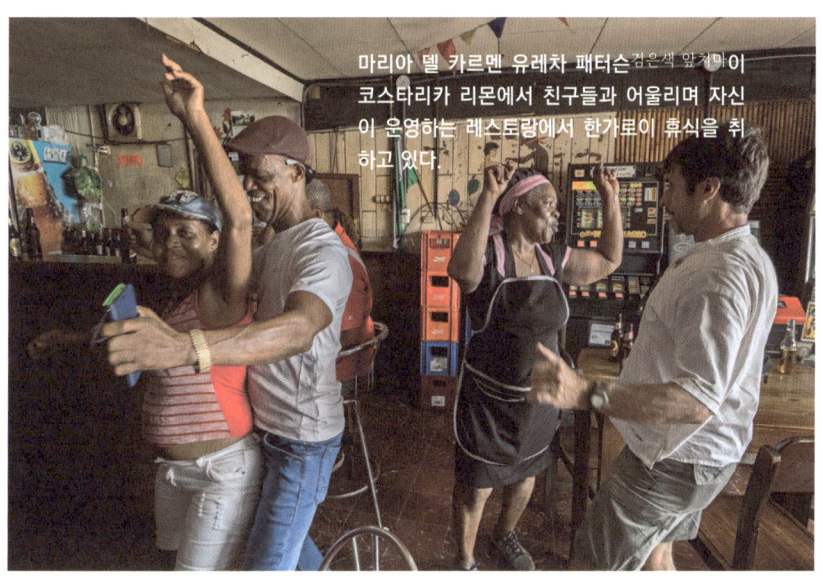

마리아 델 카르멘 유레차 패터슨검은색 앞치마이 코스타리카 리몬에서 친구들과 어울리며 자신이 운영하는 레스토랑에서 한가로이 휴식을 취하고 있다.

계산기를 꺼내서 '인생 계산'을 해보자. 자신의 나이에 365를 곱한다: ＿＿. 그런 다음 평균 기대 수명인 30,000에서 그 숫자를 뺀 다음 365로 나눈다. 앞으로 살아갈 날이 ＿＿ 년 더 남았다는 사실을 알게 되면 지금보다 더 용기 있게 살아야겠다는 생각이 들 것이다. 여러분에게 가장 소중한 재산인 시간을 어떻게 사용하고 있다고 생각하는가?

　　오늘 아침에 어떻게 일어났는가? 일어나기 힘들었는가, 아니면 에너지와 목적을 가지고 눈을 떴는가? 요즘 자신이 어떻게 일어나고 있는지 생각해 보면 삶의 목적에 대해 무언가 깨닫게 될 것이다. 평소 아침에 일어날 때의 '기분'은 어떤가?

　'나의 재능은 무엇인가?'라는 질문을 다섯 장의 색인 카드에 적어보라. 나를 잘 아는 다섯 사람에게 카드를 한 장씩 주고 질문에 대한 답을 카드에 적어달라고 부탁하자. 카드를 모두 잘 보이는 곳에 한데 모

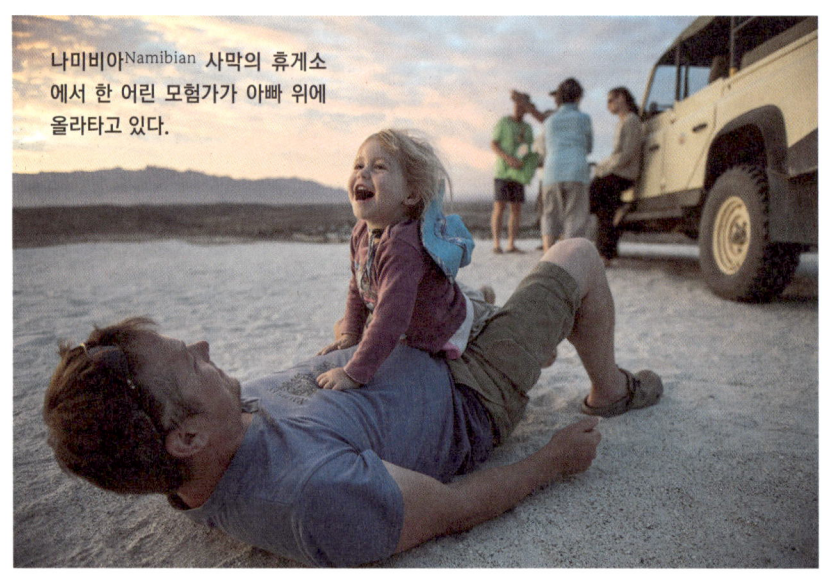

나미비아Namibian 사막의 휴게소에서 한 어린 모험가가 아빠 위에 올라타고 있다.

아 보라. 어떤 주제나 맥락을 발견했는가?

호기심이 많은 편인가? 요즘 무엇에 가장 관심을 갖고 있는가? 다음의 내용을 참고하면 이 질문에 대답하는 것이 쉬워질 것이다. 빠져들다 보면 시간이 금방 지나가는 일이 있는가? 너무 재미있어 시간을 쏟지 않을 수 없는 일이 있는가? 어떤 일을 하면 그 날이 썩 좋지 않았더라도 다른 일을 하면서 보낸 좋은 하루보다 그 날이 더 낫다고 생각하는 일이 있는가?

주변에서 삶의 롤 모델이나 멘토가 될 만한 사람을 찾아보라. 인생의 다음 단계에 대해 상상하는 삶을 살고 있고, 그런 일을 하고 있는 사람이 누구인지 스스로에게 물어보자. 용기를 내 대화를 시작하고 알아보자. 그들이 자신의 일에서 가장 좋아하는 점과 가장 싫어하는 점은 무엇인가?

❸ 여유 있게 살기

블루존에 사는 사람들도 스트레스를 경험한다. 하지만 세계에서 가장 오래 사는 사람들은 바로 스트레스를 해소하는 일상을 보낸다는 점이 우리와는 다르다. 오키나와 사람들은 매일 잠시 시간을 내어 조상을 기리고, 재림교인들은 기도하며, 이카리아 사람들은 낮잠을 자고, 사르데냐 사람들은 행복한 시간을 즐긴다. 코스타리카 사람들은 특별한 날이 아니더라도 매일 행복한 순간을 만드는 데 능숙하다. 친구들과 모여 축구를 보고, 음악을 듣고, 가족이나 이웃과 함께 바비큐를 준비하고, 맥주를 마시며 농담을 주고 받는다.

라틴 아메리카에서 자란 브루킹스Brookings 연구소의 경제학자 캐롤

그레이엄Carol Graham은 "코스타리카를 걷다 보면 모두가 '푸라 비다 pura vida'를 외칩니다."라고 말했다. 이는 글자 그대로 '순수한 삶'이라는 뜻이지만 '다 좋다', '여유를 가져라'라는 의미로 쓰이기도 한다.

캘리포니아 로마 린다에 사는 재림교인들에게 토요일 안식일은 '시간 속의 안식처'를 의미한다. 금요일 일몰부터 토요일 일몰까지 그들은 하나님과 가족, 자연에 집중하며 일은 하지 않는다. 아이들은 단체 스포츠나 숙제를 하지 않는다. 대신 가족들은 하이킹과 같이 서로 또는 하나님과 더 가까워질 수 있는 일을 함께 한다. 한 주를 돌아보고 일상의 시끄러움과 혼란을 덜어낼 수 있는 시간을 보낸다. 성취·지위·물질적 부를 추구하는 많은 미국인들과 달리 블루존의 사람들은 과로·과소비·사회성 결여의 함정에 빠지지 않는다.

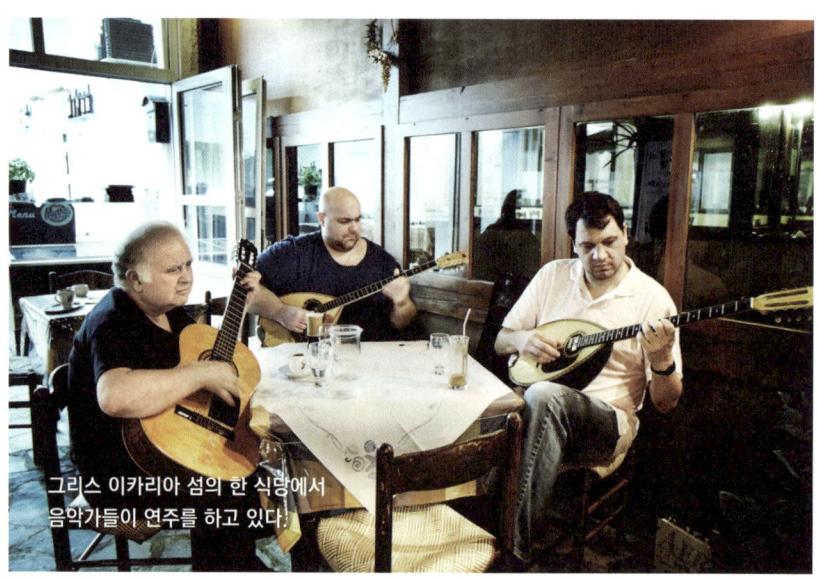

그리스 이카리아 섬의 한 식당에서 음악가들이 연주를 하고 있다.

해야 할 일 :

명상 수련을 시작하라. 명상을 하는 방법에는 여러 가지가 있다. 일반적으로 조용하고 편안한 휴식 공간, 명상에 도움이 되는 편안한 자세(앉거나 누운 자세), 집중력, 산만한 생각이 떠오를 때 놓아두는 것 등이 모두 포함된다. '걷기 명상'의 형태도 있지만, 이 방법에 대해서는 연구가 아직 충분히 이루어지지 않았다. 어느 쪽이든 하루에 15분 정도만 따로 시간을 내어 여유를 가지면 여러 면에서 도움이 될 수 있다.

정서적 이점으로는 자기 인식이 향상되어 목적이나 이키가이를 찾는 데 도움이 될 수 있으며, 스트레스를 유발하는 부정적인 감정을 줄이고, 스트레스를 관리하는 기술을 개발하며, 창의력을 높이고, 불안과 우울증 증상을 완화하는 데 도움이 될 수 있다. 명상은 스트레스 반응을 역전시키는 것으로 밝혀졌으며, 혈압을 낮추고 염증을 줄이며 금연을 하는데 도움이 되고, 궤양성 대장염 및 과민성 대장 증후군 증상을 완화하며, 만성 불면증을 치료하는 등 신체 건강에도 도움이 되는 것으로 나

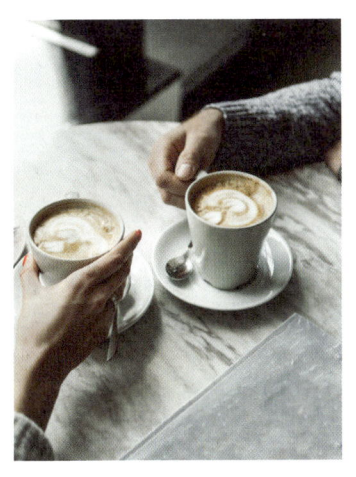

휴식할 시간을 갖기

"거기 서서 뭐 하세요?" 세군디아 주니가Segundia Zuniga가 물었다. 나는 코스타리카의 열대 우림에서 두 시간 동안 하이킹하다가 그녀의 오두막 집에 막 도착했다. 그녀는 나를 초대하며 커피와 콘브레드를 대접했다. 그녀의 이웃인 중년 부부는 이미 안에 들어와 날씨와 농작물에 대해 이야기하고 있었다. 남편 일디폰소Ildifonso, 91세는 해먹에서 낮잠을 자고 있었다. 난 그녀에게 물었다. "지루하지 않으세요? 어디에서 재미를 찾으시나요?" 그녀는 한 치의 망설임도 없이 "그늘에 앉아 오렌지를 먹어요."라고 대답했다.

타났다.

　CDC의 국민건강면접조사에 따르면 2012년과 2017년 사이에 명상을 하는 성인들이 3배로 증가했다.

　명상을 시작하는 방법 중 하나는 무료 명상 앱을 다운로드하거나 각종 명상 수업에 등록하는 것이다. 집안 구석이나 방 한 구석에 명상 공간을 마련하라. 앉을 수 있는 쿠션이 있는 조용한 공간을 정하고, 집중력을 높일 수 있는 물건들로 꾸며보자. 이러한 환경을 보는 것만으로도 명상에 대한 시각적 알림이 될 것이다.

　여유 있는 삶을 만드는 또 다른 방법으로는 페이스북이나 유튜브에서 재미있는 동영상을 시청하는 것이다. 러닝머신에서 20분간 운동하는 것만큼이나 효과적으로 스트레스를 줄이고 기분을 전환할 수 있다.

　주당 근무 시간을 40시간으로 제한하고 휴가나 직장에서 벗어나는 시간을 계획하자.

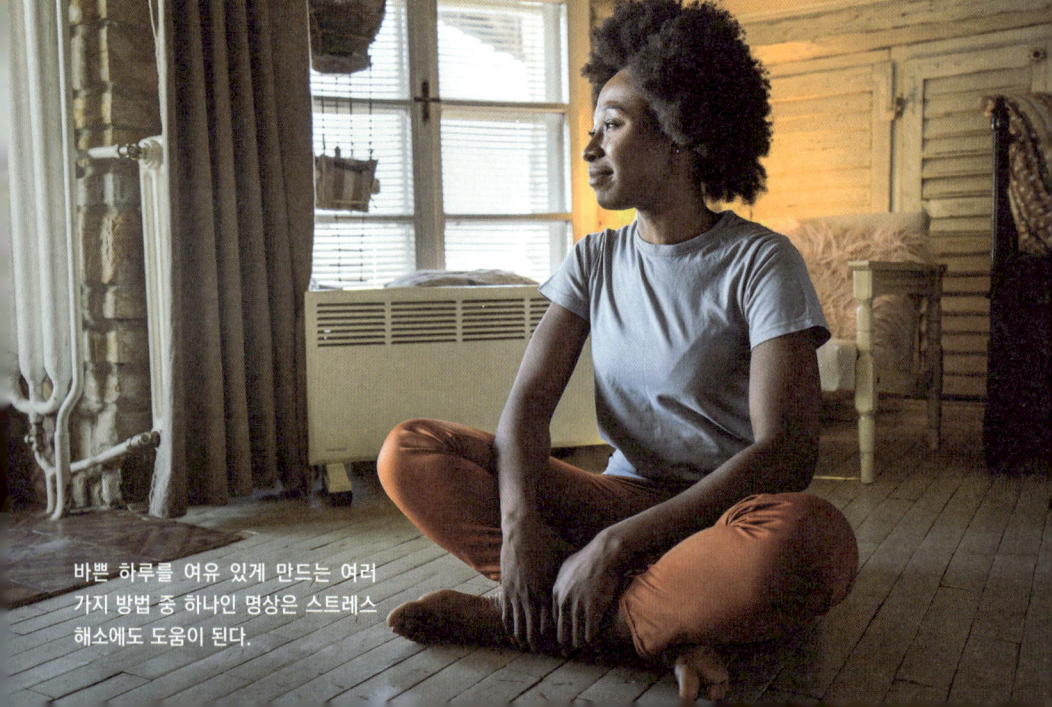

바쁜 하루를 여유 있게 만드는 여러 가지 방법 중 하나인 명상은 스트레스 해소에도 도움이 된다.

동료나 친구에게 감사 편지를 쓰자. 심리과학Psychological Science지에 발표된 연구에 따르면 감사를 표현할 때 자신의 행복은 물론 감사하는 사람의 행복도 함께 향상된다고 한다.

❹ 80% 법칙

운 좋게 오키나와 노인과 함께 식사할 기회가 있었다면 식사를 시작할 때 "하라 하치 부Hara hachi bu."라는 말을 하는 것을 들어보았을 것이다.

"유교에서 유래한 격언입니다."라고 오키나와 프로그램의 공동 저자인 크레이그 윌콕스 박사가 말했다. "모든 노인들이 식사 전에 이 말을 하죠. '배가 80% 찰 때까지 먹어라'는 뜻입니다."

이 격언의 배경에는 위가 뇌에 배가 부른 것을 알리는 데 약 20분이 걸린다는 개념이 있다고 그는 설명했다. "이론에 따르면 식사를 적게 하면 신체의 신진대사가 느려져 신체를 녹슬게 하는 산화 물질을 덜 생성된다고 합니다."

배가 부를 때까지 계속 먹는 대부분의 미국인과 달리 전통적인 오키나와 사람들은 더 이상 배고픔을 느끼지 않는 즉시 식사를 중단한다. 이 습관에는 건강을 유지하는 데 도움이 되는 또 다른 장점이 있다. 배고프지 않은 상태와 포만감을 느끼는 상태 간의 차이 20%는 체중 감량과 체중 증가를 결정짓는 차이가 될 수 있다.

해야 할 일 :

천천히 먹어라. 빨리 먹으면 더 많이 먹게 된다. 더 이상 배가 고프지 않다는 신호에 몸이 반응할 수 있도록 속도를 늦추고 음식에 집중하자. TV와 컴퓨터, 휴대폰을 꺼라. 음식을 먹을 때는 먹기만 해야 한다. 그러면 더

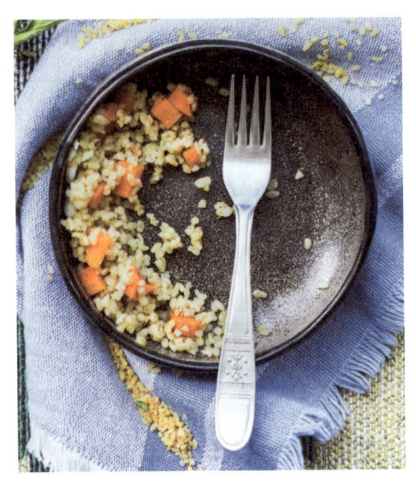

오키나와 격언 '하라 하치 부Hara hachi bu'는 배가 부르기 전에 식사를 멈추라는 뜻이다.

천천히 먹고, 더 적게 먹으며, 음식을 더 음미하게 될 것이다. 작은 용기를 사용하라. 작은 접시에 음식을 담고, 음료는 길고 좁은 잔을 사용하라. 의식하지 못한 채 훨씬 적은 양을 먹게 될 것이다.

이동 중에는 음식을 먹으면 안 된다. 차 안에서, 냉장고 앞에 서서, 다음 회의 장소로 걸어가면서 먹을 것을 집어 먹는 대신 식탁에 앉아 식사를 하자. 의도적으로 식사하는 습관을 들이면 음식의 맛과 식감을 더 잘 느낄 수 있다.

이른 시간에 식사하라. 블루존에서는 일반적으로 하루 중 가장 푸짐한 식사를 오전 중에 먹는다. 니코야 사람, 오키나와 사람, 사르데냐 사람은 정오에 가장 푸짐한 식사를 하고, 재림교인은 아침 식사로 많은 칼로리를 섭취한다. 블루존에 사는 사람들은 오후 늦은 시간이나 이른 저녁에 하루 중 가장 적은 양의 식사를 한다.

❺ 식물성 식단

20세기 후반까지 모든 블루존의 식단은 거의 대부분 통곡물, 채소, 견과류, 구근류, 콩 등 최소한의 가공을 거친 식물성 식품으로 구성되어 있다. 육류(주로 돼지고기)는 한 달에 평균 5번 정도만 먹었다. 1회 제공량은 80~110g으로 손바닥 크기 정도였다. 대부분의 백세인에게 파

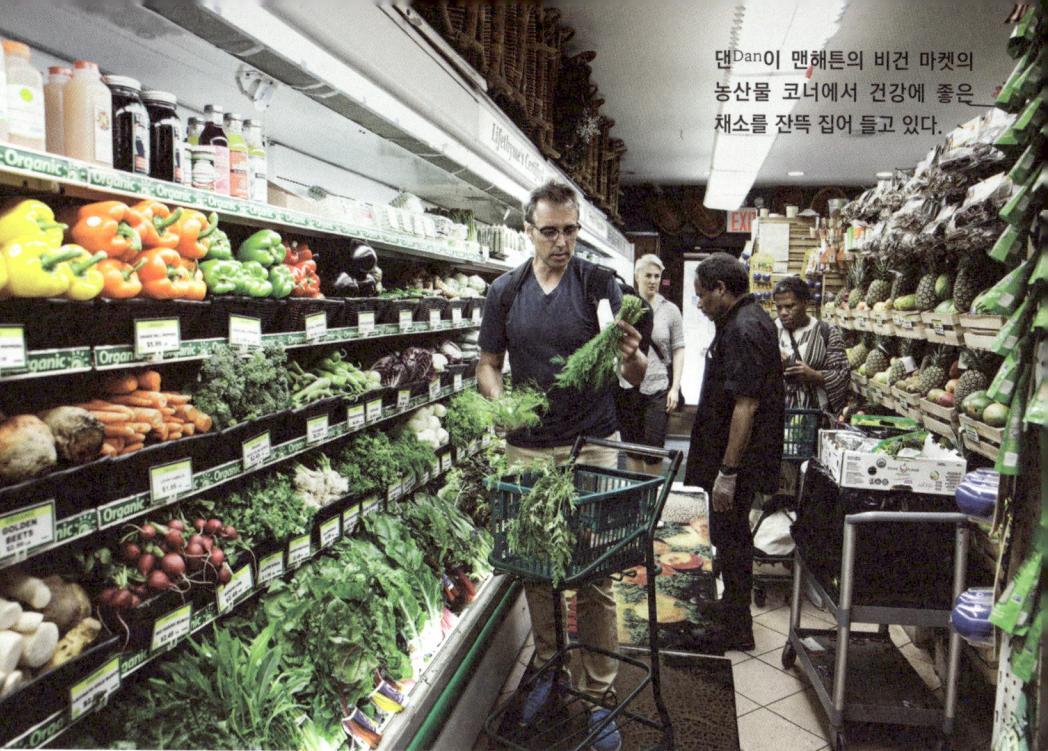

댄Dan이 맨해튼의 비건 마켓의 농산물 코너에서 건강에 좋은 채소를 잔뜩 집어 들고 있다.

바콩, 검은콩, 대두와 렌틸콩은 매우 중요한 필수 식품이었다.

오키나와 사람들은 다른 일본 사람들보다 두 배나 많은 양의 두부를 매일 먹었다. 두부는 콩을 갈아서 삶은 다음 체에 걸러서 모양을 만든 후 압착하여 만든다. 지방이 적고 단백질과 칼슘이 풍부하며 일부 연구에 따르면 콜레스테롤 수치를 낮추고 전립선암과 유방암의 발병 위험을 낮출 수 있다고 한다. 섬의 대부분의 마을에는 두부를 수제로 만드는 가게가 있었다. 두부는 섬 전역의 식료품점과 시장으로 하루에도 여러 번 배달되기 때문에 판매될 때는 여전히 따뜻한 경우가 많았다.

하버드와 국내외 과학자 그룹의 연구에 따르면 이런 식습관에 가까울수록 심장병, 당뇨병, 치매 및 여러 유형의 암에 걸릴 확률이 압도적으로 낮아지는 것으로 나타났다.

해야 할 일 :

하루에 4~6회 정도 채소를 섭취하자. 블루존 식단에는 항상 매 끼니마다 최소 두 가지 이상의 채소가 포함되어 있다.

주방에 과일과 채소를 진열하라. 조리대나 식탁에 예쁜 과일 그릇을 놓아 두자. 그 밑에 '채워주세요'라고 적힌 메모를 남겨라. 채소를 '농산물' 칸에 숨기지 말고, 잘 보이는 선반의 앞쪽 중앙에 놓아라.

콩으로 식단을 구성하라. 콩이나 두부를 점심과 저녁 식사의 중심으로 만들어라.

매일 견과류를 섭취하자. 재림교 건강 연구에 따르면 어떤 종류의 견과류를 먹든 기대 수명을 연정하는 데 도움이 되는 것으로 나타났다. 하지만 주의할 점은 견과류 28g은 일반적으로 165~200cal이므로 56g은 거의 400cal에 달할 수 있다는 점이다.

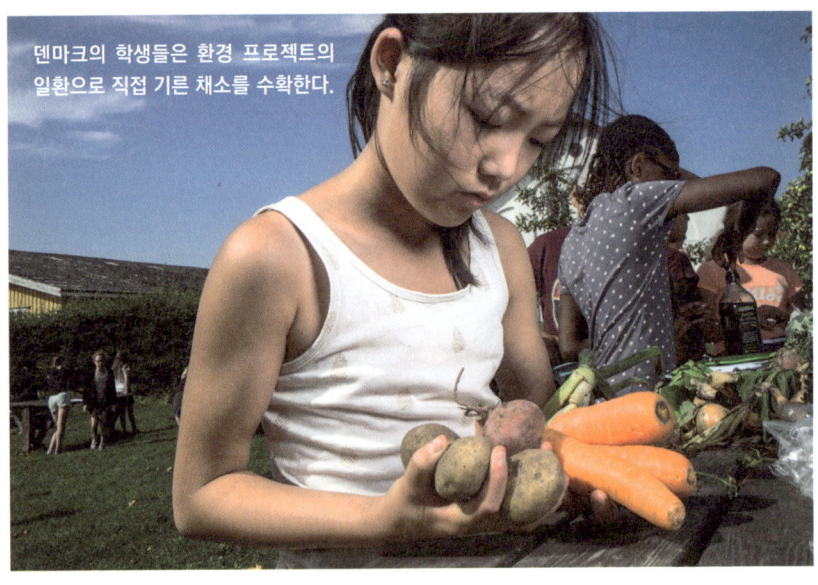

덴마크의 학생들은 환경 프로젝트의 일환으로 직접 기른 채소를 수확한다.

견과류는 56g 이내로 소포장된 제품을 집에 구비해 두는 것이 좋다. 견과류에 함유된 오일을 신선하게 유지하려면 냉장고에 보관하는 것이 좋다. 또는 오후 간식으로 견과류 캔을 사무실에 비치해 두면 저녁 식사 직전에 간식을 먹지 않는 데 도움이 될 수 있다.

육류 섭취를 제한하라. 블루존 식단을 따라 하려면 육류 섭취를 일주일에 두 번으로 제한하고 손바닥 크기보다 더 많은 양을 먹지 않도록 해야 한다.

❻ 5시에 와인 한 잔 마시기

블루존에 속하는 사람들(재림교인 제외)은 규칙적으로 적당한 양의 술을 마신다. 술을 적당히 마시는 사람은 술을 마시지 않는 사람보다 오래 산다고 한다. 비결은 하루에 1~2잔(사르데냐 칸노나우 와인 추천)을 친구와 함께 또는 음식과 함께 마시는 것이다. 일주일 내내 술을 아껴두다가 토요일에 14잔을 마시는 것은 안 된다.

역학 연구에 따르면 매일 맥주, 와인 또는 증류주를 마시는 것이 건강에 도움이 될 수 있는 것으로 나타났다. 하지만 블루존의 비밀은 일관성과 절제가 핵심이라는 것을 시사한다. 오키나와에서는 매일 친구들과 사케 한 잔을 마시는 것이 일상이다. 사르데냐에서는 매 끼니에서나 친구들이 모일 때마다 진한 레드 와인 한 잔을 마신다.

레드 와인에는 동맥을 청소하는 폴리페놀이 함유되어 있어 동맥경화를 예방하는 데 도움이 될 수 있다. 하지만 하루 알코올 섭취량이 한두 잔을 초과할 경우 알코올이 간, 뇌 및 기타 장기에 독성을 미칠 수 있으며 알코올 중독에 걸릴 위험이 높아지니 주의해야 한다.

해야 할 일 :

고품질 레드 와인 한 상자를 구입하라. 사르데냐 사람들은 블루존에서 칸노나우Cannonau를 마시는데, 온라인에서 '블루존 와인'을 검색하면 찾을 수 있다. 크리스티나 크리소호우 박사Dr. Christina Chrysohoou와 동료들은 식물성 식사와 함께 와인 한 잔을 마시면 항산화제 흡수가 실제로 증가한다는 사실을 발견했다.

스스로에게 즐거운 시간을 선물하라. 와인 한 잔과 곁들일 간단한 견과류를 준비하고, 친구들과의 모임이나 배우자와의 시간을 계획해 보자.

너무 걱정하지 마라. 하루에 한두 잔의 레드 와인만 마셔도 충분히 건강에 좋은 효과를 누릴 수 있다. 지나치게 많이 마시면 오히려 역효과가 날 수 있으니 적당히 마시자.

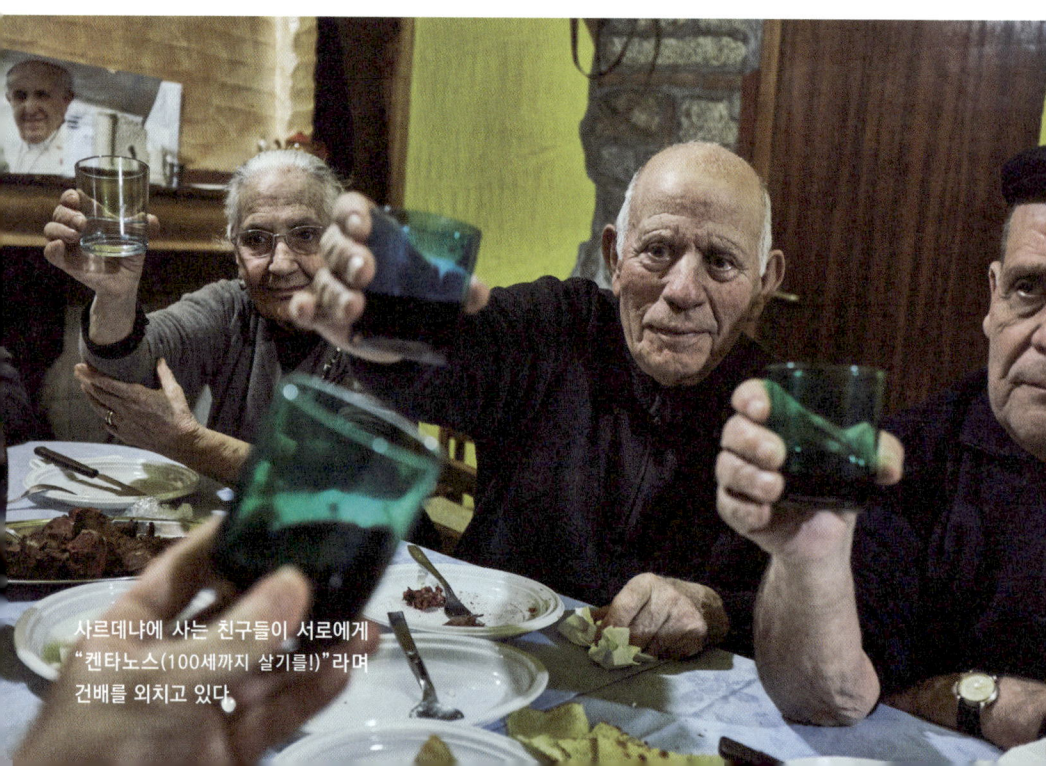

사르데냐에 사는 친구들이 서로에게
"켄타노스(100세까지 살기를!)"라며
건배를 외치고 있다

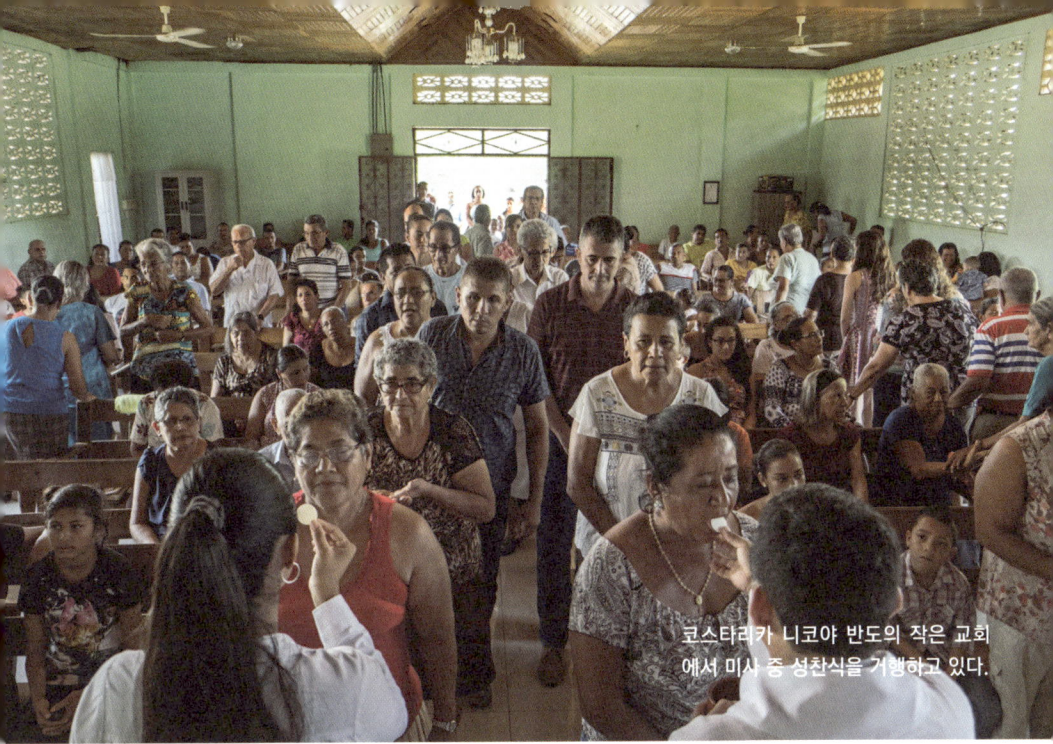

코스타리카 니코야 반도의 작은 교회에서 미사 중 성찬식을 거행하고 있다.

❼ 소속감

건강한 백세인들은 대부분 신앙을 가지고 있다. 우리가 인터뷰한 백세인들 중 소수를 제외하고는 모두 신앙에 기반을 둔 공동체에 소속되어 있었다. 사르데냐 사람들과 니코야 사람들은 대부분 가톨릭 신자다. 오키나와 사람들은 조상 숭배를 강조하는 혼합 종교를 가지고 있다. 로마 린다의 백세인들은 제칠일안식일예수재림교인이다. 교파는 중요하지 않은 것 같다. 예배라는 간단한 행동은 수명을 늘리는 데에 도움이 되는 강력한 습관 중 하나인 듯 하다. 연구에 따르면 월 4회 예배에 참석하면 기대 수명이 4년에서 14년까지 늘어날 수 있다고 한다.

해야 할 일 :

각자의 종교 모임에 더 많이 참여하자. 이미 신앙 공동체에 소속되어 있다면 조직 내에서 더 적극적인 역할을 맡아라. 장수 효과는 단순히 참석하는 것보다 어떻게 참석하느냐에 따라 달라질 수 있다. 합창단에서 노래를 부르거나 자원봉사를 하는 등의 활동에 참여하면 삶이 더 행복해지고 수명을 연장할 수 있을 것이다.

새로운 전통을 찾아보라. 자신이 모태신앙 공동체에 소속되어 있지 않거나 이탈했다면 현재 자신의 가치관과 세계관에 맞는 새로운 신앙 공동체를 찾아보자. 먼저 친구나 존경하는 사람들에게 몇 가지 의견을 구해보라. 확신이 서지 않는다면 앞으로 8주 동안 일주일에 한 번씩 각기 다른 곳의 예배에 참석해보자.

그냥 가보는 것이 좋다. 앞으로 8주 동안 일주일에 한 시간씩(습관을 형성하는 데 걸리는 시간) 종교 예배에 참석하도록 일정을 잡아라. 딴 생

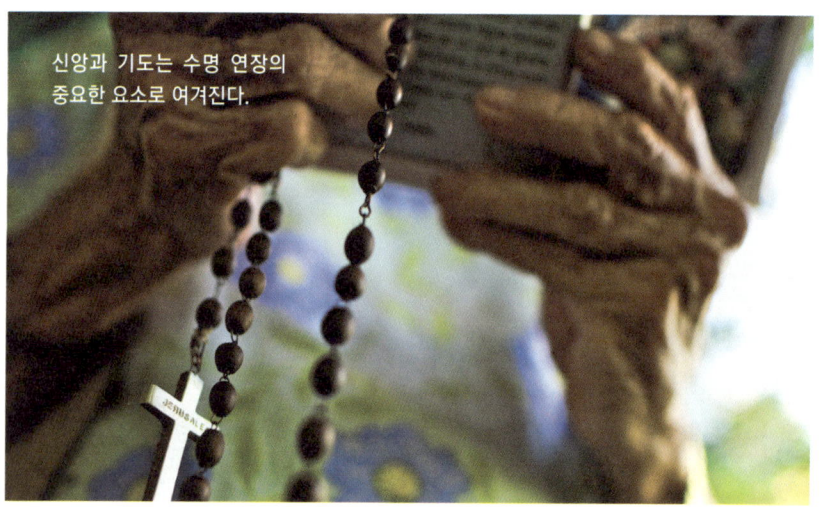

신앙과 기도는 수명 연장의 중요한 요소로 여겨진다.

각을 하지 말고 그냥 열린 마음으로 가자. 연구에 따르면 예배에 참여하는 사람들(찬송가 부르기, 기도나 예배 참여, 자원봉사)은 행복지수가 높아질 수 있다고 한다.

❽ 사랑하는 사람을 먼저 생각하기

블루존에서 100세까지 건강하게 산 사람들은 가족을 최우선으로 생각한다. 즉, 노부모와 조부모를 집 근처나 집에 모신다는 뜻이다.(이는 가정 내 자녀의 질병 및 사망률도 낮춘다.) 이들은 인생의 동반자(기대 수명을 최대 3년까지 늘릴 수 있는 존재)에게 헌신하고, 자녀들에게 시간과 사랑을 쏟는다(그리고 이 자녀들이 때가 되면 그들을 돌봐줄 가능성이 높다).

니코야에서는 가족들이 모여 사는 경향이 있다. 내가 방문한 한 마을에서는 주민 99명 모두가 같은 85세 남성의 후손이었다. 그들은 여전히 가족 소유의 식당에 모여 식사를 했고, 손주들은 매일 할아버지를

소속감의 과학

텍사스 대학교의 로버트 허머Robert A. Hummer와 연구팀은 9년간의 추적 조사 기간 동안 교회에 한 번도 가지 않은 사람들이 일주일에 한 번 이상 출석한 사람들에 비해 사망 위험이 1.87배 더 높다는 사실을 발견했다. 연구팀은 다음과 같이 설명했다. 교회에 다니

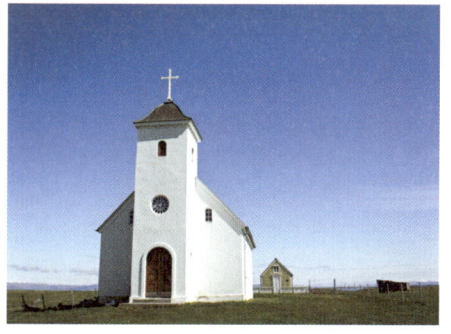

는 것은 결혼을 하고, 활동적으로 지내며, 연락할 친구나 친척이 있는 것과 같이 사회적 관계를 개선하고 흡연과 음주를 피하는 것과 같은 건강한 행동을 장려하는 것으로 보인다. 다른 연구에 따르면 교회에 자주 다니는 여성은 그렇지 않은 여성에 비해 사망할 확률이 33% 감소하는 것으로 나타났다.

찾아가 집안일을 돕거나 가족들이 서로 게임을 즐겼다.

병든 어머니를 돌보던 사르데냐의 포도밭 주인에게 어머니를 요양원에 모시는 것이 더 편하지 않겠냐고 물어본 적이 있다. 그는 나를 향해 손가락을 흔들며 말했다. "꿈에도 그런 생각을 해 본 적이 없어요. 우리 가족에게 불명예가 될 테니까요."

미국은 이와 정반대의 추세를 보이고 있다. 부모가 일을 하거나 활동적인 자녀가 있는 바쁜 가정에서는 서로 일정이 겹쳐 함께 할 수 있는 시간이 줄고 있다. 이러한 추세를 막을 수 있는 방법은 없을까? 심리학자 게일 하트먼Gail Hartman은 모든 세대의 가족이 함께 시간을 보내는 것이 핵심이라고 말한다. "성공적인 가족은 하루에 한 끼 이상 함께 식사하고, 매년 휴가를 보내고, 가족과 함께 시간을 보내는 것을 중요하게 생각합니다. 모든 것이 멈출 필요는 없습니다. 아이들은 숙제를 하고 부모는 저녁 식사를 준비할 수 있지만, 중요한 것은 가족들간에 '우리 함께'라는 의식이 있다는 것이죠."

해야 할 일 :

의식ritual을 만들자. 아이들은 반복을 통해 성장한다. 하루에 한 끼 가족과 함께 하는 식사를 성스럽게 만들어보자. 가족과 함께 휴가를 보내는 전통을 만들어라. 매주 화요일 밤 할머니와 함께 저녁 식사를 하자. 의도적으로 기념일을 챙기는 시간을 가져라.

가족 제단을 만들어라. 오키나와 가정에는 집안에서 가장 좋은 방에 조상을 모시는 사당이 항상 차려져 있다. 사당에 돌아가신 가족들의 사진과 소중한 유품을 모아 두었다. 부모님과 자녀의 사진을 걸어둘 벽을 정하거나 매년 가족 사진을 찍어 순차적으로 걸어두는 것도 좋자.

더 가까워져야 한다. 좁은 공간이 유대감을 형성하고 함께 시간을 보내기에 더 좋다. 넓은 집은 가족 구성원들이 각자의 공간에 고립되어 있을 가능성이 크다. 큰 집에 살고 있다면 가족들이 매일 모이는 방을 하나 정하자.

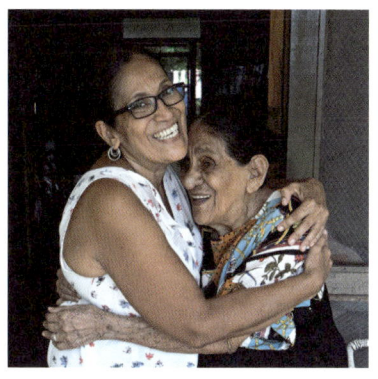

나티다드 탈리아 마타리타 폰세카Natividad Talia Matarrita Fonseca, 93세가 코스타리카의 자택에서 딸 사라 폰세카의 포옹을 받고 있다.

가족을 우선시하자. 자녀, 배우자, 부모님에게 시간과 에너지를 쏟아라. 자녀와 함께 놀아주고, 결혼 생활을 충실히 하고, 부모님을 공경하자.

❾ 올바른 공동체

블루존의 생활 방식을 채택하기 위해 할 수 있는 가장 근본적이고 가시적이며 오래 지속되는 방법 중 하나는 건강한 식습관, 활동, 정서적 웰빙을 지원하는 사회적 관계를 구축하는 것이다.

세계에서 가장 오래 사는 사람들은 건강한 행동을 장려하는 사회적 관계를 만들었거나 그러한 관계 속에서 태어났다. 오키나와에서는 전통적으로 어린이를 모아이에 참여시켰는데, 모아이는 노년기까지 서로 평생 친구로 지내도록 했다. 특히 내가 함께 시간을 보냈던 한 모아이 그룹은 평균 연령이 102세인 여성들로 구성되어 있었다. 그들은 매일 저녁 모여 술을 마시며 친목을 다졌다. 최근 수십 년 동안 젊은 세대의 생활습관이 바뀌었지만 세계에서 가장 나이가 많은 여성들이 여전히 오키나와에 살고 있다.

연구에 따르면 친구와 가족은 건강에 장기적인 영향을 미칠 수 있다. 어떤 사람들과 어울리느냐에 따라 행복도는 물론이고 비만도, 심지어 외로움을 느끼는 정도에까지 크고 가시적인 영향을 미친다. 사실, 가장 친한 친구가 건강한 삶을 살지 않는다면 여러분도 건강하지 않을 가능성이 높다. 우리는 가장 많은 시간을 함께 보내는 사람들을 합한 결과이므로, 더 나은 건강과 행복을 위해 사회적 관계를 최적화하는 데 시간을 투자해야 한다.

1980년대에 미국인들은 평균 3명의 친한 친구와 지냈지만 오늘날에는 그 수가 1~2명으로 줄었다. 연구 결과에 따르면 기분이 좋지 않은

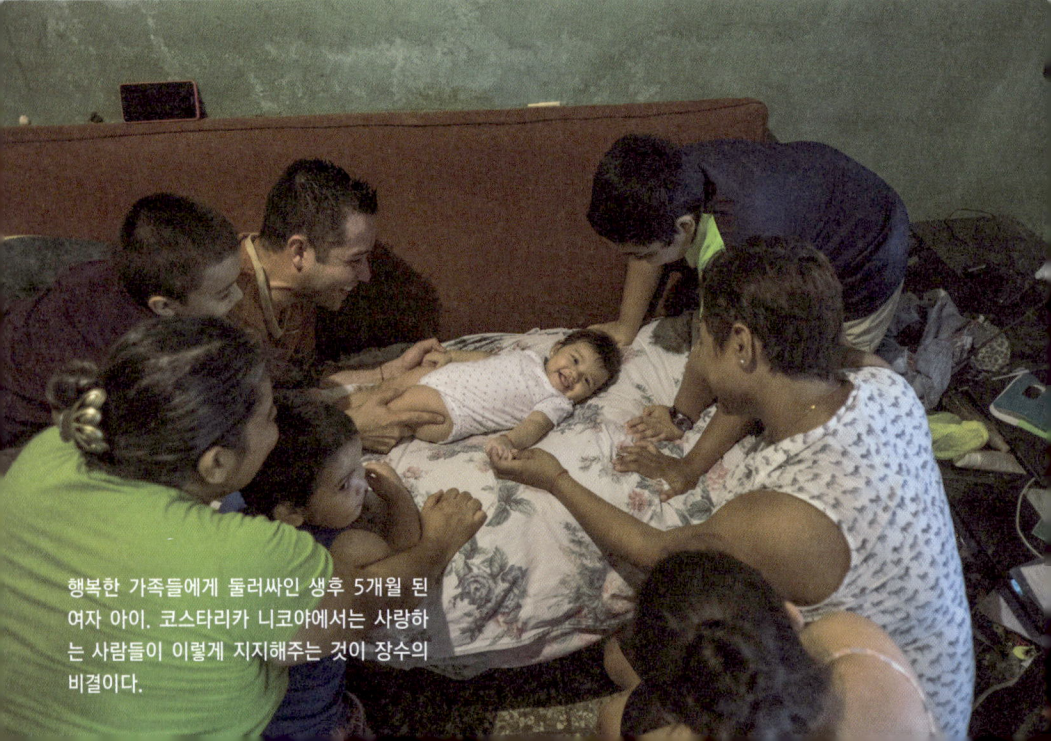

행복한 가족들에게 둘러싸인 생후 5개월 된 여자 아이. 코스타리카 니코야에서는 사랑하는 사람들이 이렇게 지지해주는 것이 장수의 비결이다.

날에 연락할 수 있는 친구가 3명 이상 없다면 기대 수명이 8년 정도 단축되는 것으로 나타났다.

또 다른 연구에 따르면 행복은 흡연, 비만, 외로움처럼 전염성이 있는 것으로 나타났다. 장수하는 사람들의 사회적 관계는 그들이 건강한 생활 습관을 형성하는데 유리하게 작용한다. 블루존 사람들이 경험하는 혜택을 누리려면 사회적으로 더 많이 교류하고 강한 우정을 키워야 한다. 더 많은 사람들과 어울릴수록 더 행복하고 더 건강해질 수 있다.

외로움에 대한 가장 근본적인 해독제는 봉사활동이다. 자신의 세계에서 벗어나 도움이 필요한 다른 사람들을 도울 때 우리는 자신의 가치를 깨닫고 자존감을 키울 수 있다. 고립되어 어려움을 겪고 있는 이웃을 돕거나 지역 쉼터를 위한 기부금을 모으는 것도 좋다.

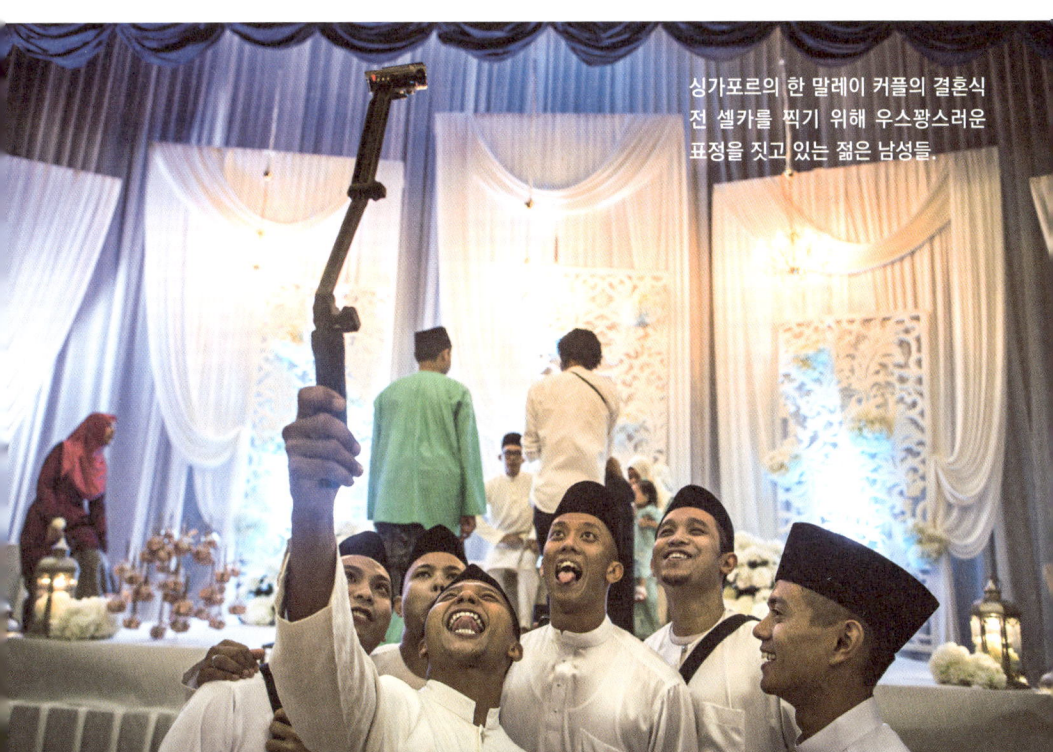

싱가포르의 한 말레이 커플의 결혼식 전 셀카를 찍기 위해 우스꽝스러운 표정을 짓고 있는 젊은 남성들.

해야 할 일 :

　　자원봉사를 하라. 자원봉사를 하는 사람들은 체중이 감소하고 심장병 발병률이 낮으며 더 행복한 경향이 있다. 또한 자원봉사는 같은 가치관을 가진 사람들을 만날 수 있는 기회를 열어준다. 자신이 가장 잘할 수 있는 일을 정하고 시간을 내어 자원봉사에 참여하자. VolunteerMatch와 같은 온라인 사이트를 확인하라. 가장 관심 있는 단체에 전화 또는 이메일을 보내자. 해당 자원봉사가 자신에게 적합한지 알아보기 위해 입문 기간이나 교육이 있는지, 다른 자원봉사자들과 교류하거나 사귈 수 있는 기회가 있는지 물어보라. 같은 생각을 가진 사람들과 인맥을 쌓을 수 있는 좋은 기회가 될 수 있다. 해당 단체에서 자원봉사자를 어떤 식으로 인정하는지 물어보자. 자원봉사자 친목 모임이 있거나 표창 이벤트를 개최하는 단체가 가장 좋다. 처음 방문했을 때 긍정적인 경험을 하지 못한다면 다시는 가고 싶지 않을 것이다. 자원봉사를 하면서 즐거운 경험을 해야 지속적으로 봉사활동에 참여할 수 있다.

　　새로운 사회적 관계를 만드는 모임에 참여하라. 사찰, 교회 또는 그 밖의 신앙을 바탕으로 한 공동체 내의 새로운 모임, 학교의 새로운 동아리, 밋업[1]에서 찾을 수 있는 지역 그룹 등이 그 예가 될 수 있다.

　　모아이를 시작하라. 모임에 참여할 4~8명을 초대한다. 걷기, 포트럭 파티 또는 해피아워와 같은 활동을 선택한다. 시작할 날짜를 정하고, 이후 최소 일주일에 한 번 모일 날짜와 시간을 정하라(주 2회 이상이면 더 좋다). 모임이 없을 때에도 단체 이메일, 문자, 비공개 페이스북 그룹

---

[1] meet up. 사업자가 투자자를 유치하기 위해 회사나 제품 또는 서비스에 대해 설명하고 토론하는 행사. 대체로 참석자 규모가 100~200명 정도의 행사를 말한다.

또는 왓츠앱과 같은 앱 내에서 정기적으로 연락할 수 있는 방법을 마련하여 회원들이 쉽게 정기적으로 소통할 수 있도록 하라. 걷기 코스, 산책로 또는 동네를 선택하라. 첫 번째 포트럭 파티를 주최할 사람을 정하고, 이후에는 어디에서 할지(공원 등)를 결정하라.

우정을 쌓아라. 기존에 맺은 사회적 관계들을 살펴보고 일상적인 관계에서 보다 돈독해질 수 있는 잠재력이 있는 관계를 찾아보자.

학부모인 경우, 자녀들의 등하교 시간에 만나는 다른 학부모 중 좋은 인상을 주는 사람이 있는지 살펴보라. 농담을 주고받는 동료가 있다면 그들과 대화를 나눠보자. 언제 커피나 점심을 같이 먹고 싶은지 물어보자. 약속을 잡고 계속 연락할 수 있도록 전화번호를 물어보라. 다른 한두 명과 함께 가벼운 모임이나 외출에 초대하자.

올바른 공동체

전 외과의사인 비벡 머시 박사Dr. Vivek Murthy는 그의 저서 『함께 : 때로는 외로운 세상에서 인간적 연결의 치유력Together : The healing Power of human Connection in a Sometimes Lonely world』에서 외로움은 전 세계 사람들이 공통적으로 겪는 것이라고 주장한다. 미국에서는 성인의 22% 이상이 외로움으로 인해 힘들어하고 있으며, 다른 많은 국가에서도 두 자릿수 비율로 외로움을 겪는다는 설문조사 결과가 있다. 외로움은 하루에 담배 15개비를 피우는 것만큼이나 건강에 좋지 않으며 암, 심장병, 치매와 같은 질환을 유발할 수 있다. 외로움과의 싸움은 자신감에서 시작된다고 머시는 말한다. 스스로가 비호감이거나 '충분하지 않다'고 생각하기 때문에 외로움을 느낄 수 있으며, 소셜 미디어에서 다른 사람들의 '완벽한' 삶을 보면 이러한 감정은 더욱 심해진다.

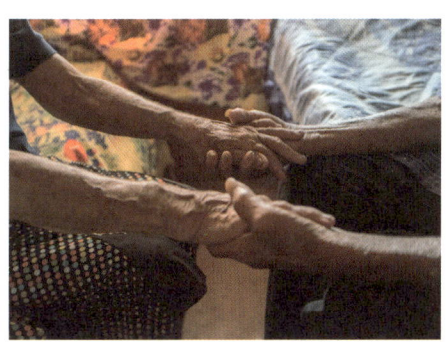

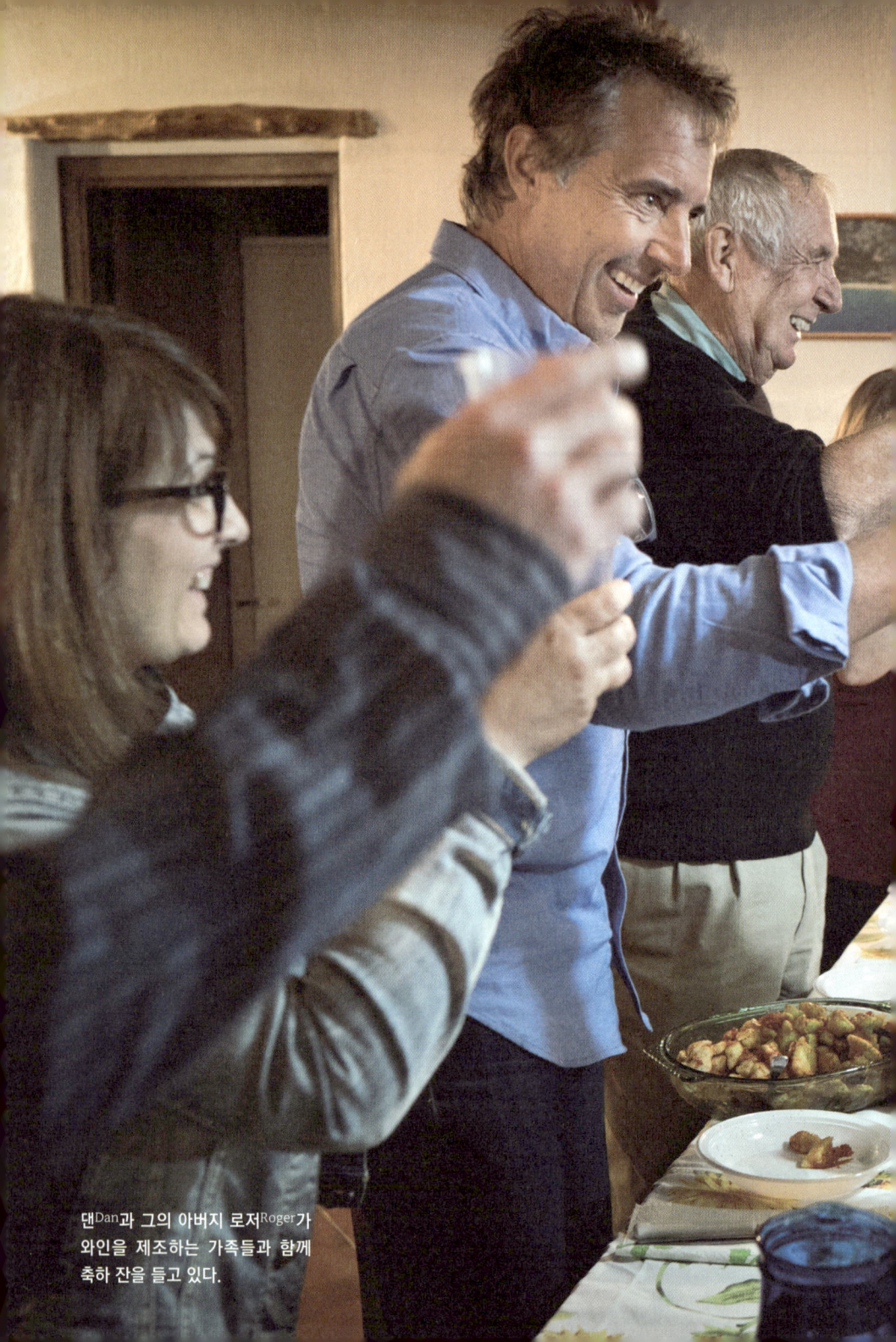

댄Dan과 그의 아버지 로저Roger가 와인을 제조하는 가족들과 함께 축하 잔을 들고 있다.

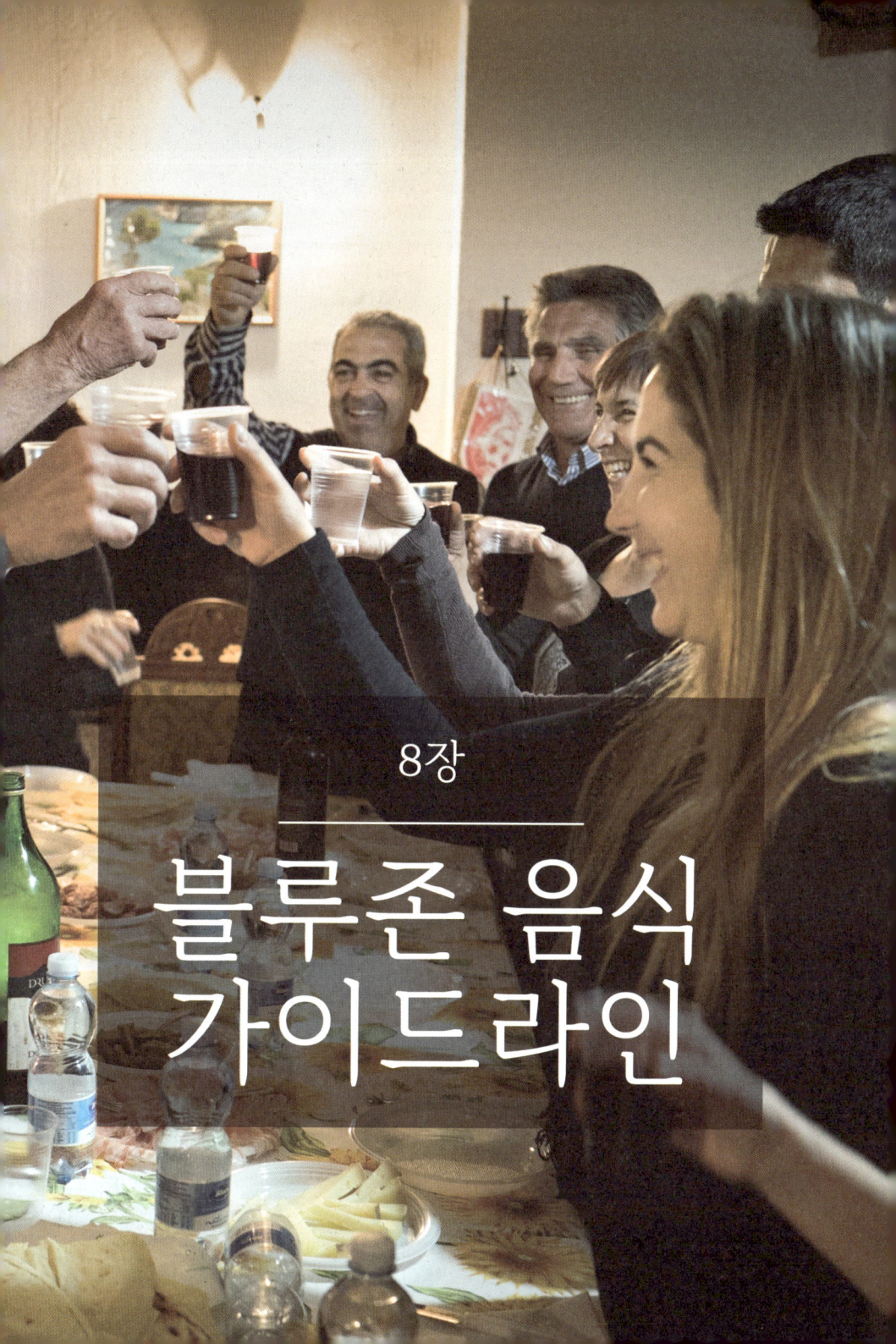

8장

블루존 음식 가이드라인

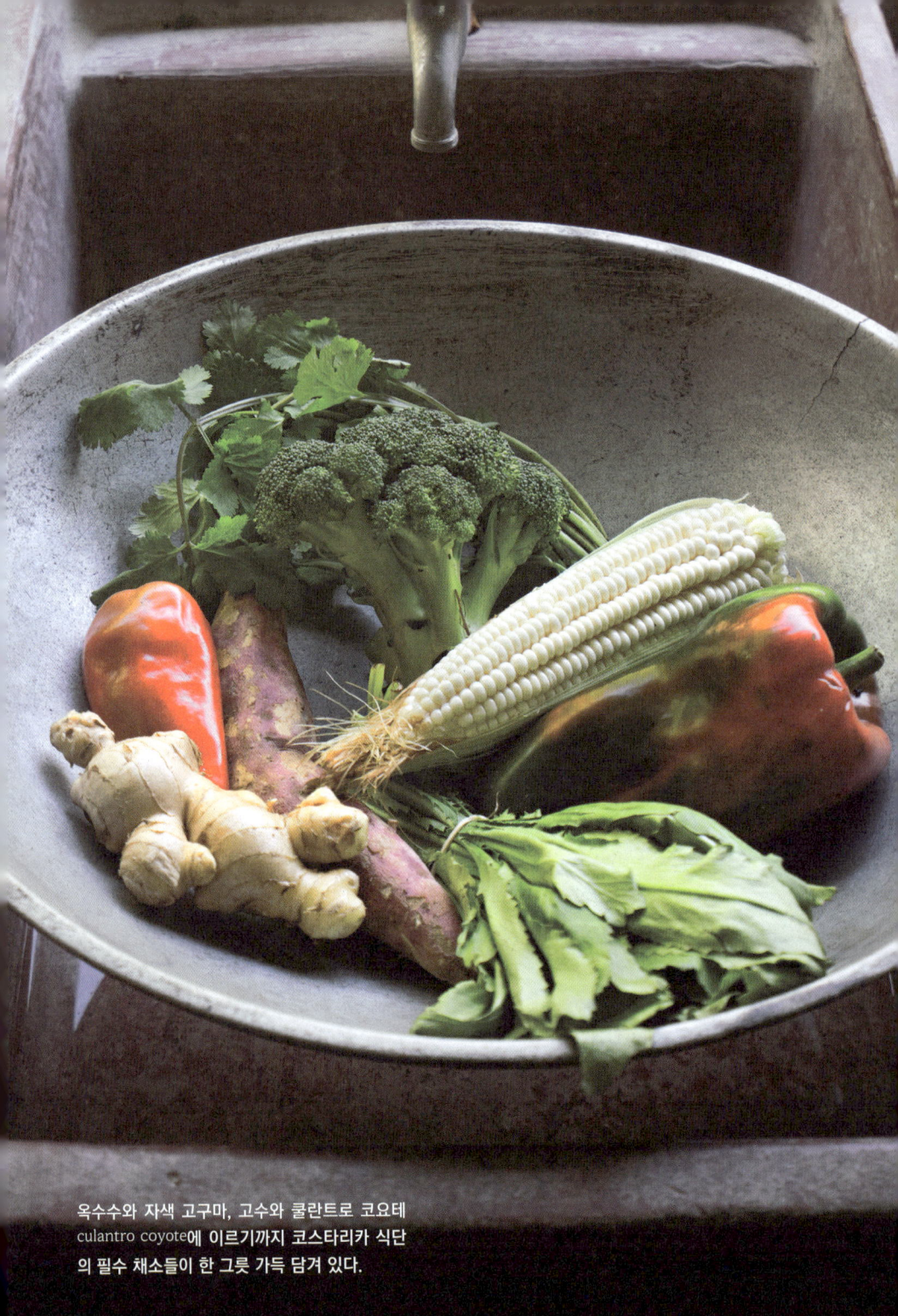

옥수수와 자색 고구마, 고수와 쿨란트로 코요테 culantro coyote에 이르기까지 코스타리카 식단의 필수 채소들이 한 그릇 가득 담겨 있다.

더 똑똑하게 먹는 방법

블루존의 사람들은 살기 위해 먹는 것이 아니라 먹기 위해 살고 있으며, 다른 사람들과 마찬가지로 즐기기 위해 먹는다. 우리는 그들의 음식과 습관을 우리의 생활 방식에 맞게 적용하는 방법을 모색하고 있는데, 중요한 것은 먹는 즐거움을 없애지 않으면서도 일상 속에서 정크푸드를 몰아내고 가장 오래 사는 사람들이 먹는 음식을 즐기며 먹을 수

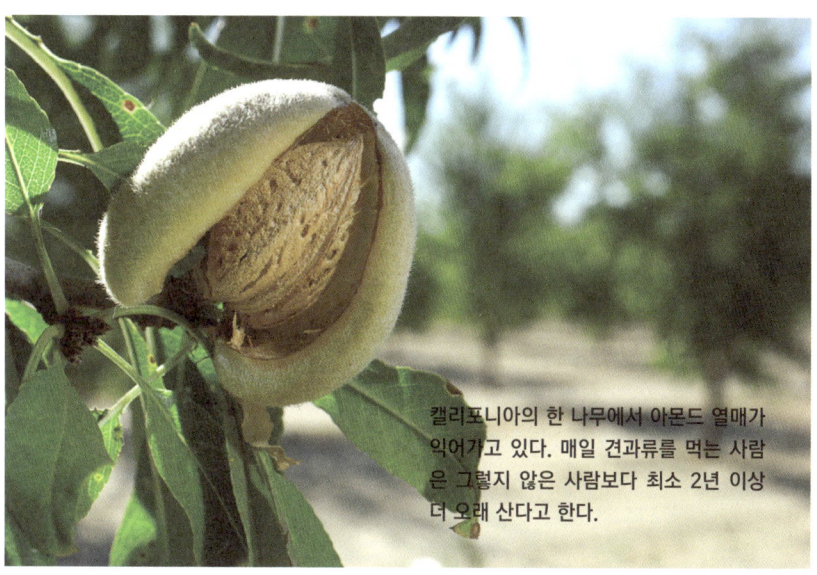

캘리포니아의 한 나무에서 아몬드 열매가 익어가고 있다. 매일 견과류를 먹는 사람은 그렇지 않은 사람보다 최소 2년 이상 더 오래 산다고 한다.

있도록 하는 것이다.

미국의 많은 지역의 사람들은 여전히 빠져나오기 힘든 값싼 칼로리의 늪에 빠져들고 있다. 공항을 통과할 때도, 주유를 하며 현금을 지불할 때도, 감기약을 살 때도 짠 스낵·캔디바·탄산음료를 피하는 것이 어렵다. 고기와 치즈가 주를 이루는 레스토랑 음식의 양은 점점 더 많아졌다. 뿐만 아니라 가공식품 및 음료 업계에서는 매디슨 애비뉴 Madison Avenue에서 가장 똑똑한 인재를 고용하여 사람들이 건강을 해치는 음식을 먹게 하는 데 연간 100억 달러 이상을 지출하고 있다.

우리는 지나치게 자주 과식한다. 평균적으로 매일 미국 여성은 약 2,500cal를, 미국 남성은 약 3,200cal를 섭취한다. 블루존에 사는 사람들은 평균적으로 약 20% 적게 먹는다. 즉, 여성은 2,000cal, 남성은 2,560cal를 먹는다. 중요한 것은 가능한 한 가장 좋은 방식으로 몸에 영양소를 공급하는 것이다.

이번 장에서는 이를 달성하는 데 도움이 되는 몇 가지 방법을 소개하고자 한다. 세계적으로 가장 오래 사는 사람들을 대상으로 한 150건 이상의 식습관 조사를 통해 그들의 식단에 담긴 비밀을 밝혀냈다. 블루존 주민들은 평생 동안 제대로 된 음식을 먹고 몸에 좋지 않은 음식은 피했기 때문에 더 오래 살 수 있었다. 그들이 이런 식단을 유지했던 것은 남다른 절제력이 있어서가 아니라 가장 건강에 좋은 음식을 가장 저렴하고 쉽게 구할 수 있었기 때문이다. 그들의 부엌은 이러한 음식을 쉽게 만들 수 있도록 되어 있었다. 그들은 같은 음식을 먹는 사람들과 함께 시간을 보냈으며, 건강한 음식을 맛있게 만드는 오랜 전통의 레시피를 가지고 있었다. 여러분도 이와 같은 식단을 실천할 수 있도록 세계에서 가장 장수한 사람들의 식단을 11가지 간단한 장수 식단 가이드라인으로 정리했다. 이를 통해 자신만의 장수 식이요법을 만들 수 있을 것이다.

95% 식물성 식단 유지하기

블루존에 사는 사람들은 제철에 다양한 종류의 채소를 섭취하고, 남은 채소는 절이거나 말려서 제철이 아닐 때에도 즐겨 먹는다. 최고의 장수 식품은 시금치, 케일, 비트, 순무, 근대, 콜라드 같은 잎채소이며, 이것들은 제철 과일과 채소, 통곡물, 콩과 함께 일 년 내내 블루존 식단의 주를 이룬다.

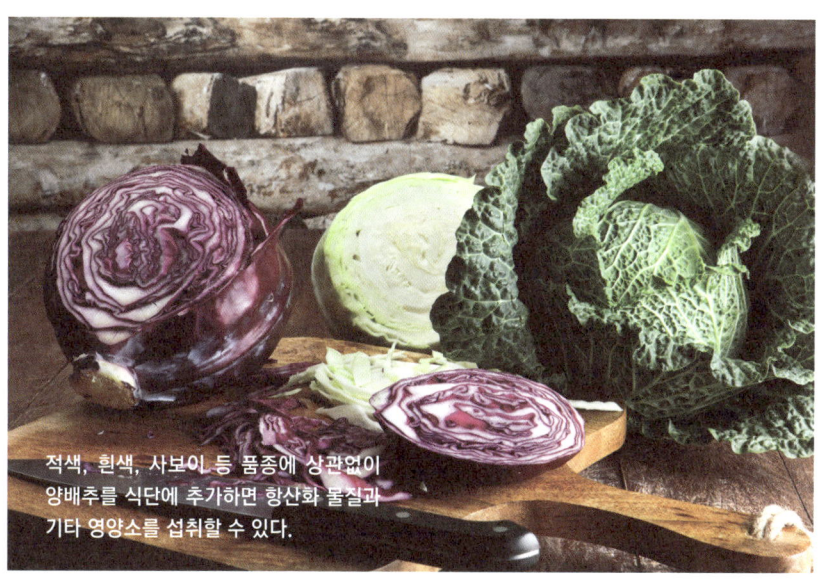

적색, 흰색, 사보이 등 품종에 상관없이 양배추를 식단에 추가하면 항산화 물질과 기타 영양소를 섭취할 수 있다.

식단에 식물성 식품이 차지하는 비중이 늘어나면 많은 유익한 효과를 얻을 수 있다. 콩, 채소, 고구마, 과일, 견과류, 씨앗류를 모두 선호해야 한다. 통곡물도 괜찮다. 다양한 과일과 채소를 먹어보고 각자가 어떤 것을 좋아하는지 파악하여 주방에 항상 마련해 두자.

식물에서 추출한 다양한 오일은 모두 동물성 지방보다 바람직하다. 올리브오일만이 유일하게 건강에 좋은 식물성 오일이라고 말할 수는 없지만, 블루존에서 가장 많이 사용하는 오일이다. 올리브오일 섭취는 좋은 콜레스테롤을 증가시키고 나쁜 콜레스테롤을 낮춘다는 결과가 있다. 이카리아에서는 중년층의 경우 매일 약 6큰술의 올리브오일을 섭취하면 사망 위험이 절반으로 줄어드는 것으로 나타났다.

실천 방법 :

■ 좋아하는 과일과 채소를 가까이 두자. 신선하고 저렴한 채소를 구할 수 없다면 냉동 채소도 괜찮다.

■ 버터 대신 올리브오일을 사용하자. 찌거나 삶은 채소 위에 올리브오일을 뿌려 먹으면 좋다.

■ 귀리, 보리, 현미, 옥수수 가루와 같은 통곡물을 비축하자. 블루존에서 먹는 곡물은 현대 밀 품종보다 글루텐 함량이 적다.

■ 남은 채소는 채소 수프를 만들거나 냉동 보관하여 나중에 먹으면 된다.

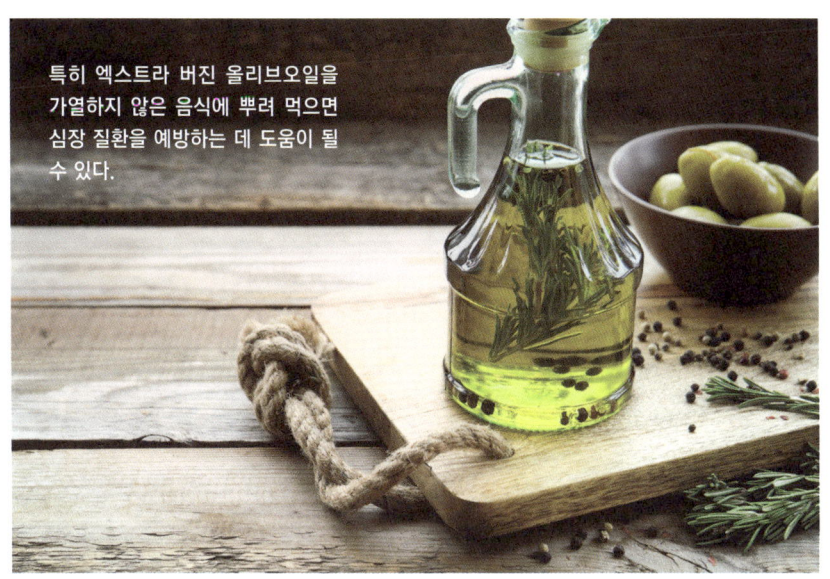

특히 엑스트라 버진 올리브오일을 가열하지 않은 음식에 뿌려 먹으면 심장 질환을 예방하는 데 도움이 될 수 있다.

육류 섭취 줄이기

기존의 블루존 5곳 중 4곳의 사람들은 육류를 섭취했지만, 축하 음식이나 작은 반찬 또는 요리의 풍미를 더하기 위한 수단으로 드물게 섭취하는 것으로 나타났다. 블루존의 육류 소비량을 평균적으로 계산한 결과, 사람들은 한 달에 약 5회 정도 56g 이하의 고기를 섭취하는 것으로 나타났다. 고기를 먹었음에도 불구하고 더 오래 살았는지는 알 수 없다.

2002년부터 96,000명의 미국인을 추적 관찰한 재림교 건강 연구-2에 따르면 가장 오래 사는 사람들은 소량의 생선을 포함한 식물성 식단을 섭취하는 비건 또는 페스코테리언인 것으로 나타났다. 오키나와 사람들은 암과 싸우는 식물성 에스트로겐이 풍부한 단단한 두부와 단백질을 최고의 육류 대용품으로 꼽는다.

연구에 따르면 가공하지 않은 식품이나 식물성 식단에 가까울수록 심장병, 치매, 당뇨병 및 여러 유형의 암에 걸릴 확률이 줄어든다고 한다. 채식주의자인 30세 재림교인은 육식주의자보다 8년 정도 더 오래 살 가능성이 높았다. 동물성 식품이나 스낵과 같은 고지방 식품은 미각을 자극하기 때문에 고기를 먹지 않으면 식물성 식품이 제공하는 미묘한 맛과 식감을 더 많이 즐길 수 있다.

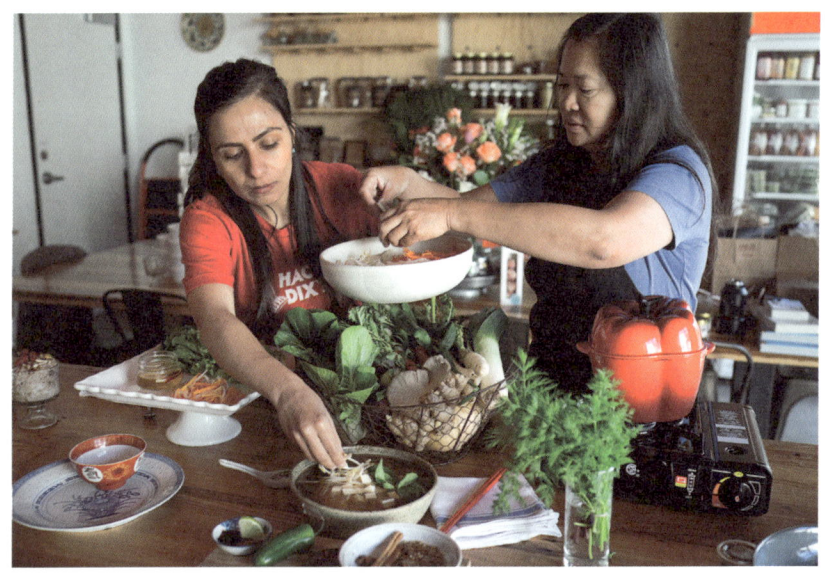

영양사인 딕샤 바타라이Dixya Bhattarai와 과학 교사 하오 트란Hao Tran은 함께 텍사스 주 포트워스Fort Worth에 건강식 레스토랑과 슈퍼마켓을 열었다.

실천 방법 :

■ 소고기, 핫도그, 런천미트, 소시지 등을 집에 가져오지 마라.

■ 고기를 꼭 먹어야 한다면 특별한 날을 위해 아껴 두어라.

■ 맛있는 식물성 음식을 제공하는 레스토랑을 선택하라. 대부분의 태국, 인도, 멕시코 레스토랑은 식물성 음식을 제공한다.

생선을 너무 많이 먹지 않기

대부분의 블루존에서 사람들은 생선을 조금 먹기는 했지만 일주일에 3번 정도 조금만 먹었다. 대부분의 경우 소비된 생선은 정어리와 멸치처럼 작고 비교적 저렴한 어종으로, 오늘날 고급 생선 공급을 오염시키는 수은이나 PCB[1]와 같은 화학 물질에 많이 노출되지 않은 식품 사슬 중간에 위치한 종이다. 생선을 꼭 먹어야 한다면 일주일에 최대 3번 85g 미만으로 섭취하라.

실천 방법 :

■ 도미, 송어와 같은 큰 생선이나 정어리, 멸치와 같은 작은 생선 등 85g이 어느 정도 되는지 알아두라.

■ 황새치, 상어, 참치와 같은 포식성 생선과 칠레 농어와 같이 남획된 어종은 피하는 것이 좋다.

---

1 폴리염화바이페닐(Polychlorierte Biphenyle), 벤젠 고리 두 개가 연결된 유기 화합물의 염소 화합물에 대한 총칭. 화학적으로 안정되고 절연성이 뛰어나 절연유, 열매체, 가소제 따위로 널리 쓰였으나 강한 독성과 심각한 환경 오염 때문에 생산이 금지되고 있다.

■ 양식 생선은 일반적으로 항생제, 살충제, 색소를 사용해야 하는 지나치게 비좁은 공간에서 사육되므로 피해야 한다.

유제품 줄이기

젖소에서 나온 우유는 일부 재림교인들을 제외하고는 블루존 식단에서 큰 비중을 차지하지 않는다. 우유에 대한 부정적인 주장은 주로 지방과 설탕 함량이 높다는 점에 초점을 맞추고 있다. 책임 있는 의학을 위한 의사 위원회Physicians Committee for Responsible Medicine의 창립자이자 회장인 닐 버나드Neal Barnard는 전체 우유 칼로리의 49%와 치즈 칼

사회적 관계 체크리스트

건강한 행동은 감기만큼이나 전염성이 강하다. 장수에 가장 큰 도움이 되는 사회적 관계의 일원이 되기 위한 몇 가지 방법을 소개하고자 한다.

■ 친구들이 담배를 피우는가?
■ 그들은 좋지 않은 습관으로 인해 과체중인가?
■ 그들은 하루에 두 잔 이상 술을 마시는가?
■ 그들은 정크푸드와 가공하지 않은 음식 중 무엇을 선호하는가?
■ 그들은 낙천적인 편인가, 아니면 불평하기를 좋아하는 편인가?
■ 그들은 TV를 보는 것과 야외에서 활동적인 일을 하는 것 중 어느 것을 더 재미있다고 생각하는가?
■ 그들에게는 세상에 대한 호기심이 많은가?
■ 그들과 함께 있으면 기분이 좋아지는가?

오래된 친구를 버리라고 말하지는 않겠지만, 건강한 새 친구와 더 많은 시간을 보내는 것을 권장하고 싶다.

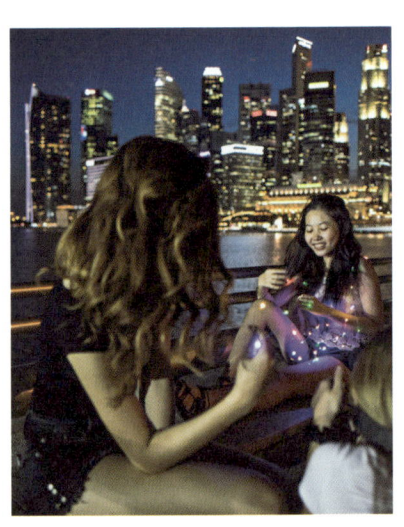

로리의 약 70%가 지방에서 비롯되며, 이 지방의 대부분은 포화 지방이라고 지적했다. 탈지 우유의 칼로리 중 약 55%는 유당 설탕에서 비롯된다. 유당을 소화하는 데 어려움을 겪는 사람의 비율은 60%에 달한다(때에 따라 본인도 이 사실을 모르기도 한다). 산양유와 양유는 이카리아와 사르데냐 블루존에서 먹는다.

산양유와 양유가 사람들을 더 건강하게 만드는 것인지, 아니면 사람들이 산양처럼 언덕이 많은 지형을 오르내리기 때문에 건강한 것인지에 대해서는 알 수 없다. 하지만 흥미롭게도 대부분의 경우 산양유를 액체가 아닌 요거트, 신 우유 또는 치즈처럼 발효된 형태로 먹는다. 산양유에는 유당이 함유되어 있지만, 유당 소화를 돕는 효소인 락타아제 또한 포함되어 있다.

실천 방법 :

- 유제품 대용으로 무가당 두유, 코코넛 또는 아몬드 우유를 마시자. 대부분 일반 우유만큼 단백질이 풍부하다.

- 풀을 먹여 키운 산양유나 양유로 만든 치즈로 욕구를 달래자. 사르데냐 페코리노 사르도[2]나 그리스 페타 치즈를 먹자. 둘 다 맛이 진해서 소량만 넣어도 음식에 풍미를 더할 수 있다.

- 소량의 양유나 산양유 제품, 특히 설탕을 첨가하지 않은 전지방 자연 발효 요거트는 괜찮다.

---

2 이탈리아 사르데냐 지역의 양치즈로 전 세계 이탈리아 레스토랑에서 사용하는 치즈

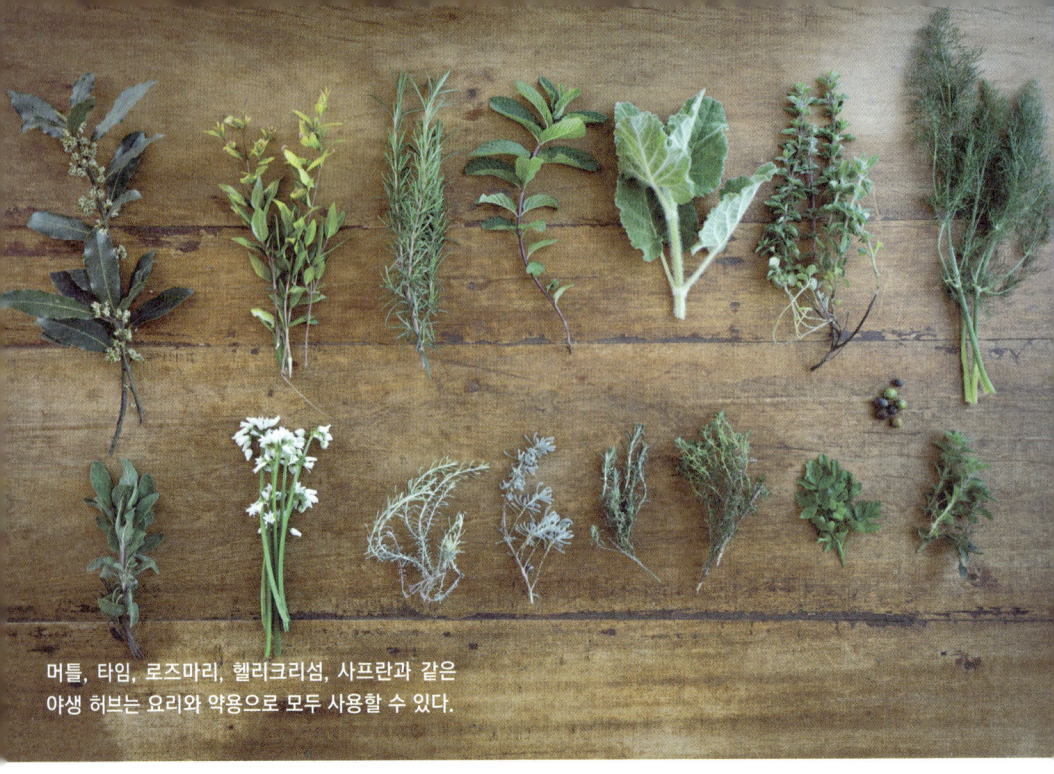

머틀, 타임, 로즈마리, 헬리크리섬, 사프란과 같은 야생 허브는 요리와 약용으로 모두 사용할 수 있다.

달걀 섭취 줄이기

블루존에 속한 사람들은 계란을 일부 섭취하지만, 권장하지 않는다. 계란 섭취는 남성의 전립선암 발병률 증가와 여성의 신장 질환 악화와 관련이 있는 것으로 알려져 있다. 심장이나 순환계 문제가 있는 일부 사람들은 계란 섭취를 피하기도 한다. 다시 말하지만, 계란은 장수를 위해 꼭 필요한 음식이 아니다. 또한 당뇨병이 있는 사람은 달걀 노른자 섭취에 주의해야 한다.

실천 방법 :

- 달걀을 꼭 사야 한다면 닭장에 가두지 않고 방목한 닭이 낳은 유기농 달걀만 구입하자.

- 달걀 대신 과일이나 통곡물 죽, 또는 빵과 같은 식물성 식품을 먹어라.

- 베이킹할 때 사과 소스 1/4컵, 으깬 감자 1/4컵 또는 작은 바나나를 달걀 1개 대신 사용할 수 있다.

일일 콩 섭취량

콩은 블루존에서 최고의 식품으로 통한다. 이 지역 사람들은 평균적으로 미국인보다 4배 이상 많은 콩을 먹는다. 니코야에서는 검은콩을 주로 먹는다. 지중해에서는 렌틸콩, 가르반조 콩 garbanzo beans, 흰콩을 선호한다. 오키나와에서는 대두를 먹는다.

콩은 완벽한 슈퍼푸드이기 때문에 매일 적어도 한 컵의 익힌 콩을 섭취하는 것이 좋다. 콩은 평균적으로 단백질 21%, 복합 탄수화물 77%(흰 밀가루와 같은 정제 탄수화물에서 얻는 급격

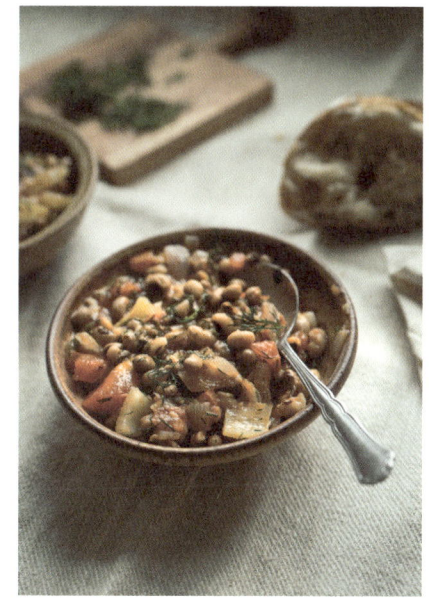

검은 강낭콩, 양파, 회향, 토마토가 들어간 이카리아식 스튜는 댄이 가장 좋아하는 요리 중 하나다.

한 에너지 상승이 아닌 느리고 꾸준한 에너지를 제공)로 구성되어 있으며 지방은 소량만 함유되어 있다. 또한 콩은 훌륭한 섬유질 공급원이다. 콩은 저렴하고 식감이 다양하며 지구상의 어떤 식품보다 그램당 영양소가 풍부하게 함유되어 있다. 또한 콩은 든든하고 포만감을 주기 때문에 식단에서 덜 건강한 식품을 밀어낼 가능성이 높다.

실천 방법 :

- 식료품 저장고에 다양한 종류의 콩을 보관하라. 마른 콩이 가장 저렴하지만 조리할 때는 통조림 콩[3]을 사용하는 것이 더 빠르다.

- 즐겨 먹는 콩 요리 한 가지를 만들어 보자.

- 샐러드 위에 익힌 콩을 뿌려서 더 풍성한 샐러드를 만들어 보자. 후무스나 검은콩 케이크를 샐러드에 곁들여 보라.

설탕 줄이기

1970년에서 2000년 사이에 미국 식품 공급에 첨가된 설탕의 양은 25% 증가했다. 탄산음료, 요거트, 소스에 섞여 교묘하게 숨어 있는 설탕을 합치면 한 사람당 매일 약 22티스푼의 설탕을 섭취하는 셈이다. 설탕을 너무 많이 섭취하면 면역 체계가 저해되는 것으로 나타났다. 또한 인슐린 수치를 급상승시켜 당뇨병과 생식력 저하를 유발할 뿐만 아니라 살이 찌고 수명이 단축될 수 있다.

블루존에 속한 사람들은 습관이나 우연이 아니라 계획적으로 설탕

---

3 역자 : 통조림은 캔에서 중금속과 화학성분이 나올 수 있어 추천하지 않음

을 섭취한다. 이들은 과일, 채소, 심지어 우유에서 발견되는 천연 당분을 미국인과 거의 같은 수준으로 섭취한다. 하지만 첨가당 섭취량은 극히 일부분, 즉 하루에 7티스푼을 넘지 않는다.

우리의 조언은 다음과 같다. 단 음식을 꼭 먹어야 한다면 쿠키, 사탕, 베이커리 제품은 특별한 날을 위해 아껴두며 식사의 일부로 먹는 것이 좋다. 커피, 차 및 기타 음식에 첨가되는 설탕은 하루에 4티스푼 이하로 제한하라. 상위 5개 성분 중 설탕이 들어 있는 제품은 구매하지 않는 것이 좋다.

실천 방법 :

- 단 것이 먹고 싶을 때는 꿀을 이용하자. 꿀은 숟가락으로 떠먹기 어

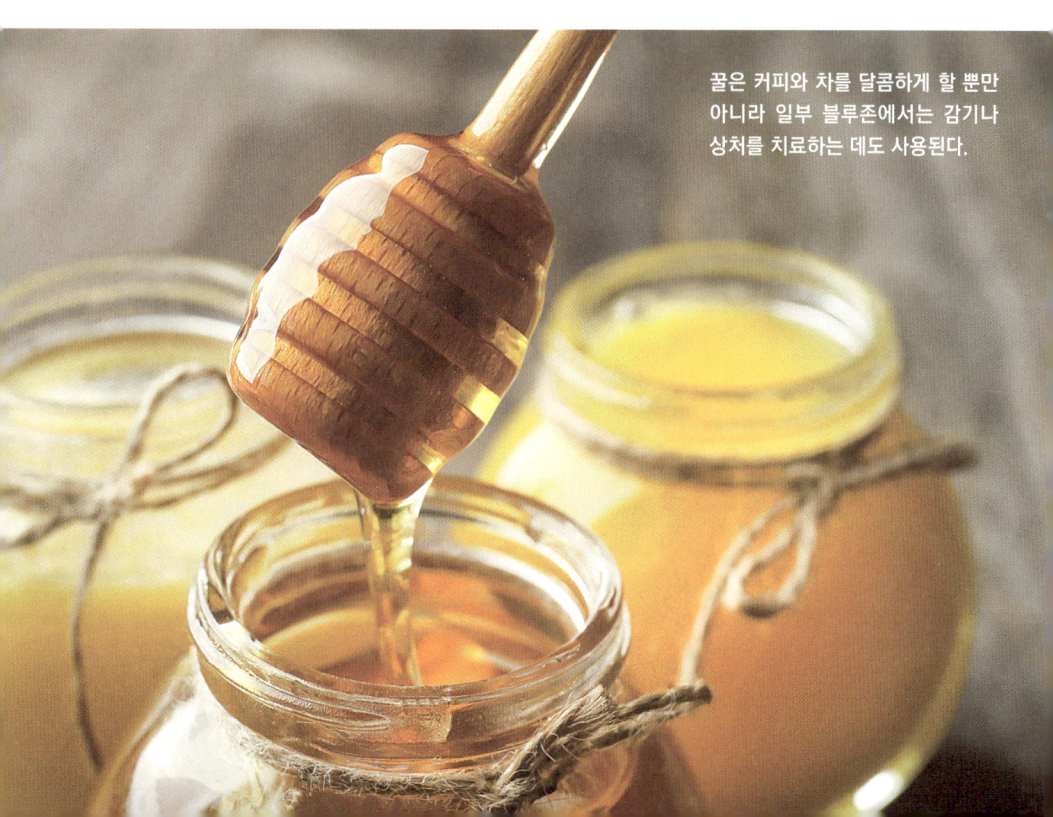

꿀은 커피와 차를 달콤하게 할 뿐만 아니라 일부 블루존에서는 감기나 상처를 치료하는 데도 사용된다.

렵고 차가운 액체에는 잘 녹지 않으므로 덜 먹게 되는 경향이 있다.

■ 설탕이 첨가된 탄산음료, 차, 과일 음료는 피하고 대신 탄산수를 마시자.

■ 디저트나 간식은 100kcal로 제한하자. 하루 1회 제공량 이하로 섭취해야 한다.

■ 달콤한 간식으로는 과일을 먹어라.

■ 설탕이 첨가된 가공식품, 특히 소스, 샐러드 드레싱, 케첩에 주의하라.

■ 저지방 제품을 주의하라. 일부 저지방 요거트는 청량음료보다 그램당 당분 함량이 더 높다.

견과류를 간식으로 먹기

재림교인 건강 연구-2에 따르면 견과류를 섭취하는 사람은 그렇지 않은 사람보다 평균 2~3년 더 오래 사는 것으로 나타났다. 사르데냐와 이카리아에서는 아몬드를 좋아했으며, 니코야에서는 피스타치오를 선호했다. 재림교인들은 모든 종류의 견과류를 좋아했다.

하루에 두 줌 정도의 견과류를 섭취하는 것이 좋다. 최적의 조합은 아몬드(비타민 E와 마그네슘이 풍부), 땅콩[4](단백질과 비타민 B군인 엽산이 풍부), 브라질넛(전립선암 예방에 효과적인 것으로 알려진 미네랄인 셀레늄이 풍부), 캐슈넛(마그네슘이 풍부), 호두(식물성 식품에서 유일하게 오메가-3 지방인 알파 리놀렌산이 풍부)를 함께 섭취하는 것이다. 호두, 땅콩, 아몬드

---

4 역자 : 땅콩은 곰팡이 오염이 쉬운 콩과식물로 견과류가 아니다. 곰팡이 독소인 아플라톡신으로 인해 염증이나 질병이 있는 사람들은 주의해야 한다. 음식 치료를 하는 자연의학분야 전문가들은 땅콩을 배제한다.

는 콜레스테롤을 낮추는 데 가장 효과적인 견과류다.

실천 방법 :

■ 아침이나 오후 간식으로 견과류를 사무실에 두자. 여행이나 자동차 여행 시 적은 양의 꾸러미로 가져가자.

■ 샐러드나 수프에 견과류나 기타 씨앗류를 첨가해 보라.

■ 아몬드, 땅콩, 브라질넛, 캐슈넛, 호두 등 다양한 견과류를 비축하라.

■ 일반 식사에 견과류를 단백질 공급원으로 포함시키자.

■ 전반적인 혈당 부하를 줄이기 위해 식사 전에 견과류를 섭취하자.

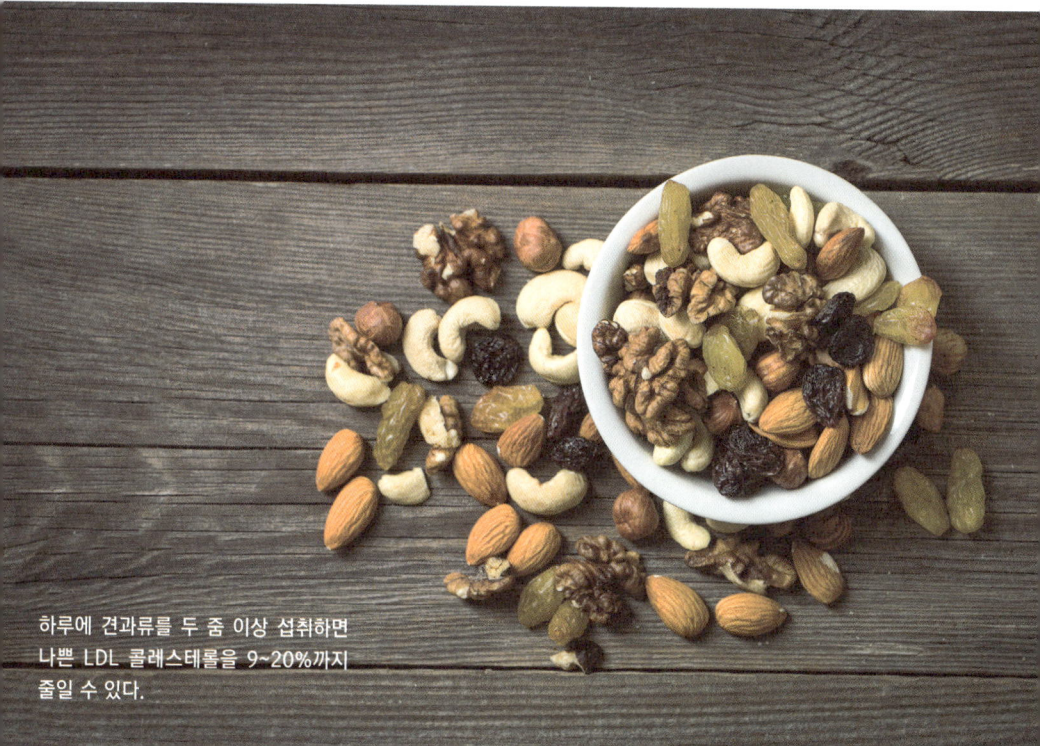

하루에 견과류를 두 줌 이상 섭취하면 나쁜 LDL 콜레스테롤을 9~20%까지 줄일 수 있다.

발효 빵 선택하기

블루존 빵은 대부분의 미국인이 구입하는 빵과는 다르다. 시중에서 판매되는 빵은 표백된 흰 밀가루로 만드는 경우가 많은데, 이는 혈당을 빠르게 상승시켜 인슐린 수치를 급상승시킨다. 하지만 블루존의 빵은 통곡물 또는 사워도우로 만들어지며, 각각 고유의 건강에 좋은 특성을 가지고 있다.

이카리아와 사르데냐에서는 밀, 호밀, 보리 등 다양한 통곡물로 빵을 만들며, 각 통곡물에는 아미노산인 트립토판과 미네랄인 셀레늄, 마그네슘 등 다양한 영양소가 풍부하게 함유되어 있다. 통곡물은 또한 가장 일반적으로 사용되는 밀가루보다 식이섬유 함량이 높다.

일부 전통적인 블루존 빵은 유산균이라는 자연 발생 박테리아로 만들어지는데, 이 박테리아는 전분과 글루텐을 소화하면서 빵을 부풀게 한다. 이 과정에서 사워도우의 '신맛'인 산이 생성되기도 한다. 그 결과 '글루텐 프리'라고 표시된 빵보다 글루텐 함량이 훨씬 적고, 다른 종류의 빵보다 유통기한이 길며, 대부분의 사람들이 좋아하는 기분 좋은 신맛을 내는 빵이 탄생한다. 전통적인 사워도우 빵은 실제로 식사의 혈당 부하를 낮추어 전체 식사를 더 건강하게 만들고, 서서히 연소되며, 소화가 잘되고, 췌장에 부담이 적고, 칼로리를 지방으로 저장하지 않으면서 에너지로 사용할 가능성이 더 높다. 그래서 사워도우 또는 통곡물 빵만 섭취할 것을 권장한다.

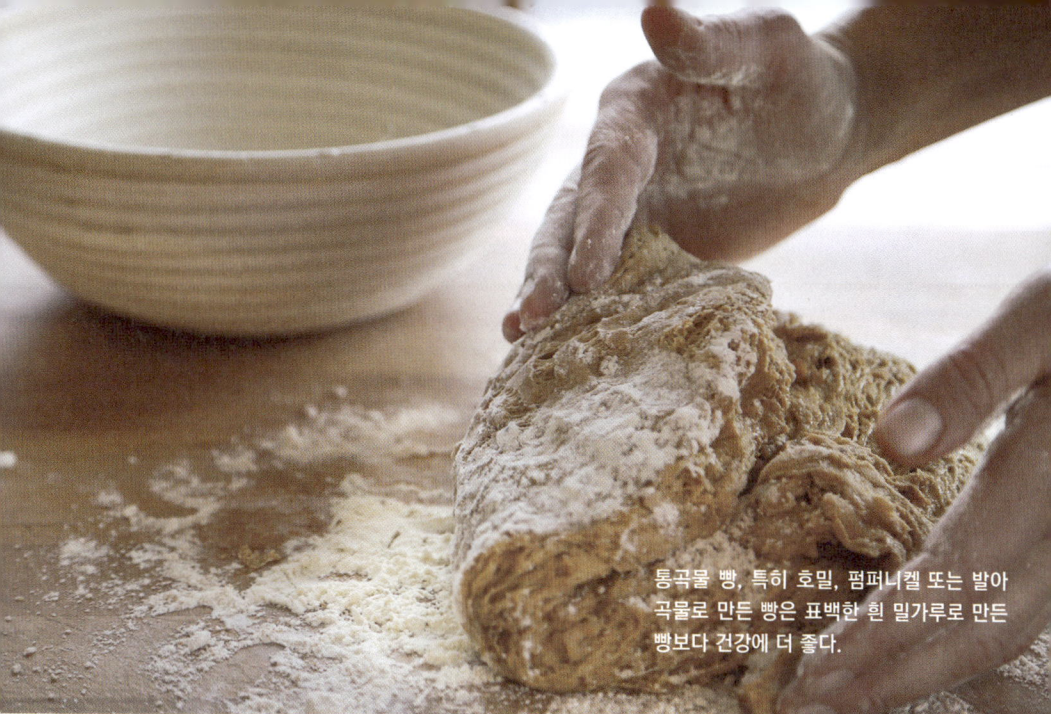

통곡물 빵, 특히 호밀, 펌퍼니켈 또는 발아 곡물로 만든 빵은 표백한 흰 밀가루로 만든 빵보다 건강에 더 좋다.

실천 방법 :

- 사워도우 빵을 직접 만들어 보자. 내셔널 지오그래픽의 동료 작가인 에드 우드Ed Wood가 sourdo.com에서 사워도우 빵을 처음 만드는 사람들에게 대한 조언을 제공한다.

- 영양가가 가장 높은 식품 중 하나인 발아 곡물 빵을 만들어 보자.

- 통밀보다는 호밀빵이나 펌퍼니켈[5]을 선택하라. 호밀 가루가 첫 번째 재료로 표시된 빵을 찾으면 된다. 대부분의 슈퍼마켓 빵은 진정한 호밀빵이 아니다.

- 기본적으로 공 모양으로 뭉칠 수 있는 종류의 빵은 피하는 것이 좋다.

---

5 독일에서 먹는 호밀로 만든 진한 흑빵

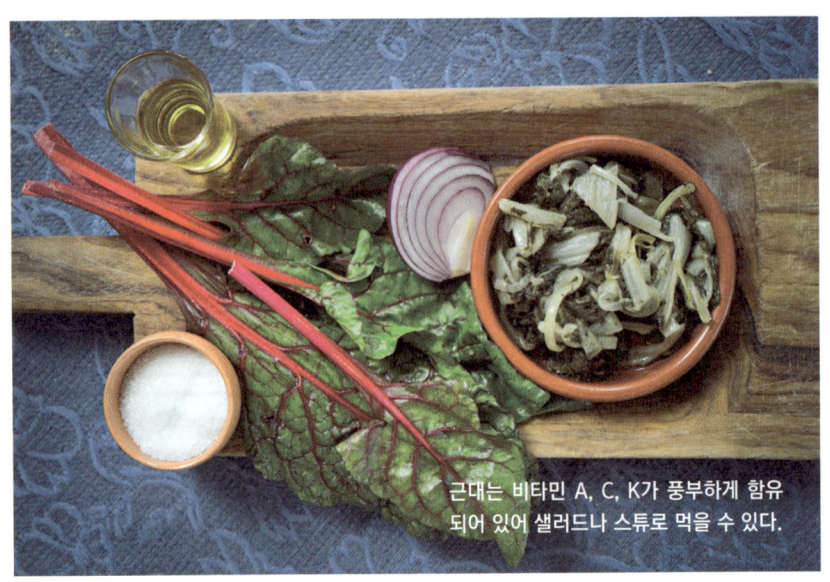

근대는 비타민 A, C, K가 풍부하게 함유되어 있어 샐러드나 스튜로 먹을 수 있다.

통째로 먹기

'전체 식품whole food'의 올바른 정의는 날 것으로 조리하거나 분쇄 또는 발효한 단일 재료로 만든 식품으로, 가공이 많이 되지 않은 식품이다. 예를 들어 두부는 최소한의 가공을 거친 반면 치즈맛 콘퍼프[6]는 고도의 가공을 거친 식품이다.

블루존에 사는 사람들은 음식을 통째로 먹는다. 달걀 흰자 오믈렛을 만들기 위해 노른자를 버리거나 요거트에서 지방을 걸러내거나 과일에서 섬유질이 풍부한 과육을 즙으로 짜내지 않는다. 또한 음식의 영양 성분을 바꾸기 위해 다른 성분을 농축하거나 추가하지 않는다. 비타민

---

6 corn puff, 옥수수를 부풀려 만든 스낵

이나 기타 보충제를 섭취하는 대신 영양이 풍부하고 섬유질이 풍부한 '전체 식품'을 통해 필요한 모든 영양소를 섭취한다.

블루존 요리는 일반적으로 6가지 정도의 재료로 구성된다. 블루존에서 백세인들이 소비하는 거의 모든 식품은 집에서 반경 16km 이내에서 재배된다. 이들은 생과일과 생채소를 먹고 통곡물을 직접 갈아서 천천히 조리한다. 두부, 사워도우 빵, 와인, 절인 채소 등 발효를 통해 영양소를 체내에서 이용 가능한 상태로 만드는 고대의 방법을 사용한다. 그리고 인공 방부제를 거의 섭취하지 않는다.

심장을 보호하고 암을 예방하며 산화 스트레스를 낮추는 데 도움이 되는 것으로 알려진 브로콜리, 양배추, 콜리플라워와 같은 채소를 추가하여 통째로 먹는 식단을 완성해보자. 올리브오일로 요리를 마무리하라. 허브와 향신료로 음식을 보완하라. 식이섬유를 위해 콩을 넣는 것을 잊지 말자. 마지막으로 레드 와인과 함께 식사를 즐기면 된다.

식물성 식품 조합

식단에서 식물성 요리의 비율을 높이고자 하는 경우, 건강을 유지하는 데 필요한 모든 아미노산, 섬유질 및 기타 영양소를 공급하기 위해 다음과 같은 식품 조합을 시도해 보자.

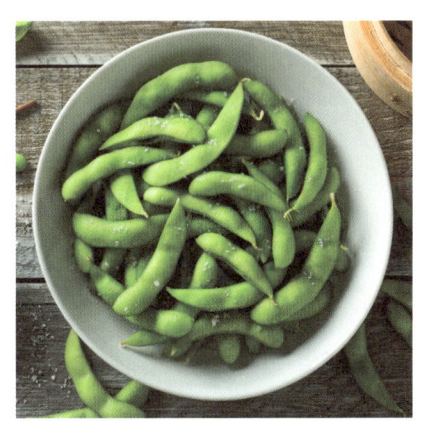

- 다진 붉은 고추와 익힌 콜리플라워
- 당근과 리마콩
- 겨자 잎과 병아리콩
- 천연 땅콩버터와 통밀 빵
- 현미와 완두콩
- 단단한 두부 및 메밀 국수

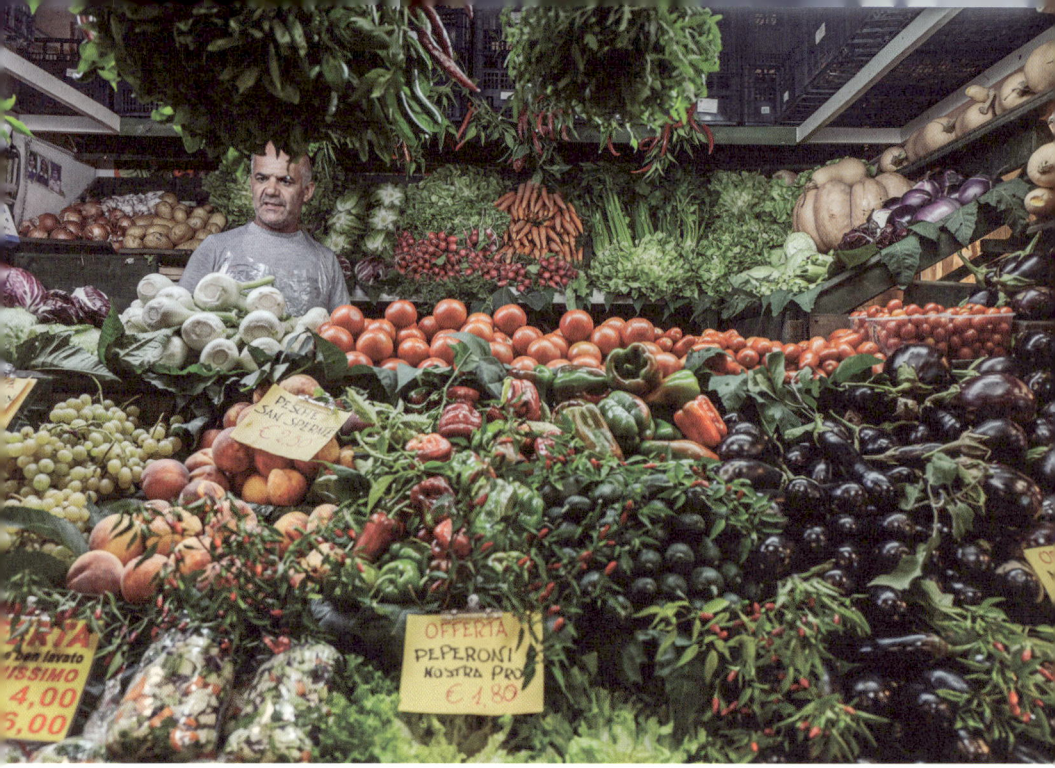

사르데냐의 도시 칼리아리Cagliari에 있는 산 베네데토San Benedetto 시장에 과일과 채소가 높이 쌓여 있다.

실천 방법 :

■ 공장에서 만든 식품을 피하자.

■ 플라스틱으로 포장된 식품은 피하자.

■ 미리 만들어져 있거나 바로 먹을 수 있는 음식은 피하자.

■ 가까운 농산물 직거래 장터나 지역 공동체가 지원하는 농장에서 식품을 구입하라.

■ 매일 세 가지 이상의 블루존 식품을 섭취하라. 여기에는 모든 종류의 콩·시금치·케일·근대·비트 윗부분·회향 잎 등의 채소, 고구마, 견과류, 유기농 엑스트라 버진 올리브오일, 통귀리를 썰어 넣고 오랜 시간 잔불로 조리한 아일랜드산 스틸컷 오트밀 같은 슬로우 쿠킹 푸드, 수프에 넣거나 따뜻한 시리얼로 먹거나 빵에 갈아서 먹는 보리, 과일, 녹차와 허브차, 강황을 향신료나 차로 먹는 것 등이 포함된다.

물 마시기

블루존의 사람들은 극소수의 예외를 제외하고 대부분 커피, 차, 물 또는 와인을 마신다. 그게 전부다. 탄산음료는 이들에게 생소한 음료다. 장수하는 사람들이 가장 즐겨 마시는 음료는 홍차, 녹차, 허브차 등 차 종류다.

이카리아 사람들은 종종 야생 허브로 차를 끓이는데, 이 허브에는 특별한 효능이 있을 수 있다. 야생 민트는 치은염과 궤양 예방에, 로즈마리는 통풍 치료에, 쑥은 혈액 순환을 개선하는 데 사용된다. 내가 이카리아에 있을 때 허브차 샘플을 실험실에 보내 테스트를 해 본 결과, 모두 가벼운 이뇨제 기능 외에도 항산화 성분이 있다는 것으로 나타났다. 따라서 허브차에는 강력한 항산화 성분이 함유되어 있을 뿐만 아니라 체내 노폐물을 배출하고 혈압을 약간 낮추는 데도 도움이 될 수 있다.

한편 재림교에서는 매일 7잔의 물을 마실 것을 권장한다. 이들은 수분을 섭취하면 혈류가 원활해지고 혈전 발생 가능성이 줄어든다는 연구 결과를 근거로 제시한다. 사르데냐와 이카리아 그리고 니코야의 사람은

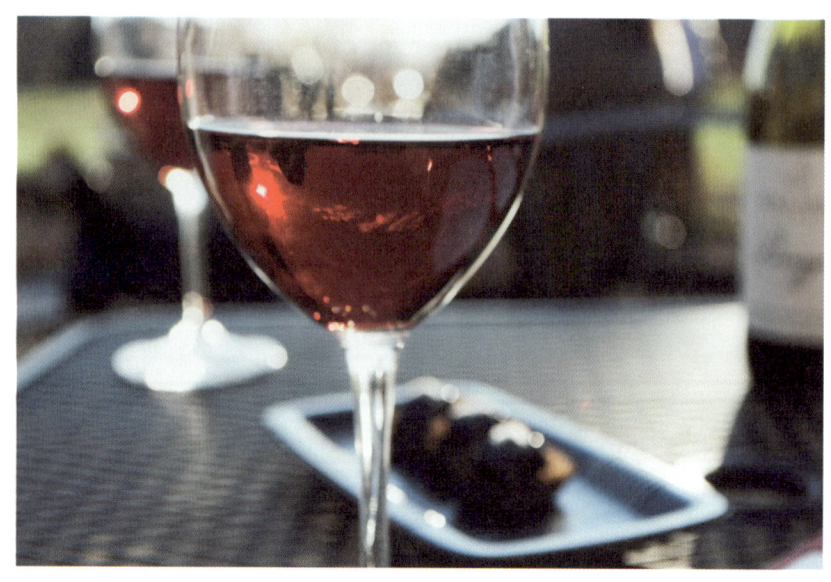

레드와인을 적당히 마시는 사람은 그렇지 않은
사람보다 오래 사는 경향이 있다.

모두 커피를 많이 마신다. 커피를 마시는 것이 치매 및 파킨슨병 발병률 감소와 관련이 있다는 연구 결과도 있다. 대부분의 블루존 지역 사람들은 하루에 1~3잔의 레드와인을 식사와 함께 또는 친구들과 함께 마시는 경우가 많다.

가장 중요한 것은 탄산음료(다이어트 탄산음료 포함)를 절대 마시지 않는 것이다. 탄산음료는 미국인 설탕 섭취량의 약 절반을 차지한다. 대신 로즈마리, 오레가노oregano, 민트, 세이지 또는 허브 등 좋아하는 차를 찾아보라. 허브차를 매일 마셔보는 것을 추천한다.

실천 방법 :

- 사무실이나 침대 옆에 물이 가득 채워진 물병을 두자.

- 커피 한 잔으로 하루를 시작하자. 카페인이 수면을 방해할 수 있으므로 늦은 오후 이후에는 커피를 피하는 것이 좋다.

- 하루 종일 녹차를 마시자. 녹차에는 보통 커피보다 약 25% 많은 카페인이 함유되어 있다.

- 로즈마리, 오레가노, 세이지 등 다양한 허브차를 마시자.

- 꿀로 차를 살짝 달게 만들면 좋다. 더운 날씨에는 피처에 담아 냉장고에 보관하자.

- 탄산음료는 절대 집에 들이지 말자.

음식에 감사하고 즐기기

블루존 방식으로 음식을 먹는 것이 낯설게 느껴질 수 있다. 하지만 이를 제한이나 제약처럼 느낄 필요는 없다. 스스로를 억압하지 말아야 한다. 맛있는 식사를 즐기고 가끔은 마음껏 축하하는 시간을 가져보라.

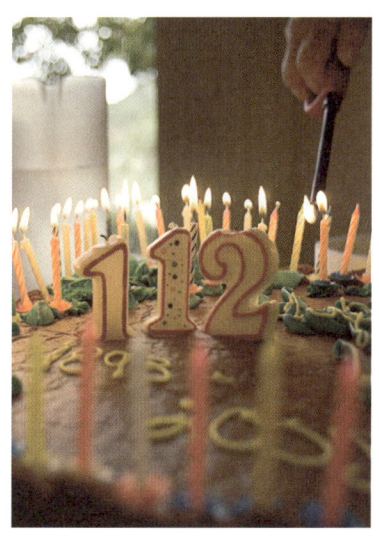

- 일주일 중 하루를 골라 좋아하는 음식을 마음껏 즐길 수 있는 기념일로 정하라.
- 가족모임이나 휴일에는 자유롭게 즐겨도 좋다. 명절에 먹는 파이 한 조각이나 생일 케이크 한 조각이 행복하게 느껴진다면 이를 포기하지는 말자.

핵심은 삶을 즐기는 것과 건강한 삶을 만들어가는 것 사이에서 고통 없이 행복하게 균형을 찾는 것이다.

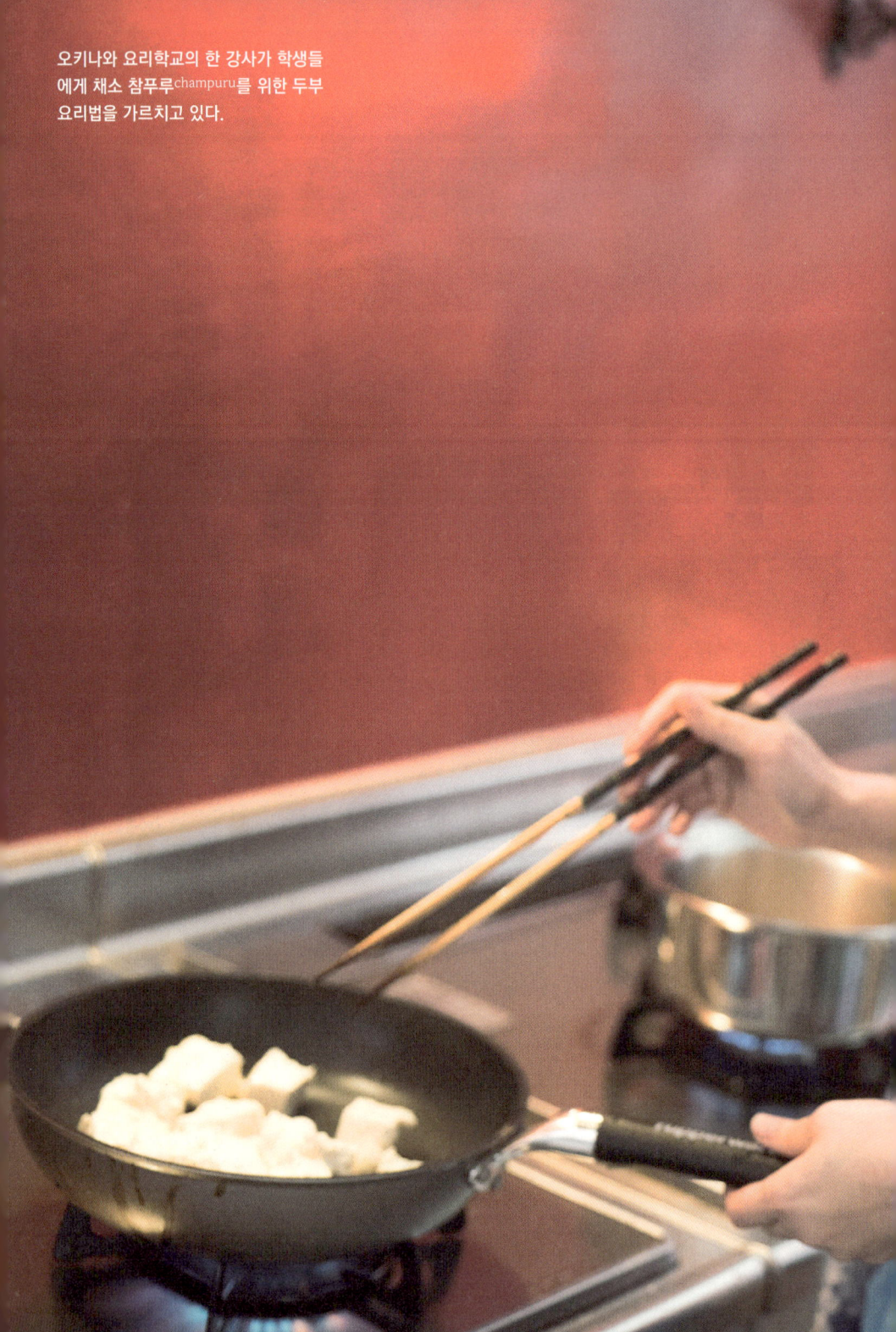

오키나와 요리학교의 한 강사가 학생들에게 채소 참푸루champuru를 위한 두부 요리법을 가르치고 있다.

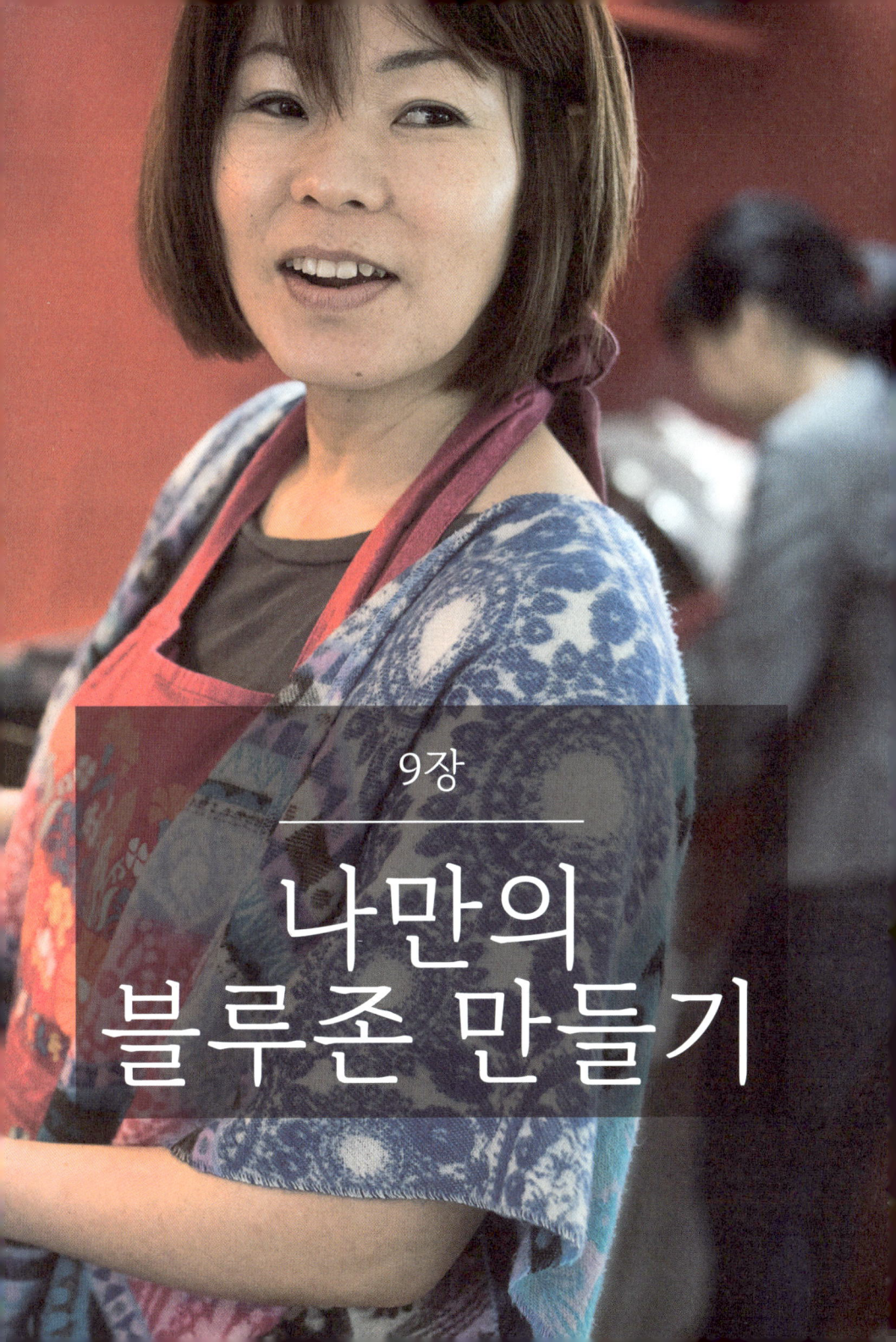

9장

나만의 블루존 만들기

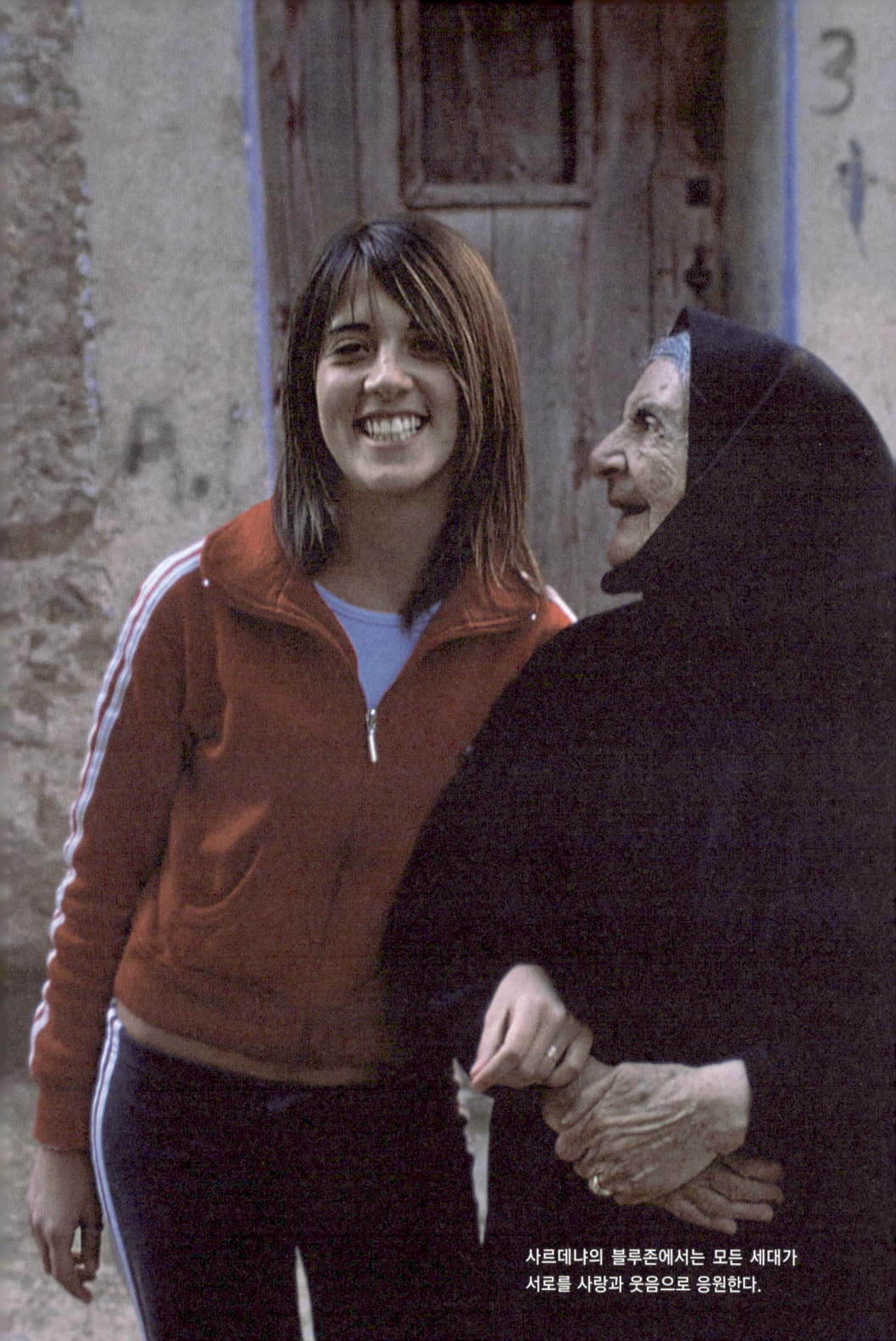

사르데냐의 블루존에서는 모든 세대가 서로를 사랑과 웃음으로 응원한다.

주변 환경 디자인하기

난 몇 년 전 깨달음을 얻었다. 세계의 블루존 중 한 곳을 방문한 후, 그곳에서 백세인들을 만났는데 이들은 100세까지 살려고 노력한 사람이 아무도 없다는 사실이다. 중년의 나이에 자신의 삶을 돌아보며 "더 오래, 더 건강하게 살기 위해 새로운 식단을 짜고 운동을 시작하고 보충제를 먹어야겠다."고 말한 사람은 한 명도 없었다.

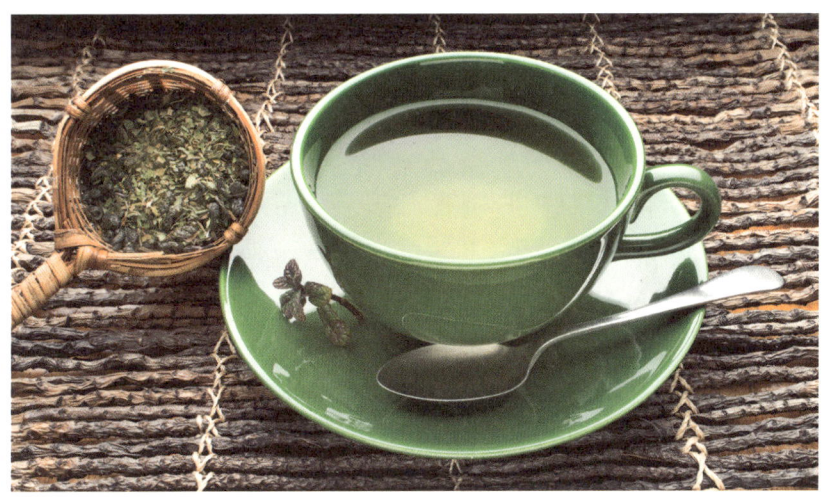

블루존에 사는 사람들은 모두 차를 마신다.
오키나와 사람들은 하루 종일 녹차를 마신다.

그들은 그저 장수하게 된 것이다. 이로 인해 나의 생각은 송두리째 바뀌었다. 나는 세계에서 가장 오래 사는 사람들이 특정한 식단 계획을 따르거나 엄청난 절제력을 가진 것도 아니며, 건강에 대해 더 큰 책임감을 가지고 있는 것도 아니라는 사실을 깨달았다. 장수는 거의 자연스럽게 이루어진 것이다. 수십 년 동안 무의식적으로 올바른 선택을 하고 잘못된 선택을 피하도록 도와주는 여러 자극들이 주변 환경에 스며들어 있었기 때문이다.

블루존의 도로는 자동차가 아닌 사람을 위해 만들어졌다. 친구의 집에 가거나, 직장에 가거나, 교회에 가거나, 외식을 하러 가는 것은 산책할 수 있는 기회이기도 하다. 사람들은 여전히 손으로 직접 옥수수를 갈고 빵을 반죽하며 정원을 가꾼다. 이들이 외로움을 느끼지 않는 이유는 외로울 새가 없기 때문이다. 며칠이 지나도록 마을 축제나 교회, 심지어 마을 카페에 나타나지 않으면 누군가는 그들을 찾아간다. 사람들은 문자, 페이스북, 스냅챗을 이용하는 대신 얼굴을 마주보고 이야기한다. 블루존 주민들은 목적의식도 가지고 있다. 10세부터 100세에 이르기까지 그들의 삶은

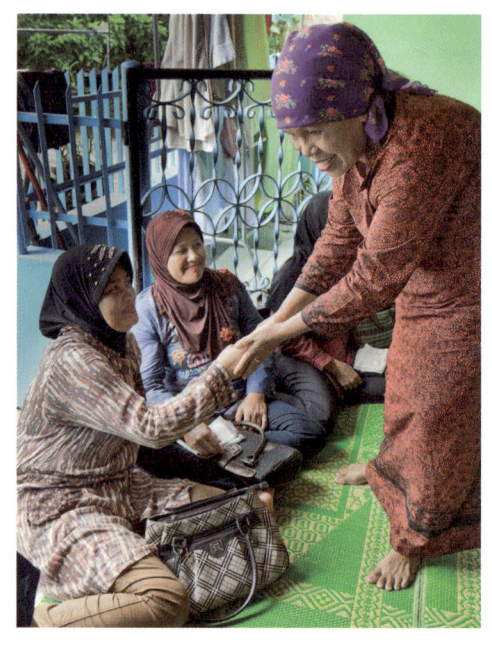

인도네시아의 한 가족 구성원이 일요일 정오 모임에서 서로 인사를 나누고 있다.

의미로 가득 차 있으며, 그 목적의 대상은 단순한 취미나 골프 같은 것이 아니다. 여기에는 지역사회와 가족과 다음 세대에 대한 책임감도 포함된다.

미국에서는 많은 사람들이 우리가 사는 방식, 소비하는 음식, 정신없이 바쁜 사회, 인간관계, 공동체 등에 뭔가 문제가 있다는 생각을 하게 되었다. 이러한 삶의 환경은 우리가 행복하거나 건강하지 못하게 하는 요인으로 작용하고 있다. 우리가 사는 집, 이웃, 학교, 직장, 거리, 마을에는 빨리 먹을 수 있고 칼로리가 높으며 영양이 부족한 음식들로 가득하다. 게다가 책상, 자동차, 소파에 앉아 보내는 생활은 건강한 삶보다 편리함을 추구하도록 설정되어 있다. 나만의 블루존을 만들려면 오랜 전통에서 발견된 건강과 장수에 도움이 되는 주변 환경들을 재설계해야 한다.

블루존에 사는 사람들은 하루 종일 자연스럽게 움직이고, 강력한 사회적 지원 시스템을 갖추고 있으며, 대부분 건강한 음식을 먹는데, 이는 환경이 매일 그렇게 하도록 만들기 때문이다. 메이요 클리닉Mayo Clinic의 과학자들은 서 있거나 걷기와 같은 간단한 동작을 늘리면 하루에

생활 반경

블루존 접근법은 우리가 삶의 90%를 보내는 집과 가까운 '생활 반경'에 초점이 맞춰져 있다. 이는 지역 사회를 더 강력하고 건강하게 만들기 위한 접근 방식이다.

- **건축 환경** : 도로와 교통수단, 공원, 공공장소를 개선한다.
- **지자체 정책 및 조례** : 활동을 장려하고 정크푸드 마케팅과 흡연을 억제한다.
- **식당, 학교, 식료품점, 종교 단체, 직장** : 사람들이 가장 많은 시간을 보내는 장소에 건강한 선택지를 마련한다.
- **소셜 네트워크** : 건강한 습관을 장려하는 소셜 그룹을 만들고 활성화한다.
- **주거 환경** : 사람들이 덜 먹고 더 많이 움직이도록 유도하는 집을 설계한다.
- **마음가짐** : 사람들이 스트레스를 줄이고, 삶의 목적을 찾고, 지역사회에 환원하도록 장려한다.

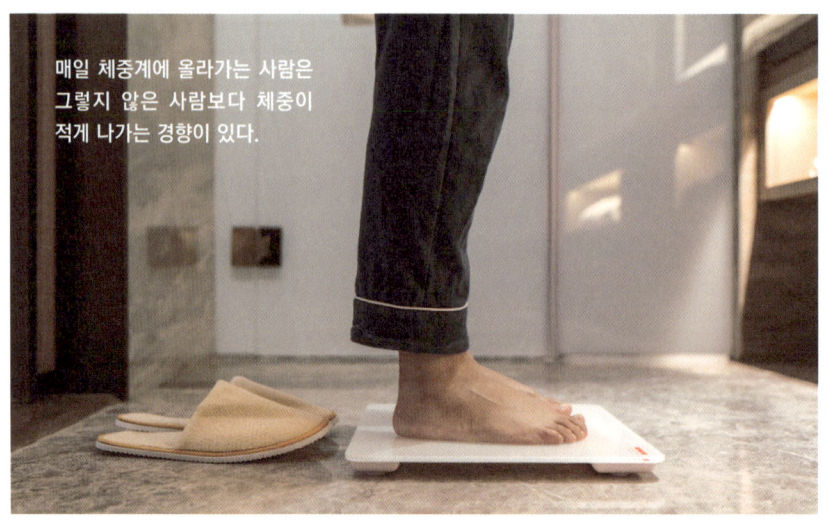

매일 체중계에 올라가는 사람은 그렇지 않은 사람보다 체중이 적게 나가는 경향이 있다.

350cal를 추가로 소모할 수 있다고 추정했다. 집안 환경을 개선하면 하루에 150cal를 추가로 소모할 수 있으며, 이는 1년에 최대 2.7kg까지 체중을 감량할 수 있다고 한다.

 이러한 혜택을 미국인에게 제공하기 위해 우리는 미국 전역의 72개 이상의 도시와 주에서 '가장 큰 규모의 건강한 생활 습관 만들기 프로젝트'라고 불리는 지역사회 개선 프로젝트를 시작했다. 우리는 사람들이 더 건강해지기 위해 고민할 필요가 없도록 마을 전체를 개선하는 데 도움을 주었다. 우리는 사람들이 자신이 먹는 음식, 하루를 보내는 방식, 함께 시간을 함께 보내는 사람들을 사랑하기를 원했다. 우리는 사람들이 작은 변화에서부터 시작해 자신의 삶이 점점 나아지고 있다는 느낌을 받기를 원했다. 집에서 블루존 아이디어를 작은 규모로 받아들이는 것부터 시작하든, 아니면 이웃·마을·도시 전체를 변화시키는 데 영감을 받든 말이다.

이 장에서는 작은 노력과 자연스러운 변화를 통해 항상 쉽게 건강한 선택을 할 수 있는 환경을 만드는 방법에 대해 알아볼 것이다.

집 꾸미기

집의 디자인과 일상 속 이동 경로에 대한 간단한 결정이 건강과 장수에 영향을 미친다. 움직임이 많은 집에서 생활하면 더 많은 칼로리를 소모할 뿐만 아니라 신진대사가 더 빠르게 작동하게 된다. 이러한 자연스러운 움직임은 심장을 건강하게 하고 지방을 연소시키는 화학 작용을 일으켜 더 맑고 활기찬 기분을 만들어준다. 주방에서 침실, 마당, 지역사회에 이르기까지 나만의 블루존을 만들기 위해 지금 당장 실천할 수 있는 몇 가지 변화를 소개하겠다.

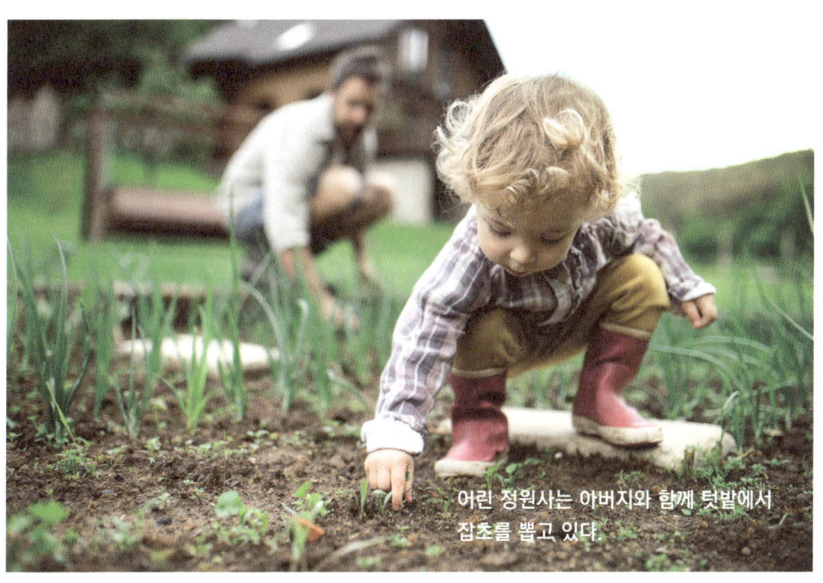

어린 정원사는 아버지와 함께 텃밭에서 잡초를 뽑고 있다.

■ **체중계를 눈에 잘 띄는 곳에 두고 매일 사용하라**

체중계가 없다면 저렴한 것이라도 구입하자. 2년 동안 매일 체중을 재는 사람은 2년 후 체중을 전혀 재지 않는 사람보다 최대 약 8kg이나 더 적게 나간다고 한다. 매일 체중을 측정하는 데 몇 초밖에 걸리지 않으며, 그 결과는 강력한 동기 부여가 될 수 있다.

■ **집에 TV를 한 대만 두자**

TV를 거실, 가급적이면 문이 달린 캐비닛에 두어라. 과식을 부추기고 신체 활동을 방해하는 시청 시간을 줄이도록 유도하는 것이 목표다. TV를 너무 많이 시청하는 사람은 과체중일 가능성이 높다. TV 시청은 실제로 신진대사를 낮추고, 활동성과 집중력을 떨어뜨리며, 광고를 통해 정크푸드를 먹도록 부추긴다. 침실에 TV가 있는 어린이는 비만이거나 비만이 될 가능성이 18% 더 높으며 성적은 낮다. 가장 행복한 사람들은 하루에 30~60분만 TV를 시청한다.

■ **전동 공구를 수동 공구로 대체하라**

삽질, 갈퀴질, 잔디 깎기 등은 건강하고 생산적인 야외 운동이며, 시간당 400cal를 소모할 수 있다. 실제로 잔디를 깎거나 낙엽을 긁어모으는 것은 역기를 드는 것과 거의 같은 칼로리를 소모된다. 가능하다면 직접 잔디 깎는 기계로 잔디를 깎고, 삽으로 눈을 치우고, 낙엽을 날리는 기계 대신 구식 갈퀴로 잔디밭의 나뭇잎을 걷어내자.

■ **직접 정원이나 식물을 가꾸고 관리하라**

블루존에서는 90대, 100대에도 정원을 가꾸는 사람들이 많다. 정원을 가꾸는 것은 블루존 활동의 본질이며 획기적인 행동이다. 씨앗을 심으면 앞으로 3~4개월 동안 식물에 물을 주고, 잡초를 뽑고, 수확을 하는 일이 함께 따라오게 된다. 또한 정원을 가꾸면서 저강도 운동, 햇빛을 통한 비타민 D, 신선한 채소와 허브를 얻을 수 있다. 식물에 물을 주는 것은 스트레칭이나 걷기와 거의 같은 칼로리를 소모한다. 연구에 따르면 식물을 가꾸는 것이 심리적, 생리적 스트레스도 줄여준다고 한다.

마당에 정원을 가꾸거나, 테라스에 컨테이너 정원을 만들거나, 창턱에 실내 허브 정원을 가꾸거나, 집 안에 실내 식물을 들여놓는 것을 추천한다. 관리하기 쉬운 실내 식물로는 스킨답서스golden pothos vine나 접란spider plant을 추천한다. 실내 식물은 공기를 정화하는 기능 외에도 식물을 키우는 사람의 건강에도 도움이 되는 것으로 밝혀졌다. 또한 식물은 평생 키울 수 있기 때문에 매일 돌보는 습관을 들일 수 있다.

카우타운의 부활

카우타운은 주로 목축업과 소 사육이 중심인 도시나 지역을 말한다. 2014년 미국 텍사스주 포트워스Fort Worth는 갤럽-셰어케어Gallup-Sharecare 지수의 전반적인 행복지수에서 미국 내 190개 지역사회 중 최하위권인 185위를 기록했다. 4년 후, 블루존 프로젝트

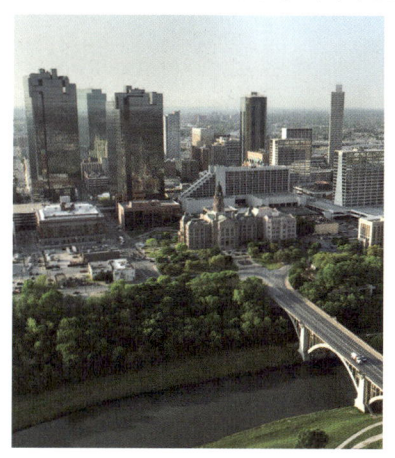

를 도입한 후 이 도시의 행복지수는 58위로 급상승했다. 그 비결은 무엇이었을까? 직장·학교·식당·식료품점·공원·거리 등 환경을 변화시켜 주민들이 건강한 행동을 하도록 유도한 결과, 포트워스의 흡연자 수는 31% 줄었고, 140 km에 달하는 새로운 자전거 도로와 산책로·인도·정원·직장에서 62% 더 많은 사람들이 활동적으로 지내고 있다. 아이들은 학교에서 달리기 동아리에 가입했고, 레스토랑들은 건강에 좋은 음식을 메뉴에 추가했으며, 슈퍼마켓에는 영양가 있는 식품을 판매하는 블루존 계산대가 생겼다.

■ 반려견을 가족으로 맞이하라

여러분과 가족이 개를 돌볼 준비가 되어 있다면 개를 입양하거나 구입하는 것을 고려해 보라. 반려동물은 훌륭한 동반자가 되어 여러분이 걷거나 뛰게 해준다. 개를 키우면 자연스럽게 일주일에 5시간 이상의 운동을 하게 된다는 연구 결과가 있다. 실제로 개를 키우는 사람은 키우지 않는 사람에 비해 건강 문제가 발생할 확률이 낮다는 연구 결과도 있다 (개를 산책시키지 않더라도 고양이와 다른 종류의 반려동물을 키우는 것도 건강상 이점이 있다는 연구 결과가 있다).

■ 자전거를 소유하라

자전거를 구입하거나 현재 소유하고 있는 자전거를 수리하여 사용하자. 자전거가 있다는 것만으로도 자전거를 타게 된다. 적당한 속도로 자전거를 타면 30분당 약 235cal가 소모된다. 반드시 좋은 헬멧을 구입하

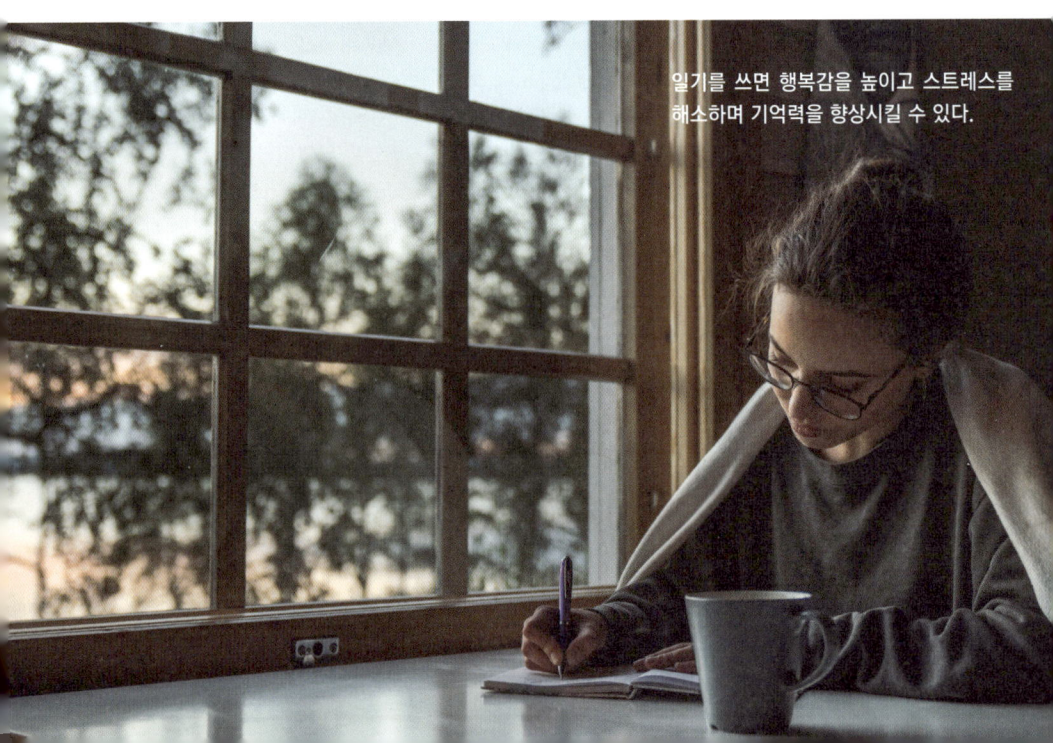

일기를 쓰면 행복감을 높이고 스트레스를 해소하며 기억력을 향상시킬 수 있다.

자. 자전거 헬멧을 착용하면 충돌 시 심각한 머리 부상 위험을 85%까지, 뇌 손상 위험을 88%까지 줄일 수 있다.

■ **운동화, 줄넘기, 요가 매트, 웨이트, 농구, 축구, 골프채, 롤러블레이드, 캠핑 용품, 러닝화 중 최소 4가지 이상을 소유하라**

집에 걷기 및 운동 장비를 구비하면 신체 활동을 장려할 수 있다. 해당 장비가 사용하기 쉬운지 확인하자. 롤러블레이드는 육상 허들을 뛰는 것보다 더 많은 칼로리를 소모하며, 캐치볼은 30분만 해도 100cal 이상을 소모한다.

■ **실내에 운동 공간 만들어라**

집 안에 운동할 수 있는 전용 공간이 있으면 더 편리하게 운동할 수 있다. 운동기구에 쉽게 접근 가능하고 운동기구가 눈에 잘 띄면 이를 사용할 가능성이 높아진다. 플로리다 대학교의 한 연구에 따르면 집에서 운동한 여성은 15개월 동안 약 11kg을 감량했고 그 몸무게를 유지한 것으로 나타났다. 집안에 운동 기구, 밸런스 볼, 요가 매트 등을 놓을 공간을 따로 마련해두는 것이 좋다.

■ **바닥에 쿠션을 놓자**

의자나 소파에 앉는 대신 바닥에 쿠션을 깔고 앉아 독서, 전화 통화, 휴식, 취미 생활, 가족 활동을 할 수 있는 공간을 마련하자. 오키나와 노인들은 하루에 수십 번씩 바닥에 앉았다 일어난다. 이를 통해 다리, 허리, 코어의 근육을 일상적으로 운동할 수 있다. 바닥에 앉으면 자세가 개선되고 전반적인 근력, 유연성 및 이동성이 향상된다. 의자 등받이 없이 몸을 지탱하면 자세가 개선되고 시간당 최대 130cal를 추가로 소모하는 데 도움이 될 수 있다.

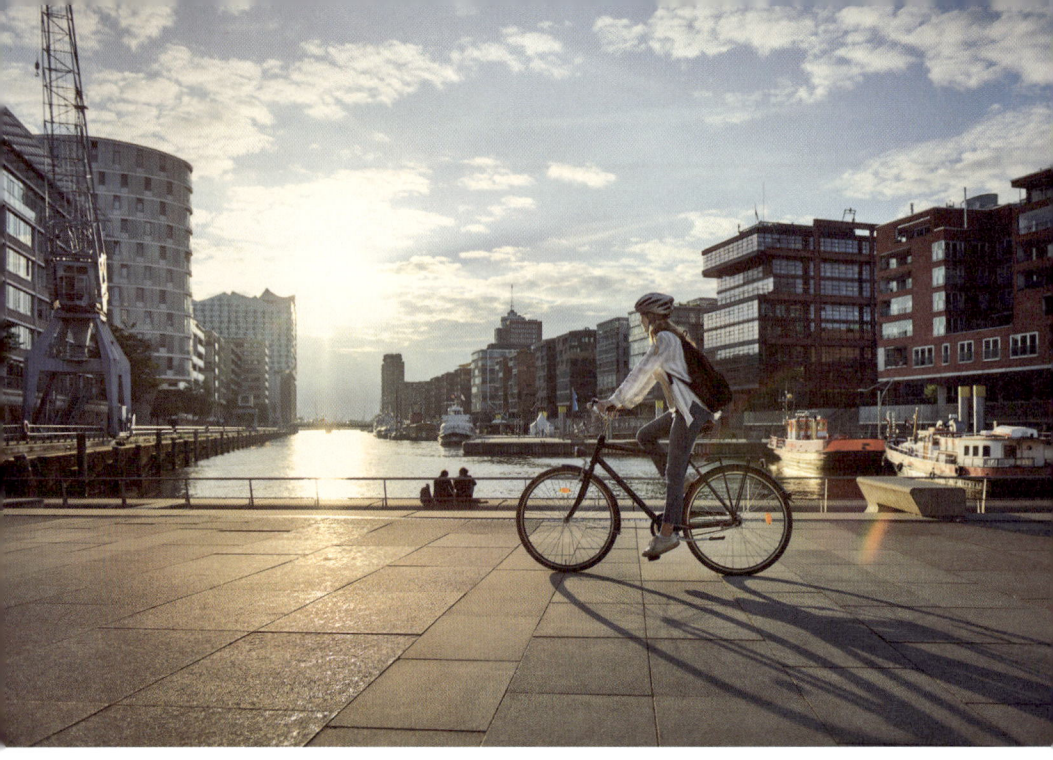

자전거를 타는 것은 활동량을 유지하면서 스트레스를 줄일 수 있는 좋은 방법이다.

■ 가족의 '자부심 제단' 또는 벽을 만들자

'자부심 제단'은 가족 사진, 기념품, 성취를 보여주는 물건이 있는 공간이다. 침실과 욕실 등 사람들의 이동이 잦은 곳에 이 공간을 마련하면 지나갈 때마다 자부심이 솟구치고 자신이 세상에 어떻게 자리를 잡았는지 상기할 수 있을 것이다. 자녀의 어릴 적 사진, 부모님이나 조부모님에 대한 추억, 휴가지 사진, 졸업장, 마음에 들었던 기사 등 어떤 것이든 상관없다.

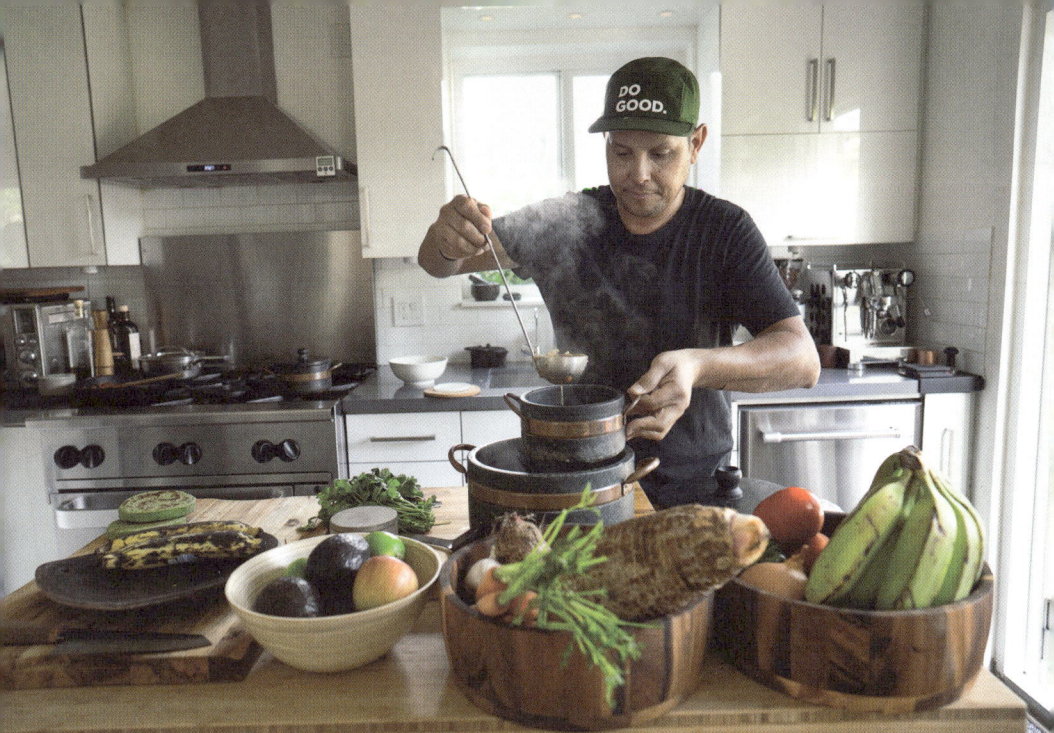

마이애미에서 활동하는 셰프 디에고 토소니Diego Tosoni는 집과 자신의 레스토랑인 러브 라이프 카페Love Life Cafe에서 비건 요리를 하고 있다.

■ 프로젝트 룸을 만들자

가족 프로젝트를 위한 큰 테이블과 책으로 가득 찬 선반을 배치하고 조명을 충분히 설치하라. 시계, TV, 컴퓨터, 또는 기타 산만하게 하는 기기는 치워두는 것이 좋다.

■ 차고 문 자동 개폐장치를 꺼두자

대신 차에서 내려 수동으로 문을 열어라.

주방 세팅하기

　세계적으로 장수를 한 사람들은 평생 식물성 식품을 통째로 먹었으며, 그들의 주방은 이러한 음식을 보다 맛있게 만들 수 있도록 설계되어 있다. 그들은 주방에 수동식 장비를 갖추었는데 이는 음식을 준비하고 조리하는 과정을 보다 활동적으로 만들었으며 명상이 가능하도록 한 것이다.

　나만의 블루존 주방을 만들기 위해서는 네 가지 간단한 방법을 실천하면 된다. 첫째, 가장 건강에 좋은 식재료를 눈에 잘 띄는 곳에 보관하라. 둘째, 맛있고 건강한 음식을 빠르게 만들 수 있는 조리 도구를 주방에 구비하자. 셋째, 안전을 최우선으로 생각하자. 넷째, 요리하는 동안 자연스럽게 움직일 수 있도록 자동 기계가 아닌 수동 조리기구를 사용하는 습관을 기르자.

■ 배치를 최적화하라

가장 효율적인 주방은 가스레인지, 싱크대, 냉장고가 삼각형의 각 꼭지점에 위치하는 구조다. 싱크대는 가스레인지 옆에, 냉장고는 반대편에 놓는 것이 가장 이상적이다. 이런 배치는 효율성을 최적화하고 요리를 더 즐겁게 만드는 데 도움이 된다. 자신의 동선과 조리 패턴을 고려하여 도마와 같이 움직일 수 있는 물건을 배치하고 냄비, 프라이팬, 식기류와 같은 도구를 가장 편리한 곳에 배치하자.

■ 알맞은 냉장고에 투자하라

작은 새 냉장고는 건강을 위한 좋은 투자일 수 있다. 왜 새것이어야 할까? 최신 모델은 박테리아와 가스를 더 효율적으로 제거하여 부패를 방지함으로써 과일, 채소 및 기타 식품을 더 오래 신선하게 보관할 수 있다. 그리고 왜 더 작은 것이 좋을까? 연구에 따르면 냉장고에 음식이 많을수록 더 많이 먹을 가능성이 높다고 한다. 작은 냉장고는 음식을 덜 먹도록 유도하며 신선한 식품을 더 자주 사러 가게 한다.

■ 조리대 공간을 충분히 확보하라

재료를 다듬고 준비할 수 있는 넓고 아늑한 공간이 있으면 요리할 때 기분도 좋아진다(TV와 우편물은 다른 곳에 두는 것이 좋다).

■ 조명을 충분히 확보하라

즐겁게 음식을 준비하려면 준비 공간에 충분한 조명이 있어야 한다. 눈이 피로하면 무의식적으로 요리를 꺼리게 되는 부정적인 요인이 될 수 있다. 주방이 어둡다면 캐비닛 아래 조명을 추가하여 공간을 더욱 밝게 만들어 보자.

■ 작은 식료품 저장실을 마련하라

우리 조상들은 직접 만든 보존 식품, 절인 채소, 과일 잼을 식료품 저장실에 보관하곤 했다. 오늘날의 식료품 저장실에는 커다란 칩과 프레첼 봉지, 그래놀라 바 케이스, 시리얼 상자를 보관하는 경우가 더 많다. 한 연구에 따르면 대용량 용기에 담긴 식재료를 사용해 요리하는 사람들이 23% 더 많은 음식을 준비한다고 하니, 10kg짜리 쌀 가마니는 두고 오는 편이 현명할 것이다.

주방 체크리스트

식료품 저장실, 주방, 냉장고를 정리하고 조리대에 있는 과자 봉지, 크래커 상자 등 간식거리를 치우는 것부터 시작하자. 사탕이나 과자, 가공식품 등 먹으면 안 되거나 너무 유혹적인 음식은 물리적으로 치우는 것이 좋다. 정크푸드 캐비닛과 서랍은 위쪽이나 아래쪽에 배치해 사용하기 불편하게 만들어라. 연구에 따르면 눈에 잘 띄지 않고 가져오기 불편하면 음식을 덜 먹게 된다고 한다. 토스터도 치우자. 조리대 위에 있는 토스터는 부엌에 들어갈 때마다 무언가를 굽고 싶게 한다. 토스터에 넣는 대부분의 음식은 건강에 좋지 않다.

다음 팁을 참고하여 자신과 가족의 건강과 장수를 위해 이미 얼마나 많은 일을 하고 있는지, 또 얼마나 더 많은 일을 할 수 있는지 살펴보자.

■ **냉장고에 과일과 채소를 눈높이에 맞춰 보관하라**

냉장고 가운데 칸은 건강에 좋은 음식으로 채워서 건강한 간식을 먹도록 유도하라.

■ **건강에 해로운 간식은 위쪽이나 아래쪽 선반, 또는 자주 열지 않는 서랍이나 캐비닛 안쪽 등 눈에 잘 띄지 않는 곳에 보관하라**

선반이나 서랍에 '정크 푸드'라는 라벨을 붙여라. 대부분의 경우 정크 푸드를 먹는 이유는 눈에 띄었을 때 맛있어 보이기 때문이다. 집에 정크푸드가 있다면 잘 보이지 않게 숨겨 소비를 줄이도록 하자.

■ **식탁이나 다른 눈에 잘 띄는 곳에 신선한 과일 그릇을 놓아두어라**

주방에 들어섰을 때 가장 먼저 눈에 띄는 것은 건강한 음식이어야 한다. 칩이나 포장된 과자를 눈에 잘 띄는 곳에 두지 말자.

■ **가로 25cm 이하의 식판을 사용하라**

큰 접시는 치우자. 작은 접시에 음식을 담으면 더 많은 양을 먹었다고 인식하게 되어 뇌가 적은 양으로도 포만감을 느끼도록 한다.

주방 장비 체크리스트

적절한 도구는 바쁜 요리사에게 큰 도움이 될 수 있다.

단단한 도마 | 공간에 맞는 가장 큰 대나무나 나무 도마를 준비하자.

칼 | 모든 주방에는 약 20cm 요리사 칼, 껍질을 벗기는 칼, 톱니 모양의 칼이 있어야 한다. 칼은 항상 날카롭게 유지하자.

채칼 | 호박이나 감자 같은 채소를 썰 때 사용한다.

나무 숟가락 | 박테리아에 강한 제품으로 요리를 쉽게 할 수 있다.

주철 팬 | 양념을 해도 쉽게 눌어붙지 않아 오래 사용할 수 있다.

음식분쇄기 | 익힌 채소와 과일을 으깨어 수프와 소스를 만들 때 사용한다.

감자 으깨는 도구 | 크리미한 으깬 감자, 간단한 살사salsa, 익힌 콩이나 통조림 콩으로 스프레드를 만들 수 있다.

강판 | 과일과 채소를 다질 때 사용한다. 한 손으로 잡고 있어야 한다.

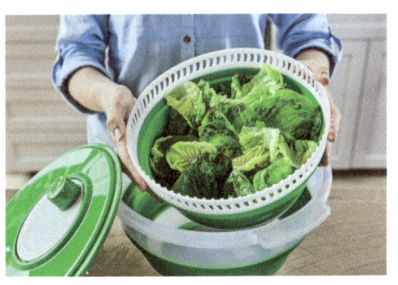

채소 탈수기 | 양상추와 기타 잎채소를 씻은 후 말리는 데 쓴다.

음식 처리기 | 순식간에 채소를 다지고, 부드러운 반죽이나 튀김옷을 만들 수 있다.

도깨비 방망이 | 냄비에서 바로 퓌레 수프를 만들 수 있다.

체 또는 소쿠리 | 싱크대에서 가까운 곳에 보관하여 과일과 채소를 헹구자.

슬로우 쿠커 | 시간과 비용을 절약할 수 있다. 약하게 켜놓고 잊어버리고 있으면 된다.

■ 지름이 약 6cm 이하인 길고 좁은 잔에 음료를 마셔라

우리는 잔의 너비가 아닌 높이를 기준으로 음료의 양을 판단한다. 좁은 잔에 마시면 실제보다 더 많이 마신다고 생각하게 만든다.

■ 식탁에 앉기 전에 음식을 모두 접시에 담고 남은 음식은 치워라

가스레인지 옆 조리대에 "요리는 여기에서 하고, 식사는 저기에서 하세요."라고 적힌 알림 메모를 붙이는 것도 좋다. 음식을 준비하는 사람은 음식을 덜 먹는다.

■ 주방과 식당에서 TV, 휴대폰, 컴퓨터를 치워라

전자제품 사용 금지 구역을 만들자. TV 시청, 빠른 템포의 음악 감상,

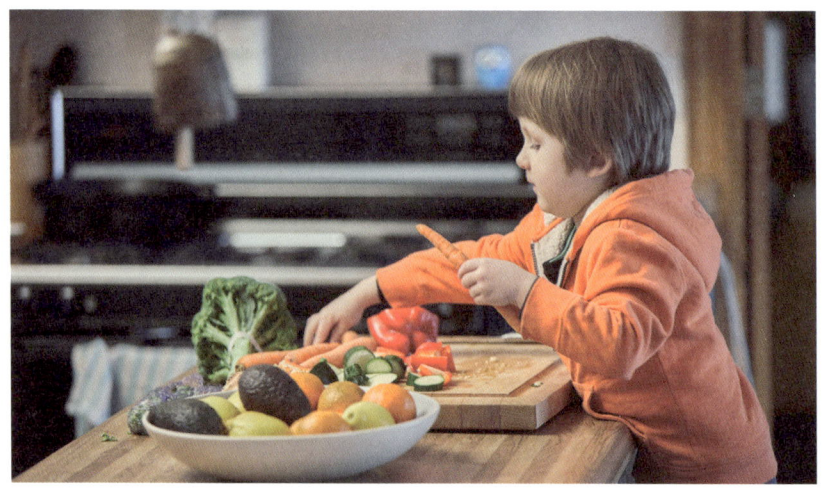

간식으로 먹을 신선한 과일과 채소 한 그릇을
눈에 잘 띄는 곳에 놓으면 좋다.

전자기기 사용은 모두 무분별한 식사를 조장한다. TV는 주방에서 소중한 조리대 공간도 차지한다.

■ 손으로 작동하는 주방 도구를 사용하라

전동식 캔따개를 없애고 대신 수동식 캔따개를 사용하자. 믹서기나 전기 믹서 대신 감자 으깨는 도구, 마늘 다지기, 거품기를 구입하라. 과일 주스는 손으로 짜보는 것도 좋다.

■ 전기 압력솥을 구입하라

일반 압력솥도 괜찮지만 인스턴트팟Instant Pot과 같은 유명 브랜드의 제품을 구입해 보라. 전자레인지용 식품 보관 용기(개인적으로 Pyrex를 추

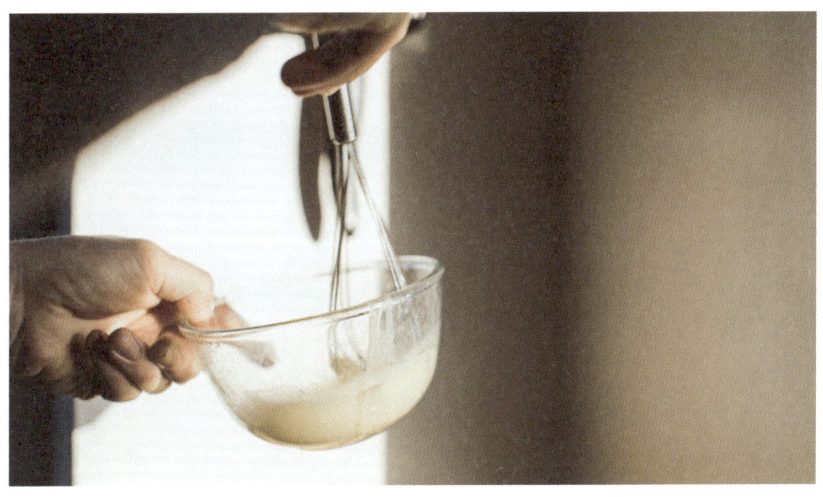

손으로 작동하는 주방 도구를 사용하면 요리하는 동안 자연스럽게 움직일 수 있다.

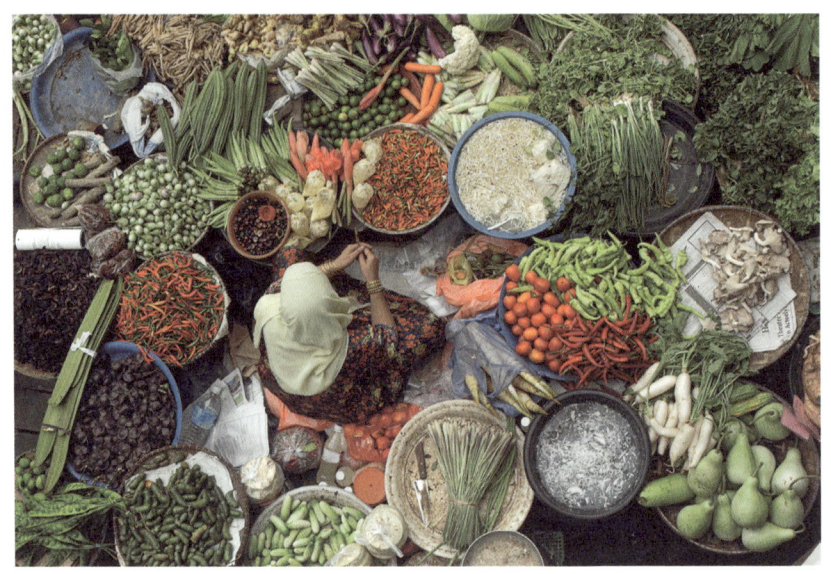

말레이시아 코타바루의 한 시장 가판대에
다양한 종류의 신선한 채소가 진열되어 있다.

천한다)를 구입하거나 유리 파스타 소스 병, 피클 병 또는 기타 유리병을 재활용하여 남은 음식과 식사 준비 용도로 사용하자.

■ **주방에 '항상 있어야 할 4가지, 피해야 할 4가지' 목록을 붙여 놓아라**

'항상 있어야 할 4가지 식품'은 항상 구비해두면 좋은 식품이다. 쉽게 구할 수 있고, 가격이 저렴하며, 맛이 좋아야 하고, 웬만한 식사에 넣을 수 있을 만큼 다용도로 사용할 수 있어야 한다. '피해야 할 4가지 식품'은 비만, 심장병 또는 암과 높은 상관관계가 있을 뿐만 아니라 평균적인 미국인의 식단에서 끊임없이 여러분을 유혹하는 식품들이다.

항상 있어야 하는 네 가지

1. 100% 통곡물

여기에는 귀리, 보리, 현미, 옥수수뿐만 아니라 파로farro, 퀴노아, 통 옥수수 가루, 불구르 밀bulgur wheat이 포함된다. 블루존 식단의 약 65%는 통곡물, 콩, 전분질 구근식물로 구성되어 있다. 메타 분석 검토[1]에 의하면 통곡물 섭취는 수명을 단축시키는 질병의 위험을 감소시키는 것으로 나타났다.

2. 견과류

하루에 두 줌씩 섭취하자. 견과류 한 줌의 무게는 약 56g으로, 블루존의 백세인들이 평균적으로 섭취하는 양이다. 사무실이나 집에 좋아하는 견과류 캔을 두고 간편하게 간식으로 섭취하라.

3. 콩

콩과 콩류는 전 세계 모든 장수 식단의 기본이다. 하루에 한 컵의 익힌 콩을 섭취하는 것이 좋다.

4. 좋아하는 과일과 채소

연구에 따르면 하루에 5가지 과일과 채소를 먹는 사람은 그렇지 않은 사람에 비해 3년을 더 산다고 한다. 과일과 채소를 하루에 7회 이상 섭취하면 조기 사망 위험이 무려 42%까지 낮아질 수 있다. 일부 과일과 채소가 다른 것들보다 건강에 더 좋지만(바나나보다 베리가 더 좋다), 좋

---

[1] 특정 연구주제에 대하여 이루어진 여러 연구결과를 하나로 통합하여 요약할 목적으로 개별 연구의 결과를 수집하여 통계적으로 재분석하는 방법

아하는 과일과 채소를 비축해 두어야 실제로 더 자주 먹게 된다.

피해야 할 4가지

1. 설탕이 첨가된 음료

미국인의 식단에서 정제 당의 가장 큰 공급원인 설탕이 첨가된 음료는 영양가는 없고 열량만 높은 음식이다.

2. 짠 간식

짠 간식은 나트륨 함량이 높을 뿐만 아니라 살찌는 원인이 되기도 하다. 짠 간식은 비만과 가장 연관성이 높은 음식 중 하나다.

3. 포장된 과자

쿠키, 사탕, 가공된 과자 또한 비만과 관련이 크다. 설탕은 미국인의 식단에서 가장 큰 독소라고 할 수 있다.

4. 가공육

세계보건기구는 가공육을 발암 물질로 알려진 담배와 같은 범주에 분류했다.

집에서 '피해야 할 음식'을 제거하라. 탄산음료 및 기타 가당 음료, 사탕, 칩, 쿠키, 베이컨, 소시지 등을 버려라. 콩, 견과류, 곡물, 과일, 채소 등 '항상 있어야 할 식품'을 비축하자. 말린 콩과 신선한 채소가 가장 좋지만 저염 통조림도 괜찮다. 현미, 보리, 퀴노아처럼 덜 가공된 통곡물이 더 좋지만 통밀 빵이나 통밀 파스타 같은 100% 통곡물 제품도 괜찮다. 식료품 쇼핑을 쉽게 할 수 있도록 일주일 동안의 식단 계획을 세우자.

침실 환경 설정하기

편안한 밤을 보내기 위한 핵심요소는 아늑한 침실 루틴을 만들고 숙면을 유도하는 침실 환경을 조성하는 것이다. 대부분의 블루존 백세인들은 해가 진 직후 잠자리에 들고 동이 트면 일어나 8시간의 수면을 취한다. 블루존 중 적어도 세 곳에서는 30분의 낮잠도 일상적인 의식이 되어 우리의 일상과는 사뭇 다르다.

갤럽에 따르면 오늘날 미국인들은 하루 평균 6.8시간의 수면을 취한다고 한다. 14%는 6시간 미만으로 수면을 취한다. 이것은 충분한 수면 시간이 아니다. 연구에 따르면 수면 부족은 비만, 당뇨병, 심혈관 질환, 고혈압을 비롯한 건강 문제의 위험을 증가시킨다. 또한 판단력 저하, 위험한 의사 결정, 심지어 매력 저하로까지 이어질 수 있다.

블루존의 침실은 시원하고 조용하며 어둡다. 컴퓨터, TV, 휴대전화가 없으며, 알람 시계도 사용하지 않는다. 새벽 2시에 문자 메시지나 이메일 때문에 잠에서 깨는 사람도 없다. 충분히 자고 나면 자연스럽게 깨어날 수 있다.

침실 체크리스트

다음 제안 사항은 코넬 수면 의학 센터Cornell Center for Sleep Medicine 와 협력된 것인데, 이곳의 의사들은 블루존에서 힌트를 얻어 수면 공간과 수면 습관을 개선하는 방법에 대해 과학적 근거를 기반으로 한 정보를 제시했다.

■ 편안한 매트리스와 베개를 사용하라

매트리스가 처지지 않고 잠을 잘 때 편안하게 몸을 받쳐주는지 확인하자. 매트리스는 8~10년마다 교체하자. 매트리스를 선택할 때는 구매하기 전에 10분 이상 누워서 테스트해 보는 것이 좋다. 목을 압박하지 않고 머리를 편안하게 받쳐주는 베개를 선택하자.

수면이 건강에 미치는 효과

충분한 수면을 취하면 사고력이 향상되고, 정보를 더 원활하게 처리할 수 있으며, 긍정적인 시각을 갖게 된다. 반대로 만성적인 수면 장애는 우울증을 유발하기 쉽다. 수면 중에는 혈압이 낮아져 심장과 혈관이 휴식을 취하고 회복할 시간을 갖게 된다. 또한 깊은 수면은 혈당 수치를 떨어뜨린다. 혈당 조절 능력이 향상되면 제2형 당뇨병에 걸릴 확률이 낮아진다. 또한 충분한 수면은 면역 체계를 지원하고 식욕을 조절하는 호르몬을 조절하는 데 도움이 된다. 수면이 방해받으면 과식하거나 정크푸드를 먹기 쉬워질 수 있다.

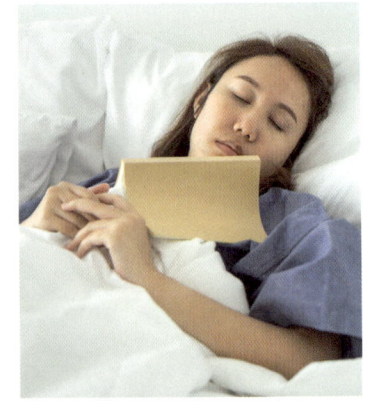

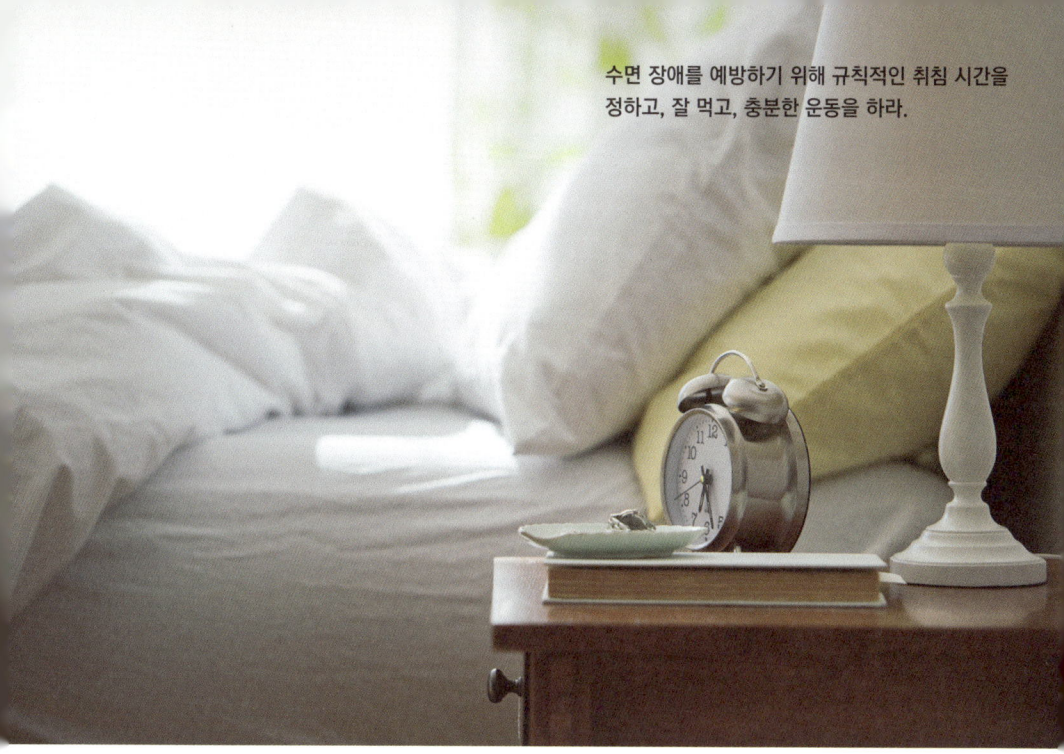

수면 장애를 예방하기 위해 규칙적인 취침 시간을 정하고, 잘 먹고, 충분한 운동을 하라.

■ 밤에는 침실을 시원하게 하라

취침 시 온도 조절기를 18°C로 설정하자. 프로그래밍 가능한 온도 조절기가 있다면 수면 시간 동안 자동으로 해당 온도로 조절되도록 설정하자. 온도가 12°C 이하이거나 약 24°C 이상인 경우 자다가 잠에서 깰 수 있다. 18°C가 조금 쌀쌀하다고 느껴진다면 담요를 하나 더 덮어라.

■ 잠자리에 들기 한 시간 전에 조명을 어둡게 하라

잠자리에 들기 한 시간 전에 집안의 모든 조명을 어둡게 하는 습관을 들이는 것이 좋다. 이렇게 하면 몸이 잠들 준비를 하게 되어 더 빨리 잠

잠들 수 있고 더 오래 잠을 잘 수 있다. 또한 숙면을 위해서는 어두운 환경이 필요하다(다음 항목에서 설명한다).

■ **화면이 켜져 있는 디지털 알람시계를 치워라**

시계의 LED 불빛도 수면을 촉진하는 호르몬인 멜라토닌을 억제할 수 있다. 시계를 시야에서 숨기는 것도 밤에 강박적으로 시계를 보는 것을 방지하는데 도움이 된다.

■ **블라인드나 커튼을 사용하여 외부 빛을 차단하라**

도시의 가로등이나 실외 보안등을 포함한 빛은 수면을 방해할 수 있다.

해안 도시에서 건강을 유지하는 방법

남부 캘리포니아의 허모사 비치Hermosa Beach, 레돈도 비치redondo Beach, 맨해튼 비치Manhattan Beach 등 세 곳의 지역사회는 미국 청소년 5명 중 1명이 앓고 있는 아동 비만에 대해 대책을 마련하고 있다. 블루존 프로젝트 시범 사업의 일환으로 이 도시들은 아이들이 신체 활동을 활발히 하고, 더 나은 식습관을 갖도록 유도하고, 더 건강한 학교 급식, 아침 운동 활동, 교실 활동 쉬는 시간, 걸어 다니는 스쿨버스 프로그램, 미취학 아동 프로그램, 자전거 안전 교육, 마음 챙김 활동을 제공했다. 이렇게 더 건강한 환경을 조성하는 데 전념했고 그 결과 아동 비만이 줄어들었다. 2009년부터 2017년까지 레돈도 비치 지역 학생들의 비만율은 13.9%에서 6.4%로 감소했다.

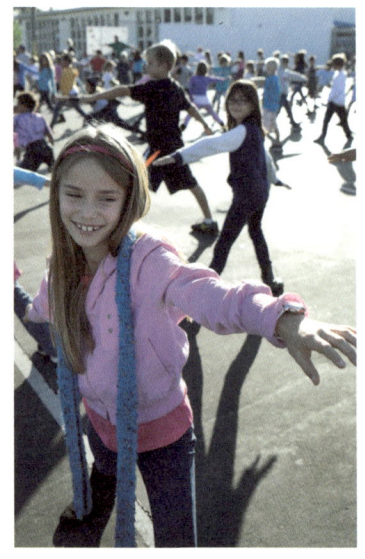

외부의 빛을 모두 차단할 수 있는 암막 창문 가리개를 달거나 두꺼운 커튼을 쳐서 방을 최대한 어둡게 만들어 숙면을 취하자.

■ **침실에서 TV, 컴퓨터, 휴대폰을 치워라**

침실을 전자제품 사용 금지 구역으로 설정하자. 빛과 방해 요소를 제거함으로써 평온함을 느낄 수 있고, 더 깊고 편안하며 건강한 수면에 도움이 되는 환경을 만들 수 있다.

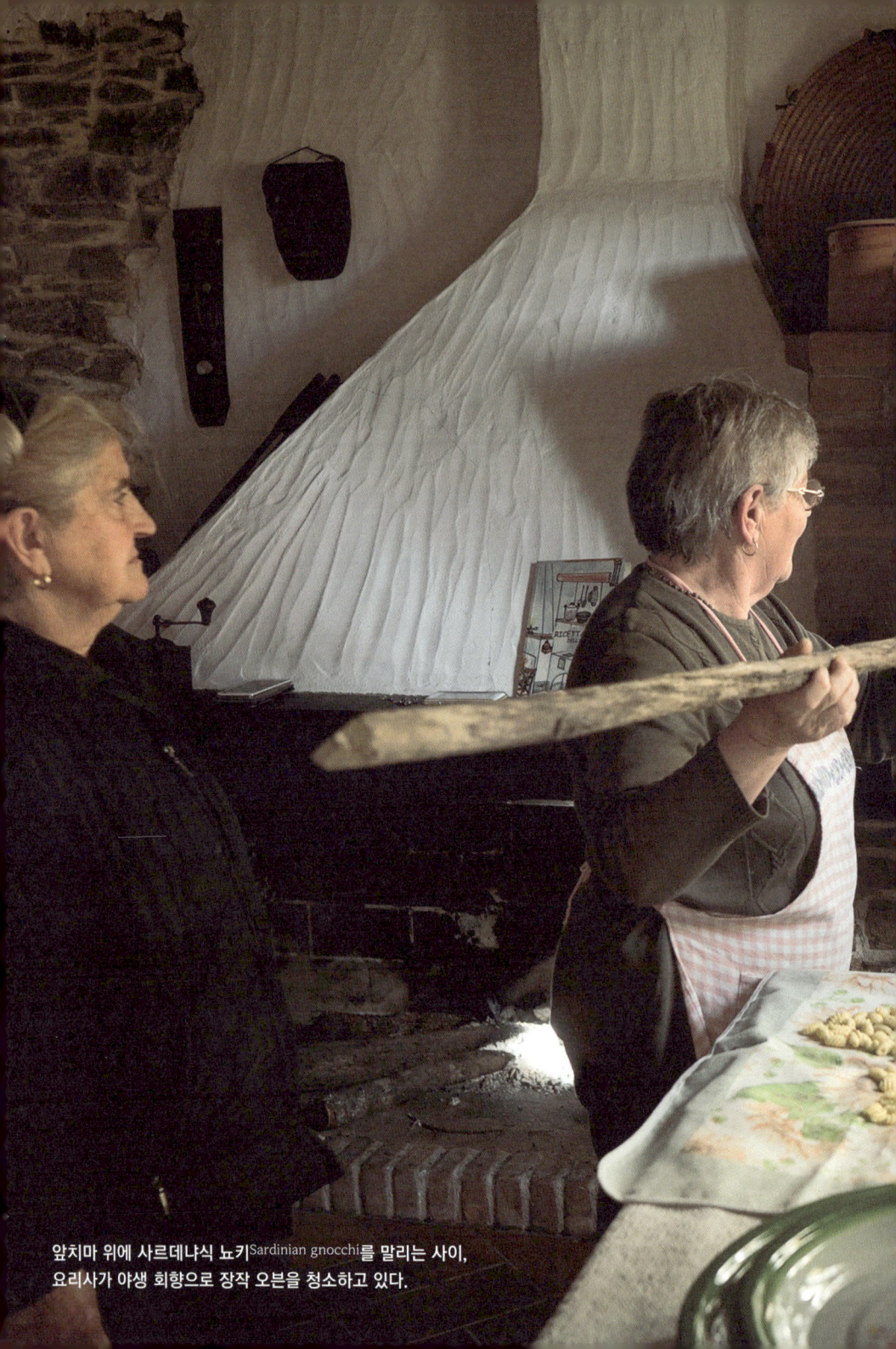

앞치마 위에 사르데냐식 뇨키Sardinian gnocchi를 말리는 사이, 요리사가 야생 회향으로 장작 오븐을 청소하고 있다.

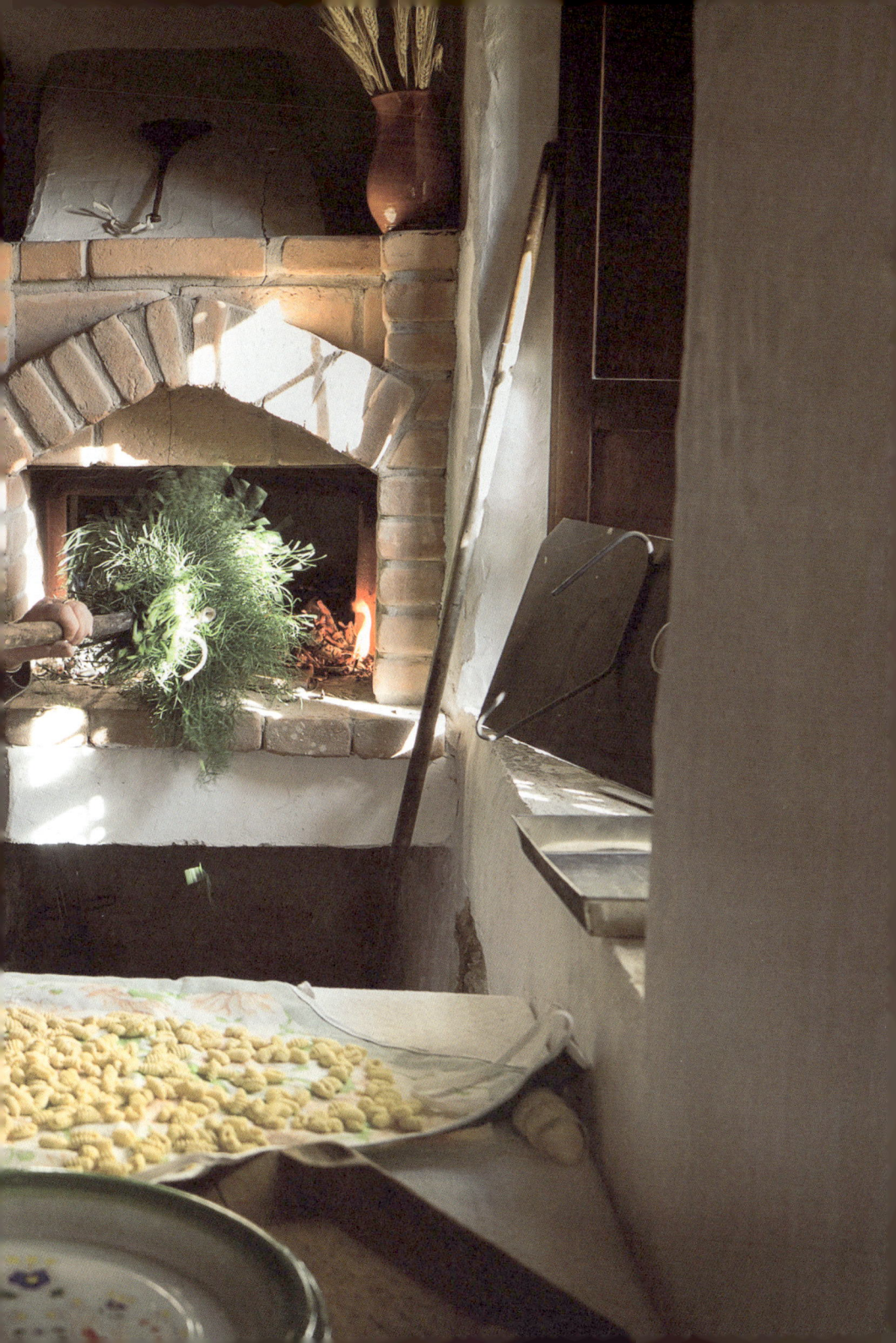

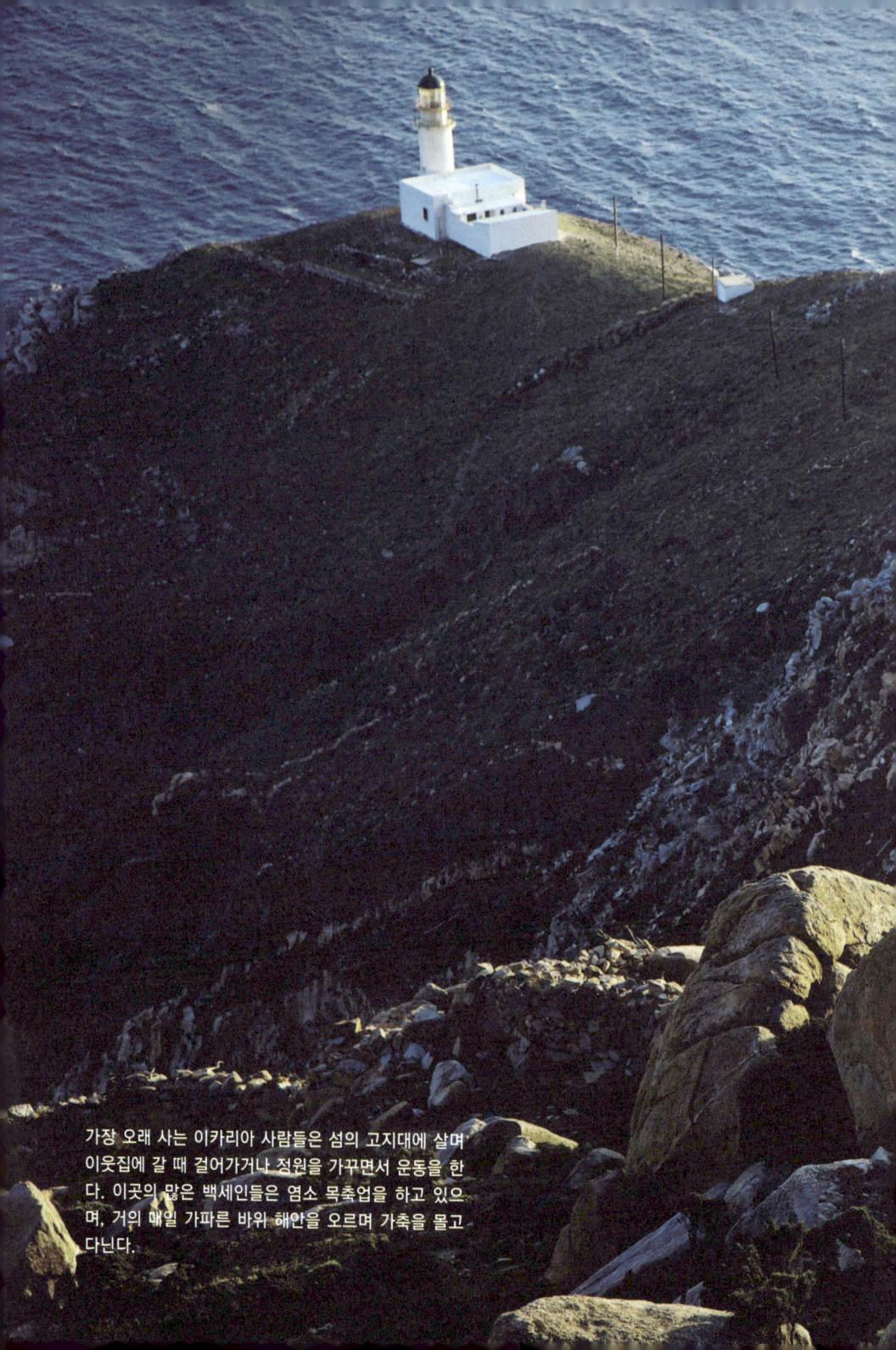

가장 오래 사는 이카리아 사람들은 섬의 고지대에 살며 이웃집에 갈 때 걸어가거나 정원을 가꾸면서 운동을 한다. 이곳의 많은 백세인들은 염소 목축업을 하고 있으며, 거의 매일 가파른 바위 해안을 오르며 가축을 몰고 다닌다.

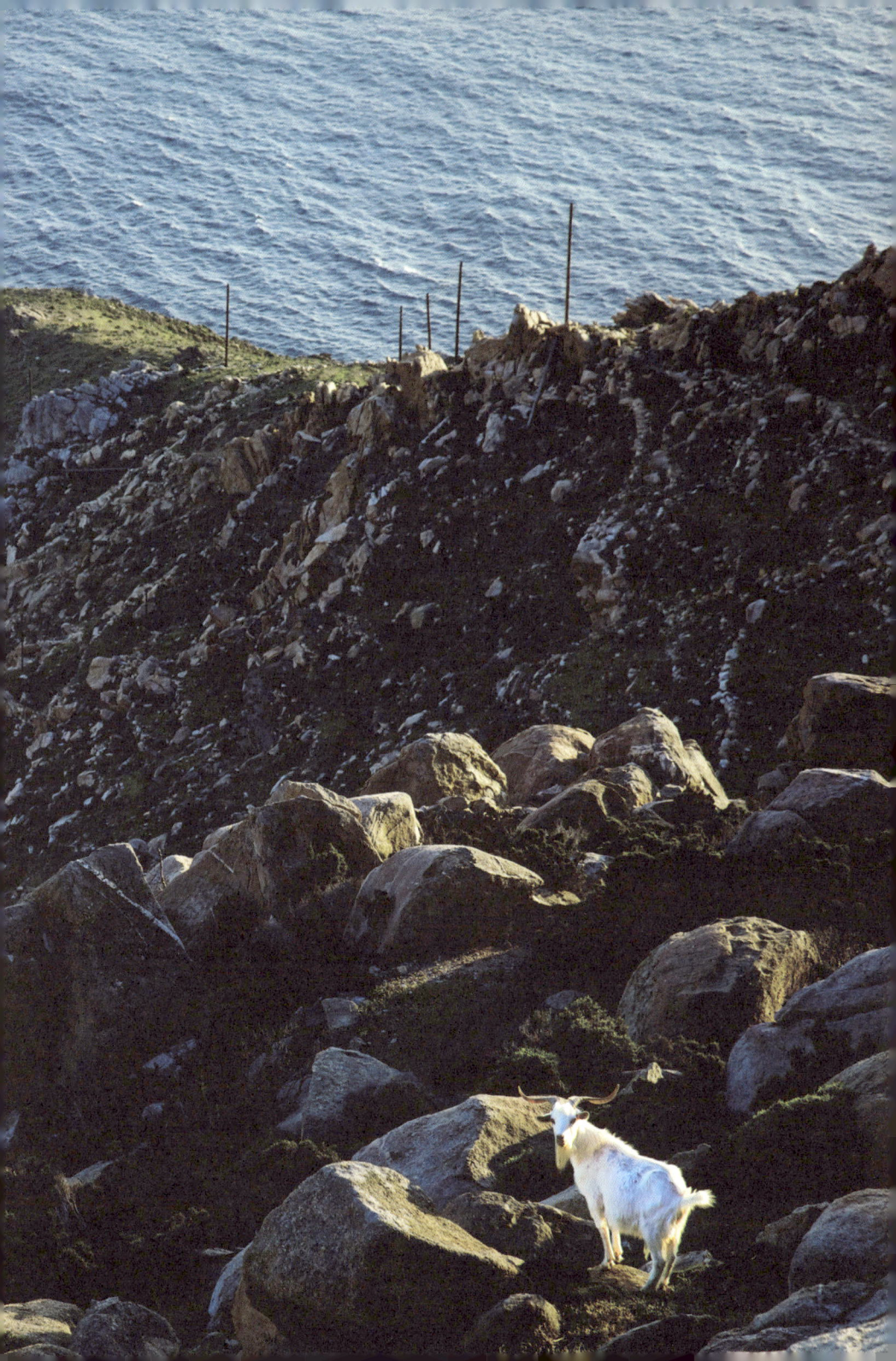

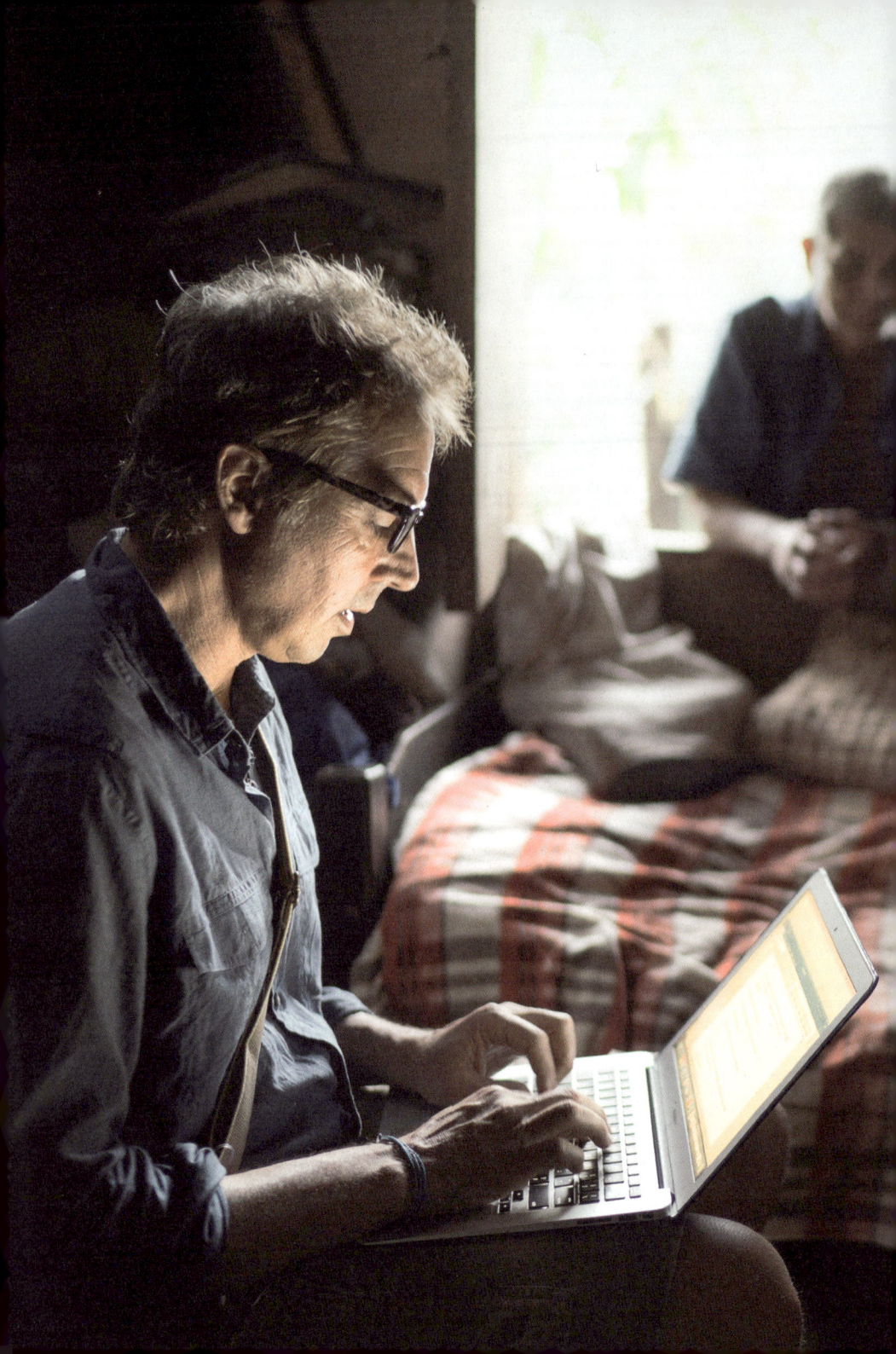

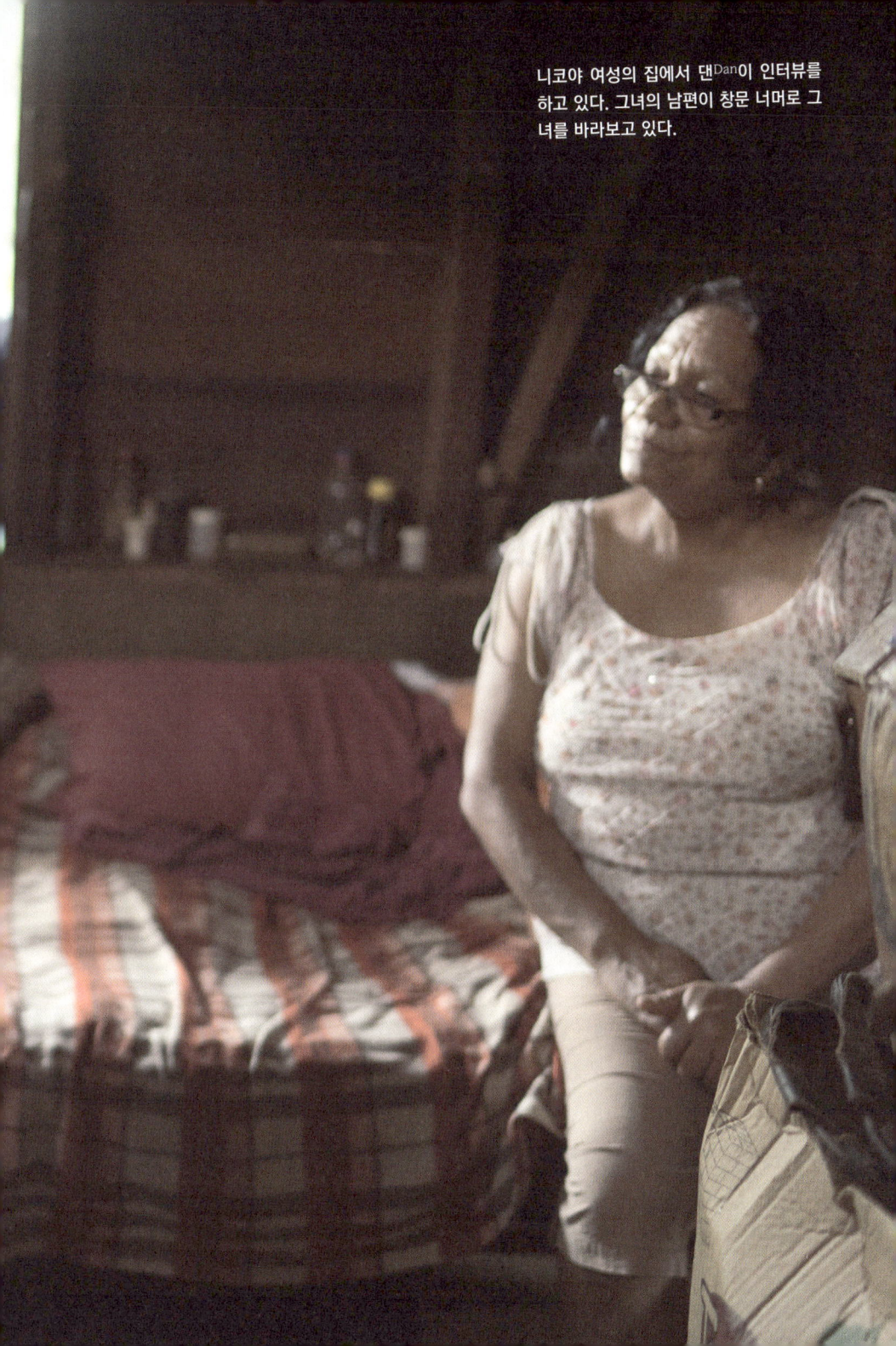

니코야 여성의 집에서 댄^{Dan}이 인터뷰를 하고 있다. 그녀의 남편이 창문 너머로 그녀를 바라보고 있다.

에필로그

건강하게 오래 살기

몇 년 전, 내셔널 지오그래픽에서 일하던 중 세상에서 가장 행복해 보이는 한 남자를 만났다. 통계적으로 볼 때 코스타리카와 같은 곳에 사는 건강한 중년의 가장으로 일에 푹 빠져 있어야 한다는 조건을 충족하는 사람이어야 했다. 여러 번의 수소문 끝에 57세의 떠돌이 아보카도 판매원인 알레한드로 주니가Alejandro Zuñiga로 범위를 좁혔다.

나는 카르타고 시내의 중앙 시장에서 알레한드로를 만났다. 시끌벅적한 시장에서 열대 농산물을 파는 상인들이 손님에게 호객행위를 하고 있었다.

알레한드로는 카리스마 있게 움직이는 정어리떼의 타폰[1]처럼 노점 사이를 누비며 악수를 나누고, 안부를 묻고, 농담을 주고받았다. 그는 사람들에게 사랑받는 타고난 리더였다. 그는 축구경기를 볼 수 있는 버스여행을 기획하고, 열악한 상인들을 위해 모금 행사도 벌였다. 하지만 사업적으로는 운이 없었는지 늘 재앙에 가까운 적자를 기록하곤 했다. 몇 년 전, 별다른 소득 없이 아보카도 카트를 밀고 다니며 하루를 마무리하던 어느 날, 그의 휴대폰이 울렸다. "자네 복권에 당첨됐어!" 시장 친구 중 한 명이 외쳤다. "금액이 커!" 그는 이를 농담이라고 생각했으며, 주머니에 8달러밖에 남지 않은 상황이었기 때문에 농담에 별로 즐

---

[1] tarpon, 북미 남해산의 큰 고기

거워하지 않았다. 그가 전화를 끊자 친구가 곧바로 다시 전화를 걸어 이 소식이 사실이라는 것을 알려주었다.

알레한드로는 약 1억 1,500만 원의 당첨금을 받았다. 이 정도는 남은 여생을 편안하게 살기에 충분한 돈이었다. 하지만 그는 그렇게 사용하지 않았다. 몇 주 후, 그는 아보카도를 들고 다시 시장으로 돌아왔다. 그는 자신에게 점심을 사주던 수프 상인, 남편을 잃은 한 여성, 대출을 부탁하는 친구, 자신의 어머니에게 돈을 나눠주기 시작했다. 내가 그를 만났을 때 그는 다시 빈털터리가 되어 있었다. 그럼에도 불구하고 그는 "이보다 더 행복할 수 없다"고 말했다.

내가 이 이야기를 하는 이유는 '노화 방지'와 장수를 약속하는 산업(2028년까지 약 240억 달러 규모로 추정)이 계속 성장하고 있기 때문이다. 하지만 그것은 어쩌면 삶의 본질을 놓치고 있을지도 모른다. 물론 노화 방지와 장수에 도움이 되는 치료법이 많이 있다. 테스토스테론 요법은 노년 남성의 활력을 회복하고 근육을 키우는 것으로 알려져 있다. 당뇨병 환자 치료에 일반적으로 사용되는 메트포르민metformin[2]은 소파에 누워만 있는 사람들의 신진대사 기능을 회복시키는 것으로 알려져 있다(운동을 하는 사람에게는 추가적인 이점이 없다).

마이클 로이젠 박사Dr. Michael Roizen는 그의 저서 『위대한 나이 회복 The Great Age Reboot』에서 우리의 수명을 수십 년 연장하거나 심지어 '90세를 새롭게 40세로 만들 수 있는' 14가지 과학적 진보에 대해 설명한다. 여기에는 오래된 세포를 재프로그램할 수 있는 젊은 세포를 우리 몸에 주입하는 방법과 유전자가 조직을 재생하도록 유도하는 유전자

---

2   역자-제 2형당뇨병 치료제로 사용되나 미국 알버트 아인슈타인 의과대학 연구팀의 수명연장효과를 인정받아 2019년 FDA에 의해 항노화임상을 승인한 약물

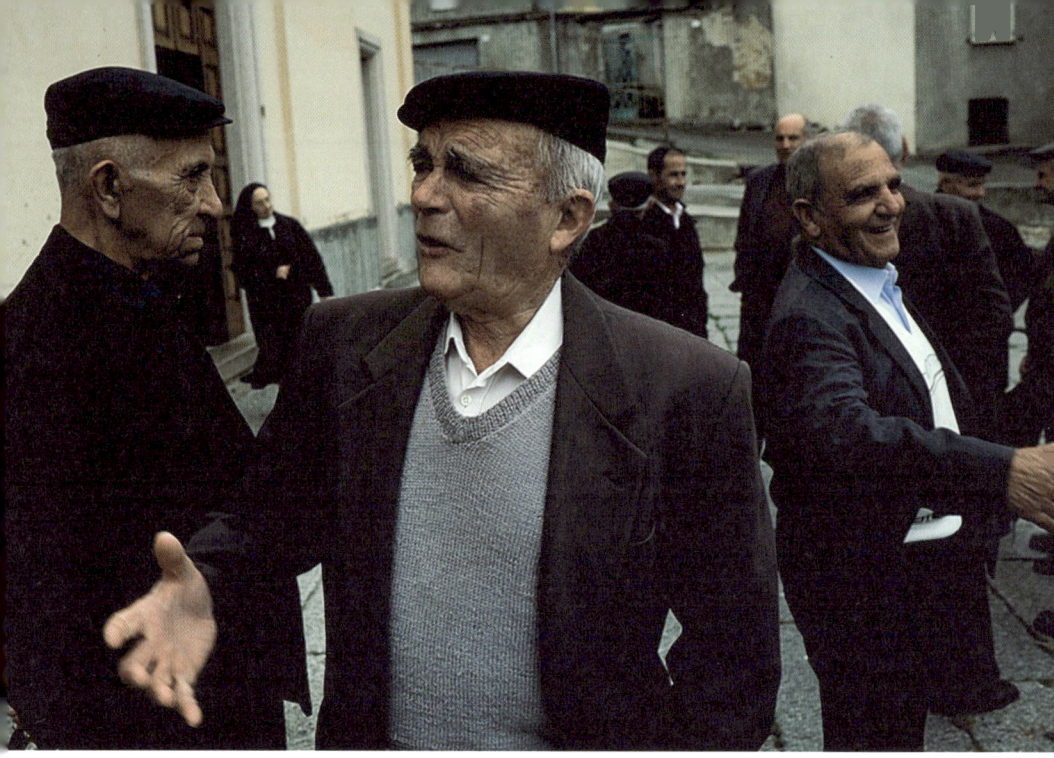

사르데냐 남성들이 산악 마을에서 서로 인사를 나누고 있다. 연구에 따르면 사교 활동은 장수와 행복을 모두 증진시킨다고 한다.

접합 기술 등이 포함된다. 이 중 확실한 방법이 있을까? 없다. 하지만 그는 이 중 적어도 한 가지가 우리의 수명을 연장시키는 데 효과가 있을 확률이 80% 정도는 된다고 보고 있다.

하지만 이런 방법들은 노화를 되돌리기보다는 노화를 늦추는데 그칠 가능성이 높다. 그리고 그 어떤 방법도 그 과정을 즐겁게 만들어 주지는 못한다.

블루존에서 장수의 원동력은 대부분 행복한 삶을 영위하는 데 있다. 이곳에 사는 사람들은 통계적으로 가장 오래 살 뿐만 아니라 지구상에서 가장 행복한 사람들이다. 예를 들어 코스타리카는 니코야 블루존의 본고장일 뿐만 아니라 GDP 달러당 세계에서 가장 행복한 곳 중 하나다.

알레한드로의 사례에서 알 수 있듯이 관대함, 강한 목적의식, 풍요로운 사회적 관계를 유지하며, 하루 종일 몸을 자연스럽게 움직이는 사람들은 행복지수가 높다. 이러한 요소들은 전 세계 블루존에 사는 사람들이 기록할만한 장수를 누리는 데 도움이 된 것과 동일하다.

물론 우리가 살아 있는 동안 수명을 연장할 수 있는 과학적 혁신이 나타날 가능성은 충분하다. 하지만 장수와 행복을 위한 최선의 방법은 여전히 블루존에서 얻은 교훈을 따르는 것이다. 그리고 이제 여러분은 그 방법을 알고 있다.

감사의 말

**자연스럽게 100세를 맞이하게 될 첫 번째 세대이자
한 가정에서 태어난 브룩과 매버릭 뷰트너에게 바침**

 이 책은 다양한 분야의 팀원들이 나와 함께 상당히 오랜 시간 동안 노력을 투자해 만들었다. 오랫동안 내셔널 지오그래픽의 편집자였던 피터 밀러Peter Miller가 내가 쓴 메모들을 모아 책으로 만들었다. 이 책이 성공한다면 거의 그의 공로라고 할 수 있다. 약 20년 전, 나는 유명한 장수 지역을 찾아 장수를 역설계하자는 아이디어를 가지고 내셔널 지오그래픽에 들어갔다. 피터가 전단지를 들고 와서 내게 이 프로젝트를 맡기지 않았다면 블루존 열풍은 일어나지 않았을지도 모른다. 페드로에게 감사를 전한다.

 이 책은 메이크메이크 엔터테인먼트MakeMake Entertainment와 협업하여 넷플릭스에서 방영될 블루존 시리즈를 촬영하면서 겪은 경험을 바탕으로 쓴 것이다. 비전을 제시하고 넷플릭스에 이를 제안해준 앵거스 월Angus Wall과 켄트 쿠베나Kent Kubena에게 감사의 말을 전하고 싶다. 클레이 지터Clay Jeter 감독과 리치 에커슬리Rich Eckersley 프로듀서는 상상 이상으로 영리하고 너그러운 공동 작업자였다. 그들은 스토리텔링의 대가다. 또한 도저히 아무것도 만들어낼 수 없을 것 같은 불모지에서 조차 작품을 탄생시키는 뛰어난 연구자인 챔벌린 스타우브Chamberlain Staub에게도 감사드린다. 그리고 4개월간의 촬영 기간 동안 말 그대로 밤낮없이 일한, 내가 만난 사람 중 가장 열심히 일하며 가장 생산적인 프로듀

서인 아만다 롤케Amanda Rohlke에게도 특별히 감사를 표한다.

오랜 파트너인 사진작가 데이비드 맥레인David McLain은 이 책에 시각적인 활기를 불어넣어 주었다. 데이비드는 블루존을 취재하는 모든 과정을 함께 하며 이야기의 모든 측면을 생각하도록 도와주었다. 사실 그는 프로젝트 이름을 블루존으로 짓자고 제안한 장본인이기도 하다. 멋진 사진작가에게 감사를 표한다.

수석 스태프인 샘 스켐프Sam Skemp는 출장부터 연구 조율에 이르기까지 세부사항들을 꼼꼼하게 관리해 주었다. 끊임없는 헌신과 흔들림 없는 태도, 그리고 노력에 감사를 전한다.

내셔널 지오그래픽의 아드리안 코클리Adrian Coakley, 질 폴리Jill Foley, 몰리 로버츠Molly Roberts는 데이비드와 함께 2만 장이 넘는 프레임을 검토하여 이 책에 사용할 이미지를 선택했다. 또한 수석 편집자 앨리슨 존슨Allyson Johnson, 크리에이티브 디렉터 엘리사 깁슨Elisa Gibson, 수석 프로덕션 편집자 마이클 오코너Michael O'Connor, 커뮤니케이션 디렉터 앤 데이Ann Day, 특히 블루존 책의 가능성을 처음 알아본 편집장이자 출판사인 리사 토마스Lisa Thomas에게도 감사의 말을 전하고 싶다.

블루존 사무실의 에이프릴 룬데April Lunde, 아이슬린 코티파니Aislinn Kotifani, 닉 뷰트너Nick Buettner, 아멜리아 클라보츠Amelia Clabots, 대니 뷰트너–살리도Danny Buettner-Salido, 특히 후원과 물적 도움을 준 벤 리들Ben Leedle CEO의 도움에 감사한다.

친한 친구의 도움 없이 성공할 수 있는 사람은 거의 없다. 이 책을 집필하는 동안 나를 도와준 케빈 무어Kevin Moore, 레마르 서튼Remar Sutton, 존 노버그Jon Norberg, 게일 위네거Gayle Winegar, 존 맥키John

Mackey, 매튜 맥커너히Matthew McConaughey, 매튜 오헤어Matthew O'Hayer, 알렉산더 그린Alexander Green, 마크Mark와 페넬로페 그린Penelope Greene, 필라 제라시모Pilar Gerasimo, 톰 보에센Tom Boesen, 바르다 나우엔Varda Nauen, 루디 막사Rudy Maxa, 롭 페레즈Rob Perez, 엘리 앤더슨Ellie Andersen, 스테파니 블란다Stephanie Blanda에게 감사의 마음을 전하고 싶습니다. 특히 지금까지도 변함없이 나를 지지해 주시는 부모님 로저Roger와 돌리 뷰트너Dolly Buettner에게 감사드린다.

블루존에 대하여

블루존에서는 사람들이 더 오래, 더 잘 살 수 있도록 증거에 기반한 방법을 채택한다. 2004년부터 댄 뷰트너는 내셔널 지오그래픽 및 국립 노화 연구소와 협력하여 전 세계에서 사람들이 유의미하게 더 오래, 더 건강하게 사는 지역을 찾아냈다. 전 세계의 블루존을 찾아낸 후 뷰트너는 과학자들로 구성된 팀을 이끌고 각 지역을 방문하여 이례적인 장수를 설명할 수 있는 생활 방식의 특성을 정확히 찾아냈다. 이 연구 결과는 뷰트너의 베스트셀러인 『블루존The Blue Zones』, 『블루존 솔루션The Blue Zones Solution』, 『번영Thrive』, 『행복의 블루존The Blue Zones of Happiness』에 수록되었다.

2009년에 뷰트너와 블루존은 AARP 및 유나이티드 헬스 재단United Health Foundation과 협력하여 미네소타주Minnesota 앨버트 리아Albert Lea에 블루존 이론을 적용하기 위해 노력했다. 이 프로젝트는 '놀라운 성공'을 거두었으며, 이후 미국 전역의 70개 이상의 지역사회로 확장되어 수백만 명의 사람들에게 영향을 미치는 블루존 프로젝트의 청사진을 만들었다. 이 획기적인 계획을 통해 비만율, 흡연율, 체질량 지수가 두 자릿수 감소하는 성과를 거두었다. 블루존에 대한 자세한 내용은 페이스북facebook.com/BlueZones, 인스타그램@BlueZones 및 bluezones.com에서 확인할 수 있다.

출처

소개

Herskind, A. M., et al. "The Heritability of Human Longevity: A Population-Based Study of 2,872 Danish Twin Pairs Born 1870–1900." In Human Genetics 97 (March 1996).

Hjelmborg, J., et al. "Genetic Influence on Human Lifespan and Longevity." In Human Genetics 119, no. 3 (April 2006).

Olshansky, S. Jay, et al. "Position Statement on Human Aging." In Journals of Gerontology Series A: Biological Sciences and Medical Sciences 57, no. 8 (August 2002).

1장 : 사르데냐

Deiana, L., et al. "AKEntAnnos: The Sardinia Study of Extreme Longevity." In Aging 11, no. 3 (June 1999).

Hitchcott, P. K., et al. "Psychological Well-Being in Italian Families: An Exploratory Approach to the Study of Mental Health Across the Adult Life Span in the Blue Zone." In European Journal of Psychology 13, no. 3 (August 2017).

Pes, G., F. Tolu, M. P. Dore, et al. "Male Longevity in Sardinia, a Review of Historical Sources Supporting a Causal Link with Dietary Factors." In European Journal of Clinical Nutrition 69, no. 4 (April 2015).

Pes, G., F. Tolu, M. Poulain, et al. "Lifestyle and Nutrition Related to Male Longevity in Sardinia: An Ecological Study." In Nutrition, Metabolism, and Cardiovascular Diseases 23, no. 3 (March 2013).

Poulain, M., G. Pes, and L. Salaris. "A Population Where Men Live as Long as Women: Villagrande Strisaili, Sardinia." In Journal of Aging Research 2011 (June 2011).

Poulain, M., G. M. Pes, C. Grasland, et al. "Identification of a Geographic Area Characterized by Extreme Longevity in the Sardinia Island: The AKEA study." In Experimental Gerontology 39, no. 9 (September 2004).

2장 : 니코야

Flores, M. "Food Patterns in Central America and Panama." In Tradition, Science, and Practice in Dietetics: Proceedings of the 3rd International Congress of Dietetics, London, July 10–14. Newman Books, 1961.

Gawande, Atul. "Costa Ricans Live Longer Than We Do. What's the Secret?" In The New Yorker, August 23, 2021.

Rehkopf, D. H., et al. "Longer Leukocyte Telomere Length in Costa Rica's Nicoya Peninsula: A Population-Based Study." In Experimental Gerontology 48, no. 11 (November 2013).

Rosero-Bixby, L. "Assessing the Impact of Health Sector Reform in Costa Rica Through a Quasi-Experimental Study." In Pan American Journal of Public Health 15, no. 2 (February 2004).

―――. "The Exceptionally High Life Expectancy of Costa Rican Nonagenarians." In Demography 45, no. 3 (August 2008).

Rosero-Bixby, L., and William H. Dow. "Exploring Why Costa Rica Outperforms the United States in Life Expectancy: A Tale of Two Inequality Gradients." In PNAS 113, no. 5 (February 2016).

Ruiz Narvez, E., et al. "Diet and Leukocyte Telomere Length in a Population With Extended Longevity: The Costa Rican Longevity and Healthy Aging Study (CRELES)." In Nutrients 13, no. 8 (July 2021).

3장 : 로마 린다

Fraser, G. E. "A Comparison of First Event Coronary Heart Disease Rates in Two Contrasting California Populations." In Journal of Nutrition, Health and Aging 9, no. 1 (January 2005).

―――. Diet, Life Expectancy, and Chronic Disease: Studies of Seventh-day Adventists and Other Vegetarians. Oxford University Press, 2004.

―――. "Vegetarian Diets: What Do We Know of Their Effects on Common Chronic Diseases?" In American Journal of Clinical Nutrition 89, no. 5 (March 2009).

Fraser, G. E., and D. J. Shavlik. "Ten Years of Life: Is It a Matter of Choice?" In JAMA Internal Medicine 161, no. 13 (2001).

Ros, E., L. C. Tapsell, and J. Sabat. "Nuts and Berries for Heart Health." In Current Atherosclerosis Reports 12, no. 6 (November 2010).

Sabat, J., et al. "Effects of Walnuts on Serum Lipid Levels and Blood Pressure in Normal Men." In New England Journal of Medicine 328 (March 1993).

Singh, P. N., J. Sabat, and G. E. Fraser. "Does Low Meat Consumption Increase Life Expectancy in Humans?" In American Journal of Clinical Nutrition 78, 3 supplement (September 2003).

Tonstad, S., et al. "Vegetarian Diets and Incidence of Diabetes in the Adventist Health Study-2." In Nutrition, Metabolism, and Cardiovascular Disease 23, no. 4 (April 2013).

4장 : 이카리아
Buettner, Dan. "The Island Where People Forget to Die." In The New York Times Magazine, October 24, 2012.

Georgirenes, Joseph. A Description of the Present State of Samos, Nicaria, Patmos and Mount Athos. London, July 14, 1677.

Legrand, Romain, et al. "Description of Lifestyle, Including Social Life, Diet and Physical Activity, of People ≥90 years Living in Ikaria, a Longevity Blue Zone." In International Journal of Environmental Research and Public Health 18, no. 12 (June 2021).

Panagiotakos, D. B., et al. "Sociodemographic and Lifestyle Statistics of Oldest Old People (> 80 Years) Living in Ikaria Island: The Ikaria Study." In Cardiology Research and Practice, 2011 (February 2011).

Tyrovolas, S., and D. B. Panagiotakos. "The Role of the Mediterranean Type of Diet on the Development of Cancer and Cardiovascular Disease in the Elderly: A Systematic Review." In Maturitas 65, no. 2 (February 2010).

5장 : 오키나와
Akisaka, M., et al. "Energy and Nutrient Intakes of Okinawan Centenarians." In Journal of Nutritional Science and Vitaminology 42, no. 3 (June 1996).

Rizza, W., N., Veronese, and L. Fontana. "What Are the Roles of Caloric Restriction and Diet Quality in Promoting Healthy Longevity." In Ageing Research Reviews 13 (January 2014).

Suzuki, M., D. C. Willcox, and B. J. Willcox. "The Historical Context of Okinawan Longevity: Influence of the United States and Mainland Japan." In Okinawan Journal of American Studies, 2007.

Willcox, B. J., D. C. Willcox, and M. Suzuki. The Okinawa Program: Learn the Secrets to Healthy Longevity. Three Rivers Press, 2001.

Willcox, B. J, D. C. Willcox, H. Todoriki, et al. "Caloric Restriction, the Traditional Okinawan Diet, and Healthy Aging: The Diet of the World's Longest- Lived People and Its Potential Impact on Morbidity and Lifespan." In Annals of the New York Academy of Sciences 1114 (October 2007).

6장 : 싱가포르
Census of Population 2020: Statistical Release 1; Demographic Characteristics, Education, Language and Religion. Singapore Department of Statistics, 2021.

7장 : 파워 나인
Cristakis, N. A., and J. H. Fowler. "The Spread of Obesity in a Large Social Network Over 32 Years." In New England Journal of Medicine 357 (July 2007).

Hummer, R.A., et al. "Religious Involvement and U.S. Adult Mortality." In Demography 36, no. 2 (May 1999).

8장 : 블루존 음식 가이드라인
Pratt, S., and K. Matthews. Superfoods Rx: Fourteen Foods That Will Change Your Life. Harper, 2004.

9장 : 나만의 블루존 만들기
Chen, K. W., et al., "Meditative Therapies for Reducing Anxiety: A Systematic Review and Meta-Analysis of Randomized Controlled Trials." In Depression and Anxiety 29, no. 7 (July 2012).

Darmadi-Blackberry, I., et al. "Legumes: The Most Important Dietary Predictor of Survival in Older People of Different Ethnicities." In Asia Pacific Journal of Clinical Nutrition 13, no. 2 (June 2004).

Ferrara, G., et al. "A Focused Review of Smartphone Diet-Tracking Apps: Usability, Functionality, Coherence With Behavior Change Theory, and Comparative Validity of Nutrient Intake and Energy Estimates." In JMIR mHealth and uHealth 7, no. 5 (May 2019).

LaRose, J. G., et al., "Frequency of Self-weighing and Weight Loss Outcomes Within a Brief Lifestyle Intervention Targeting Emerging Adults." In Obesity Science and Practice 2, no. 1 (March 2016).

Wansink, Brian. Mindless Eating: Why We Eat More Than We Think. Bantam Books, 2006.

Worley, S. L. "The Extraordinary Importance of Sleep: The Detrimental Effects of Inadequate Sleep on Health and Public Safety Drive an Explosion of Sleep Research." In Pharmacy and Therapeutics 43, no. 12 (2018).

삽화 제공

Cover, Mark Thiessen/National Geographic; back cover, David McLain; 2–3, Andrea Frazzetta/National Geographic Image Collection; 4–6, David McLain; 9, David Sutherland/Alamy Stock Photo; 10, gianluigibec/Alamy Stock Photo; 13, David McLain; 14, Gen Umekita/Getty Images; 16–9, Gianluca Colla/National Geographic Image Collection; 20–1, Roslan Rahman/AFP via Getty Images; 22–3, David McLain; 26–7, Andrea Frazzetta/National Geographic Image Collection; 28–31, David McLain; 32, David McLain/ National Geographic Image Collection; 33, Steffen Rothammel/mauritius images GmbH/Alamy Stock Photo; 34–5, Randy Olson/National Geographic Image Collection; 36 (UP LE), Hans–Peter Huber/Huber/eStock Photo; 36 (UP RT), Herby Meseritsch/Adobe Stock; 36 (LO), Ulrich Reichel/imageBROKER/Alamy Stock Photo; 37, Bruno Morandi/Sime/eStock Photo; 38 (UP), Olimpio Fantuz/Sime/eStock Photo; 38 (LO), Y. Levy/Alamy Stock Photo; 39, Gianluca Colla/ National Geographic Image Collection; 40–1, Andrea Frazzetta/National Geographic Image Collection; 42, Alessandro Addis/Sime/eStock Photo; 43, David McLain; 44, Enrico Spanu/ REDA&CO/Universal Images Group via Getty Images; 45, Bruno Morandi/Sime/eStock Photo; 46–7, Remi Benali/National Geographic Image Collection; 48, Nataša Mandić/Stocksy; 49, Joel Douillet/Alamy Stock Photo; 50–1, Gianluca Colla/National Geographic Image Collection; 53, Enrico Spanu/REDA&CO/Universal Images Group via Getty Images; 54–5, Gianluca Colla/National Geographic Image Collection; 56, David McLain; 58, Nicole Franco/National Geographic Image Collection; 59, Alexander Solorzano/Getty Images; 60–1, Gianluca Colla/ National Geographic Image Collection; 62–3, David McLain; 64, Gianluca Colla/National Geographic Image Collection; 65 (UP and LO LE), David McLain; 65 (LO RT), Gianluca Colla/National Geographic Image Collection; 66, Gianluca Colla/National Geographic Image Collection; 67 (UP and LO), David McLain; 68–9, Nicole Franco/National Geographic Image Collection; 70–1, David McLain; 72, Nicole Franco/ National Geographic Image Collection; 73, David McLain; 74–5, Gianluca Colla/National Geographic Image Collection; 76 (UP and LO), David McLain; 77, Matthieu Paley/National Geographic Image Collection; 78, David McLain; 79, Gianluca Colla/National Geographic Image Collection; 80, James L. Peacock/Alamy Stock Photo; 81, Nicole Franco/National Geographic Image Collection; 82–3 (UP LE and UP RT), David McLain; 83 (LO), Gianluca Colla/National Geographic Image Collection; 84–5, Travelstoxphoto/Getty Images; 87–9, Nicole Franco/ National Geographic Image Collection; 90–4, David McLain; 95, Nicole Franco/National Geographic Image Collection; 96–7, David McLain; 98 (UP LE), Joseph Philipson; 98 (UP RT and LO)–100, David McLain; 101, Nicole Franco/ National Geographic Image Collection; 102– 4, David McLain; 105, David McLain/National Geographic Image Collection; 106–13, David McLain; 114, Joseph Philipson; 115, David McLain; 116–7, Travis Duran/EyeEm/Getty Images; 119, David McLain; 120–1, Johanna Huber/Sime/ eStock Photo; 122–4, David McLain; 125, Percy Ryall/Alamy Stock Photo; 126, Gabriele Croppi/ Sime/eStock Photo; 127–9, David McLain; 130, Gianluca Colla/National Geographic Image Collection; 131 (UP and LO RT), David McLain; 131 (LO LE), Ferruccio Carassale/Sime/eStock Photo; 132 (UP), Cavan Images/Getty Images; 132 (LO), David McLain; 133, Gianluca Colla/ National Geographic Image Collection; 134–5, David McLain; 136, Gianluca Colla/National Geographic Image Collection; 137, David McLain; 138, Gianluca Colla/National Geographic Image Collection; 139, David McLain; 140, Gabriele Croppi/Sime/eStock Photo; 141 (UP), Gianluca Colla/National Geographic Image Collection; 141 (LO), David McLain; 142–3, Gianluca Colla/ National

Geographic Image Collection; 144, Sophie McAulay/Alamy Stock Photo; 145–7, David McLain; 149, Gianluca Colla/National Geographic Image Collection; 150–2, David McLain/National Geographic Image Collection; 154, David McLain; 155, Aflo Relax/Masterfile; 156, David McLain/National Geographic Image Collection; 157, David McLain; 158–9, Gianluca Colla/National Geographic Image Collection; 160 (UP LE), funkyfood London— Paul Williams/Alamy Stock Photo; 160 (UP RT), Ian Trower/robertharding; 160 (LO), Gianluca Colla/National Geographic Image Collection; 161, Gianluca Colla/National Geographic Image Collection; 162–3, David McLain; 164–5, Michael Runkel/robertharding; 166–7, David McLain; 168–9 (UP), Gianluca Colla/National Geographic Image Collection; 169 (LO), David McLain; 170–1, David McLain; 172, jeep2499/ Shutterstock; 173–5, David McLain; 176–81, Cory Richards/National Geographic Image Collection; 182, Justin Cliffe/Sime/eStock Photo; 183, Maurizio Rellini/Sime/eStock Photo; 184–7, Cory Richards/National Geographic Image Collection; 188, David McLain/National Geographic Image Collection; 189 (UP LE), Kate Hockenhull/ SOPA/eStock Photo; 189 (UP RT and LO), Cory Richards/National Geographic Image Collection; 190, Caterina Oltean/500px/ Getty Images; 191, Cory Richards/National Geographic Image Collection; 192, Lucas Foglia/ National Geographic Image Collection; 193 (UP and LO), David McLain/National Geographic Image Collection; 194–7, Cory Richards/National Geographic Image Collection; 198 (UP), Konstantin Trubavin/SOPA/eStock Photo; 198 (LO), Peter Adams/Jon Arnold Images/Alamy Stock Photo; 199, Cory Richards/National Geographic Image Collection; 200, Amiel/Image Professionals GmbH/Alamy Stock Photo; 201, Emad Aljumah/ Getty Images; 202, Cory Richards/National Geographic Image Collection; 203, David McLain/National Geographic Image Collection; 204–7, Cory Richards/National Geographic Image Collection; 210–1, David McLain; 212, Enno Kapitza/ Agentur Focus/Redux; 214, Jeff Mauritzen/National Geographic Image Collection; 215 (UP), Enno Kapitza/Agentur Focus/Redux; 215 (LO), David McLain; 216, David McLain; 217, Cory Richards/ National Geographic Image Collection; 218, Matthieu Paley/National Geographic Image Collection; 219, Matt Moyer/ National Geographic Image Collection; 220 (UP), Percy Ryall/Alamy Stock Photo; 220 (LO), boykovi1991/Adobe Stock; 221, Andor Bujdoso/ Alamy Stock Photo; 222, Viktor Kochetkov/ Shutterstock; 223, Malin Fezehai/The New York Times via Redux; 224, Cory Richards/ National Geographic Image Collection; 225, Gianluca Colla/National Geographic Image Collection; 226, Matthieu Paley/National Geographic Image Collection; 227 (UP), Gianluca Colla/ National Geographic Image Collection; 227 (LO), Feifei Cui-Paoluzzo/Getty Images; 228, Ezequiel Becerra/ AFP via Getty Images; 229, Matthieu Paley/National Geographic Image Collection; 230, Cory Richards/National Geo- graphic Image Collection; 231, Matthew Paley/ National Geographic Image Collection; 232–4, David McLain; 235, GomezDavid/Getty Images; 236, beats1/Shutterstock; 237, Anna Puzatykh/ Shutterstock; 238, David McLain; 239, Cory Richards/National Geographic Image Collection; 240–1, David McLain; 242, Africa Studio/ Shutterstock; 243, Aleksandr Bagri/ Shutterstock; 244, Andreas Krumwiede/EyeEm/Getty Images; 245 (UP), David McLain; 245 (LO), Foodio/Shutterstock; 246, S. Parente—Best of Travel—RM/Alamy Stock Photo; 247 (UP), Shannon Hibberd; 247 (LO), David McLain; 248–50, David McLain; 251, ATU Images/Getty Images; 252, Greg Dale/National Geographic Image Collection; 253, Sellwell/Getty Images; 254, Halfpoint Images/Getty Images; 255, Jupiterimages/Getty Images; 256, Westend61/Kike Arnaiz/Getty Images; 257, Uwe Krejci/Getty Images; 258, David McLain; 259, stockcreations/ Shutterstock; 260, Catherine Falls Commercial/ Getty Images; 261, Patrick Fraser/Getty Images; 262, oversnap/Getty Images; 263, Supawat Bursuk/Alamy Stock Photo; 264, Tetra Images/ Getty Images; 265–7, David McLain; 268–9, Gianluca Colla/National Geographic Image Collection; 270–3, David McLain.

블루존
질병 없이 오래 사는 사람들의 비밀

초판발행 2025년 1월 1일

지은이 댄 뷰트너
옮긴이 류은경, 김진태
펴낸이 레오
펴낸곳 brainLEO

등록 2016년 1월 8일 제2016-000009호
주소 서울시 양천구 중앙로 324, 203호
전화 02) 2070-8400
이메일 jint98@naver.com
ISBN 979-11-94051-02-2 (03510)

* 책값은 뒤표지에 있습니다.
* 파본이나 잘못 만들어진 책은 구입하신 곳에서 교환해 드립니다.
* 이 책은 저작권법에 의하여 보호를 받는 저작물이므로 무단 전재와 복제를 금합니다.